INTERMITTENT FASTING IM KRAFTSPORT

Sehr guter Fettabbau ohne Kalorienreduktion

Kein Muskelverlust

Mehr Drive im Training

Optimale Regeneration

Karl Funk

novagenics

Wichtiger Hinweis

Fasten, besonders das Intermittierende Fasten, wie in diesem Buch beschrieben, eignet sich gut für gesunde Menschen. Abgesehen von den erträglichen Nebenwirkungen, wie periodisch auftretender Hunger, sind keine ernsten Begleiterscheinungen zu befürchten.

Das gilt nicht für Kranke und Menschen, die regelmäßig Medikamente einnehmen, Schwangere und Kinder unter 18 Jahren. Wer auf Arzneimittel angewiesen ist, dazu zählen auch Diabetiker, sollte vor dem Fasten unbedingt den Arzt konsultieren und das geplante Konzept von ihm absegnen lassen. Eventuell müssen bestimmte Blutparameter kontrolliert und Medikamentendosierungen angepasst werden. Auch Schwangere, Kinder und Jugendliche unter 18 Jahren sollten definitiv nicht fasten; sie sind auf regelmäßige Mahlzeiten und ein „normales“ Essverhalten angewiesen.

ISBN 13: 978-3-929002-60-7

Bibliographische Information der Deutschen Nationalbibliothek
Die Deutsche Nationalbibliothek verzeichnet diese Publikation in der Deutschen Nationalbibliografie; detaillierte bibliografische Daten sind im Internet über http://dnb.d-nb.de abrufbar

Karl Funk: Intermittent Fasting im Kraftsport – Sehr guter Fettabbau ohne Kalorienreduktion, kein Muskelverlust, mehr Drive im Training, optimale Regeneration.
Novagenics Verlag 2017
(www.novagenics.com)

INHALT

Verzeichnis der Tabellen

Einleitung

Stellen Sie sich vor, es gäbe eine ganz einfache Methode, Gewicht und vor allem Körperfett zu verlieren. Eine, die Sie auch nur wenig einschränkt. Man kann weiter essen, was einem schmeckt – egal ob fleischbasiert oder vegan – und man darf ebensoviel verzehren, wie zuvor. Trotzdem nimmt man ab, und zwar problemloser als mit jeder Diät!

Darüber hinaus kostet es nichts, man muss weder teure Supplements kaufen noch braucht man andere Hilfsmittel. Und die Methode ist so flexibel, dass man problemlos plötzlich auftretende Planänderungen meistern kann, wie z.B. eine spontane Einladung zum Abendessen, die jedem Diäthaltenden sonst die Schweißperlen auf die Stirn treibt. Fasten kann das alles, und noch viel mehr: Man kann die Effektivität einfach steuern, indem man „normale" Tage mit Fastentagen kombiniert, die Fastenphase ausdehnt bzw. verkürzt oder das Fasten zusätzlich mit einer Diät nach Wunsch verbindet, um den größtmöglichen Fettabbau zu erzielen.

Das alles ist beim Fasten möglich und unser Körper nimmt diese Veränderungen der Nahrungszufuhr bereitwillig an, denn er ist seit Urzeiten an Phasen ohne Nahrungsaufnahme gewöhnt und stellt sich problemlos darauf ein. Das Fasten ist uralt; es kam bei unseren Steinzeitvorfahren nicht selten vor, wenn keine Beute erjagt wurde und es nichts zu essen gab. Später wurde es im Rahmen der Religion bewusst angewandt, um den Körper zu „reinigen" und um intensive spirituelle Erfahrungen zu machen. In neuerer Zeit wurde es als „Heilfasten" wieder entdeckt; der Körper soll so „entgiftet" und von vermeintlichen Schlacken befreit werden.

Nun sind das alles keine Kriterien, die einen gesunden Menschen, besonders einen Sportler, veranlassen könnten sich einer Fastenkur zu unterziehen. Denn Fasten wird von Vielen als Notsituation gesehen, die den Körper durch Nahrungsverzicht schwächt und hart erarbeitete Muskelmasse abbaut.

Statt dessen wird beim Fettabbau eher auf kalorienarme Diäten gesetzt. Man isst weniger, um durch Kalorienverzicht den Körper zu zwingen, seine Fettreserven anzugreifen. Die Zahl der Diäten ist kaum noch überschaubar, doch allen ist eines gemein: Sie folgen der eisernen Regel, weniger zu verzehren als der Körper verbraucht. Immer geht es darum, mit Willenskraft den

Appetit im Zaum zu halten, um das ungeliebte Körperfett loszuwerden. Das klappt auch ganz gut; wer sich zusammennimmt, kann mit kalorienreduzierten Diäten Gewicht und Fett verlieren. Leider lässt sich das nicht lange durchhalten. Die Meisten kehren, nachdem das Zielgewicht erreicht wurde, zu alten Essgewohnheiten zurück und das zuvor verlorene Gewicht ist schnell wieder erreicht. Über kurz oder lang wird die nächste Diät angesetzt und der Kreislauf beginnt aufs Neue.

Dabei wissen sich diese körperbewussten Leute im Einklang mit der modernen Ernährungswissenschaft, die bei einer Diät auf regelmäßige Mahlzeiten setzt, auch wenn diese kleiner ausfallen. Vor allem das Frühstück gilt als unverzichtbar, da der Körper, gängiger Lehrmeinung folgend, nach der langen Schlafphase dringend auf neue Nahrung angewiesen ist. Dem Sportler ist darüber hinaus die regelmäßige Proteinzufuhr wichtig. Er führt, nach strengem Reglement, möglichst mit jeder Mahlzeit Eiweiß zu, um die Muskeln optimal zu versorgen. Schließlich gilt ja der Grundsatz, dass der Körper bei einem Kaloriendefizit auch Muskelsubstanz abbaut, um aus so gewonnenen Aminosäuren den benötigten Blutzucker herzustellen, der Gehirn und Organe mit Energie versorgt.

Der Glaube an diese Ernährungsregeln scheint ungebrochen. Eigentlich verwunderlich, wurde die moderne Ernährungswissenschaft doch erst vor wenigen Jahrzehnten gezwungen, zu Kreuze zu kriechen und eine alte Regel wieder in Kraft zu setzen: Kohlenhydrate sind nicht unverzichtbar. Die Atkins-Diät, gefolgt von einer ganzen Welle anderer, ebenfalls kohlenhydratarmer Diäten eroberte die Welt im Sturm. Millionen Menschen erfuhren am eigenen Leib, dass der Verzehr protein- und fettreicher Lebensmittel nicht nur zu einem deutlichen Gewichtsverlust führt. Es erhält die Muskelmasse auch besser als eine herkömmliche, fettarme Diät, die vor allem auf kohlenhydratreiche Nahrung setzt.

Das Intermittierende Fasten stellt noch mehr Dogmen in Frage, wie das vorliegende Buch zeigen soll.

*

KAPITEL 1

FASTEN WIRKT ÜBER EINEN NIEDRIGEN INSULINSPIEGEL

Die High-Fat, Anabole oder Keto-Diät wirkt über einen einfachen hormonellen Mechanismus: Sobald das Hormon Insulin absinkt, wird sein Gegenspieler Glucagon aktiv.

Insulin sorgt dafür, dass der nach einer Mahlzeit angestiegene Blutzuckerspiegel schnell wieder in den Normbereich fällt. Das geschieht, indem es die überschüssige Glucose im Blut in Form von Glycogen, das sind zwei verbundene Moleküle Glucose, entweder in der Leber oder in den Muskeln einlagert; Überschüsse werden in den Fettzellen gespeichert. Doch die Leber kann nur wenig Glucose speichern, beim Erwachsenen sind es nur bis zu 150 g. Die Menge an Glucose, die dort Aufnahme findet, hängt vom Lebergewicht ab, das vom Körpergewicht bestimmt wird. Eine kleine Person hat kleinere Leberspeicher für Glucose als eine große.

Der zweite Kohlenhydratspeicher befindet sich in den Muskeln. Dieser fällt schon größer aus, ist aber ebenfalls von Mensch zu Mensch unterschiedlich bemessen: Eine zarte Frau speichert weniger Glycogen in den Muskeln als ein gut trainierter Kraftsportler mit seiner ausgeprägten Muskulatur.

Den dritten Speicher bilden die Fettzellen des Körpers. Sind Leber und Muskeln mit Glycogen gefüllt, wird die überschüssige Glucose im Blut in Fett umgewandelt und in den Fettzellen eingelagert.

Wenn der Zuckerüberschuss im Blut „abgeräumt“ ist, sinkt der Insulinspiegel wieder ab. Aus diesem Grund führt der weitgehende Verzicht auf Kohlenhydrate in der Nahrung auch zu einem merklichen Abbau von Körperfett. Denn weniger Kohlenhydrate in der Nahrung benötigen auch weniger Insulin zu ihrer Verstoffwechselung. Ein niedriger Insulinspiegel aber bedingt den Anstieg von Glucagon. Dieses Hormon, der „Gegenspieler“ des Insulins, leitet die sog. Gluconeogenese ein, die Neugewinnung von Blutzucker. Mit schwindenden Glucosevorräten aus der Leber wird Glycerin aus den Fettzellen freigesetzt, das in Blutglucose umgebaut wird. Der Körper schaltet um auf Fettverbrennung: Die Fettreserven werden dabei nach und nach abgebaut, um den Blutzuckerspiegel auch ohne Kohlenhydrate aus der Nahrung stabil zu halten.

Die gefüllten Kohlenhydratspeicher in der Leber sind bereits nach 8-12, spätestens aber nach 16 Stunden aufgebraucht. Werden keine neuen Kohlenhydrate über die Nahrung zugeführt, muss das Fettgewebe, z.T. auch umgewandeltes Protein, die benötigte Glucose liefern. Der Blutzuckerspiegel wird so auf einem niedrigen Niveau stabilisiert. Gleichzeitig werden Bruchstücke der aus den Fettreserven freigesetzten Fettsäuren in sog. Ketone umgebaut, die das Gehirn und fast alle anderen Organe mit Energie versorgen.

Dabei zieht der Körper, nach einer kurzen Phase der Eingewöhnung, in der die Produktion von fettspaltenden Enzymen heraufgefahren wird, die Ketone der Glucose sogar vor: Selbst das Gehirn, welches sich unter hoher Kohlenhydratzufuhr ausschließlich durch Glucose versorgt und bis zu 120 g davon pro Tag zur Energiegewinnung einsetzt, verringert den Verbrauch im anhaltend ketogenen Stoffwechsel auf nur noch 25 % Glucose. Die restlichen 75 % der Energie liefern Ketone, die nun im Übermaß vorliegen. Im Blut zirkuliert durch die jetzt gut laufende Freisetzung von Fettsäuren aus den Fettreserven so viel davon, dass sie sogar unverbraucht mit dem Urin ausgeschieden werden.

Die Muskeln tragen allerdings nicht zur Grundversorgung des Körpers mit Glucose bei. Ihre Glycogenvorräte dienen allein dem Arbeitsstoffwechsel. Wenn also Muskelarbeit nötig ist, wird dafür zunächst die Glucose in den Muskeln verbraucht.

Tab. 1 Einfluss der Nahrung auf Insulin und Glucagon

Nahrungsmittel	Insulin	Glucagon
Kohlenhydrate	+++++	kein Einfluss
Protein	++	++
Fett	kein Einfluss	kein Einfluss
Kohlenhydrate und Fett	++++	kein Einfluss
Protein und Fett	++	++
viel Protein und wenig Kohlenhydrate	++	+
viel Kohlenhydrate und wenig Protein	+++++++++	+

Tabelle nach: Eades, RE und Eades MD: Protein Power. Bantam Books, New York 1996

Die kohlenhydratarme Ernährung wirkt also auf den Fettabbau, indem sie das Insulin absenkt. Dabei können deutliche Reduzierungen des Körperfetts erreicht werden. Denn das verlorene Gewicht besteht vorwiegend aus Fett, nach Schätzungen werden nur etwa 10 % der Muskulatur abgebaut. Damit sind Low-Carb-Diäten den herkömmlichen Diäten weit überlegen, die beim Verzicht auf Fett zwangsläufig mehr Kohlenhydrate liefern; hier liegt der Muskelverlust bei bis zu 50 % des verlorenen Gewichts.

Gleichzeitig sorgt die Low-Carb-Diät, deren Verzicht auf Kohlenhydrate den Einsatz von mehr Fett in der Ernährung erfordert, auch für deutliche Verbesserungen der Blutfettwerte: Das „schlechte“ LDL-Cholesterin fällt ab, das „gute“ HDL-Cholesterin steigt an und die Triglyzeride im Blut, der dritte wichtige Marker für die Entstehung von Herz-Kreislauferkrankungen, nehmen deutlich ab. Damit wird ein weiterer Grundsatz der modernen Ernährungslehre ad absurdum geführt: Fett ist nicht ungesund und ein erhöhter Fettverzehr führt nicht zum frühen Herztod, sondern zu einer merklichen Verbesserung der relevanten Blutwerte.

Ein weiterer Vorteil der Low-Carb-Diät muss ebenfalls aufgeführt werden: Durch den deutlich erniedrigten Blutzucker, der mit einer kohlenhydratreduzierten Ernährung einhergeht, lassen sich beim Altersdiabetes, also der durch Fehlernährung erworbenen Zuckerkrankheit, deutliche Gesundheitsverbesserungen erzielen, die eine Herabsetzung der Medikamentendosis oder gar den völligen Verzicht darauf ermöglichen.

Wie bis hierher geschildert, handelt es sich um eine vereinfachte Darstellung der Stoffwechselumstellung bei der Low-Carb-Ernährung. Wir werden später darauf zurückkommen, welche weiteren Vorteile ein niedriger Insulinspiegel mit sich bringt.

Nun werden Sie sich vielleicht fragen, warum wir uns hier so eingehend der kohlenhydratreduzierten Ernährung widmen, obwohl es in diesem Buch doch eigentlich um das Fasten gehen soll. Nun, das ist einfach erklärt: Diese Ernährungsform sorgt für eine Absenkung des Insulinspiegels. Leider immer nur vorübergehend, da mit jeder neuen Mahlzeit, selbst wenn sie keine Kohlenhydrate enthält, der Insulinspiegel wieder ansteigt; wenn auch nicht so hoch wie mit Zuckerverzehr. Aber jeder neue Insulinanstieg bremst die positiven Wirkungen dieser Ernährungsform wieder aus, so lange, bis der Insulinspiegel wieder abgefallen ist. Hier kann das Fasten seine Vorteile ausspielen: Fasten bedeutet, eine zeitlang *keine* Nahrung zuzuführen. Keine Nahrungszufuhr bedeutet, dass der Insulinspiegel auf ein anhaltend niedriges Niveau fällt. Damit werden die positiven Wirkungen eines niedrigen Blutzuckerspiegels deutlich länger wirksam und zeigen auch bessere Ergebnisse hinsichtlich Fettabbau und Gesundheit.

Aber kann das auch dem Kraftsportler empfohlen werden? Was passiert mit der Muskulatur, muss sie abgebaut werden, um den Körper mit Nährstoffen zu versorgen? Sie werden sich wundern: Neue Untersuchungen zum Fasten haben Erstaunliches ans Licht gebracht!

1.1 Fasten heute

Während das Fasten hierzulande nie ganz verschwunden war, so verstand man darunter bis vor kurzem den weitgehenden Nahrungsentzug über ein oder zwei Wochen, am besten unter ärztlicher Kontrolle. Darauf hatten sich z.T. exklusive Fachkliniken spezialisiert, deren Adressen unter Eingeweihten als Geheimtipp gehandelt werden. Tatsächlich treffen sich ganze Gruppen regelmäßig zu ihren Fastenkuren. Unvergessen sind auch die jährlichen „Abspeckkuren“ des ehemaligen Bundeskanzlers Helmut Kohl, der sich sein enormes Übergewicht auf diese Weise immer wieder herunter hungerte. Dabei wird auf Nahrung nicht völlig verzichtet, sondern häufig sind kalorienarme Lebensmittel wie Gemüse und Suppen erlaubt, ebenso wie Getränke in Form von Tee und Wasser. Die starke Kalorienreduktion führt sehr schnell in einen ketogenen Stoffwechsel mit sehr niedrigen Insulinwerten, was, abgesehen von einem deutlichen Gewichtsverlust, auch vielfältige Heilwirkungen hervorruft.

Dabei liegt der Schwerpunkt der Behandlung in einer Fastenklinik häufig auf Rheuma und Herzerkrankungen, auf Darmkrankheiten, Allergien und Hautkrankheiten. Und tatsächlich erfahren die Patienten durch das Fasten eine deutliche Besserung ihrer Beschwerden, die oft noch viele Monate nach der Fastenkur anhält. Die Erklärung für die gute Heilwirkung wird häufig in einer „Entschlackung“ gefunden; nach einer gründlichen Reinigung von vermeintlichen Stoffwechselresten soll der Körper wieder besser funktionieren und die Erkrankungen verstärkt angehen können. Das klingt zwar nicht sehr wissenschaftlich, doch wie später noch angeführt werden soll, kommt es der Wahrheit sehr nahe.

1.2 Die Heilwirkung des Intermittierenden Fastens

Nun kann sich nicht jeder den Aufenthalt in einer Fastenklinik leisten, abgesehen davon, dass die herkömmliche Behandlung von Beschwerden mit Medikamenten auch bequemer erscheint. Daher wird das „echte“, das Langzeit-Fasten, wohl eine Domäne von Wenigen bleiben. In den letzten Jahren hat sich aber eine Variante des Fastens immer weiter verbreitet, die auf kurze Intervalle des Nahrungsentzugs setzt. Statt einiger Wochen wird nur eine 12- bis 24-stündige Fastenphase gewählt, bis hin zu zwei Tagen pro Woche, an denen nichts gegessen wird. Doch kann diese Light-Variante des Fastens ebenso gute Ergebnisse hervorbringen? Und eignet sie sich auch für Sportler, besonders Kraftathleten mit ihrer größeren Muskelmasse?

Eine Übersicht der Studienlage zu den gesundheitlichen Auswirkungen des Intervall- oder Intermittierenden Fastens (IF) aus dem Jahre 2014 (siehe Aly) ergab deutliche Vorteile: Im Tierversuch ist eine Verlängerung der Lebensspanne ebenso nachgewiesen worden wie ein vermindertes Auftreten von Krebs und neurologischen Erkrankungen. Darüber hinaus wurde beim Tier eine Abnahme der Dicke der Gefäßwand an der Halsschlagader festgestellt, also eine Verbesserung des Krankheitsbildes bei Atherosklerose. Auch die Überlebensrate nach einem Herzinfarkt war verbessert durch ein verstärktes Blutgefäßwachstum, ein vermindertes Absterben von Herzmuskelzellen und durch die Verhinderung des Aufbaus von fehlerhaften Strukturen im geschädigten Herzen (Anti-Remodeling-Effekt). Beim Menschen ergaben sich Gewichtsverluste, deutliche Verbesserungen beim Typ-2-Diabetes und ein verringertes Risiko für Herz-Kreislauferkrankungen.

Durch das Fasten kommt es beim Menschen weiterhin zu einer verminderten Entzündungsreaktion im Körper, zu einem verbesserten Glucosehaushalt und zu positiven Veränderungen der Blutfettwerte und des Blutdrucks. Beim Menschen und im Tierversuch wurde zudem ein Wechsel der Energiesubstrate festgestellt: Es wurde vermehrt Fett statt Glucose zur Energiegewinnung eingesetzt sowie die Effizienz des Stoffwechsels gesteigert und der oxidative Stress vermindert. Es ist also wissenschaftlich erwiesen, dass das Intermittierende Fasten deutliche gesundheitliche Vorteile bietet.

1.3 Wie wirkt das Intermittierende Fasten auf den Fettabbau?

Wie wir gesehen haben, fallen die gesundheitlichen Wirkungen des Intervallfastens sehr gut aus. Darüber hinaus eignet es sich auch für die Gewichtskontrolle; vor allem der Fettabbau an den Problemzonen des Körpers kann damit deutlich gesteigert werden. Es sind ja gerade die hartnäckigen Fettpolster am Bauch, welche die Männer gern loswerden möchten, während bei den Frauen eher die Fettdepots an Hüften, Po und Oberschenkeln Probleme bereiten.

Übergewicht wird zum immer größeren Problem – die zunehmende Fettleibigkeit in der wohlstandsverwöhnten westlichen Welt steht daher schon länger im Focus von Medizinern. Doch ist es mittlerweile in den aufstrebenden Industrieländern in Asien und selbst in den armen Ländern der Dritten Welt angekommen. Einer aktuellen Studie des britischen Wissenschaftsjournals „Lancet“ zur Folge lebten 2014 auf der Welt erstmals mehr dicke als dünne Menschen! Und die krankhaft Fettleibigen machen heute 20 % der Weltbevölkerung aus. Kein Wunder, dass verstärkt nach Lösungen gesucht wird.

Die Zahl der Diäten und Supplements für den Fettabbau ist kaum noch zu zählen, es werden enorme Summen dafür ausgegeben und trotzdem werden die Übergewichtigen immer mehr. Vor diesem Hintergrund konnte das Intermittent Fasting seinen Siegeszug antreten. Im Gegensatz zu vielen herkömmlichen Ansätzen für den Fettabbau kostet es nämlich nichts und es ist leichter durchzuhalten als eine Diät, da man die Kalorien nicht reduzieren muss.

Und tatsächlich lassen sich mit IF auch ohne Kalorienverzicht gute Ergebnisse erzielen. Bei näherer Betrachtung stellt sich allerdings heraus, dass es bei längerer Anwendung des IF häufig zu einer besseren Appetitkontrolle kommt, in dem Sinne, dass automatisch, also ohne Zwang oder Vorgabe, weniger gegessen wird.

Das bestätigt auch eine aktuelle Studie (siehe Tinsley et al) mit jungen Kraftsportlern, die dreimal pro Woche trainierten. Diese wurden in zwei Gruppen eingeteilt; die eine durfte essen, was und wann sie wollte. Die andere durfte ebenfalls essen, was sie wollte, musste aber an vier Tagen pro Woche alle Kalorien in einem 4-Stunden-Fenster zu sich nehmen; die anderen drei Wochentage waren ohne Beschränkung. Nach acht Wochen hatten beide Gruppen keine Muskelmasse verloren, sondern an Muskelumfang sogar leicht zugelegt. Es ergaben sich in der Fastengruppe zusätzlich leichte Vorteile hinsichtlich der Muskelkraft und -ausdauer, doch das Verblüffendste war, dass die Energieaufnahme an den Fastentagen im Durchschnitt um 650 kcal. geringer ausfiel.

Man kann jetzt mutmaßen, ob die Zeit zum Essen im kurzen „Essensfenster“ gefehlt hat oder ob es an einer besseren Appetitregulierung lag. Fakt ist aber: Bei regelmäßig trainierenden Kraftsportlern kommt es auch bei

Anwendung des IF ohne Kalorienbeschränkung häufig automatisch zu einer Kalorienreduktion, besonders bei kurzen Essensfenstern.

Dass man besser mit weniger Kalorien auskommt, liegt auch an der Gewöhnung an einen niedrigen Blutzuckerspiegel, der sich beim IF durch die längere Zeitspanne bis zur nächsten Mahlzeit bzw. dem nächsten Essensfenster einstellt. Beim IF wird der Tag nämlich eingeteilt in eine Phase, in der gegessen und eine Phase, in der gefastet wird. Die Länge dieser „Fenster" kann frei gewählt werden; es beginnt mit 12 Stunden ohne Nahrungsaufnahme und kann mit einer Ausdehnung des Fastenfensters über 14, 16 und 24 Stunden gesteigert werden. Im Essensfenster, das natürlich mit zunehmendem Fastenfenster immer kleiner ausfällt, werden dann alle für den Tag vorgesehenen Kalorien verzehrt.

Dahinter verbirgt sich das gleiche Prinzip wie bei einer Low-Carb-Diät: Der niedrige Insulinspiegel im Fastenfenster führt dazu, dass der Gegenspieler dieses Hormons, das Glucagon, verstärkt aktiv werden kann. Glucagon leitet den Fettabbau ein, indem Fettsäuren aus den Depots am Körper in Glucose und Ketone umgebaut werden. Die Ketone ersetzen nach und nach den Blutzucker als Energielieferanten. Doch im Gegensatz zu einer Low-Carb-Diät bleibt beim IF der Insulinspiegel länger auf tiefem Niveau, was die besseren Resultate für den Fettabbau erklärt.

1.4 Weniger Mahlzeiten bedeuten weniger Insulin

Die Wirkung des IF lässt sich weiter steigern, wenn nicht nur das Fastenfenster, sondern auch das Essensfenster zur Insulinabsenkung genutzt wird. Das kann ganz einfach geschehen, indem auf Snacks verzichtet wird und nur die drei Hauptmahlzeiten eingenommen werden. Die Insulinmenge lässt sich noch weiter senken, wenn weniger Mahlzeiten verzehrt werden, also statt drei nur zwei oder eine einzige, große. Wobei man zugeben muss, dass der Verzehr der gesamten Kalorienmenge pro Tag in einer Mahlzeit eine echte Herausforderung sein kann. Bei den Mahlzeiten stellen besonders die Kohlenhydrate ein Problem dar, da sie den Insulinspiegel besonders stark ansteigen lassen. Mancher wird sich jetzt fragen: „Führt die gleiche Menge

Kohlenhydrate pro Tag nicht automatisch zum gleichen Insulinausstoß?" Dann dürfte es doch keinen Unterschied machen, ob man die Kohlenhydrate mit einer einzigen großen Mahlzeit pro Tag verzehrt oder in mehreren kleinen Portionen?

Doch so funktioniert es eben nicht. Der Körper stößt immer Insulin aus, wenn wir etwas essen. Wir wissen bereits aus Tabelle 1, dass Protein und Fett weniger Insulin für ihre Verstoffwechselung erfordern als Kohlenhydrate. Bei Letzteren verhält es sich so, dass eine große Menge Kohlenhydrate in einer Mahlzeit zwar *in der Spitze* einen höheren Insulinausstoß nach sich zieht, als die gleiche Menge in zwei kleinen Mahlzeiten. Doch *in der Summe* benötigen zwei kleine Mahlzeiten mehr Insulin als eine große. Das hängt mit der eigentlichen Aufgabe des Insulins zusammen: Es dient dazu, den Blutzuckerspiegel – innerhalb enger Grenzen – konstant zu halten. Wird das Blut mit Glucose geflutet, die aus Nahrungskohlenhydraten stammt, versucht der Körper, den Blutzuckerspiegel mithilfe des Insulins so schnell wie möglich wieder zu normalisieren. Daher fällt der Insulinspiegel nach jeder Mahlzeit etwa gleich schnell wieder ab – egal ob sie viel oder wenig Kohlenhydrate enthält. Bei gleicher Menge Kohlenhydrate, wie in einer großen, benötigen zwei kleine Mahlzeiten aber auch zwei Insulinausschüttungen. Damit haben wir zwei Insulinspitzen mit einem Abfall zum Normalwert, statt nur einer. Tabelle 2 auf der folgenden Seite zeigt den Kurvenverlauf von Glucose und Insulin im Blut bei kohlenhydratreichen Mahlzeiten im Tagesverlauf.

Der Insulinspiegel fällt nach einer kohlenhydratreichen Mahlzeit im Verlauf von etwa einer Stunde erst einmal wieder ab, bis auf einen Normalwert. Von diesem Niveau aus geschieht der Insulinabfall langsamer, über mehrere Stunden; das ergibt dann eine Art „Insulinsockel". Erst wenn das Insulin wirklich auf einen tiefen Wert gefallen ist, wird das Glucagon voll aktiv. Normalerweise kann das Glucagon bei regelmäßigen, kohlenhydratreichen Mahlzeiten, über den Tag verteilt, kaum zum Energiehaushalt beitragen, da mit jeder neuen Mahlzeit der Insulinspiegel erst einmal wieder hochgetrieben wird. Nur in der Nacht, wenn länger keine Nahrung zugeführt wird, kommt es zu einem anhaltend tiefen Insulinabfall und Glucagon kann effektiv arbeiten.

Tab. 2 Blutglucose & Insulin nach kohlenhydratreichen Mahlzeiten

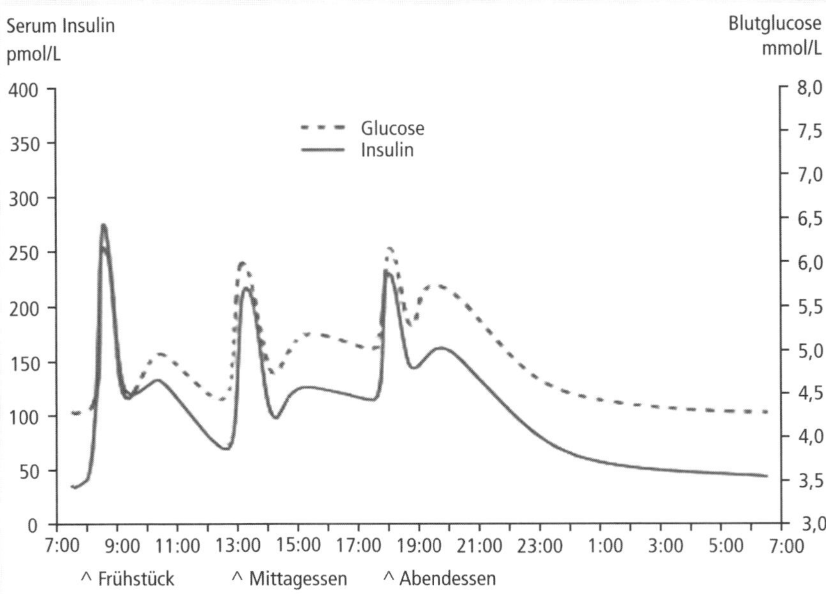

Blutglucose (gestrichelte Linie) und Insulin (durchgezogene Linie) nach drei kohlenhydratreichen Hauptmahlzeiten (mit jeweils 50 % der Kalorien aus Kohlenhydraten). Sowohl Glucose, als auch Insulin bleiben nach der zweiten und dritten Mahlzeit länger erhöht, als nach der ersten. Durch mehrere kohlenhydratreiche Mahlzeiten baut sich so ein „Insulinsockel" auf, der den tiefen Abfall des Insulins nach der letzten Mahlzeit verzögert. Damit wird auch Glucagon erst verspätet aktiv, um die Gluconeogenese und die effektive Fettverbrennung einzuleiten. Mit einer Low-Carb-Ernährung käme es dagegen bereits während des Essensfensters, hier zwischen 08:00 und 18:00 Uhr, zu einer besseren Fettverbrennung durch weniger stark erhöhte Insulinspiegel zwischen den Mahlzeiten. Darüber hinaus führt eine Low-Carb-Ernährung auch zu einer effektiveren Nutzung des Fastenfensters ab 18:00 Uhr, da mit tieferen Insulinspiegeln das Glucagon früher aktiv werden kann.

Grafik modifiziert auf Grundlage von Daly, ME et al: Acute effects on insulin sensitivity and diurnal metabolic profiles of a high-sucrose compared with a high starch diet. In: Am J Clin Nutr. Nr. 67, 1998, S.1186-1196

Das erklärt auch die gute Wirkung des Intermittierenden Fastens: Durch die Beschränkung auf ein kurzes Essensfenster kann der Insulinspiegel danach auf Tiefstwerte absinken und die Fastenperiode wird sehr effektiv für den Fettabbau genutzt. Vergleichen wir z.B. eine herkömmliche Ernährung mit mehreren Mahlzeiten über 12-16 Stunden pro Tag, mit IF und einem Essensfenster von nur 8 Stunden pro Tag, dann wird klar, dass der Insulinspiegel in der darauf folgenden 16-stündigen Fastenphase länger auf tiefem Niveau verharrt. Entsprechend länger ist Glucagon aktiv und desto mehr Fett wird verbrannt.

1.5 Fettabbau – was kann der Kraftsportler erwarten?

Wissenschaftliche Untersuchungen zum Fasten konzentrieren sich vor allem auf Übergewichtige und an Diabetes erkrankte Menschen, ihre Ergebnisse sind also nur eingeschränkt auf Sportler übertragbar. Viele dieser Studien wurden in der Zeit des Ramadan durchgeführt; in den muslimischen Ländern wird die religiöse Fastenzeit heute noch strikt eingehalten. Doch beim Ramadan-Fasten wird neben dem Essen auch auf das Trinken verzichtet; deshalb können die Ergebnisse nicht einfach auf das Intermittierende Fasten übertragen werden. Hier ist das reichliche Trinken in der Fastenphase nicht nur erlaubt, sondern wird ausdrücklich empfohlen. Doch Untersuchungen an Sportlern, besonders an Kraftsportlern, sind heute noch sehr selten.

Da ist es besonders erfreulich, dass eine aktuelle Studie aus Italien (Moro et al) sich des Themas angenommen hat. Sie ist besonders aussagekräftig, da die Auswahl der Probanden sehr gewissenhaft vorgenommen wurde. Es wurden 34 erfahrene männliche Bodybuilder ausgewählt, die bereits seit 5 Jahren trainierten, davon mindestens drei Jahre nach einem Split-System. Sie mussten darüber hinaus nachweisen, niemals in ihrem Leben Steroide eingenommen zu haben – damit sind die Ergebnisse ohne Einschränkungen auch auf Natural Bodybuilder übertragbar.

Die Teilnehmer der Studie wurden in zwei Gruppen aufgeteilt und erhielten eine isokalorische, also gewichtserhaltende, Ernährung: Bei weitgehend gleicher Kalorienzahl (im Durchschnitt 2.800 kcal. pro Tag) und Makronährstoffverteilung (ca. 53 % Kohlenhydrate, 25 % Fett und 22 % Protein) absolvierten beiden Gruppen das gleiche, dreimalige Krafttraining pro Woche. Dabei nahm die eine Gruppe ihre drei Mahlzeiten pro Tag in einem 12-Stunden-Fenster ein (die erste um 8:00 Uhr morgens und die letzte um 20:00 Uhr abends) und die andere ihre drei Mahlzeiten in einem 8-Stunden-Fenster (die erste um 13:00 Uhr und die letzte um 20:00 Uhr): Es wurde also Intermittent Fasting nach dem 16/8-Modell angewandt.

Nach acht Wochen wurden die Ergebnisse ermittelt. Während die fettfreie Körpermasse bei beiden Gruppen gleich geblieben war – es wurde also in den acht Wochen keine Muskelmasse abgebaut – hatte die 16/8-Gruppe 16,5 % Körperfett verloren. Dieses gute Ergebnis wurde allein dadurch erzielt, dass das Fastenfenster um vier Stunden ausgedehnt wurde! Dabei hatten beide Gruppen an Kraft gewonnen, was anhand der Leistung im Beinpressen festgestellt wurde. Die Autoren der Untersuchung wiesen darauf hin, dass vorangegangene Studien zum Fasten häufig widersprüchliche Ergebnisse erbracht haben, was den Muskelverlust angeht. Doch sei das darauf zurückzuführen, dass häufig eine Kalorienbeschränkung erfolgte oder kein Krafttraining durchgeführt wurde.

Und obwohl die anabolen Hormone IGF-1 und Testosteron bei der 16/8-Fastengruppe abgenommen hatten (darauf kommen wir im dritten Kapitel noch zurück), kam es bei ihnen nicht zu einer nachteiligen Veränderung der Körperzusammensetzung oder der Muskelkraft! Auch die Blutzucker- und Insulinwerte der 16/8-Fastengruppe waren deutlich abgefallen, während bei der Vergleichsgruppe in dieser Hinsicht keine Veränderungen festgestellt wurden. Es bleibt also festzuhalten: IF wirkt durch einen sehr guten Fettabbau, während die Muskelmasse vollständig erhalten wird.

Bei der Bewertung der Ergebnisse dieser Studie muss bedacht werden, dass einerseits eine moderate Variante des Intermittierenden Fastens eingesetzt wurde – 16 Stunden Fasten pro Tag stellen ja noch keine lange Einschränkung des Insulinhaushalts dar, verglichen mit 20, 24 oder gar 48 Stunden. Andererseits wurden mehr als die Hälfte der Kalorien pro Tag in Form von Kohlenhydraten zugeführt, was bedeutet, dass das Essensfenster nicht für die Insulinabsenkung genutzt wurde. Eine Low-Carb-Ernährung während des Essensfensters würde dagegen für deutlich niedrigere Insulinspiegel und bereits dann für einen verstärkten Fettabbau sorgen.

Tabelle 3 auf der folgenden Seite zeigt den Einfluss einer kohlenhydratreichen und einer proteinreichen Mahlzeit auf Blutzucker (Glucose), Insulin und Glucagon. Protein bzw. Protein und Fett erfordern deutlich weniger Insulin zur Verstoffwechselung als Kohlenhydrate, wie dort noch einmal grafisch gezeigt ist. Dabei ist die Insulinkurve des „High Protein Meals" vergrößert dargestellt; der Anstieg in der Spitze liegt bei einem Wert von 30. Das ist sehr wenig, verglichen mit der Spitze von 130 beim „High Carbohydrate Meal". Bei dem niedrigen Insulinwert kann Glucagon aktiv werden und für einen guten Fettabbau sorgen. Darüber hinaus geht man durch eine Low-Carb-Ernährung mit einem verminderten „Insulinsockel" in das Fastenfenster. Das führt deutlich schneller zu den gewünschten, tiefen Insulinspiegeln und damit in die noch effektivere Fettverbrennung.

1.6 Fasten und Low-Carb – passt das wirklich zusammen?

Jeder ernsthafte Kraftsportler geht den Fettabbau nur widerwillig an: Er oder sie hat schließlich hart für den Muskelaufbau trainiert und riskiert einen Muskelverlust wegen des dafür vermeintlich erforderlichen Kaloriendefizits nur ungern. Man sucht sich also eine Ernährungsform, die die Muskulatur bestmöglich schützt. Daher hat sich die Low-Carb-Diät, ob in strenger Form als sog. Anabole Diät oder, etwas moderater, mit mehr Kohlenhydraten, als Low-Carb- oder Paleo-Diät, in der Kraftsportszene mittlerweile fest etabliert.

Das Intermittierende Fasten als Weg zum Fettabbau bietet aber weitaus mehr Vorteile. Und in Verbindung mit einer Low-Carb-Ernährung stellt es den besten Weg dar, um schnellstmöglichen Fettabbau bei bestmöglichem Muskelschutz zu gewährleisten. Wie stark die Wirkungen des Fastens die einer Low-Carb-Diät übertreffen, hat eine aktuelle Studie (Nuttall et al) festgestellt. Dabei wurde an Menschen mit einem unbehandelten Typ-2-Diabetes ermittelt, wie sich eine normale Ernährung mit 55% Kohlenhydraten, 15% Protein und 30% Fett sowie ausreichend Kalorien unterscheidet

Tab. 3 Glucose, Insulin und Glucagon nach einer kohlenhydratreichen und einer proteinreichen Mahlzeit

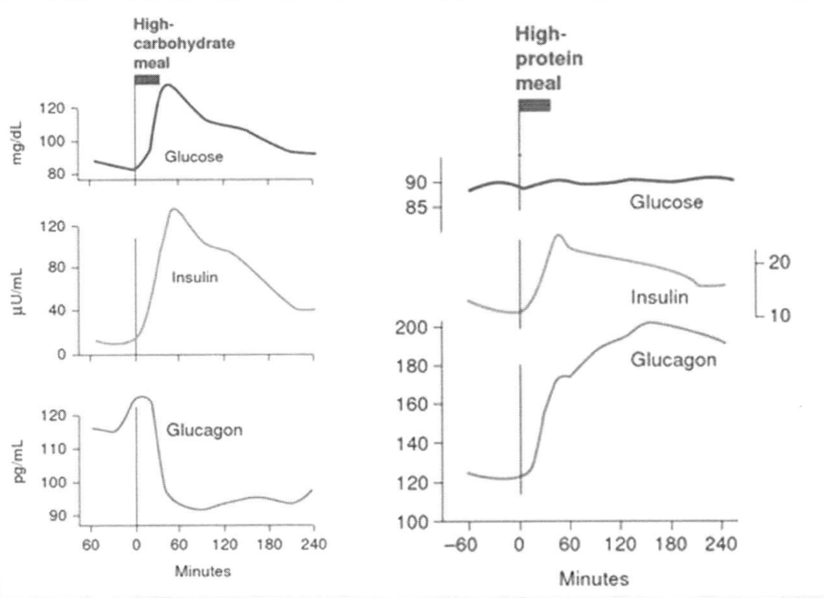

Wenn eine kohlenhydratreiche (links) mit einer proteinreichen Mahlzeit (rechts) verglichen wird, zeigen sich bedeutende Unterschiede: Bei der kohlenhydratreichen Mahlzeit steigt die Glucose im Blut stark an; gefolgt vom Insulin, dass den Blutzucker wieder absenken muss. Gleichzeitig fällt das Glucagon sofort ab; damit ist die Fettverbrennung „ausgeschaltet". Bei einer proteinreichen Mahlzeit dagegen steigt die Glucose kaum an; für das Protein muss nur vergleichsweise wenig Insulin ausgeschüttet werden. Das erlaubt einen Anstieg des Glucagons, was trotz einer gerade verzehrten Mahlzeit die Gluconeogenese und die Fettverbrennung einleitet. Beim Verzehr von Protein und Fett verhält es sich ähnlich; auch dabei fällt der Insulinanstieg deutlich geringer aus, als beim Verzehr von Kohlenhydraten. Daher wirkt Low-Carb so gut für den Fettabbau!

Grafiken entnommen Kendall, M: The blood glucose, glucagon and insulin response to protein. 15. Juni 2015. https://optimisingnutrition.com/2015/06/15/the-blood-glucose-glucagon-and-insulin-response-to-protein/

von einer kohlenhydratfreien Diät mit gleicher Kalorienzahl und von einer Fastenkur über drei Tage. Bei der Normalernährung wurden der Nüchternblutzucker mit 196 mg/dl ermittelt, bei der kohlenhydratfreien Ernährung betrug er 160 und nach dem 3-Tage-Fasten nur noch 127! Die Insulinreaktion nahm bei der kohlenhydratfreien Ernährung um 48 % ab und beim Fasten sogar um 69 %! Nun lassen sich diese Werte nicht ohne Weiteres auf gesunde, junge Kraftsportler übertragen; die Normalwerte für den Nüchternblutzucker liegen niedriger, doch die Tendenz ist gleich. Damit geben sie einen deutlichen Hinweis darauf, wie sehr das Fasten selbst einer kohlenhydratreduzierten Ernährung überlegen ist, was den Blutzucker und die Insulinwerte angeht. Das mag verdeutlichen, welche Möglichkeiten eine Low-Carb-Ernährung in Verbindung mit Fasten bietet. Man nutzt das Beste aus beiden Welten – ohne die Kalorien zu reduzieren!

Darüber hinaus kommt es zu vielfachen, gesundheitlich höchst positiven Auswirkungen auf den gesamten Organismus, die auch für den Kraftsportler von großem Nutzen sind. Grundlage dafür sind entscheidende hormonelle Veränderungen, die durch das Fasten ausgelöst werden; mehr dazu im dritten Kapitel. Doch zunächst wollen wir uns noch einmal dem Thema „Muskelverlust“ widmen.

*

KAPITEL 2

DROHT EIN MUSKELVERLUST BEIM INTERMITTIERENDEN FASTEN?

Diese Frage kann für den Kraftsportler eindeutig mit „nein“ beantwortet werden. Im Gegensatz zur weitverbreiteten Meinung, dass Fasten zwangsläufig zum Muskelabbau führt, haben aktuelle wissenschaftliche Studien (wie bereits angeführt, Moro et al und Tinsley et al) das Gegenteil bewiesen.

Tatsächlich kommt es zu Beginn der Fastenperiode zu einer Freisetzung von Eiweiß aus den Muskeln, um aus den sog. glucoplastischen Aminosäuren Glucose, d.h. Blutzucker, herzustellen. Das sind Aminosäuren wie z.B. Alanin, Glycin, Serin und Cystein, die zu Pyruvat abgebaut werden, was als Baustein für die Herstellung von Glucose dienen kann. Dieser Abbau kann am ersten Tag des Nahrungsentzugs bis zu 75-80 g Aminosäuren ausmachen – das ist wirklich nicht wenig. Allerdings nur bei Personen mit einem untrainierten Stoffwechsel! Im Laufe mehrerer Fastentage sinkt der Proteinverlust aber auch bei den Couch Potatoes deutlich ab, weil die Fettverbrennung immer stärker einsetzt. Dann werden nämlich nur noch 15-20 g Protein aus den Muskeln zur Energiegewinnung eingesetzt. Das liegt auch daran, weil nach spätestens 16-20 Stunden mehr Ketone als Glucose im Blut zirkulieren, die eine Umwandlung von Protein für die Energieversorgung unnötig machen. Der Körper stellt sich also zügig um.

Wer sich aber schon länger kohlenhydratarm ernährt oder den Körper bereits an das Fasten gewöhnt hat, der hat seinen Stoffwechsel schon auf

Fettverbrennung trainiert. Bei ihm läuft die Produktion fettspaltender Enzyme bereits auf einem hohen Niveau, es werden schneller Fettsäuren aus den Depots am Körper freigesetzt und das Blut wird schneller mit Ketonen geflutet, welche die Glucose weitgehend ersetzen. Tatsächlich kann die Menge an Ketonen, hauptsächlich Beta-Hydroxybutyrat und Acetoacetat, im durch Kohlenhydratverzicht oder Fasten trainierten Stoffwechsel bis auf das 70-fache ansteigen!

Entsprechend verlieren so auf Fettverbrennung eingestellte Menschen beim Nahrungsverzicht deutlich weniger Muskelprotein. Bei ihnen setzt die Energiegewinnung aus Ketose deutlich früher ein und spart so Muskeleiweiß. Der Körper verliert dann aus den Muskeln nur wenige Gramm Aminosäuren pro Tag. Wer sich allerdings nicht auf die Couch legt, sondern sein Training beibehält, kann auch diesen kleinen Verlust leicht wieder kompensieren, besonders wenn er reichlich proteinhaltige Nahrung zuführt. In der Summe kann ein Muskelabbau so verhindert werden!

Das hat die Evolution so eingerichtet, denn wer in Hungerzeiten zu schnell Muskelmasse verliert, kann sich, so geschwächt, schon nach kurzer Zeit keine neue Nahrung mehr verschaffen. Wir wären als Spezies schon lange ausgestorben! Wenn dem Steinzeitmenschen das Jagdglück also nicht hold war, dann hat ihn das wenig gestört: Der Bewegungsapparat und damit die Muskulatur blieb auch in längeren Hungerphasen einsatzfähig, um neue Nahrung zu beschaffen und das funktioniert bei uns heute noch genauso. Auch wenn wir nicht mehr durch die Landschaft ziehen müssen, um Wild aufzuspüren – bei uns bekommt man die Nahrungsmittel im Supermarkt oder noch besser, aus dem gut gefüllten Kühlschrank – so bedeutet das für den Kraftsportler, dass auch er bei Nahrungsverzicht keine Muskeln abbaut, ja sogar noch hart trainieren kann!

Die weit verbreitete Meinung, Fasten führe automatisch zu Muskelverlust, ist der Auffassung geschuldet, darin primär einen Nahrungsmangel zu sehen. Beim Intermittent Fasting wird aber regelmäßig Nahrung zugeführt, auch die Kalorienmenge muss nicht abgesenkt werden! Damit stehen für den Muskelerhalt reichlich Nährstoffe zur Verfügung. Und durch das relativ kurze Fastenfenster stellt sich auch keine echte Katabolie ein, sondern es kommt zu einer Situation, die man als „gesteigerten Erhaltungsstoffwechsel" bezeichnen kann.

Darüber hinaus haben auch falsch interpretierte wissenschaftliche Studien zu dem Vorurteil beigetragen, Fasten baue Muskeln ab. Man misst zur Erfolgskontrolle vor und nach dem Versuch stets die Fettmasse und die sog. fettfreie Körpermasse. Das geschieht heute mit Fettmessgeräten, welche die unterschiedliche Impedanz, also die elektrische Leitfähigkeit des Fettgewebes, im Vergleich zu den anderen Körpergeweben feststellen. Doch die fettfreie Körpermasse besteht nicht nur aus Muskeln, sondern auch aus Haut und Bindegewebe. Hier können sich beim Fasten natürlich Verluste einstellen, die dann fälschlich als Muskelmasse ausgewiesen werden. Ein weiterer Fehler der gängigen Messmethoden liegt darin, dass das besonders gesundheitsschädliche viszerale Fett, also die Fettpolster, die im Körper um die inneren Organe liegen, beim Fasten stark abgebaut wird. Dieses Fett wird aber von der Impedanzmessung nur ungenau erfaßt und so kann es auch hier zu falsch interpretierten Muskelverlusten kommen.

Es bleibt also festzuhalten: Fasten baut selbst beim Untrainierten nur wenig Muskelmasse ab und nach einigen Tagen Nahrungsverzicht ist der Proteinabbau weitgehend gestoppt. Der Kraftsportler, der seine Muskeln im Training belastet und sie täglich durch eine regelmäßige Nahrungszufuhr versorgt, wie es beim Intermittierenden Fasten geschieht, schützt seine Muskeln dagegen zuverlässig vor Proteinverlusten.

Der mit dem Intermittierenden Fasten einhergehende, niedrige Insulinspiegel bietet neben der verstärkten Energiegewinnung aus Körperfett aber noch weitere entscheidende Vorteile, die sich im Laufe der Evolution ergeben haben und von denen wir noch heute profitieren.

*

KAPITEL 3

DIE HORMONELLEN VERÄNDERUNGEN BEIM FASTEN

Wir wissen bereits, dass die einschneidende Stoffwechselumstellung beim Fasten mit dem Absinken des Insulinspiegels beginnt. Das Leberglycogen wird nach und nach aufgebraucht und zunehmend mehr Ketone ersetzen die Glucose im Blut.

Diese Ketone werden vom Gehirn sogar bevorzugt. Die meisten Organe, wie z.B. das Herz und die Leber, gewinnen ihre Energie direkt aus freien Fettsäuren, die durch das Glucagon aus den Depots herausgelöst werden. Andere sind auch im Fastenmodus noch auf Glucose angewiesen, wie z.B. einige Teile des Gehirns, das Nierenmark, die roten Blutkörperchen und die Netzhaut des Auges. Die dafür benötigten geringen Glucosemengen werden in der Leber problemlos aus Glyzerin, das bei der Verstoffwechselung von Fettsäuren frei wird und wenigen Gramm Aminosäuren aus der Muskulatur hergestellt.

Der Körper versorgt sich aus sich selbst heraus, wobei auch bei schlanken Menschen (selbst ein gut trainierter Marathonläufer weist in der Regel noch 10 % Körperfett auf) die reichlich vorhandenen Fettdepots als Hauptenergiequelle dienen. Erst bei längerem Fasten, wenn der Körperfettanteil unter 4 % sinkt, greift der Körper wieder verstärkt auf Muskelprotein zurück. Aber soweit wollen wir es ja nicht kommen lassen...

3.1 Wachstumshormon steigt an und wird häufiger ausgeschüttet

Ein Abfall des Insulins hat noch weitere Stoffwechselumstellungen zur Folge, die dem Abnehmwilligen wie dem Kraftsportler entscheidende Vorteile verschaffen.

So steigt z.B. der Wachstumshormonspiegel deutlich an. Dieses stärkste anabole Hormon des Körpers unterstützt den Muskelaufbau und verhindert den Muskelabbau; es setzt, zusammen mit Glucagon, Fettsäuren aus den Depots im Körper frei und sorgt für eine Stärkung der Abwehrkräfte. Schließlich muss der Körper auch ohne Nahrungszufuhr bestmöglich funktionieren – das Überleben hängt davon ab. Deshalb kommt es auch zu einer Veränderung des Sekretionsmusters: Während im Normalzustand die größte Ausschüttung von Wachstumshormon in der Nacht erfolgt, weil nur dann, ohne Nahrungszufuhr, der Insulinspiegel deutlich absinkt, wird im Fastenmodus nicht nur nachts, sondern auch mehrmals am Tage Wachstumshormon ausgestoßen (siehe Ho et al). Das liegt einfach daran, dass der Insulinspiegel im Fastenfenster dauerhaft erniedrigt ist.

Gleichzeitig kommt es zu einer enormen Verbesserung des Wachstumshormonhaushalts: Bei Übergewichtigen, die bislang von den Wirkungen dieses starken Hormons kaum profitieren konnten, weil ihre Blutzuckerspiegel und damit das Insulin durch eine viel zu hohe Nahrungs- und Kohlenhydratzufuhr dauerhaft hoch lagen, stellen sich nach 40 Tagen Fasten um bis zu 1.200 % erhöhte Wachstumshormonspiegel ein. Doch auch bei normalgewichtigen Männern erhöhte eine nur 2-tägige Fastenperiode den Wachstumshormonspiegel um das 5-fache (siehe Hartman et al).

Für den Kraftsportler mit seiner im Vergleich zum Unsportlichen deutlich größeren Muskelmasse ist eine Erhöhung des Wachstumshormons wie ein Sechser im Lotto: Er profitiert maximal von den anabolen Wirkungen dieses starken Hormons, da es ihm hilft, die Muskelmasse bestmöglich zu erhalten! Die Muskulatur trägt auch maßgeblich zu einem hohen Grundumsatz bei; damit verbraucht der Körper mehr Energie, die beim Fasten zunehmend aus den Fettdepots des Körpers kommt.

3.2 IGF-1 fällt ab

Das anabole Hormon Insulin-like Growth Factor 1 (IGF-1, zu übersetzen mit „insulinähnlicher Wachstumsfaktor 1") wird in der Leber produziert. Die Ausschüttung von IGF-1 wird durch Wachstumshormon ausgelöst. Das IGF-1 führt zu starken Wachstumsprozessen in fast allen Körpergeweben; uns interessieren dabei vor allem die Muskeln und das Bindegewebe. IGF-1 regt das Wachstum der Zellen von Muskeln und Bindegewebe an und hemmt den programmierten Zelltod, die sog. Apoptose (mehr dazu später). Seine Wirkungen fallen so stark aus, dass dieses Hormon mittlerweile auch synthetisch hergestellt wird, um es bei Patienten mit Muskelschwund und stark katabolen Erkrankungen einsetzen zu können. Der Stoffwechsel von Wachstumshormon und IGF-1 ist so stark verwoben, dass die Bestimmung eines Mangels an IGF-1 heute dazu dient, einen Mangel an Wachstumshormon festzustellen.

Interessanterweise verändert sich diese enge Hormonbeziehung beim Fasten: Denn das IGF-1 fällt ab, obwohl das Wachstumshormon erhöht ist. Das bedeutet, dass Aufbauprozesse wie der Zugewinn von Muskelmasse abnehmen. Das trifft den Kraftsportler natürlich besonders, doch muss man bedenken, dass es sich beim Fasten nicht um eine Aufbauphase handelt. Das Ziel beim Fasten, besonders beim Intermittierenden Fasten, ist der bestmögliche Erhalt von Muskelmasse bei größtmöglichem Fettabbau. Und dieses Ziel wird mit Intermittierendem Fasten perfekt erreicht: Keine andere Ernährungsform verspricht einen ähnlich großen Fettverlust bei gleichzeitigem Erhalt von Muskelmasse und Kraft. Eine anabole bzw. Low-Carb-Diät kommt dem IF in dieser Hinsicht am nächsten, doch kann sie hinsichtlich des Fettverlusts nur etwa 70 % dessen bringen, was IF leisten kann. Und eine normale, kalorienreduzierte Diät rangiert in dieser Hinsicht weit abgeschlagen, denn sie ermöglicht zwar ebenfalls einen guten Fettverlust, doch immer auf Kosten der Muskelmasse.

Die bereits erwähnte Untersuchung von Moro et al hat ergeben, dass trotz des erniedrigten IGF-1 die Muskulatur in vollem Umfang erhalten bleibt, wenn regelmäßig trainiert wird. Vor diesem Hintergrund darf der Abfall von IGF-1 beim Fasten nicht zu negativ gesehen werden, denn ein niedriger

Spiegel von IGF-1 hat auf anderem Wege bedeutende Vorteile für die Regeneration von Gewebe, wie wir später noch sehen werden.

3.3 Adrenalin und Noradrenalin steigen an

Ein weiteres, verbreitetes Vorurteil gegen das Fasten ist die Behauptung, ein Nahrungsverzicht führe zu Schwäche, Mattigkeit und es schränke die körperliche und geistige Leistungsfähigkeit entscheidend ein. Schließlich ist das ja das Bild, das vor unserem geistigen Auge erscheint, wenn wir uns einen Hungernden vorstellen: Müde, schwach und apathisch sieht er dem sicheren Ende entgegen, oder?

Nun, wir haben schon festgestellt, dass das Fasten hinsichtlich der Muskelmasse und Kraft keine Einschränkung bedeutet, selbst wenn länger auf Nahrung verzichtet wird. Doch zusammen mit dem Wachstumshormon steigen auch die Spiegel von Adrenalin und Noradrenalin deutlich an. Bereits nach einem halben Tag Nahrungsverzicht werden die Wirkungen dieser „Wachheitshormone" spürbar: Man wird sehr aufmerksam, fühlt sich trotz Nahrungsverzicht energiegeladen und das Wichtigste: Der Stoffwechsel sinkt nicht ab! Dauert das Fasten länger an, kommt es sogar zu einem deutlichen Hochgefühl. Nach vier Tagen Fasten steigt das Adrenalin auf bis zu 200 % des Normalniveaus (siehe Zauner et al). Das regt den Stoffwechsel weiter an und der Grundumsatz steigt um bis zu 12 %! Da der Körper jetzt im Fettverbrennungsmodus läuft, wird so natürlich auch mehr Fett verbrannt – es geschieht also genau das, was sich der Abnehmwillige wünscht!

Der bedeutendste Unterschied zu herkömmlichen, kalorienreduzierten Diäten liegt aber genau darin, dass es beim Intermittierenden Fasten nicht zum gefürchteten „Einschlafen" des Stoffwechsels und damit zu einer Absenkung des Grundumsatzes kommt. Dieser Umstand erscheint auf den ersten Blick widersprüchlich. Denn jeder kennt die schnell nachlassende Wirkung, die bei einer kalorienreduzierten Diät regelmäßig auftritt. Um weiter Fett abzubauen, muss die Nahrungsmenge immer weiter reduziert werden; das geht einher mit Mattigkeit und einem unangenehmen Schwächegefühl. Und beim völligen Nahrungsverzicht soll das anders sein? Ja, so ist es! Der Grund liegt darin, dass bei einer kalorienreduzierten Diät zwar weniger Nahrung zugeführt, aber trotzdem *regelmäßig* gegessen wird – mit fortschreitender Diät kann man die nächste Mahlzeit häufig kaum noch abwarten. So sinkt der Insulinspiegel nie tief ab und er steigt mit jeder neuen Mahlzeit, auch wenn diese kleiner ausfällt, immer wieder an. Der Körper kann also gar nicht voll auf Fettverbrennung umschalten und die hormonellen Umstellungen eines längerfristig tiefen Insulinspiegels kommen kaum zum Tragen.

Beim Fasten ist das Leberglycogen, wie schon angesprochen, nach spätestens 16-20 Stunden verbraucht, bei sehr muskulösen Athleten mit ihrem hohen Grundumsatz auch schon nach 8-12 Stunden. Danach hat die Gluconeogenese voll eingesetzt und immer mehr Körperfett wird zur Energiegewinnung verbrannt. Der Körper kann keinen echten Mangel erkennen – er greift ja auf seine gut gefüllten Fettreserven zurück. Auch deshalb kommt es beim Fasten nicht zum gefürchteten „Einschlafen" des Stoffwechsels, im Gegenteil, er darf sogar ansteigen, denn es steht genug Energie aus Fett zur Verfügung! Bei der kalorienreduzierten Diät dagegen wird der Stoffwechsel immer mehr abgesenkt, da die Energie tatsächlich knapp ist. Die zwar eingeschränkte, aber regelmäßige Nahrungszufuhr mit den ständigen Insulinanstiegen verhindert das Umschalten auf die viel ergiebigere Fettverbrennung. So kommt es, dass am Ende der Diät der Grundumsatz deutlich gesunken ist, was natürlich das Risiko einer erneuten Gewichts- und Fettzunahme deutlich erhöht, wenn wieder normal gegessen wird. Wir sehen also: Auch in dieser Hinsicht schlägt das Fasten jede herkömmliche Diät!

Der beim Fasten deutlich erhöhte Adrenalinspiegel führt neben der Stoffwechsel-Beschleunigung auch zu Wachheit und geistiger Klarheit: Man fühlt sich energiegeladen und tatendurstig. Aus evolutionärer Perspektive ergibt diese Stoffwechselreaktion wiederum einen Sinn: Die Fettreserven des Körpers reichen nicht ewig. Der hungernde Steinzeitjäger sollte deshalb baldmöglichst wieder Beute machen und sich den Bauch vollschlagen können. Dafür musste er natürlich nicht nur körperlich, sondern auch geistig voll leistungsfähig sein, sonst war die Jagd nicht von Erfolg gekrönt.

3.4 Glucagon wird voll aktiv

Dieses Hormon, der Gegenspieler des Insulins, sorgt dafür, dass Glucose aus der Leber freigesetzt und Fette aus den Depots am Körper herausgelöst werden. Dabei wird die Speicherform der Fette – drei Fettsäuren sind an ein Glyzerinmolekül gebunden – in Glyzerin und freie Fettsäuren aufgespalten. Das Glyzerin kann durch Cortisol (siehe unten) zu Glucose umgebaut werden und ersetzt den Zucker aus der Nahrung, soweit im Stoffwechsel des Gehirns und einiger anderer Organe benötigt. Damit wird auch beim Fasten der Blutzucker auf relativ niedrigem Niveau stabilisiert. Die freien Fettsäuren werden sofort zur Energieversorgung des Herzens und der meisten anderen Organe eingesetzt. Ein Teil dieser freien Fettsäuren wird in Ketone umgebaut, die den Löwenanteil der Energieversorgung des Gehirns liefern. Doch auch die Muskeln und viele andere Gewebe arbeiten anteilig mit der Energie aus Ketonen.

Dieser Mechanismus des Körpers, zusammen mit der Möglichkeit, im Notfall auch Muskelprotein zu Glucose umbauen zu können, macht eines ganz deutlich: Der Mensch braucht nicht zwingend Kohlenhydrate aus der Nahrung. Deshalb gibt es essentielle, also unverzichtbare Fette und Aminosäuren, die der Mensch regelmäßig zuführen muss. Aber keine essentiellen Kohlenhydrate.

3.5 Cortisol wird durch Fasten kaum beeinflußt

Sinkt der Insulinspiegel, wird auch Cortisol freigesetzt. Diese als „Stresshormon“ bekannte Substanz leitet in der Leber die Gluconeogenese ein, also die Neugewinnung von Glucose aus Glyzerin. Dieser Prozess findet, mehr oder weniger stark ausgeprägt, andauernd im Körper statt. Schon ein intensives Training führt zu fallendem Blutzucker und damit zu einem Rückgang des Insulins. Jetzt wird mit Glucagon auch Cortisol ausgeschüttet, um neuen Blutzucker zu gewinnen. Morgens, nach dem Aufwachen, ist der Cortisolspiegel am höchsten, da durch die relativ lange Zeit ohne Nahrung das Insulin ziemlich niedrig liegt. Cortisol ist also ein lebenswichtiges Hormon, das im Stoffwechsel normalerweise unbemerkt seinen Dienst versieht.

Doch Cortisol kann auch aktiviert werden, wenn wir psychischem Stress ausgesetzt sind. Der Grund für die Entstehung dieses Mechanismus ist wiederum in unserer Geschichte zu finden. Wenn sich der Steinzeitjäger plötzlich einem Raubtier oder einer anderen Gefahrensituation ausgesetzt sah, reagierte sein Körper, indem er den Stoffwechsel blitzartig umstellte: Sofort wurde ein große Menge Cortisol ausgeschüttet, um den Körper in Verteidigungsbereitschaft zu bringen. Damit steigen der Blutdruck und die Aufmerksamkeit, obendrein wird verstärkt Glyzerin in Glucose umgebaut, um mehr Energie bereitzustellen. Die in dieser Situation weniger wichtigen Systeme des Körpers, wie z.B. der Knochenaufbau und das Immunsystem, werden heruntergefahren. Damit war unser Steinzeitjäger von einem Augenblick auf den anderen bereit, entweder den Kampf aufzunehmen oder die Flucht anzutreten. Solche Gefahrensituationen waren aber meistens schnell vorüber und der Cortisolspiegel fiel wieder auf normale Werte ab. Eine überschießende Cortisolausschüttung hat unseren Vorfahren also manches Mal das Leben gerettet; im Sinne der Evolution hatte sich dieser Mechanismus so bewährt, dass er beibehalten wurde.

Wir als Nachfahren der Steinzeitjäger führen natürlich ein weniger gefahrvolles Leben. Raubtiere befinden sich bei uns im Zoo hinter Gittern und andere Feinde lauern auch nicht hinter jeder Ecke. Trotzdem ist uns diese starke Cortisolreaktion erhalten geblieben, nur wird sie heute durch andere Stressoren ausgelöst, wie z.B. Schlafmangel, Ärger am Arbeitsplatz oder im Straßenverkehr – kurz, fast alles, was die zivilisierte Welt an Unpässlichem für uns bereithält. Viele Menschen leiden daher an einem durch Stress chronisch erhöhten Cortisolspiegel, der eine Vielzahl von negativen Begleiterscheinungen mit sich bringt. Anhaltender Bluthochdruck, unerwünschte Gewichtszunahme, ein geschwächtes Immunsystem, eine verringerte Knochendichte und viele weitere Auswirkungen eines dauerhaft erhöhten Cortisolspiegels haben diesem Hormon den Ruf eingetragen, ein „Stresshormon" zu sein.

Da auch der zeitweilige Nahrungsentzug, sprich Fasten, den Körper stresst, ist die Frage naheliegend, ob Cortisol hier zum Problem werden kann. Doch die Wissenschaft gibt Entwarnung – Fasten beeinflußt das

Cortisol weit weniger, als man annehmen möchte. Drei Tage Fasten ergaben keinen Anstieg des Cortisols über das normale Level hinaus und zwei bis dreiwöchige Phasen Intermitterenden Fastens, in denen – zwar in kleineren Zeitfenstern, aber regelmäßig – Nahrung zugeführt wurde, hatten gleichfalls keinen auffälligen Cortisolanstieg zur Folge. Es scheint so, als ob Fasten für den Körper eher eine Art „Eustress“, also positiven Stress darstellt, der mit einem weitgehend normalen Cortisolhaushalt einhergeht.

3.6 Testosteron fällt ab, ohne negative Auswirkungen

Wie wir bis hierher festgestellt haben, sind die hormonellen Veränderungen des Stoffwechsels durch Fasten ausgesprochen positiv. Doch was ist mit Testosteron? Dieses Hormon sorgt für die Ausprägung der Geschlechtsmerkmale beim Mann, den Haar- und Bartwuchs und ist für seine im Gegensatz zur Frau deutlich ausgeprägtere Muskulatur verantwortlich. Bei Frauen liegt der Testosteronspiegel niedriger, bei ihnen dominiert das weibliche Hormon Östrogen. Trotzdem können auch sie den Testosteronspiegel für Training, Muskelaufbau und Fettabbau zu ihrem Vorteil beeinflussen; die Mechanismen sind bei Männern und Frauen gleich.

Der Testosteronspiegel lässt sich durch Ernährung und Training steuern: Mehr gesättigte Fette in der Ernährung und körperliche Belastung steigern das Testosteron bei beiden Geschlechtern, hier vor allem das Krafttraining. Doch längere Ausdauerbelastungen senken den Spiegel dieses wichtigen Hormons ab. Darüber hinaus ist eine gute Versorgung mit Zink, Selen und Protein die Grundvoraussetzung für einen gut funktionierenden Testosteronhaushalt.

Wie wirkt sich das Fasten auf Testosteron aus? Nun, es steigt zunächst an. Auch die Körperzusammensetzung spielt eine Rolle: Übergewichtige Männer reagieren auf das Fasten nicht mit einer Testosteronerhöhung, während bei normalgewichtigen das Testosteron schnell um bis auf 180 % zunimmt. Das liegt vor allem daran, dass über einen längeren Zeitraum keine Nahrung zugeführt wird. Denn bei einem niedrigen Insulinspiegel kommt es zu einer Testosteronausschüttung. Tatsächlich ist die Konzentration von Testosteron morgens am höchsten, wenn der Insulinspiegel nach der relativ langen Zeit des Nahrungsverzichts in der Nacht am tiefsten ist. Mit jeder Mahlzeit aber sinkt das Testosteron erst einmal wieder ab. Dabei spielt es keine Rolle, was verzehrt wird; Protein, Fett oder Kohlenhydrate senken den Testosteronspiegel sofort, selbst kleine Mahlzeiten machen da keinen bedeutenden Unterschied.

Doch beim Fasten sind diese Gewissheiten wiederum aufgehoben. Denn die Länge der Fastenperiode spielt eine wichtige Rolle: Nach etwa zwei Tagen sinkt das Testosteron wieder ab und zehn Tage Nahrungsverzicht führen zu einem deutlich niedrigeren Testosteronniveau. Dabei spielt es keine Rolle, ob für eine oder mehrere Wochen gänzlich auf Nahrung verzichtet wird oder ob ein Intermittierendes Fasten gewählt wird: Der Testosteronabfall stellt sich bei allen Formen des Fastens ein, die länger als einige Tage dauern.

Eine direkte Beteiligung des Insulins am Testosteronhaushalt ist deshalb vermutlich nicht gegeben. Daher wird auch über die Rolle des Hormons Leptin nachgedacht. Denn bei einem hohen Leptinspiegel nach einer Mahlzeit sinkt das Testosteron, bei niedrigen Leptinspiegeln steigt es wieder an. Das könnte auch erklären, warum sich eine Testosteronerhöhung durch Fasten bei übergewichtigen Männern zunächst nicht einstellt, denn diese haben chronisch erhöhte Leptinspiegel und dauerhaft erniedrigtes Testosteron. Für einen normalen Hormonhaushalt ist den Übergewichtigen daher dringend zum Fettabbau zu raten; das vorliegende Buch zeigt, wie es am schnellsten geht.

Ein kurzes, hartes Krafttraining sorgt für höhere Testosteronspiegel direkt nach der Belastung, ein längeres oder zu langes und hartes Training senkt das Testosteron dagegen um bis zu 13 Stunden ab. Es kann also nicht allein am tiefen Insulin liegen, dass der Körper Testosteron ausschüttet, denn beide Trainingsarten senken die Blutglucose; die lange Belastung sogar mehr als die kurze. Der Verzehr einer Mahlzeit nach dem Training senkt das Testosteron ebenfalls wieder ab. Deswegen darf aber auf die Nachtrainingsmahlzeit nicht verzichtet werden. Hier ist das sog. anabole Fenster unbedingt zu nutzen, um den Muskeln Nährstoffe zuzuführen, die dann die gewünschte Anpassung an die Belastung, sprich das Muskelwachstum, unterstützen. Offenbar dient der erhöhte Testosteronsspiegel direkt nach dem Training dazu, Aufbauprozesse anzustoßen, ist aber selbst nicht direkt dafür verantwortlich.

Es bleibt festzuhalten, dass der Testosteronspiegel beim Fasten ansteigt, aber nur für wenige Tage auf hohem Niveau verbleibt, bevor er langsam absinkt. Das hat aber keine Auswirkung auf den Muskelerhalt oder den Fettabbau beim Fasten. Eher scheint es so, als ob der Aufbaustoffwechsel zugunsten eines effektiven Erhaltungsstoffwechsels aufgegeben wird. Deshalb kommt es auch, trotz des abgefallenen Testosterons, nicht zu negativen Auswirkungen auf den Muskelerhalt, den Fettabbau oder die Trainingsmotivation, obwohl das auf den ersten Blick eigentlich zu erwarten wäre.

3.7 Ghrelin ist erhöht, zeigt aber keinen echten Hunger an

Ghrelin wird in der Magenschleimhaut und in den Inselzellen der Bauchspeicheldrüse produziert. Es ist ein Hormon, das im Fastenzustand, also bei abgesunkenen Insulinspiegeln, ansteigt. Die Bezeichnung „Ghrelin" steht für „Growth Hormone Release Inducing", zu deutsch „die Sekretion von Wachstumshormon anregend". Entsprechend sorgt eine Erhöhung des Ghrelins dafür, dass Wachstumshormon ausgeschüttet wird.

Ghrelin gilt auch als „Hungerhormon", da ein niedriger Insulinspiegel und daraus folgend, ein hoher Ghrelinspiegel bei darauf geprägten Menschen den Appetit fördert. Nach dem Essen, mit einem steigenden Insulinspiegel, sinkt das Ghrelin wieder ab. Bei Übergewichtigen ist dieser Mechanismus allerdings gestört. Vermutlich durch den aus dem Gleichgewicht geratenen Insulinhaushalt kommt es bei ihnen zu einem geringeren Ghrelinabfall nach einer Mahlzeit. Das führt natürlich dazu, dass sich der Hunger schneller wieder meldet und trägt so dazu bei, dass mehr als eigentlich nötig gegessen wird.

Auch das Verhältnis der Makronährstoffe in einer Mahlzeit bestimmt den Ghrelinabfall und damit die Sättigung. Fette führen zur geringsten, Protein dagegen zur stärksten Abnahme von Ghrelin; Kohlenhydrate liegen dazwischen. Eine eiweißreiche Ernährung, wie beim Kraftsportler üblich, sorgt also für die beste Sättigung.

Ghrelin wird in der Regel zu den Tageszeiten ausgestoßen, an denen die Mahlzeiten üblicherweise eingenommen werden, einfach deshalb, weil das Insulin niedrig liegt. Wer beim Intermittierenden Fasten für eine längere Zeit pro Tag keine Nahrung zuführt, wird zunächst mit einer Ghrelinausschüttung zu den gewohnten Essenszeiten zu kämpfen haben. Doch das Hungergefühl gibt sich relativ schnell und der Körper lernt, wieder auf den „echten" Hunger zu hören.

Vielleicht hilft auch dies dabei, den Körper an längere Phasen ohne Nahrung zu gewöhnen. Denn schon nach kurzer Zeit bereitet es überhaupt keine Probleme mehr, die Fastenphase bis zur nächsten Mahlzeit durchzuhalten. Und mit zunehmender Gewöhnung lässt sich diese Fastenphase auch weiter strecken, ohne von schlimmen Hungergefühlen gequält zu werden. Wer also 16 Stunden ohne Essen aushalten kann, der schafft auch schnell die 20 oder 24 Stunden, falls erforderlich.

Erfahrungsgemäß kommt es am zweiten Fastentag häufig zu einem starken Hungerfühl, das selbst fasten-erfahrene Menschen regelmäßig plagt. Wer das durchsteht, wird aber in den darauf folgenden Fastentagen mit einem fast völlig ausbleibendem Hunger belohnt.

Eines sollten Sie aber nicht vergessen: Der Umstand, dass ein erhöhter Ghrelinspiegel nicht mehr sofort durch Nahrungszufuhr befriedigt wird, trägt auch dazu bei, dass Wachstumshormon verstärkt ausgestoßen wird – mit allen positiven Wirkungen für Muskelaufbau und Fettabbau.

*

KAPITEL 4

WEITERE STOFFWECHSEL-VERÄNDERUNGEN DURCH FASTEN

Neben hormonellen Veränderungen führt das Fasten auch zu weiteren Umstellungen im Körper, einige davon mit derart gravierendem Einfluss auf die Gesundheit, dass die Wissenschaft das Fasten mittlerweile ausgesprochen positiv sieht. Schon in der Antike und im Mittelalter war das „Heilfasten" ein häufig eingesetztes Mittel, um die Genesung von Krankheiten zu beschleunigen. Doch das Wissen um die Verbindung von Nahrungsentzug und Heilkräften wurde lange Zeit als Spinnerei, ja als Aberglaube, abgetan. Dabei scheint es fast, als hätte die Natur es so eingerichtet; denn bei vielen Kranken stellt sich in den ersten Tagen automatisch Appetitlosigkeit ein: Man muss sie regelrecht zum Essen zwingen und mache bekommen gar, trotz guten Zuredens, „keinen Bissen herunter".

Trotz des Fastens werden dem kranken Körper offenbar keine Nährstoffe vorenthalten, obwohl das zunächst widersinnig klingt. Der Körper braucht zwar dringend Energie und Nährstoffe, um die Krankheit zu bekämpfen, doch die müssen nicht von außen kommen – er nimmt sie aus sich selbst.

4.1 Autophagie unterstützt Regenerations- und Heilungsprozesse

Bei der sog. Autophagie handelt es sich um einen Prozess, bei dem der Körper sich quasi selbst verzehrt – nichts anderes bedeutet dieser Begriff!

Das mag verrückt klingen, denn wie soll der Mensch genesen, wenn er von der Substanz lebt? Doch die Natur hat auch hier wieder einen äußerst sinnvollen Mechanismus installiert, der es erlaubt, aus einer Zeit des Fastens stärker hervorzugehen, als man hineingegangen ist.

Im Körper laufen ununterbrochen Reparaturprozesse ab, bei denen nicht mehr funktionierende Komponenten der Zellen abgebaut und neue dafür aufgebaut werden. Ist eine Zelle zu stark beschädigt, wird die sog. Apoptose, der programmierte Zelltod, eingeleitet und die gesamte Zelle wird ersetzt. So wie beschädigte Muskelzellen nach einem harten Training repariert werden, um für die nächste Belastung gerüstet zu sein, so werden auch alle anderen Gewebe nach und nach regeneriert – von den roten Blutkörperchen über die Darmschleimhaut bis hin zu einzelnen Teilen der Zellen, wie etwa die durch Oxidation besonders belasteten Mitochondrien, die Energie für Stoffwechselprozesse liefern.

Wenn regelmäßig Nahrung zugeführt wird, kann das meiste abgebaute Zellmaterial ausgeschieden werden – es steht ja genug neues Baumaterial zur Verfügung. Doch wenn die Nahrungszufuhr ausbleibt, reagiert der Körper darauf, indem er zunehmend mehr abgebautes Material wieder verwendet – jetzt werden z.B. Aminosäuren aus beschädigten Muskelzellen vor allem dazu genutzt, um neue Proteinverbindungen aufzubauen, statt in Blutglucose umgebaut oder ausgeschieden zu werden. Auch andere Komponenten wie bestimmte Fette werden verstärkt für die Reparatur beschädigter Zellwände genutzt, Enzyme schneller wiederhergestellt und der Elektrolythaushalt durch eine bessere Effizienz auf normalem Niveau stabilisiert.

Tatsächlich reagieren beim Fasten nach einer kurzen Umstellungszeit die Nieren, indem sie Kochsalz zurückbehalten. Die Spiegel anderer wichtiger Mineralien wie Magnesium, Kalium, Calcium und Phosphor fallen zwar etwas ab, bleiben aber im Normbereich. Auch dies geschieht äußerst effizient, indem die Ausscheidung über den Stuhl verringert wird, um auf diesem Weg die großen Speicher in den Knochen zu schonen. Selbst bei langem Fasten – über 100 Tage und mehr – bleiben die Blutspiegel an Aminosäuren, Fetten und Elektrolyten weitgehend stabil.

Doch die hoch effiziente Wiederverwendung verbrauchter Zellkomponenten ist nur eine Seite der Medaille. Mit zunehmender Dauer des Fastens werden nämlich auch solche Zellbestandteile abgebaut und neu verwendet, die eigentlich noch eine Zeitlang weiter funktioniert hätten, wenn auch nicht mehr auf optimalem Level. Wir wissen nicht, ob es der reine Mangel an Baumaterial ist, das sonst eigentlich über die Nahrung zugeführt würde. Oder ob der Körper sich durch den Ersatz von nur eingeschränkt funktionsfähigen Elementen noch besser auf längere Notzeiten einstellen will, indem er die Gewebe durch den Aufbau neuer, optimal funktionierender Komponenten vorsorglich über das normale Maß hinaus wiederherstellt. Auf jeden Fall führt die beim Fasten stark zunehmende Autophagie dazu, dass der gesamte Körper durch die neu aufgebauten Strukturen im Wortsinne „verjüngt" wird!

Das ist besonders bemerkenswert, wenn man sich vor Augen führt, dass die Alterung heute als fortlaufender, später sogar chronischer Entzündungsprozess gesehen wird, der vor allem durch Oxidationsvorgänge befeuert wird. Je älter man wird, desto schlechter laufen die Bekämpfung von Entzündungen und die Reparatur beschädigter Gewebe ab. Schließlich versagen die lebenswichtigen Organe ihren Dienst und der Mensch stirbt. Bis dahin treten immer mehr „degenerative" Erkrankungen auf, wie das metabolische Syndrom, Diabetes, Herz-Kreislauf-Beschwerden, Morbus Alzheimer und Krebs, deren Vorkommen mit zunehmendem Alter ansteigt. Dieser Prozess lässt sich durch Fasten aufhalten, wenn auch nicht völlig verhindern. Und das geschieht neben einer verstärkten Autophagie auch dadurch, dass Entzündungen besser bekämpft werden.

4.2 Bessere Regeneration durch abnehmende Entzündungsprozesse

Der jetzt durch die „verjüngten" Gewebe besser funktionierende Organismus heilt sich selbst, indem die oxidativen Schutzsysteme im Körper heraufgefahren werden, die Entzündungsmarker im Körper drastisch absinken und regenerative Prozesse deutlich zunehmen. Schon nach drei bis fünf Tagen Fasten sind diese Veränderungen messbar und sie äußern sich in erstaunlichen Heilwirkungen. So sinkt z.B. die Menge des entzündungsfördenden Botenstoffs Tumor-Nekrose-Faktor-Alpha (TNF-Alpha), der die Entzündungsreaktion im Stoffwechselweg vieler Gewebe, auch des Gehirns, vermittelt. Ein hoher Spiegel an TNF-Alpha vermindert die Neubildung von Hirnzellen und löst degenerative Prozesse im Gehirn aus. Auch das sog. C-reaktive Protein, ein weiterer wichtiger Entzündungsmarker, fällt beim Fasten ab. Und während entzündungsfördernde Stoffe abnehmen, kommt das Immunsystem beim Fasten in Hochform: Selbst die Zahl der Blutstammzellen, aus denen rote und weiße Blutkörperchen gebildet werden, steigt bis auf das Fünffache an!

4.3 Die Insulinempfindlichkeit nimmt zu

Darüber hinaus nimmt beim Fasten die Insulinempfindlichkeit deutlich zu; nicht nur bei Personen, die an Altersdiabetes leiden, sondern, weniger stark, auch bei Gesunden. Das bedeutet, die Insulinrezeptoren auf den Zellen werden empfindlicher für Insulin und die überforderte Bauchspeicheldrüse muss jetzt weniger Insulin produzieren – sie kann sich erholen. Dem Kraftsportler erscheint diese Veränderung auf den ersten Blick vielleicht weniger bedeutend, doch auch er sollte sich darüber klar sein, dass ein effektiverer Insulinstoffwechsel dazu führt, dass die Wirkungen dieses anabolen Hormons zunehmen, obwohl seine Menge im Organismus abnimmt.

Darüber hinaus erlaubt der durch eine verbesserte Insulínempfindlichkeit niedrigere bzw. schneller abfallende Insulinspiegel höhere Ausschüttungen an Wachstumshormon, das ja nur aktiv wird, wenn das Insulin niedrig ist. Zu guter Letzt darf nicht vergessen werden, dass mit weniger Insulin auch eine verringerte, neue Fettspeicherung einhergeht.

4.4 Fasten hemmt Krebs, stärkt Gehirn und Nervensystem

Das Fasten hat noch weitere Vorteile. So werden prä-kanzeröse Zellen, also solche, die sich langsam in Krebszellen verwandeln, verstärkt in die Apoptose, den programmierten Zelltod getrieben und ihre Bestandteile dienen als Baumaterial für neue, gesunde Zellen. Daher kann das Fasten als beste natürliche Krebsvorsorge betrachtet werden. Es scheint fast so, als hätte die Natur es mit Bedacht so eingerichtet und der Körper braucht regelmäßig Zeiten ohne Nahrungszufuhr, um gesund und leistungsfähig zu bleiben. Wenn man sich dagegen unser Essverhalten heute anschaut, mit regelmäßigen, kohlenhydratreichen Mahlzeiten jeden Tag (selbst dazwischen werden häufig noch süße Snacks verzehrt), dann darf man sich nicht wundern, wenn bei so vielen Menschen der Stoffwechsel entgleist und es mit der Zeit zu den verschiedenen degenerativen Erkrankungen kommt, bis hin zum Krebs.

Die krebshemmende Wirkung des Fastens wird auch auf das Absinken des stark anabolen Hormons IGF-1 zurückgeführt, das in Verbindung mit dem Signalmolekül mTOR (mehr dazu später) auch für das Muskelwachstum verantwortlich ist. Das muss den Kraftsportler aber nicht schrecken, denn wir wissen bereits, dass beim Fasten zwar der Aufbaustoffwechsel heruntergefahren wird, doch der Erhaltungsstoffwechsel dafür umso besser funktioniert. Daher wird auch keine Muskelmasse abgebaut, wenn weiter trainiert wird und die Kalorien nicht beschränkt werden.

Selbst das Nervensystem und das Gehirn werden beeinflußt, indem vermehrt sog. Neurotrophine hergestellt werden, welche die Reparatur und die Neubildung von Nervenzellen anregen. Dabei werden die Rezeptoren der Zellmembranen im Gehirn erneuert und vermehrt neue gebildet. Gleichzeitig steigt die Produktion von sog. Neurotransmittern, das sind Botenstoffe im Gehirn, welche an diese Rezeptoren „andocken“. Das führt zu einer verbesserten Kommunikation zwischen den Hirnzellen und so zu einer gesteigerten geistigen Leistung. Zudem werden das Wachstum und die Vernetzung von sog. Axonen angeregt, das sind die Nervenbahnen im Körper, welche die Signale des Gehirns in die verschiedenen Gewebe übermitteln.

Die durch Fasten um bis zu 400 % erhöhte Produktion einer Substanz namens Brain Derived Neurotrophic Factor (BDNF, zu deutsch etwa „Nervenwachstumsfaktor im Gehirn“) hat die Aufmerksamkeit der Wissenschaft besonders auf sich gezogen. Denn BDNF kann die Stammzellen im Gehirn anregen, neue Hirnzellen herzustellen. Diese just entdeckte Fähigkeit des Gehirns, sich selbst zu heilen, wurde „Neuroplastizität“ getauft, zu übersetzen etwa mit „Nerven- bzw. Nervenzellformbarkeit". Damit fällt ein weiteres Dogma der modernen Medizin: Bislang galt die Lehrmeinung, dass das voll ausgebildete Gehirn sich nicht mehr regenerieren kann. Ein Verlust an Hirnzellen durch mechanische Schädigungen wie einen Unfall, durch Krankheiten wie Morbus Alzheimer und Parkinson oder durch rücksichtslosen Gebrauch von Rauschmitteln wie z.B. Alkohol galt als unwiederbringlich.

Jetzt steht fest, dass durch die erhöhte Produktion von BDNF neue Hirnzellen gebildet werden können. Und eine so simple und kostengünstige Maßnahme wie Nahrungsverzicht, sprich Fasten, kann diese bahnbrechende Selbstheilung auslösen! Das eröffnet ganz neue Perspektiven für die Behandlung von Altersdemenz und anderen degenerativen Erkrankungen des Gehirns. Langzeitstudien am Menschen dazu stehen leider noch aus, doch in Tierexperimenten hat sich ergeben, dass eine degenerative Erkrankung wie Morbus Alzheimer sich vermutlich um bis zu 20 Jahre hinausschieben lässt und Morbus Parkinson um 20-50 Jahre.

Der Gesunde profitiert ebenfalls durch die vermehrte Bildung von Neurotrophinen beim Fasten. Schon nach kurzer Zeit verbessert sich auch bei ihm die Fähigkeit, Muster zu unterscheiden sowie das Kurz- und Langzeitgedächtnis. Man findet sich also in neuen Umgebungen schneller zurecht und behält Gelerntes besser. Ein hoher Spiegel von BDNF verbessert neben der kognitiven Leistung auch die neuromuskuläre Koordination. Der Sportler profitiert nicht nur über verbesserte Denkleistungen, sondern auch durch eine optimierte Geist-Muskel-Verbindung. So kann man Bewegungsabläufe schneller perfektionieren und neue Bewegungen leichter erlernen.

Angesichts dieser Stoffwechselveränderungen beim Fasten ist man wieder verblüfft, wie gut die Evolution uns Menschen für karge Zeiten vorbereitet hat: Die Abwehrkräfte des Körpers wachsen enorm an, um in der Zeit des Nahrungsmangels nicht durch Infektionen oder Krankheit an der Jagd gehindert zu werden. Die Optimierung von Nervensystem und Neurotransmittern erlaubt eine schnellere Reaktion in kritischen Momenten. Selbst die kognitive Leistung, die Denkleistung, steigt deutlich an: Das ermöglicht es, schneller Wege aus der Notsituation zu finden und macht das Überleben wahrscheinlicher.

4.5 Die Bedeutung des mTOR-Signalwegs

Wie wir gesehen haben, ist die Autophagie, der „Selbstverzehr“ beschädigter oder funktionsuntüchtiger Zellen im Körper, ein ungeheuer wichtiger Prozess. Der Körper „verjüngt“ sich dadurch selbst, wird stärker und leistungsfähiger und Fasten schaltet die Autophagie in den Turbomodus.

Das liegt einfach daran, dass beim Fasten für längere Zeit keine Nahrung zugeführt wird. Denn wenn wir etwas essen, ist neues Baumaterial vorhanden und es besteht kein Bedarf mehr für die Wiederverwendung „gebrauchter“ Zellbestandteile. Daher schalten hohe Insulinspiegel bzw. Glucose oder Protein im Blut die Autophagie sofort ab. Schon die geringe Menge von 3 g der Aminosäure Leucin im Blut reicht dafür aus! Die Einstellung der Autophagie geschieht, indem das Signalprotein mTOR aktiviert wird. Darüber hinaus regelt ein Anstieg von mTOR aber auch das Immunsystem herunter!

Die Abkürzung „mTOR“ steht für „mechanistic Target of Rapamycin“; zu übersetzen etwa mit „Ziel des Rapamycins im Säugetier“. Dabei handelt es sich um den Beginn einer längeren Signalkette; an das mTOR kann sich Rapamycin binden, ein bekanntes Medikament zur Unterdrückung der Immunabwehr. Durch die Aktivierung von mTOR wird das Immunsystem des Körpers „abgeschaltet“. So wird versucht, bei Autoimmunkrankheiten, wie z.B. Multiple Sklerose, zu verhindern, dass der Körper im Zuge einer überschießenden Immunreaktion eigenes Gewebe angreift. Auch bei Organtransplantationen wird eine andauernde Hemmung des Immunsystems notwendig, da der Körper das fremde Gewebe sonst sofort angreift und vernichtet. Eine transplantierte Leber oder Niere würde nach kurzer Zeit wieder absterben. Das ist die positive Seite der mTOR-Blockierung.

Doch die negative Seite darf nicht vergessen werden: Wenn das Immunsystem nur funktioniert und die Autophagie nur „eingeschaltet“ wird, wenn mTOR abwesend ist, dann ist es angesichts schwerer Erkrankungen oder Organtransplantationen, unter Abwägung der Vor- und Nachteile, wohl vertretbar, diese wichtigen Körperfunktionen zu unterbinden. Doch alle anderen Menschen, die nicht unter diesen seltenen Krankheiten leiden, schalten die Autophagie und eine gesunde Immunreaktion im eigenen Körper durch jede neue Mahlzeit ebenfalls ab! Natürlich kann man auf das Essen nicht für immer verzichten, doch die Bedeutung des Intermitterenden Fastens oder einer längeren Fastenkur für Gesundheit und Abwehrkräfte durch Hemmung von mTOR kann gar nicht hoch genug eingeschätzt werden. Interessanterweise wird mTOR nicht aktiviert, wenn die Energie aus den Fettdepots am Körper gewonnen wird, wie es beim Fasten geschieht – im Gegenteil: Immunsystem und Autophagie werden heraufgefahren!

Da Selbstheilungs- und Abwehrkräfte immer hochgefahren werden, wenn sich niedrige Insulinspiegel bzw. keine Nahrungsbestandteile mehr im Blut befinden, kann bereits ein Fastenfenster von nur 12-16 Stunden für eine verstärkte Immunabwehr und Autophagie sorgen. Längeres, auch Intermittierendes Fasten über mehrere Tage setzt diese Prozesse anhaltend in Gang und mehrwöchiges Fasten sorgt für umfangreiche Verjüngungsvorgänge und eine enorme Steigerung der Abwehrkräfte. Der Sportler profitiert davon, indem die Regeneration nach dem Training beschleunigt wird und aufkommende Infekte – ein häufiges Problem bei hoher Trainingsbelastung – besser abgewehrt werden können.

*

KAPITEL 5

DIE WESTLICHE ERNÄHRUNG MACHT SCHWACH UND KRANK

Die positiven Stoffwechselveränderungen durch das Fasten sind mittlerweile wissenschaftlich so gut belegt, dass immer weniger Wissenschaftler das „Heilfasten" als esoterische Spinnerei abtun. Dabei wird man wiederholt auf die Tatsache gestoßen, dass es offensichtlich so sein soll – Fasten ist von der Natur dafür vorgesehen, uns zu nutzen und die Evolution hat die durch Fasten ausgelösten Mechanismen für uns deshalb bis heute beibehalten.

Wir haben die Vorteile des Fastens für das Überleben in Notsituationen bereits hervorgehoben. Unser Vorfahr, der Steinzeitjäger, wurde trotz Nahrungsmangel durch gesteigerte körperliche und geistige Leistungsfähigkeit bestmöglich unterstützt, um erfolgreich neue Nahrung beschaffen zu können.

Doch eine Ernährung mit weniger häufigen Mahlzeiten pro Tag – nichts anderes ist das Intermittierende Fasten – hat auch enorme Auswirkungen auf die Gesundheit und Leistungsfähigkeit des Menschen. Gerade der heutige Überfluss an Nahrung, die regelmäßigen Mahlzeiten und vor allem der hohe Kohlenhydratverzehr führen nicht nur zu Übergewicht, sondern rufen degenerative Erkrankungen, unter denen so viele Menschen leiden, zuverlässig hervor. Entsprechend müsste dann eine „alte" Ernährung vor diesen Krankheiten schützen und die sportliche Leistungsfähigkeit verbessern, oder?

5.1 Die Ernährung primitiver Völker

Wir können zwar keinen Steinzeitjäger mehr befragen, doch gibt es auch heute noch wild lebende Völker, die von den Segnungen der westlichen Zivilisation weitgehend oder gänzlich verschont geblieben sind. Im Vergleich mit diesen vermeintlich primitiven Menschen müsste sich doch zeigen, ob die Art und die Menge der Ernährung sowie die Mahlzeitenfrequenz bei ihnen anders ausfällt und welche Folgen für Gesundheit und Leistungsfähigkeit sich daraus ergeben.

Staffan Lindeberg, ein schwedischer Arzt, hat ein Vierteljahrhundert lang primitive Völker studiert, um herauszufinden, warum sich diese einer guten Gesundheit bis ins hohe Alter erfreuen, während wir in den westlichen Industrieländern mit so vielen Zivilisationskrankheiten zu kämpfen haben. Er hat festgestellt, dass drei Viertel von 229 Jäger- und Sammlervölkern, die im 20. Jahrhundert untersucht wurden, mehr als die Hälfte der Kalorien aus Fleisch und Fisch zu sich nehmen. Trotzdem liegt ihr Verzehr von pflanzlicher Nahrung immer noch deutlich höher, als der von modernen Vegetariern, die vorwiegend Getreide, raffinierte Fette und Zucker zu sich nehmen!

Traditionell lebende Buschmänner in Afrika und Aborigines in Australien essen zwar auch fettreiche Samen, aber nur sehr wenig davon. Wir dagegen verzehren ungleich mehr Getreideprodukte. Und während stärkereiches, wildes Wurzelgemüse (Kassava, Yams, Taro oder Süßkartoffel) einen großen Teil der Ernährung wildlebender Völker ausmacht, verzehren sie doch so gut wie keinen Zucker, abgesehen von Honig und reifen Früchten. Honig findet man aber nicht alle Tage und reife Früchte sind auch nur saisonal verfügbar; beides steht also eher selten auf dem Speiseplan. So kommt es, dass die pflanzliche Nahrung der primitiven Völker einen sehr niedrigen Glykämischen Index (GI) aufweist; die heutige westliche Ernährung, bestehend meist aus Kartoffeln, Brot und anderen Getreideprodukten, dagegen einen recht hohen (der GI bezeichnet die Auswirkung eines Lebensmittels auf den Blutzucker). Ein hoher GI führt aber zwangsläufig zu hohen Insulinwerten, mit allen daraus erwachsenden Nachteilen.

Insgesamt fällt die Nahrung primitiver Völker sehr voluminös aus, mit einem großen Wasser- und Ballaststoffanteil, bei hoher Zufuhr pflanzlicher

Nahrung, aber recht kalorienarm – also das Gegenteil unserer Zivilisationskost, die in der Regel viel Energie und eher wenig Ballaststoffe liefert.

5.1.1 Kochsalz und Leistungsfähigkeit

Der Salzverzehr im zivilisierten Westen liegt bei 150-200 mmol, also 9-12 g pro Tag, während Jäger und Sammler weniger als 30 mmol zu sich nehmen, die Yanomami-Indianer im Amazonasgebiet sogar weniger als 1 mmol pro Tag. Und auch das ist ausreichend; Lindemann gibt den täglichen Bedarf mit nur 0,6 mmol an! Wie wir bereits beim Elektrolythaushalt des Fastenstoffwechsels gesehen haben, ist der Körper durchaus in der Lage, mit Salz sehr sparsam umzugehen und die Ausscheidung stark zu vermindern, wenn ihm nur wenig zugeführt wird.

Ein niedriger Salzverzehr hat auch deutliche Auswirkungen auf Gesundheit und Leistungsfähigkeit, wie der US-Ernährungsexperte Loren Cordain nachgewiesen hat. Denn Kochsalz erhöht die Entzündungsmarker im Körper; je mehr davon, desto stärker laufen Entzündungsprozesse ab! Darüber hinaus steigert Kochsalz die Cortisolausschüttung, was nicht nur katabole Prozesse auslöst, sondern auch das Ein- und Durchschlafen erschwert. Auch der Kalium- und Calciumhaushalt wird durch einen hohen Verzehr von Kochsalz negativ beeinflußt. All das sind Prozesse, die auch die sportliche Leistungsfähigkeit einschränken! Cordain rät dazu, möglichst wenig Salz zu verzehren. Schon wenn man nur die Hälfte der „normalen" Salzmenge, also 4,5-6 g pro Tag zuführt, lassen sich die negativen Auswirkungen deutlich verringern.

5.1.2 Andere Ballaststoffe

Ein weiterer wichtiger Unterschied findet sich bei den Ballaststoffen: Mit Ausnahme der Steinzeitjäger und der Eskimos, die vor allem Fleisch und Fett verzehrten, nehmen primitive Völker viel mehr wasserlösliche Ballaststoffe auf, die vor allem in Früchten, Gemüse und Wurzelgemüse zu finden sind, während im Westen der Hauptanteil der aufgenommen Ballaststoffe unlöslich ist, so z.B. aus Getreide. Wasserlösliche Ballaststoffe tragen aber entscheidend zur Darmgesundheit bei, sie „ernähren" die Zellen der Darmschleimhaut. So lässt sich nicht nur die Verdauung optimieren, auch die Immunreaktion, die zu großen Teilen durch die Bakterien im Darm gesteuert wird, kann so verbessert werden.

5.1.3 Keine Zivilisationskrankheiten

Primitive Völker, die sich noch wie Ihre Urahnen ernähren, machen vieles richtig, wenn sie ihren Gewohnheiten treu bleiben. Denn bei Ihnen treten unsere Zivilisationskrankheiten nicht auf: Herzinfarkt, Schlaganfall und Krebs sind extrem selten, wie in der berühmten Kitava-Studie nachgewiesen wurde – trotz eines Anteils von 6 % recht alter Menschen (60-95 Jahre), bei denen man solche Alterserkrankungen eigentlich erwartet hätte. Die durchschnittliche Lebenserwartung betrug zwar nur 45 Jahre, da Unfälle und Infektionen ihren Tribut forderten, doch wer diese Unpässlichkeiten überlebte, alterte bei guter Gesundheit, ohne Übergewicht, Demenz oder andere degenerative Erkrankungen. Welch ein Unterschied zu uns, die wir trotz moderner Medizin und Essen im Überfluss so viele Fälle von kranken Alten aufzuweisen haben!

Wie wir bis hierher feststellen können, unterscheidet sich die Ernährung traditionell lebender Völker vor allem durch die Art der verzehrten Kohlenhydrate von der unseren: Von sehr niedrigen Mengen beim Steinzeitjäger, der sich überwiegend von Fleisch und Fett ernährte, bis hin zu einer zwar pflanzenbasierten Ernährung, aber mit niedrigem GI, bei Völkern, die weniger Tiere zur Jagd in ihrem Habitat vorfinden. Doch keines dieser Völker verzehrt Getreideprodukte oder Zucker.

5.2 Auch Eskimos leben nicht ohne Kohlenhydrate

Selbst traditionell lebende Eskimos, die bislang immer als Beispiel für eine kohlenhydratfreie Ernährung herhalten mussten, nehmen Kohlenhydrate zu sich, in Mengen von 50 g bis hin zu 15-20 % der Gesamtkalorien pro

Tag (siehe Übersicht bei Nikoley „Physiological Insulin Resistance…"). Die stammen nicht aus pflanzlicher Kost, sondern aus dem – verglichen mit Landtieren – vergleichsweise hohen Muskelglycogen der Meeressäuger, die sie erlegen. Wale und Robben weisen nicht nur im Muskelfleisch hohe Kohlenhydratanteile auf, sondern auch in der Haut, die gern frisch und roh gegessen wird, sowie im Unterhautfettgewebe, das der Isolation gegen Kälte dient. Darüber hinaus verzehren Eskimos häufig den Mageninhalt und Innereien ihrer Beutetiere, besonders die frische Leber; beides liefert ebenfalls Kohlenhydrate. Auch über eine bei Eskimos höhere Umwandlungsrate von Protein in Kohlenhydrate wurde spekuliert, da die Versorgung mit Eiweiß über den täglichen Fleischkonsum sehr hoch ausfällt. Darüber hinaus werden auch wilde Beeren verzehrt, wenn diese in den Sommermonaten gefunden werden.

Daher wurde bei traditionell lebenden Eskimos auch keine oder nur eine milde Ketose festgestellt, wenn regelmäßige Mahlzeiten verzehrt werden. Beim Steinzeitjäger dürfte es sich ähnlich verhalten haben, auch hier kann wohl nicht von einer kohlenhydrat*freien* Ernährung gesprochen werden. Selbst wenn das Fleisch nicht roh, sondern gekocht verzehrt wurde, so war es doch überwiegend frisch. Damit enthält es mehr Glycogen, da die Fleischreifung noch nicht eingesetzt hat. Selbst gefrorenes Fleisch behält sein Glycogen, wenn es schnell, d.h. ohne tagelanges Abhängen, gefriert.

Von nordamerikanischen Prärie-Indianern ist darüber hinaus bekannt, dass sie von erlegten Tieren ebenfalls die rohe Leber verzehrten, die viel Glycogen enthält.

Wir verzehren unser Fleisch dagegen nicht frisch geschlachtet oder gar roh, bei uns kommt in der Regel abgehangenes Fleisch auf den Tisch. Durch das tagelange „Reifen" wird nicht nur das Muskelglycogen abgebaut – das Fleisch wird auch zarter und lässt sich besser kauen. Und die sehr nahrhaften und glycogenreichen Innereien, die früher auch bei uns auf dem Speiseplan standen, sind magerem Muskelfleisch gewichen.

Es bleibt also festzuhalten, dass auch primitive Völker, die sich ausschließlich von tierischen Produkten ernähren, in begrenztem Umfang Kohlenhydrate zuführen.

5.3 Weniger Insulin mit traditioneller Ernährung

Trotz eines sehr hohen Kohlenhydratverzehrs (bis zu 80 % der Gesamtkalorien pro Tag) wurden auf Kitava und den Trobriand-Inseln sowie auf Papua-Neuguinea bei traditionell lebenden Völkern Blutzuckerwerte gemessen, die deutlich niedriger liegen als die Werte der schwedischen Bevölkerung heute. Der Nüchternblutzucker der Eingeborenen lag in allen Altersgruppen unter dem der Schweden. Im Mittelwert betrug der Insulinspiegel der 50-74 Jahre alten Eingeborenen nur die Hälfte des Insulinspiegels gleichaltriger Schweden! Darüber hinaus nahm bei den Eingeborenen der Insulinspiegel mit dem Alter ab, während er bei den Schweden zunimmt.

Es scheint also vor allem auf die Art der Kohlenhydrate anzukommen und nur in zweiter Linie auf die Menge. Getreide und Zucker sind demnach abzulehnen, während Gemüse aller Art und kohlenhydratarme Früchte den Körper offensichtlich nicht schädigen. Bei Letzteren muss bedacht werden, dass wildwachsende Beeren und Früchte deutlich kleiner und weniger süß ausfallen. Sie enthalten aber viel mehr gesunde, bioaktive Stoffe wie Vitamine, Antioxidantien und sog. sekundäre Pflanzenstoffe. Unsere kultivierten Früchte werden dagegen auf Biomasse gezüchtet (ein höheres Gewicht bringt mehr Geld), auf die Inhaltsstoffe wird wenig Wert gelegt. Der Einsatz von Pestiziden bei ihrem Anbau sorgt auch dafür, dass die Pflanze weniger Abwehrstoffe gegen Fressfeinde bilden muss; entsprechend fällt die Menge der bioaktiven Substanzen, die auch dem Menschen nutzen, geringer aus.

Neben den gesundheitlichen Vorteilen einer solchen Ur-Ernährung, egal ob sie reich an Fleisch oder eher pflanzlich ist, fällt auf, dass traditionell lebende Völker nicht nur einen geringen Körperfettanteil aufweisen, sondern häufig auch eine ausgeprägte Muskulatur. Selbst ältere Männer sehen häufig noch aus wie unsere jungen Athleten! Dabei treiben sie keinen Sport und kräftezehrende Tätigkeiten wie die Feldarbeit sind bei Jägern und Sammlern auch äußerst selten. Tatsächlich fällt die körperliche Betätigung der Eingeborenen der Kitava-Studie nicht höher aus als die „moderat aktiver“ Schweden!

Es scheint vielmehr so, dass sie aufgrund ihres Essverhaltens, das selbst bei kohlenhydratreicher Kost nur vergleichsweise niedrige Insulinspiegel hervorruft, auch mehr von den hormonellen Vorteilen einer solchen Ernährung profitieren. Denn der durch niedrigen Blutzucker erhöhte Spiegel an Wachstumshormon sorgt automatisch für mehr Muskelmasse und einen geringen Körperfettanteil, der sich häufig in deutlich hervortretenden Bauchmuskeln äußert. Traditionell lebende Völker geben also ein gutes Ernährungsvorbild für unsere heutigen Sportler ab.

Leider ist in der wissenschaftlichen Literatur so gut wie nichts über die Häufigkeit der Mahlzeiten pro Tag bei traditionell lebenden Völkern zu finden. Über die Steinzeitjäger können wir ohnehin nur Vermutungen anstellen, doch auch bei den Eingeborenen der Kitava-Studie findet sich da nichts. Das mag daran liegen, dass Untersuchungen zu ihrem Essverhalten im Sinne der immer noch vorherrschenden Kalorientheorie sich vor allem auf die Gesamt-Energiemenge und die Verteilung der Makronährstoffe Kohlenhydrate, Protein sowie Fett konzentrieren und nicht auf die Mahlzeitengröße bzw. -häufigkeit. Bekannt ist aber, dass z.B. jagende Buschmänner, die häufig tagelang unterwegs sind um Wild aufzuspüren, nur einmal am Abend eine Mahlzeit einnehmen. Von anderen Völkern, z.B. auf Papua Neuguinea, ist bekannt, dass für Feste Tiere geschlachtet werden und man sich den Bauch gern vollschlägt. Die übrige Zeit wird aber vor allem pflanzliche Kost verzehrt, die Energiemenge fällt dann isokalorisch aus, d.h., das Körpergewicht wird erhalten. Was aber auf jeden Fall bedacht werden muss: Kohlenhydratreiche Snacks zwischen den Mahlzeiten, die in der westlichen Welt heute alltäglich geworden sind, kommen bei ihnen nicht vor. Selbst wenn regelmäßig mehrere Mahlzeiten pro Tag verzehrt werden, so kann der Insulinspiegel dazwischen doch tiefer abfallen, als es bei uns im Westen normalerweise der Fall ist.

Abschließend bleibt festzuhalten, dass die Höhe des Insulinspiegels über Gesundheit und Leistungsfähigkeit entscheidet – je niedriger dieser ausfällt, desto besser für den Menschen. Das zeigt der Vergleich des Ernährungsverhaltens von traditionell lebenden Völkern und der westlichen Welt.

Dieser gesundheitliche Aspekt mag dem jungen, beschwerdefreien Kraftsportler vielleicht weniger interessant erscheinen, doch gilt es zu bedenken, dass schädliche Veränderungen im Organismus zunächst unbemerkt geschehen, aber nur der gesunde Körper optimal funktioniert. Das bedeutet: Wenn der Stoffwechsel ohne Einschränkungen läuft, kann die Arbeit, die im Training geleistet wird, voll umgesetzt werden in Muskulatur und Leistungssteigerung! Viele Kraftsportler sind sich dessen nicht bewusst; sie suchen zwar stets nach Möglichkeiten, mehr Muskelmasse auf- bzw. mehr Fett abzubauen, doch verlieren sie dabei das Offensichtliche leicht aus den Augen: Es ergibt viel mehr Sinn, den Stoffwechsel auf natürliche Weise, durch die richtige Ernährung und die richtige Mahlzeitenfrequenz, zu optimieren, als sich auf Hilfsmittel in Form von Pillen oder Pulver zu verlassen!

In den folgenden Kapiteln werden weitere Faktoren aufgeführt, die bei der heutigen Ernährung den Insulinspiegel in die Höhe treiben und einen effektiven Fettbabbau erschweren.

*

KAPITEL 6

ANDERE FAKTOREN MIT EINFLUSS AUF DEN INSULINSPIEGEL

6.1 Die Bedeutung der Mahlzeitenfrequenz

Die Bedeutung des regelmäßigen Essens wurde in den letzten Jahrzehnten gerade von der Wissenschaft immer wieder betont. Dabei wurden nicht nur die Vorteile mehrerer Mahlzeiten pro Tag, sondern besonders der Nutzen vieler kleiner Portionen hervorgehoben: Die Argumente dafür (siehe Schoenfeld et al) konzentrieren sich im Wesentlichen auf folgende Punkte, die allerdings mit den bis hierher angeführten Fakten kollidieren:

1) Eine höhere Stoffwechselrate: Das ist richtig, verbraucht doch auch die Verdauung der Nahrung Energie. Allerdings gehen viele Mahlzeiten immer auch mit einem höheren Insulinspiegel über den Tag einher, was eine erhöhte Fetteinlagerung begünstigt und zu den schon angesprochenen gesundheitlichen Nachteilen führt. Und lässt sich die Stoffwechselrate bei einem niedrigen Insulinspiegel nicht auch durch das erhöhte Adrenalin und Noradrenalin steigern?
2) Hunger und „Überessen" sollen verhindert werden, so soll es zu einer besseren Kontrolle des Appetits kommen: Auch das ist nicht von der Hand zu weisen, da man gern mehr isst als nötig, wenn man sehr hungrig ist. Das hängt aber vor allem mit den Auswirkungen eines auf Zucker konditionierten Stoffwechsels zusammen: Wer sich ständig kohlenhydratreich ernährt, der interpretiert einen Blutzucker-

abfall fälschlicherweise als „Hunger“. Darauf gehen wir in diesem Kapitel noch genauer ein.

3) Starke Schwankungen des Blutzuckers werden weitgehend vermieden: Auch das kann nicht abgestritten werden. Doch kommt es wirklich darauf an? Ein hoher, kaum abfallender Blutzuckerspiegel geht mit einer verstärkten Insulinproduktion und, daraus folgend, Fetteinlagerung und gesundheitlichen Nachteilen zusammen. Wie wir bereits wissen, braucht der Mensch eigentlich nur einen Blutzucker im unteren Normbereich, wie er bei der Gluconeogenese auftritt; die restliche Energie können freie Fettsäuren und Ketone liefern.
4) Ein verringertes Körpergewicht und niedriger Körperfettanteil: Dies wird im Hinblick auf vermindertes „Überessen“ durch regelmäßige Mahlzeiten und, folgerichtig, eine bessere Appetitkontrolle angeführt. Auch dieses Argument ist auf den ersten Blick nicht von der Hand zu weisen: Wer die Mahlzeiten plant, hat einfach mehr Kontrolle über sein Essverhalten. Doch offensichtlich kommen viele Menschen gerade damit nicht klar, wie angesichts des grassierenden Übergewichts in der Bevölkerung kaum zu leugnen ist. Und auch der passionierte Kraftsportler mit seinem sehr diziplinierten Essverhalten weiß, wie schwer es gelingt, das Körpergewicht auf längere Sicht stabil zu halten.

Es wird also aus unterschiedlichen Gründen empfohlen, den Insulinspiegel regelmäßig hochzutreiben. Wie wir mittlerweile wissen, führt das zu allen negativen Konsequenzen eines dauerhaft hohen Insulinspiegels, es erhöht die Gefahr des Körperfettaufbaus und hat vor allem sehr negative Auswirkungen auf die Gesundheit.

Dabei war es auch bei uns noch bis in die 1970er Jahre üblich, nur drei größere Hauptmahlzeiten zu sich zu nehmen, das „Snacken“ dazwischen war sehr selten. Allerdings gab es auch noch keine „Freßbuden“ an jeder Ecke und Süßigkeiten galten als ungesund. Natürlich gab es auch damals schon Übergewicht in der Bevölkerung, doch das Problem war lange nicht so gravierend, wie es heute ist. Erst seit Beginn der 1980er Jahre wurden die feste Mahlzeitenverteilung durch immer mehr kleinere Mahlzeiten aufgelöst. Das war der Beginn der Fettleibigkeitsepidemie!

Und um das Ganze noch zu verschlimmern, wurde dann empfohlen, weniger Fett zu verzehren, um dem Problem zu begegnen. Doch das genaue Gegenteil trat ein: Denn wer auf Fett verzichtet, muss diesen Makronährstoff ersetzen und das geschieht vor allem durch Kohlenhydrate. Mehr davon führt zu noch höheren Insulinspiegeln; folgerichtig nahm die Fettleibigkeit weiter zu, mit allen gesundheitlichen Konsequenzen.

Die vielen Mahlzeiten pro Tag sind der wichtigste Grund für Übergewicht in unserer Gesellschaft, denn sie sorgen zuverlässig für ständig erhöhte Insulinspiegel. Der Kohlenhydratüberschuss kann nur noch in den Fettzellen eingelagert werden, wenn die Speicher in Leber und Muskeln gefüllt sind – was bei einer kohlenhydratreichen Ernährung kein Problem darstellt. Denn schon wenige 100 g Kohlenhydrate reichen dafür aus; eine Menge, die man mit einem Frühstück mit Brötchen und Marmelade, einem Mittagessen mit Pasta und einem Abendessen mit Pizza oder Brot bereits an einem Tag verzehrt haben kann. Wenn am Abend noch Snacks vor dem Fernseher hinzukommen (das Bierchen zum Fußballspiel trägt ebenfalls dazu bei), dann fällt die nächtliche nahrungsfreie Zeit, wenn der Körper zur Energiegewinnung auf die Glycogenspeicher in der Leber zurückgreifen muss, recht kurz aus. Am nächsten Tag werden wieder große Kohlenhydratmengen zugeführt und das Spiel beginnt aufs Neue.

Der Gegenspieler des Insulins, das Glucagon, kann so kaum aktiv werden. Entsprechend wird nur wenig Körperfett verbrannt. Gleichzeitig werden die Ausschüttungen von Wachstumshormon und Testosteron am Tage gehemmt, weil durch die vielen Mahlzeiten ständig zuviel Insulin im Körper zirkuliert.

Damit wird auch der Fettabbau durch diese starken Hormone unterbunden, was zum Problem beiträgt. Wenn man sich jetzt auch noch bewußt macht, dass durch das wiederkehrende Auftreten von Nahrungsbestandteilen und Insulin im Blut das mTOR-Protein ständig aktiviert wird, so die Autophagie abgeschaltet und das Immunsystem unterdrückt wird, dann erkennt man den Teufelskreis, in dem der Wohlstandsbürger steckt, wenn er den Empfehlungen folgt, regelmäßig und kohlenyhdratreich zu essen! Er programmiert seinen Körper jeden Tag aufs Neue, Körperfett zu speichern; anabole, sprich muskelaufbauende Hormone abzuschalten und er schwächt massiv seine Abwehrkräfte, was ihm eine größere Häufigkeit von Infekten einträgt. Diese Stoffwechsellage stellt auch für den den ernsthaften Kraftsportler eine Katastrophe dar, denn er will von all dem das Gegenteil erreichen: Weniger Körperfett, mehr Muskeln und eine robuste Gesundheit, um mit regelmäßigem Training Fortschritte erzielen zu können.

Diese wenig erfolgreichen Ernährungsempfehlungen sind darüber hinaus auch vor dem Hintergrund der sog. Kalorientheorie zu sehen: Die besagt, dass wenn man nicht mehr aufnimmt, als man verbraucht, ist die Energiebilanz im Gleichgewicht und das Körpergewicht bleibt stabil. Nach dieser Sicht der Dinge spielt die Mahlzeitenhäufigkeit, sprich die Frequenz, keine Rolle, solange nicht mehr verzehrt wird, als der Körper verbraucht. Und so gilt seit der Entdeckung der Kalorie als Maß für den „Brennwert" der Makronährstoffe Kohlenhydrate, Eiweiß und Fett: Wer Gewicht verlieren will, muss nur weniger Kalorien zuführen. Der Körper nimmt den Mehrbedarf aus den Fettdepots am Körper und in der Folge nimmt man ab. Dieses Dogma gilt nun seit vielen Jahrzehnten...

Wir wissen dagegen: Aktuelle wissenschaftliche Studien zum Intermittierenden Fasten haben etwas Anderes ergeben – man muss die Kalorienzahl nicht einschränken, um abzunehmen! Wenn bei gleicher Kalorienmenge pro Tag die eine Gruppe ihre Mahlzeiten „normal" über den Tag verteilte, nahm sie weniger ab als die Gruppe, die ihre Mahlzeiten in einem kleineren Zeitfenster verzehrte und die restliche Zeit fastete. Wer also seine Mahlzeiten in einem kurzen „Zeitfenster" von nur 4 bis 8 Stunden verzehrt, verliert mehr Gewicht und vor allem Körperfett, obwohl er genauso viele Kalorien zu sich nimmt, wie der, der die Mahlzeiten über einen größeren Zeitraum streckt? Das bedeutet das Ende der Vorherrschaft der Kalorientheorie! Wir wissen, woran das liegt: An der geringeren Insulinmenge, die pro Tag ausgeschüttet wird.

6.2 Falsche Prägung: Ein Blutzuckerabfall zeigt keinen echten Hunger an

Eine ketogene Stoffwechsellage kam bei Eiszeitjägern vermutlich häufiger vor, einfach deshalb, weil sie nur vergleichsweise wenig Kohlenhydrate aus Fleisch und Innereien zur Verfügung hatten. In Schnee und Eis wachsen auch – abgesehen vielleicht von Moos und Flechten – keine Pflanzen, die Kohlenhydrate liefern könnten. Und der Getreideanbau wurde erst lange nach der Eiszeit erfunden, bis dahin gab es kohlenhydratreiche Früchte nur im Spätsommer oder Herbst. Wie wir bereits wissen, fallen auch die Blutzuckerwerte von heute noch traditionell lebenden Völkern sehr niedrig aus, verglichen mit gleichaltrigen Personen aus dem Westen. Das liegt vor allem an der Ernährung dieser „primitiven" Völker, die hauptsächlich das verzehren, was schon ihre Urahnen aßen: Wasser- und ballaststoffreiche Knollen und Wurzeln. Diese pflanzliche Nahrung enthält deutlich weniger Kohlenhydrate als die Getreideprodukte, die wir verzehren.

Darüber hinaus verzögern Ballaststoffe den Übertritt von Kohlenhydraten ins Blut, was sich ebenfalls senkend auf den Insulinspiegel auswirkt. Kohlenhydratreiche Snacks zwischen den Mahlzeiten, wie im Westen üblich, fallen bei traditionellen Völkern ebenfalls weg. Deshalb kommt es bei ihnen – trotz überwiegender Energiezufuhr aus Kohlenhydraten – zu deutlich niedrigeren Insulinspiegeln als bei uns.

Damit befinden sich diese Völker nicht nur häufiger und länger in einer Stoffwechsellage mit wenig Insulin, mit allen daraus erwachsenen Vorteilen. Der nach einer Mahlzeit abfallende Blutzuckerspiegel bereitet ihnen absolut keine Probleme – es ist für sie der Normalzustand! Welcher Unterschied zu unserem westlichen Wohlstandsbürger, der sich ausgesprochen unwohl fühlt, wenn das geschieht. Sein Stoffwechsel ist nämlich auf Kohlenhydrate, sprich Zucker, geprägt. Einen Abfall des Blutzuckerspiegels interpretiert er als „Hunger", den er nach Möglichkeit schnell zu befriedigen versucht. Und wenn es bis zur nächsten Hauptmahlzeit noch dauert, dann greift man eben zum Snack in Form eines Schokoriegels oder ähnlichen Süßigkeiten.

Vor allem das starke Unwohlsein, die häufig erlebte Mattigkeit und die Konzentrationsschwäche bei einem abgefallenen Blutzuckerspiegel machen vielen Menschen zu schaffen, die auf Zucker geprägt sind. Die unangenehmen Begleiterscheinungen verschwinden sofort, wenn einige Gramm Kohlenhydrate zugeführt werden. Deshalb werden diese von zunehmend mehr Wissenschaftlern als „Entzugssymptome“ eingestuft; entsprechend ist neuerdings auch häufiger von einer „Kohlenhydrat-Abhängigkeit“, bzw. „-Sucht“ die Rede. Die Schuld wird vor allem bei den Einfachzuckern gesucht, die sehr schnell ins Blut gehen und das Gehirn erreichen. Tatsächlich aktiviert Zucker in Form von Glucose dort das Belohnungsystem: Es wird verstärkt Dopamin ausgestoßen, was bei vielen Rauschdrogen ebenfalls geschieht. Auch wenn aktuelle Untersuchungen die Einstufung von Zucker als abhängig machende Substanz ablehnen, so sind die unangenehmen Symptome des niedrigen Blutzuckers nicht von der Hand zu weisen. Da ist es ausgesprochen positiv, dass der Entzug von der „Droge“ Zucker relativ schnell und problemlos möglich ist, wie die vielen Menschen, die eine Low-Carb-Diät durchführen, jeden Tag aufs Neue beweisen.

Die Prägung auf Zucker betrifft auch viele Kraftsportler, die ihre Speisepläne mit großer Disziplin einhalten. Denn die meisten Ernährungsratgeber preisen eine kohlenhydratreiche Ernährung immer noch als optimalen Energielieferanten an. So kommt es, dass auch viele Hantelsportler ihre Speicher täglich mit Kohlenhydraten „laden“ und sich nur gut fühlen, wenn der Blutzucker nicht zu stark abfällt. Dazu sei gesagt, dass bereits in den 1970er Jahren in Deutschland an der Universität Ulm unter Prof. Wodick an einer fettreichen Sporternährung geforscht wurde, mit der vor allem im Ausdauersport neue Leistungsreserven erschlossen werden sollten. Die Logik dahinter kennen wir bereits: Der Körper verfügt über sehr viel mehr Energie in Form von Fett als von Kohlenhydraten. Und wer seinen Körper auf Fettverbrennung trainiert, ist gegenüber dem Zuckerverbrenner im Vorteil. In den USA werden solche Überlegungen heute, angesichts der neuen Studien zu den Auswirkungen des Fastens, erneut angestellt.

Der Insulinspiegel der meisten Menschen im Westen ist also dauerhaft erhöht. Nicht nur die ohnehin sehr kohlenhydratreiche Ernährung sorgt dafür; auch die vielen großen und kleinen Mahlzeiten – häufig bestehend aus Süßigkeiten, über den Tag verteilt – stellen sicher, dass das Insulin nie lange abfallen kann. Doch die vielen Nachteile, die mit einem hohen Insulinspiegel einhergehen, deuten darauf hin, dass die Evolution anderes für uns im Sinn hatte: Denn kohlenhydratarme und weniger häufige Mahlzeiten sorgen für eine viel günstigere Stoffwechsellage mit verstärktem Fettabbau, höheren Spiegeln anaboler Hormone und geistiger Klarheit. Der Sportler, besonders der Kraftsportler, profitiert in Form eines niedrigen Körperfettanteils und einer ausgeprägten Muskulatur.

6.3 Die Milch macht es nicht

Ein hoher Verzehr von Milchprodukten, der heute als gesund gilt, ist ebenfalls nicht unproblematisch. Milch soll Protein und Calcium für den Knochenaufbau liefern; das kann man anhand ihrer Inhaltsstoffe auch erwarten. Was die meisten Menschen aber nicht wissen: Auch Milch und Milchprodukte sorgen für einen starken Insulinanstieg – Milch sogar stärker als Einfachzucker! Das liegt nicht allein an den enthaltenen Kohlenhydraten (so viele sind es nicht), auch die Proteinzusammensetzung und die leichte Verfügbarkeit mancher Aminosäuren (hier vor allem Leucin) scheinen eine Rolle zu spielen. Doch selbst die Summe dieser Komponenten kann die heftige Reaktion des Körpers auf Milch nicht erklären.

Dazu kommt eine aktuelle Untersuchung aus Schweden, die eine erhöhte Sterblichkeit bei hohem Milchkonsum ermittelte: Bei Frauen stieg die Sterblichkeit um 93 %, wenn drei statt einem Glas Milch pro Tag verzehrt wurden; Männer waren mit 10 % erhöhter Sterblichkeit weniger stark betroffen. Ein Grund dafür konnte bisher nicht ermittelt werden, doch der US-Ernährungsexperte Loren Cordain sieht Milch und Milchprodukte als „neue“ Lebensmittel, an welche noch keine evolutionäre Anpassung erfolgt ist.

Denn Milch gibt es erst in der Ernährung der Menschen, seit sie sesshaft wurden, beginnend vor etwa 10.000 Jahren; erst ab diesem Zeitpunkt konnten Nutztiere gemolken werden. Dafür spricht auch die hohe Rate von Milchzucker-Unverträglichkeit bei Asiaten, die Milch erst seit kurzem als Nahrungsmittel nutzen. Primitive Völker dagegen verzehren keine Milch, die gibt es, wenn überhaupt, nur für Kleinkinder.

Bei uns ist der hohe Milchverzehr vor allem ein Produkt der Moderne, denn erst die industrielle Abscheidung des Milchfetts erlaubte es, Butter und Milch gleichzeitig herzustellen. Der weitgehende Ersatz der gut verträglichen tierischen Fette durch pflanzliche Öle in der westlichen Ernährung der letzten 100 Jahre sorgte zusätzlich dafür, dass noch mehr Milch für Joghurts, Kefir, Dickmilch, Quark oder Speiseeis frei wurde. Doch alle diese Produkte sind ernährungsphysiologisch wie Milch zu werten – es handelt sich lediglich um die „angedickte“ Variante.

In vielen Ernährungsratgebern, auch für Sportler und Diabetiker, werden Milch und Milchprodukte immer noch empfohlen, da hier die Insulinwirkung zwar theoretisch errechnet, aber nicht gemessen wurde. Eine abschließende Erklärung, warum der menschliche Körper mit einem hohen Insulinausstoß auf Milchprodukte reagiert, steht noch aus. Schränken Sie Ihren Verzehr von Milchprodukten trotzdem ein, wenn Sie Ihren Insulinspiegel niedrig halten möchten. Käse scheint dagegen weniger problematisch, besonders die fettreichen Varianten.

Aus dem Kraftsport sind Milchprodukte kaum wegzudenken, ihr günstiger Preis und die gute Verfügbarkeit machen sie zur Hauptproteinquelle vieler Athleten. Die beliebtesten Proteinpulver (Lactalbumin, Casein) werden ebenfalls aus Milch gewonnen und vielen Mehrkomponenten-Proteinpulvern ist als Hauptbestandteil Milcheiweiß zugesetzt.

Was folgern wir daraus? Auf das beliebte Whey-Protein im Eiweißshake nach dem Training muss nicht zwingend verzichtet werden. Doch vor dem Hintergrund der starken Insulinwirkung von Milchprodukten soll zumindest empfohlen werden, Milchproteine nicht als alleinige Eiweißquelle zu nutzen. Schon der gesunde Menschenverstand legt nahe, sich aus möglichst vielen Quellen mit Nährstoffen zu versorgen. Hier wäre vor allem anzuraten, Fleisch und Fisch in jeder Form zu verzehren, auch Eier sind uneingeschränkt zu empfehlen. Milch als Getränk sollte ebenfalls weitgehend gemieden werden, in geringen Mengen im Kaffee oder Tee kann sie aber eingesetzt werden.

6.4 Senkung des Insulinspiegels durch weniger Kohlenhydrate

Wir haben schon erfahren, dass selbst drei kohlenhydratreiche Hauptmahlzeiten ohne Snacks kein Garant sind für einen effektiven Insulinstoffwechsel über den Tag, wie ihn sich der Gesundheitsbewusste bzw. der Sportler wünscht. Natürlich fällt der Insulinspiegel über Nacht auch mit einer kohlenhydrathaltigen Ernährung auf tiefe Werte ab und das erzielt eine gute Wirkung auf Gesundheit und Fettabbau. Doch der tiefste Wert wird erst weit nach Mitternacht erreicht; entsprechend spät treten die positiven Effekte auf.

Man muss aber nicht mit einem Insulinsockel in die Fastenphase gehen. Wer schon im Essensfenster Insulin einspart, der profitiert davon, dass der tiefe Insulinabfall in der Fastenphase früher eintritt und länger anhält! Das Leberglycogen wird schneller verbraucht und die durch das ansteigende Glucagon ausgelöste Fettverbrennung wird eher eingeleitet und effektiver genutzt. Ganz zu schweigen von den anderen positiven Auswirkungen eines niedrigen Insulinspiegels, wie eine bessere Entzündungsbekämpfung und eine verstärkte Gewebereparatur, was besonders für den hart trainierenden Kraftsportler einen großen Vorteil darstellt.

Für optimale Ergebnisse ist deshalb zu empfehlen, die Ernährung beim Intermittierenden Fasten nicht „normal", also mit vielen Kohlenhydraten zu bestreiten. Low-Carb ist hier die bessere Lösung: Das sorgt schon tagsüber für weniger Insulin im Blut; Protein und Fett erfordern ja keinen starken Insulinausstoß. So kann der Insulinspiegel schon vor der Fastenphase niedrig gehalten werden, der bei einer kohlenhydratreichen Ernährung auftretende „Insulinsockel" wird vermieden. Dabei muss das nicht auf einen echten Verzicht hinauslaufen, denn die Kalorienaufnahme braucht nicht reduziert werden. Low-Carb ist also die optimale Ergänzung zum Intermittierenden Fasten: Die Fettverbrennung wird sozusagen in den Turbomodus geschaltet!

Eine optimale Nutzung der Vorteile des Fastens setzt also die Vermeidung von insulinerhöhenden Zuständen und Nahrungsmitteln voraus. Wer auf Kohlenhydrate und Milchprodukte weitgehend verzichtet, keine Snacks zu sich nimmt und nur wenige Mahlzeiten pro Tag verzehrt, der kann mit

Intermittierendem Fasten sehr schnell deutliche Fortschritte beim Fettabbau erzielen. Und anders als bei einer herkömmlichen Diät, die man ja nicht für immer durchhalten kann, eignet sich das Intermittierende Fasten besonders gut für eine Daueranwendung. So lässt sich ein niedriger Körperfettanteil lange halten. Die verschiedenen IF-Varianten lassen sich darüber hinaus wunderbar kombinieren, um den größtmöglichen Nutzen daraus zu ziehen.

Das Beste daran ist, dass man die Kalorien nicht einschränken muss – eine gesteigerte Wirkung des IF geschieht allein über die Ausdehnung der Fastenphasen! Dabei muss, wenn man nicht länger als einige ganze Tage am Stück fastet, also über 48-72 Stunden gar keine Nahrung zugeführt wird, auch nicht mit einem Muskelverlust gerechnet werden, wie er bei „normalen“ Diäten zwangsläufig eintritt. Darüber hinaus wird der ganze Körper durch regelmäßige Fastenphasen verjüngt und Erholungsprozesse laufen deutlich schneller ab. Und gute Laune und Energie für das Training sind durch den natürlichen „Booster“ Adrenalin sichergestellt – ganz so, wie von der Evolution für den Menschen vorgesehen!

Die verschiedenen Varianten des Intermittierenden Fastens und ihr optimaler Einsatz im Kraftsport sollen im nächsten Kapitel erläutert werden.

*

KAPITEL 7

DIE VARIANTEN DES INTERMITTIERENDEN FASTENS

In den vergangenen Jahren sind verschiedene Modelle des Intermittierenden Fastens populär geworden. Nachfolgend sollen die bekanntesten Konzepte vorgestellt und ihre Vor- und Nachteile angeführt werden.

7.1 12- und 14-Stunden-Fasten

Ein Essensfenster von 12 Stunden, kombiniert mit 12 Stunden Fasten, kann als Einstieg in das IF gewählt werden. Dieses Modell werden schon diejenigen leicht durchhalten können, die abends vor dem Fernseher auf Snacks verzichten. Wer seinen Stoffwechsel dagegen ständig mit großen und kleinen Mahlzeiten füttert, für den kann das bereits eine Herausforderung darstellen. Doch man gewöhnt sich schnell daran. Nach einigen Tagen fällt es bereits einfacher, das Fastenfenster bis zur nächsten Mahlzeit durchzuhalten.

Mit zunehmender Gewöhnung kann das Essensfenster auf 10 Stunden verkürzt und das Fastenfenster entsprechend auf 14 Stunden ausgedehnt werden. Mit 12- und 14-Stunden-Fasten lassen sich bereits Fortschritte hinsichtlich des Fettabbaus erzielen, besonders wenn eine Low-Carb-Ernährung gewählt wird. In diesem Fall kann ein Refeed-Tag pro Woche eingeplant werden, das bedeutet, man verzehrt einen Tag mehr Kohlenhydrate. Oder man verteilt die Mahlzeiten mit mehr Kohlenhydraten auf zwei Tage, indem zweimal mit Brot oder Brötchen gefrühstückt und eine Abendmahlzeit mit kohlenhydratreicher Beilage verzehrt wird. Doch auf keinen Fall sollte man es beim Refeed mit den Kohlenhydraten übertreiben, sonst bremst man die Fortschritte beim Gewichts- und Fettverlust unnötig aus.

Diese einfachen IF-Varianten können auch gut für die Erhaltungsphase angewandt werden, wenn man sein Wunschgewicht bzw. den geplanten Körperfettanteil erreicht hat. Wenn man die Kalorienmenge pro Tag im Auge behält, kann damit eine erneute Gewichtszunahme verhindert werden.

7.2 16/8 – Die Lean-Gains-Methode

Das Lean-Gains-Programm (zu übersetzen etwa mit „fettfreie Muskelzunahme") des Schweden Martin Berkhan erfreut sich immer noch großer Beliebtheit. Das liegt wohl daran, dass es recht gut durchzuhalten ist und ordentliche Ergebnisse hinsichtlich des Fettabbaus liefert. Das Essensfenster für Männer liegt bei 8 Stunden, gefastet wird 16 Stunden. Den Frauen wird aufgrund ihres kleineren Leberglycogenspeichers ein Essensfenster von 10 Stunden erlaubt, gefolgt von nur noch 14 Fastenstunden. Die Frauen erhalten also einen Ausgleich dafür, dass Sie theoretisch länger in der Fastenphase bleiben müssen. Allerdings muss die andere Seite der Gleichung ebenfalls betrachtet werden: Frauen weisen auch eine geringere Muskelmasse und daher einen geringeren Grundumsatz auf als Männer. So gesehen hat die Natur die kleineren Glycogenspeicher der Frauen mit Bedacht so angelegt: sie verbrauchen einfach nicht so viel. Daher sollte das längere Essensfenster der Frauen zunächst für den Einstieg in das 16/8-Prgramm gewählt werden, es spricht aber nichts dagegen, es mit zunehmender Gewöhnung an das IF ebenfalls auf 8 Stunden zu verkürzen.

Martin Berkhan empfiehlt darüber hinaus eine proteinreiche Ernährung; an Trainingstagen dürfen mehr Kohlenhydrate zugeführt werden als an trainingsfreien Tagen. Im Einzelnen bedeutet dies, dass zunächst der tägliche Energiebedarf anhand eines Kalorienrechners ermittelt wird. Dann wird eine Proteinzufuhr von mindestens 2 g pro Kilogramm Körpergewicht als „Ernährungssockel" geplant (mehr als 3 g Protein sollten nicht verzehrt werden), der Rest verteilt sich auf Kohlenhydrate und Fett. An Trainingstagen wird dafür eine Verteilung von bis zu 80 % der Restkalorien in Form von Kohlenhydraten und 20 % Fettkalorien eingeplant, an trainingsfreien Tagen wird dieses Verhältnis umgekehrt: 80 % Fett- und 20 % Kohlenhydratkalorien.

Dahinter steht die Überlegung, dass die hohe Kohlenhydratzufuhr an den Trainingstagen dem vermehrten Energieverbrauch geschuldet ist und auch dazu dient, Leber- und Muskelglycogen bestmöglich aufzufüllen. An den trainingsfreien Tagen wird sich dagegen Low-Carb ernährt, um den Stoffwechsel zur Fettverbrennung zu zwingen. Noch etwas komplizierter wird es, wenn Berkhan empfiehlt, an den Trainingstagen 20 % mehr Gesamtkalorien zuzuführen als beim Grundbedarf errechnet und an den trainingsfreien Tagen 20 % weniger.

Abgesehen von der strengen Nährstoff- und Kalorienvorgabe, die eine gute Ernährungsplanung erfordert, wäre zunächst die geringe Flexibilität zu kritisieren. Ganz gleich was kommt, die Tage sollen ja eingehalten werden wie geplant. Da werden spontane Einladungen zum Abendessen, ja selbst vorhersehbare Feiern leicht zum Problem. Der größte Kritikpunkt ist aber die hohe Kohlenhydratzufuhr, die den Fettabbau unnötig erschwert. Denn selbst mit nur drei Trainingstagen pro Woche führen diese großen Mengen dazu, dass die Glycogenspeicher jedesmal gut aufgefüllt werden und die Phase des effektiven Fettabbaus stark eingeschränkt wird. An den trainingsfreien Tagen werden bei Berkhan nur wenig Kohlenhydrate zugeführt, was eine gute Fettverbrennung erlaubt. Ein Refeed fällt aus, darauf ist aber wegen der an Trainingstagen hohen Kohlenhydratzufuhr auch leicht zu verzichten.

In der Summe ergibt das schon ein gutes Konzept, doch mit eingeschränkter Kohlenhydratzufuhr wäre mehr herauszuholen, was den Fettabbau und gesundheitliche Vorteile angeht. Denn durch die großen Mengen an den Trainingstagen kommt es nicht nur zu einer erschwerten Anpassung an das Fasten, auch das „Insulin-Jo-Jo“ wird durch die vielen Kohlenhydrate beibehalten. Daher fallen auch die Stoffwechsel-Anpassungen hinsichtlich des Erhaltungsstoffwechsels (gesteigerte Insulinempfindlichkeit und Autophagie sowie verminderte Entzündungsvorgänge) nicht so gravierend aus, wie bei anderen IF-Modellen. Berkhans originales 16/8-Modell empfiehlt sich daher vor allem als ein Programm für den moderaten Muskelaufbau bei gleichzeitiger Kontrolle des Fettzuwachses. Auch solchen Personen, die mit einer Kohlenhydratbeschränkung weniger gut klarkommen, wäre es zu empfehlen.

Ein an Berkhan angelehntes 16/8-Modell, bei dem allerdings wenig Kohlenhydrate verzehrt werden und die Kalorienmenge pro Tag gleich bleibt (auf Wochensicht spielt die unterschiedliche Kalorienmenge an verschiedenen Tagen keine Rolle), kann dagegen als gute IF-Variante für den Fettabbau bei gleichzeitigem Muskelerhalt empfohlen werden.

7.3 20/4 – Die Warrior-Diet

Die „Warrior“ (zu deutsch „Krieger“)-Diät des Amerikaners Ari Hofmekler ist hier aufgrund des längeren Fastenfensters an dritter Stelle aufgeführt, dabei war Hofmekler der erste, der sich bereits im Jahre 2001 für das Fasten in der Kraftsporternährung aussprach. Entsprechend groß war die Kritik, die ihm zunächst entgegenschlug. Doch allen Anfeindungen zum Trotz hat sich die Warrior-Diät in der Kraftsportszene fest etabliert, wenn sie auch in den USA mehr Anhänger hat als hierzulande.

Hofmekler legt seinem IF-Konzept die Lebensweise des Steinzeitjägers zugrunde, der erst mit Essen rechnen konnte, wenn die Jagd ein erfolgreiches Ende gefunden hatte. Nach den Strapazen der Hatz und der Bergung des Wildes gab es dann eine überreichliche Mahlzeit, während bis dahin nur gelegentliche, kleine Nahrungsmengen zugeführt wurden, etwa eine Handvoll Beeren, die von einem Busch abgestreift wurden oder eine Frucht, die bei der Verfolgung des Wildes eilig vom Baum gepflückt wurde. Sicher eine romantische Vorstellung vom Alltag eines Steinzeitjägers, aber nicht ganz aus der Luft gegriffen, wie das bereits angeführte, aktuelle Beispiel der Buschmänner in Afrika zeigt. Auch bei ihnen gibt es auf der Jagd nur eine Mahlzeit, meistens am Abend, wenn die Spur des Wildes wegen des nachlassenden Lichts nicht mehr weiter verfolgt werden kann und gerastet werden muss.

Das 20-Stunden-Fastenfenster bei der Warrior-Diät (Hofmekler nennt es „Undereating", also „Minderverzehr") kann, muss aber nicht konsequent durchgehalten werden. Das bedeutet, einige kalorienarme Snacks sind erlaubt, wie z.B. etwas Gemüse (Möhren, Radieschen, Paprika, Kohlrabi oder andere Rohkost), kohlenhydratarme Früchte (z.B. ein kleiner Apfel) oder einige Nüsse. Das erleichtert die längere Fastenphase ungemein, doch darf man hier nicht zu nachlässig werden. Das Hungergefühl verschwindet bereits nach dem ersten Bissen, und nur darum geht es: Durchzuhalten, bis das 4-stündige Essensfenster („Overeating", also „Überessen") kommt. Dieses sollte nach Möglichkeit auf den Abend, auf jeden Fall aber auf die Zeit nach dem Training gelegt werden, um das sog. anabole Fenster bestmöglich zu nutzen.

Dann darf aber ordentlich zugelangt werden, man soll sich im Wortsinn „den Bauch vollschlagen" und ruhig essen, bis man nicht mehr kann. Hofmekler setzt auf naturbelassene Lebensmittel und empfiehlt, die Hauptmahlzeit am Abend warm einzunehmen. Dabei sollen ruhig unterschiedliche Geschmacksrichtungen und Konsistenzen zum Einsatz kommen: Man beginnt etwa mit Rohkost, um den ersten Hunger zu stillen und geht dann über zu einer abwechslungsreichen, großen Hauptmahlzeit.

Das Training selbst soll während des Fastenfensters erfolgen, nach Möglichkeit zum Ende desselben, wenn die Sinne durch den erhöhten Adrenalinausstoß geschärft sind und hohe Wachstumshormonspiegel eine gute Fettverbrennung zur Energieversorgung erlauben.

Die Warrior-Diet ist als Konzept zu empfehlen, allein durch das lange Fastenfenster wird der niedrige Insulinspiegel gut für den Fettabbau genutzt. Allerdings nur, wenn auf Snacks verzichtet wird oder wenn sie sich in engen Grenzen halten. Denn jede kleine Mahlzeit, selbst wenn sie kohlenhydrat- und kalorienarm ausfällt, stört die Fettverbrennung erst einmal, bis die Insulinwerte wieder abgefallen sind. Mit mehreren Snacks wird das Fastenfenster derart verkürzt, dass es am Ende kaum effektiver als ein 16-Stunden-Fenster ausfallen dürfte.

Die Beschränkung auf ein kurzes Essensfenster von nur vier Stunden mit ein oder vielleicht zwei Hauptmahlzeiten ist dagegen zu begrüßen, denn hier ist weniger häufig mit einem hohen Insulinanstieg zu rechnen. Trotz der großen Nahrungsmenge in so kurzer Zeit ergeben sich hier Vorteile gegenüber dem 16/8-Modell. In der Summe ist die Warrior-Diät also effektiver, aber nur, wenn es nur wenige Snacks gibt und sie sehr klein ausfallen. Wer dagegen ganz auf Snacks verzichtet, der nutzt das Fastenfenster optimal und holt das Letzte aus der Warrior-Diet heraus.

7.4 Die Kämpfer-Diät

Die Warrior-Diät als recht altes IF-Konzept hat bereits Nachfolger, d.h. modifizierte Varianten hervorgebracht. Jürgen Reis aus Österreich nennt seine 20/4-Variante „Kämpfer-Diät“ und empfiehlt, zwei bis sieben Snacks im Fastenfenster zu verzehren. Diese sollen maximal 200 kcal. umfassen und je zur Hälfte aus Kohlenhydratspendern (Rohkost, Gemüse, Obst) und Protein bestehen. Wer aber, wie von ihm empfohlen, alle zwei bis vier Stunden eine solche Kleinmahlzeit einschiebt, der fastet eigentlich gar nicht. Denn auch diese sehr kleinen Zwischenmahlzeiten schicken den Insulinspiegel immer wieder nach oben, so dass das Fastenfenster, zumindest tagsüber, so gut wie gar nicht für den Fettabbau genutzt wird. Allein nachts kann das Insulin soweit absinken, dass Glucagon effektiv arbeiten kann und Körperfett zur Energiegewinnung eingesetzt wird. Die Overeating-Phase bei der Kämpfer-Diät entspricht dagegen der von Hofmekler, mit einer sehr großen Mahlzeit.

Nun ist Jürgen Reis nicht nur ein sehr ambitionierter Kraft- und Ausdauersportler, sondern vor allem Extremkletterer und damit ein echter Leistungssportler. Sein Trainingsprogramm ist deutlich umfangreicher als das eines gewöhnlichen Kraftsportlers, der nur ins Fitness-Studio geht und etwas Cardio betreibt. Daher wird Jürgen, ebenso wie andere mit einem enorm hohen Trainingspensum, mit der Kämpfer-Diät gut zurechtkommen. Auch Sportler mit einem geringeren Trainingsumfang, die vor allem am Muskelaufbau orientiert sind, können davon profitieren.

Doch der normale Kraftsportler, der das Intermittierende Fasten zum Fettabbau einsetzt, wird mit echten Fastenphasen, d.h. ohne Zwischenmahlzeiten und daraus folgend, sehr tiefen Insulinspiegeln, vermutlich besser fahren.

7.5 Die Renegade-Diet

Der US-Amerikaner Jason Ferruggia hat eine weitere Variante der Warrior-Diät vorgestellt, die er „Renegade Diet“ nennt: „Rebellen-Diät“. Er schränkt das Fastenfenster auf 14-16 Stunden pro Tag ein und teilt das verbleibende Essensfenster in eine Undereating- sowie eine Overeating-Phase. Bei Ferruggia wird allerdings richtig gefastet, außer Wasser, ungesüßtem Tee oder Kaffee darf man im Fastenfenster nichts zu sich nehmen. In der Undereating-Phase des Essensfensters sind, wie bei den beiden Vorgängern, kleine Snacks erlaubt, die vor allem aus Gemüse und Protein bestehen sollten; auch für die Mahlzeit vor dem Training wird ein solcher Snack empfohlen. Die Overeating-Phase dagegen erlaubt bis zu zwei große Mahlzeiten. Ferruggia setzt bei seiner Renegade-Diät auf eine Paleo-Kost, die durch Kohlenhydratträger wie Reis und Kartoffeln ergänzt wird.

Der Vorteil dieser IF-Variante liegt in der Fastenphase, die an allen Tagen beibehalten wird. Die so erzielten, niedrigen Insulinspiegel erlauben einen guten Fettabbau. Doch das mit 8-10 Stunden recht lange Essensfenster, inklusive der erlaubten Kohlenhydratlieferanten und den vielen Mahlzeiten, dürfte den Insulinspiegel für einen effektiven Fettabbau nicht tief genug absinken lassen. Das Essensfenster wird demnach für den Fettabbau kaum genutzt. Auch die Renegade-Diät wäre also vor allem für den Muskelaufbau anzuraten, für eine auf Fettabbau orientierte Strategie ist sie weniger zu empfehlen.

7.6 Die Eat-Stop-Eat-Methode: 24/0

Dieses Programm wurde vom Kanadier Brad Pilon veröffentlicht. Dabei geht es darum, ein- oder zweimal pro Woche ganze 24 Stunden zu Fasten. Der Zeitpunkt des Fastenbeginns kann frei gewählt werden, jeder entscheidet selbst, ob er von Frühstück zu Frühstück über 24 Stunden auf das Essen verzichtet oder einen anderen Startzeitpunkt wählt. Während des Fastens sind keine Snacks und keine kalorienhaltigen Getränke erlaubt, Süßstoffe im Getränk dagegen schon. Nach einem 24-Stunden-Fasten sollen jeweils ein oder mehrere Tage mit normaler Ernährung folgen. Pilon gibt keine Vorgaben dazu, empfiehlt aber, Obst und Gemüse nicht zu vernachlässigen. Im Prinzip kehrt man an diesen Tagen zu seiner gewohnten Kost zurück. Vermutlich wird die Kalorienzufuhr etwas höher ausfallen, um den Ausfall des Fastentages zu kompensieren, doch im Grunde handelt es sich, auf die Woche gesehen, um eine Kalorienreduktion.

Hier wäre auch die Kritik anzusetzen. Pilon empfiehlt zwar, ein Krafttraining aufzunehmen, um den Muskelverlust in Grenzen zu halten. Im Gegensatz zu den bisher angeführten Modellen, bei denen ja allein das Essensfenster, nicht aber die Nahrungsmenge verkleinert wird, kommt es bei Eat-Stop-Eat zu einer effektiven Kalorienreduktion. Um einen im Kraftsport üblichen Vergleich zu wählen, verteilt man die Kalorien auf sieben Wochentage. Wenn man die Kalorieneinsparung durch die Fastentage auf die anderen Wochentage umrechnet, verzichtet ein Kraftsportler, der normalerweise 2.800 Kalorien pro Tag zuführt, mit einem Fastentag auf 400 Kalorien pro Wochentag, mit zwei Tagen aber bereits auf 800 Kalorien pro Wochentag – das ist nicht gerade wenig.

Über einen längeren Zeitraum wird sich ein so hohes Kaloriendefizit vermutlich nicht nur in einem Gewichts- und Fettverlust äußern, sondern eben auch in einem Muskelabbau. Das 24/0-Modell entspricht also einer Kombination von Reduktionsdiät und Fasten, wobei die Fettverbrennung an den Fastentagen durch den Verzicht auf Snacks zwar gut ausfällt, die Normaltage aber durch die nicht eingeschränkten Essenszeiten als eher unterdurchschnittlich hinsichtlich des Insulinspiegels und Fettabbaus zu werten sind.

Für das Eat-Stop-Eat-Modell sprechen die einfache Durchführbarkeit und die Flexibilität; Einladungen, Reisen usw. können als normale Tage gestaltet werden. Der Fettabbau bleibt auf die Fastentage beschränkt. Trotzdem lassen sich damit gute Erfolge erzielen, die dem 16/8-Modell wohl nicht nachstehen. Für den Kraftsportler empfiehlt es sich aber eher in Kombination mit anderen IF-Modellen, um direkt vor einem Wettkampf noch etwas mehr Fett abzubauen. Dafür könnte die 16/8- oder 20/4-Variante angewandt werden. In den letzten Tagen vor dem Wettkampf werden dann ein oder zwei volle Fastentage durchgezogen, gefolgt vom geplanten Refeed, um die Muskeln optimal aufzuladen.

7.7 Fat Loss Forever: 36-Stunden-Fasten plus IF

Diese Methode von John Romaniello, zu deutsch etwa „Fett für immer verlieren", beginnt mit einem Cheat-Day, an dem gegessen werden darf, was das Herz begehrt, gefolgt von einem 36-Stunden Fasten. Daran anschließend, werden an den folgenden Tagen unterschiedliche IF-Konzepte durchgeführt. Ein Muskeltraining wird ebenfalls empfohlen, aber auf das wird der Kraftsportler ohnehin nicht verzichten.

Wer sich daran hält, wird mit Sicherheit Gewicht und Fett verlieren. Doch es ist ein wenig flexibles Programm, das jeden Tag eine Änderung der Essens- und Fastenzeiten vorsieht. Das erschwert die Einbettung von Ausnahmen, bietet aber Vorteile, was die mangelnde Gewöhnung des Stoffwechsels angeht: Dieser muss sich jeden Tag auf etwas Neues einstellen, was für die Fettverbrennung positiv zu werten ist. Allerdings ist die Gefahr des „Einschlafens" des Stoffwechsels beim IF ohnehin nicht gegeben und da das 36-Stunden-Fasten gleich auf den Cheat-Day folgt (an dem auch Junk Food verzehrt werden darf), kommt es durch den Insulinsockel auch nicht so schnell zu einem niedrigen Insulinspiegel, der erst die effektive Fettverbrennung einleitet.

Effektiv dürfte das Fastenfenster bei diesem Modell deshalb eher einem 24-Stunden-Fasten entsprechen, kombiniert mit unterschiedlichen Essens- und Fastenfenstern an den anderen Tagen. Es ist also als verschärfte Version von 16/8 zu betrachten und in diesem Sinne auch für Kraftsportler empfehlenswert, wenn man sich an den ständigen Wechsel gewöhnen kann. Besser wäre ein 36-Stunden Fastenfenster pro Woche, gefolgt von einer Low-Carb-Ernährung mit kürzerem Fastenfenster; vielleicht 16/8 oder 14/10; so wird auch an den weniger strengen Tagen durch niedrige Insulinspiegel für eine gute Fettverbrennung gesorgt. Ein moderater Cheat Day kann ebenfalls eingesetzt werden, doch auf Junk Food sollte dabei weitgehend verzichtet werden.

7.8 The Fast Diet – 48/0

Bei dieser Variante handelt es sich um ein Konzept des Engländers Dr. Michael Mosley. Er empfiehlt, an zwei aufeinander folgenden Tagen pro Woche zu Fasten, wobei pro Fastentag den Frauen 500 kcal. und den Männer 600 kcal. erlaubt sind. An den anderen Tagen wird ganz normal gegessen; allerdings muss darauf geachtet werden, nicht zuviele Kalorien zu verzehren.

Die Vorteile dieses Modells liegen auf der Hand: Es ist sehr flexibel, die Fastentage können beliebig bestimmt werden, so dass der Einladung zum Abendessen oder einem größeren Fest am Wochenende nichts entgegensteht. Die geringe Kalorienmenge an den beiden Fastentagen erlaubt eine tiefe Absenkung des Insulinspiegels und damit eine gute Fettverbrennung – auf Wochensicht länger anhaltend als bei einem Fastentag des 24/0-Modells, wenn auch mit Unterbrechungen durch die Mini-Mahlzeiten. Ob die zwei Fastentage hintereinander mit je 500-600 kcal. aber in der Summe eine höhere Fettverbrennung bringen als zwei einzelne Fastentage ohne Kalorienzufuhr, muss wohl verneint werden.

So haben wir beim 2-Tage-Fasten aufgrund des immer wieder leicht angehobenem Insulin durch die erlaubten, kleinen Mahlzeiten sogar ein schlechteres Ergebnis, was die effektive, sprich andauernde Senkung des Insulinspiegels angeht. Die wiederkehrende, leichte Anhebung des Insulins an den Fastentagen behindert zeitweise die Autophagie und die positive Immunreaktion, so dass auch in dieser Hinsicht Kritik zu üben wäre. Besser wäre es, wenn die zwei Tage mit einem abfallenden Insulinspiegel eingeleitet werden, der dann nicht wieder angehoben wird.

Für den Kraftsportler ergibt sich bei längerer Anwendung wieder das Problem des recht großen Kaloriendefizits. Um bei unserem Beispiel von 2.800 kcal. pro Tag bei normaler Ernährung zu bleiben, ergibt sich auf Wochensicht ein Minus von knapp 630 kcal. pro Wochentag. Das ist eine starke Kalorienbeschränkung, bei längerer Anwendung kann ein Muskelverlust nicht ausgeschlossen werden. Daher ist auch diese Variante eher in kurzfristiger Kombination mit einem weniger strengen IF-Modell zu empfehlen, wenn in den letzten Tagen vor einem Auftritt oder Wettkampf die Fettverbrennung noch einmal maximiert werden soll.

7.9 Abschließend: Carb-Cycling und Fasten

Einige der vorgestellten IF-Varianten setzen auf eine höhere Kohlenhydratzufuhr an Trainingstagen und eine Kohlenhydratbeschränkung an den trainingsfreien Tagen. Diese Methode, im Englischen „Carb-Cycling" (Kohlenhydrat-Rotation) genannt, bietet einige Vorteile im Kraftsport. Mit gefüllten Glycogenspeichern, aber auch mit einer kohlenhydratreichen Mahlzeit vor dem Training, lässt sich die Muskelarbeit subjektiv besser durchhalten. Ein Blutzuckerabfall und das damit bei vielen Sportlern verbundene Schwächegefühl wird später eintreten, was zumindest psychologisch eine bessere Trainingsleistung erlaubt.

Im Sinne der bisher angeführten Insulintheorie für einen optimalen Fettabbau ist diese Methode allerdings abzulehnen. Einerseits wird auf den erwünschten, tiefen Blutzuckerspiegel verzichtet, der auch im Training einen besseren Fettabbau ermöglicht, da vorwiegend Fettsäuren und Ketone zur Energiegewinnung herangezogen werden. Andererseits wird die hormonelle Reaktion auf das Training erschwert, denn die bei niedrigen Insulinspiegeln ansteigenden Wachheitshormone Adrenalin und Noradrenalin werden ausgebremst. Beide sorgen dafür, dass man auch mit leerem Magen einen guten „Schub" für das Training erhält. Die Wirkung eines Trainings auf nüchternen Magen entspricht also der eines „Boosters", doch ohne dessen Kalorienzufuhr.

Darüber hinaus wird durch einen hohen Blutzuckerspiegel die Ausschüttung von Wachstumshormon behindert. Dieses stark anabole Hormon sorgt für den optimalen Muskelaufbau nach dem Training und stellt sicher, dass das anabole Fenster mit der Nachtrainings-Mahlzeit bestmöglich genutzt werden kann.

Wenn wir uns jetzt noch vor Augen halten, dass der Kraftsportler nach einer kurzen Anpassungsphase mit dem Training auf nüchternen Magen gut zurechtkommt und durch die Wachheitshormone ebenfalls eine Motivationsssteigerung erfährt, dann kann das Argument des besseren Trainings durch Kohlenhydratzufuhr leicht widerlegt werden. Dazu kommt, dass selbst nach längeren, reinen Fastenphasen von bis zu zwei Tagen nicht mit einem Abfall der Muskelkraft oder einer Abnahme der Muskelmasse durch einen Proteinverlust gerechnet werden muss, wie wissenschaftliche Studien ergeben haben.

Wer als Kraftsportler das Intermittierende Fasten für einen effektiven Fettabbau bei gleichzeitig bestmöglichem Erhalt der Muskelmasse einsetzen möchte, dem muss daher von vielen Kohlenhydraten in der Ernährung bzw. einer Mahlzeit vor dem Training abgeraten werden. Eine Low-Carb-Ernährung im Essensfenster und der Verzicht auf eine Kalorienzufuhr vor dem Training leisten ihm deutlich bessere Dienste. Auch die z.B. von Berkhan empfohlenen 10 g BCAA vor dem Training – damit soll dem Verbrauch von Muskelprotein zur Energiegewinnung vorgebeugt werden – sind in diesem Sinne kritisch zu sehen. Wir wissen bereits, dass dafür schon nach wenigen Tagen des Intermittierenden Fastens so gut wie kein Muskelprotein mehr herangezogen wird. Und die wenigen Gramm, die beim Training im Sinne des ständig ablaufenden Ab- und Aufbaus von Muskeleiweiß tatsächlich noch verbraucht werden, können durch die Reparaturprozesse nach dem Training leicht wieder aufgebaut werden, besonders, wenn eine proteinreiche Mahlzeit nach dem Training folgt.

Ein generell erhöhter Kohlenhydratverzehr bzw. eine Vortrainingsmahlzeit oder BCAA vor dem Training sind, wenn überhaupt, nur anzuraten, wenn das IF für den moderaten Muskelaufbau eingesetzt wird, bei dem der Fettzuwachs gering gehalten werden soll. Doch die Grenzen zwischen beiden Situationen – eher Fettabbau oder eher Muskelaufbau – sind fließend. Selbst bei einer isokalorischen, also gewichtserhaltenden Ernährung kann beim Intermittierenden Fasten bereits ein wenig Muskelmasse aufgebaut werden, wie die Studie von Tinsley et al ergeben hat. Darüber hinaus spricht auch nichts dagegen, beim IF eine leicht überkalorische Ernährung einzusetzen,

Tab. 4 Intermittent Fasting – die Modelle im Überblick

Die Länge des Fastenfensters in Stunden wird immer zuerst angegeben; die zweite Zahl zeigt die Länge des Essensfensters. „12/12" bedeutet also: 12 Stunden Fasten und 12 Stunden Essen.

12/12 14/10	Einfache IF-Modelle, gut geeignet zum Einstieg oder zur Erhaltung eines niedrigen Körperfettanteils.
16/8	Das Standardmodell, von den strengeren IF-Varianten am besten durchzuhalten und in den Tagesablauf zu integrieren; erlaubt bis zu 3 volle Mahlzeiten.
18/6	Leichte Vorteile hinsichtlich des Fettabbaus, 2 Mahlzeiten pro Tag.
20/4	Noch besser für den Fettabbau, im kurzen Essensfenster nur noch eine sehr große Mahlzeit, ev. mit einem Proteinshake gleich nach dem Training und einem Snack nach der Hauptmahlzeit.
24/0	Ein voller Fastentag, gefolgt von nur noch einer großen Mahlzeit. Die Unterschiede zum vorhergehenden IF-Modell hinsichtlich des Fettabbaus werden jetzt kleiner und das Durchhalten wird zunehmend schwieriger.
36/0 48/0	Jetzt geht es ans Eingemachte; vor allem der zweite Fastentag erweist sich als Willensprobe. Die beste Variante für den effektiven Fettabbau, noch ohne Muskelverlust. Von manchen Autoren werden im Fastenfenster 500 bis 600 kcal. in Form von zuckerarmen Snacks empfohlen, damit läßt sich diese IF-Variante besser durchhalten.

Längere Fastenfenster sind im Sinne eines bestmöglichen Muskelerhalts abzulehnen. Doch können ohne weiteres strenge und weniger strenge Varianten kombiniert werden, z.B. 3 Tage 16/8 und 2 Tage 24/0, gefolgt von einem moderaten Refeed über ein bis zwei Tage. Ein Refeed ist aber nicht zwingend nötig, schließlich werden ja, zumindest bei den weniger strengen IF-Modellen, noch mehrere Mahlzeiten pro Tag eingenommen. Wer den Fettabbau längerfristig anlegt, der sollte aber auf einen moderaten Refeed pro Woche zurückgreifen, das erleichtert das Durchhalten ungemein.

die aber Low-Carb-orientiert ist: So wird das Essens- und Fastenfenster optimal für den Fettabbau genutzt.

Es bleibt letztlich dem Kraftsportler selbst überlassen, welche Methode er wählt. Denn selbst wenn Viele gut mit einer Kombination von Low-Carb und IF zurechtkommen, so gibt es doch einige Kraftsportler, die sich mit einem höheren Kohlenhydratanteil in der Ernährung bzw. einer Mahlzeit vor dem Training besser fühlen – das muss jeder selbst entscheiden. Es steht ja nichts dagegen, unterschiedliche Ansätze auszuprobieren, um das Beste für sich herauszuholen.

Und was ist vom Carb-Cycling bzw. einer unterschiedlich hohen Kalorienzufuhr an Trainingstagen und trainingsfreien Tagen zu halten? Auch da scheiden sich die Geister: Während die einen darauf schwören, machen es sich die Anderen einfach und verzehren jeden Tag die gleiche Nahrungsmenge, von den Refeeds einmal abgesehen. Es ergibt vermutlich mehr Sinn, bei der Betrachtung dieses Problems wieder nicht den einzelnen Tag, sondern die Wochensicht zu wählen: Am Ende der Woche haben beide Gruppen die gleiche Nahrungsmenge verzehrt! Da sollten sich die erzielbaren Vorteile für die eine oder die andere Seite in engsten Grenzen halten. Was aber bedacht werden muss: Wer auf Kohlenhydrate weitgehend verzichtet, profitiert auf Wochensicht definitiv über einen längeren Zeitraum von einem niedrigen Blutzucker- und Insulinspiegel und von einem besseren Fettabbau – und das, ohne den Muskelerhalt zu gefährden. Da sollte die Wahl für den weitgehenden Kohlenhydratverzicht eigentlich einfach fallen.

*

KAPITEL 8

EIN IF-MODELL WÄHLEN UND ANPASSEN

Wie in wissenschaftlichen Untersuchungen festgestellt wurde, unterscheiden sich die gesundheitlichen Wirkungen des Intermittierenden Fastens kaum von denen des Langzeit-Fastens. Was die Steigerung der Insulinempfindlichkeit betrifft, scheint es sogar, als wenn das Intermittierende Fasten noch etwas besser abschneidet; vielleicht liegt das am „Training" des Stoffwechsels in Form des Wechsels von Nahrungszufuhr und Nahrungsentzug im Verlauf von 24 Stunden. Auch im Hinblick auf den Fettabbau, der den Kraftsportler vor allem interessiert, sind nur geringe Unterschiede festzustellen. Doch wenn ein moderates IF-Modell wie 16/8 oder 20/4 bereits gute Erfolge hervorbringt, so werden bei noch strengeren Varianten wie 24/0 oder 48/0 die Fortschritte hinsichtlich des Fettabbaus geringer. Daher empfehlen sich für den Athleten reine Fastenperioden über mehrere Tage vor allem in Situationen, in denen es wirklich auf jedes Gramm Fettverlust ankommt, etwa vor einem Wettkampf. Ansonsten ist er mit einem Modell, das bis zu 20 Stunden Fasten am Stück vorsieht, besser bedient.

Es bringt auch nichts, sich als Fasten-Neuling mit einem strengen Modell zu stark einzuschränken und schon nach wenigen Tagen aufzugeben. Man fängt besser langsam an und steigert allmählich. Mit zunehmender Gewöhnung an das Fasten kann man nämlich viel besser damit umgehen. Der zu Anfang auftretende Hunger verschwindet nach einigen Tagen immer mehr und wird im Verlauf von einigen Wochen schon gar nicht mehr empfunden. Der Körper gewöhnt sich recht schnell an das neue Ernährungsprogramm mit längeren Essenspausen; es ist schließlich in unseren Genen angelegt! Darüber hinaus gehen wir später auch noch auf einige Tips ein, wie Hungerattacken zuverlässig überwunden werden können.

Der große Vorteil des Intermittierenden Fastens gegenüber längeren, reinen Fastenperioden liegt klar in dem Umstand, dass die Kalorienzufuhr nicht reduziert, sondern dass sie allein in einem kleineren Essensfenster konsumiert wird. Das ist nicht nur für den sicheren Muskelerhalt von großer Bedeutung, sondern auch als psychologischer Faktor nicht zu unterschätzen: Wenn man weiß, dass am Ende der kurzen Fastenperiode von 16-20 Stunden wieder eine gute Mahlzeit folgt, dann lässt sich der Verzicht viel besser durchhalten. Auch aus diesem Grund ist für ein gutes Ergebnis hinsichtlich des Fettabbaus ein nicht zu strenges Modell zu empfehlen, das gut über eine längere Zeit durchgehalten werden kann.

8.1 Weniger Mahlzeiten und Low-Carb

Es gibt weitere Möglichkeiten, IF effektiver einzusetzen: Mit weniger Mahlzeiten pro Tag kann die Wirkung des Intermittierenden Fastens weiter gesteigert werden. Mit nur ein oder zwei Mahlzeiten pro Tag kann man von 16/8 zu 18/6 bzw. 20/4 oder sogar 24/0 wechseln: Also von einem achtstündigen Essensfenster mit drei Hauptmahlzeiten auf ein nur sechs- bzw. vierstündiges mit zwei Mahlzeiten oder auf nur eine große Mahlzeit pro Tag – das entspricht dem 24-Stunden-Fasten. Man nutzt damit das „Essensfenster“ noch einmal deutlich effektiver, einfach deshalb, weil viel weniger Insulin produziert werden muss.

Die von einigen Autoren empfohlene kohlenhydratreiche Ernährung beim Intermittierenden Fasten muss dagegen mit einem Fragezeichen versehen werden. Wenn es für die Wirksamkeit des Fastens vor allem auf einen niedrigen Insulinspiegel ankommt, dann kann das IF noch einmal deutlich effektiver gestaltet werden, wenn man auch im Essensfenster auf Kohlenhydrate weitgehend verzichtet. Das muss nicht auf eine strenge Low-Carb-

Variante wie etwa bei der Anabolen Diät, mit weniger als 30 g Kohlenhydraten pro Tag, hinauslaufen. Eine Kohlenhydratmenge von 50-100 g pro Tag wird von den meisten Menschen als deutlich weniger einschränkend empfunden. In Verbindung mit einem IF-Modell kann das auch besser durchgehalten werden. Trotzdem erlaubt diese Menge bereits im Essensfenster einen gut funktionierenden, recht niedrig ausfallenden Insulinspiegel. Das Essensfenster wird mit einer Low-Carb-Ernährung also optimal genutzt und beim Übergang in die Fastenphase muss nicht erst ein „Insulinsockel“ abgebaut werden, bevor die effektive Fettverbrennung einsetzen kann.

8.1.1 Warum Low-Carb und nicht No-Carb

Nun könnte man argumentieren: Wenn schon eine Low-Carb-Ernährung eingesetzt werden soll, warum dann nicht „richtig“, mit sowenig Kohlenhydraten wie möglich? Einen Grund dagegen haben wir schon angeführt; mit etwas mehr Kohlenhydraten, als von der Anabolen Diät her gewöhnt, ist das Intermittierende Fasten besser, d.h. länger durchzuhalten. Entsprechend werden auch die Ergebnisse beim Fettabbau besser ausfallen. Wer es schneller schaffen will, der sollte eher ein strengeres IF-Modell einsetzen. Außerdem fällt der Vorteil des Verzichts auf die wenigen Gramm Kohlenhydrate pro Mahlzeit vergleichsweise klein aus. Auch bis zu 100 g pro Tag – ohne Zucker und Getreideprodukte – sind schon recht wenig, verglichen mit den Mengen bei einer „normalen“ Ernährung.

Man muss auch wissen, dass die Obergrenze von 30 g Kohlenhydraten pro Tag bei einer Low-Carb-Ernährung aus der diätetischen Behandlung stark übergewichtiger Personen kommt. Bei ihnen ist der Insulinstoffwechsel häufig so stark gestört, dass schon kleinste Mengen Kohlenhydrate eine deutliche Insulinausschüttung nach sich ziehen. Für gesunde Personen ist das aber unnötig. Es war der US-Ernährungsexperte Lyle McDonald, der sich schon kurz nach dem Aufkommen der Low-Carb-Ernährung im Bodybuilding für eine Obergrenze von 50 g Kohlenhydraten pro Tag aussprach. Der Österreicher Dr. Wolfgang Lutz, Pionier der kohlenhydratarmen Ernährung, empfahl schon lange vor Dr. Atkins eine Kohlenhydrat-Obergrenze von sechs Broteinheiten pro Tag; das sind 72 g. Und selbst Dr. Atkins hatte bei seiner Diät empfohlen, nach der Einführungsphase mit 30 g pro Tag die Verträglichkeit für Kohlenhydrate zu testen und die Obergrenze zu erhöhen.

Wenn wir die Kohlenhydrat-Menge pro Tag höher ansetzen als bei der Anabolen Diät gefordert, befinden wir uns damit immer noch recht nahe an den Empfehlungen dieser Experten. Zu der täglichen Kohlenhydratmenge von 50-100 g kommen die moderaten Refeeds, die mit 250-350 g Kohlenhydraten am Cheat-Day dafür sorgen, dass die Speicher in Leber und Muskeln wieder aufgeladen werden. In der Summe entspricht das auf Wochensicht zwischen 85 g (untere Grenze von 50 g pro Tag und 1/7 der unteren Refeedmenge, also 35 g) und 150 g (obere Grenze von 100 g pro Tag und 1/7 der oberen Refeedmenge, also 50 g) Kohlenhydraten pro Tag!

Diese moderaten Mengen Kohlenhydrate helfen auch dabei, eine häufige Nebenwirkung der Low-Carb-Ernährung zu verhindern. Die Insulinempfindlichkeit nimmt bei einer solchen Kost, verstärkt durch die Fastenfenster, erst einmal schnell zu. Das bedeutet, für die gleichen Wirkungen wird weniger Insulin benötigt. Doch über einen längeren Zeitraum kehren sich die Verhältnisse wieder um: Die Insulinempfindlichkeit sinkt wieder ab. Das hängt damit zusammen, dass die vielen freien Fettsäuren und Ketone im Blut dazu führen, dass die Muskelzellen unempfindlicher gegen Insulin werden. Dabei handelt es sich um eine ganz normale Funktion des Körpers; schließlich ist bei dieser Stoffwechsellage nur wenig Blutglucose vorhanden, Fettsäuren und Ketone dagegen überreichlich. Die Muskelzellen stellen sich ganz einfach auf das vorherrschende Energiesubstrat ein.

Entsprechend reduziert sich die Fähigkeit, Insulin zu bilden und beim Verzehr größerer Kohlenhydratmengen, wie z.B. beim Refeed, kommt es zu hohen Glucosemengen im Blut, die auch langsamer wieder absinken. Ein Glucose-Toleranztest, der zur Bestimmung von Diabetes eingesetzt wird, kann jetzt versagen: Das Ergebnis zeigt einen gestörten Insulinstoffwechsel an. Doch das ist nicht von Dauer: Die verminderte Insulinwirkung kam ja durch Kohlenhydratverzicht, nicht durch ein Übermaß an Kohlenhydraten zustande. Deshalb stellt sich die normale Reaktion auf Zucker auch schnell wieder ein; bei Rückkehr zur üblichen Ernährung sind die Werte nach zwei

Wochen wieder im Normbereich. Das ergaben Untersuchungen an den beiden Arktisforschern Stefansson und Anderson, die sich 1928 unter Aufsicht des New Yorker Bellevue-Hospitals ein Jahr lang nur von Fleisch und Fett ernährt hatten (siehe Tolstoi).

Für den an Diabetes Typ 2 Erkrankten ist das kein Problem: Die Insulinreaktion auf eine Low-Carb-Mahlzeit bleibt gering und ihm ist damit geholfen. Wenn er beginnt, wieder normal zu essen, darf die Insulinreaktion in den ersten Wochen nach der Diät aber nicht überbewertet werden; hier sind Tests über einen längeren Zeitraum erforderlich, um die wahre Insulinreaktion nach der Stoffwechselumstellung herauszufinden. Auch beim Gesunden stellt sich die normale Insulinreaktion nach einigen Wochen wieder ein.

Dem Kraftsportler kommt es ebenfalls auf eine optimale Insulinreaktion an. Er will einerseits durch moderaten Kohlenhydratverzehr den Insulinspiegel absenken und so den Fettabbau verstärken. Doch braucht er andererseits eine gute Insulinwirkung, um beim Refeed die Kohlenhydrate bestmöglich in Muskeln und Leber zu schleusen. Mit einer durch längeren Kohlenhydrat*verzicht* gestörten Insulinreaktion ist ihm nicht gedient. Deshalb ist die moderate Zufuhr von Kohlenhydraten an den Fastentagen als „Versicherung“ dagegen zu sehen.

Die Kohlenhydratmenge von 50-100 g pro Tag reicht aus, um den Rückgang der Insulinreaktion zu verhindern. Das wurde durch Untersuchungen an Eskimos bestätigt, die bei hohem Verzehr von glycogenhaltigem Wal- und Robbenfleisch (im Durchschnitt mit 280 g Protein und 135 g Fett) auf eine Kohlenhydratzufuhr von etwa 54 g pro Tag kamen. Die Wissenschaftler vermuteten darüber hinaus eine gesteigerte Umwandlungsrate von Protein in Glucose; entsprechend war bei den Eskimos keine Ketose festzustellen (siehe Tolstoi). Auch beim Kraftsportler mit seiner proteinreichen Kost dürfte dieser Effekt zum Glucosehaushalt beitragen.

Wer also statt auf strengen Verzicht auf eine moderate Kohlenhydratzufuhr setzt, bekommt das Beste aus beiden Welten: Einen sehr guten Fettabbau durch Low-Carb sowie Intermittent Fasting und eine optimale Wirkung des stark anabolen Hormons Insulin bei allen Mahlzeiten im Fastenfenster sowie beim Refeed.

8.2 Ist eine Kalorienberechnung nötig?

Wir wählen beim Intermittierenden Fasten eine isokalorische Ernährung, also soviele Kalorien, dass das Körpergewicht damit erhalten wird; es soll keine Gewichtszunahme erreicht werden. Eine Gewichtsabnahme, vor allem natürlich in Form von Körperfett, ist dagegen erwünscht, doch diese soll nicht erfolgen, indem die Kalorien reduziert werden, sondern dadurch, dass die Nahrungsmenge in einem kleineren Essensfenster verzehrt wird.

Die meisten Kraftsportler wissen ganz gut, bei welcher Kalorienzahl pro Tag sich bei ihnen keine Gewichtszunahme einstellt. Diese Nahrungsmenge eignet sich optimal für das IF mit Fastenfenstern bis zu 24 Stunden. Wer sich nicht sicher ist, kann die Nahrungsmenge pro Tag einfach schätzen, oder man wählt ein einfaches Modell zur Ermittlung des täglichen Bedarfs. Im Internet finden sich viele Kalorienrechner, es gibt sie in Form von Apps für das Smartphone oder man greift auf die bewährten, wissenschaftlichen Modelle zurück und rechnet selbst. In Tabelle 5 ist eine einfache Berechnung des Kalorienbedarfs nach Harris-Benedict aufgeführt, die für unsere Zwecke vollauf genügt.

Für alle diese Berechnungen trifft zu, dass sie ebenso ungenau sind, wie eine Schätzung, ganz gleich, wie „wissenschaftlich" sie angelegt sind. Denn jeder Mensch ist anders und kein Modell wird allen Menschen gerecht. Was für den Einen zuwenig ist, ist für den Anderen genau richtig und für den Dritten schon zuviel. Anders ausgedrückt: Von zehn Kraftsportlern weist jeder nicht nur andere Werte hinsichtlich der Muskelmasse auf, des Körperfettgehalts sowie des Stoffwechsels (schneller oder langsamer Verbrenner). Auch der Arbeitsstoffwechsel im täglichen Leben lässt sich schlecht vergleichen. Das geht schon damit los, das der Eine im 4. Stock wohnt und täglich mehrmals die Treppen steigen muss, während der Andere ebenerdig logiert. Uns so geht es weiter, mit der Bushaltestelle vor der Haustür oder einer Haltestelle, die kilometerweit entfernt liegt...

Wer seinen Erhaltungsbedarf an Kalorien nicht kennt, dem ist daher anzuraten, ein einfaches Modell zu wählen, um seinen Kalorienbedarf zu errechnen. Das kann jederzeit angepaßt werden, wenn es beliebt. Wem der Fettabbau beim IF zu langsam vorangeht, der streicht 250 kcal. pro Essens-

Tab. 5 Errechnung des Kalorienbedarfs pro Tag

Berechnung des Grundumsatzes nach Harris-Benedict für **Frauen**:
655 + (9.6 x **Gewicht in kg**) + (1.7 x **Körpergröße in cm**) - (4.7 x **Lebensalter**)

Berechnung des Grundumsatzes nach Harris-Benedict für **Männer**:
66 + (13.7 x **Gewicht in kg**) + (5 x **Körpergröße in cm**) - (6.8 x **Lebensalter**)

Das Ergebnis wird mit dem Aktivitätsfaktor multipliziert:

Aktivitätsfaktor [1]

1,0	keine Aktivität	wie Grundumsatz; z.B. schlafen oder dämmern
1,2	sehr leichte Aktivität	keine körperliche Arbeit, Schreibtischarbeit
1,4	leichte Aktivität	Schreibtischarbeit mit geringer körperlicher Aktivität
1,6	moderate Aktivität	wenig fordernde, körperliche Arbeit und eine Trainingseinheit
1,8	hohe Aktivität	fordernde, körperliche Arbeit und eine Trainingseinheit oder wenig fordernde körperliche Arbeit und zwei Trainingseinheiten
2,0	extreme Aktivität	sehr fordernde körperliche Arbeit und eine harte Trainingseinheit

Für einen **Kraftsportler, 20 Jahre, 75 kg Körpergewicht, 180 Zentimeter groß,** mit drei Trainingstagen pro Woche, ergibt sich folgende Berechnung:
66 + (13.7 x **75 kg** = 1027,5) + (5 x **180 cm** = 900) – (6.8 x **20 Jahre** = 136)
Ergebnis: Grundumsatz = 1.791,5 kcal. pro Tag

Grundumsatz multipliziert mit Aktivitätsfaktor:
Grundumsatz 1.791,5 kcal. x 1,6 moderate Aktivität = 2.866 kcal. pro Trainingstag
Grundumsatz 1.791,5 kcal. x 1,4 leichte Aktivität = 2.508 kcal. an trainingsfreien Tagen
Zahlen gerundet und addiert: 3 Trainingstage à 2.850 kcal. + 4 trainingsfreie Tage à 2.500 kcal. = 18.550 kcal. pro Woche **= 2.650 kcal. pro Tag**

[1] Interpretation der Aktivitätsfaktoren angelehnt an Christian Thibaudeau: Wie man optimal Muskeln aufbaut und Fett verliert! Publiziert von bulkolly am 14.06.2010, http://www.team-andro.com/wie-man-opimal-muskeln-aufbaut-und-fett-verliert.html

fenster und beobachtet, ob er damit bessere Fortschritte macht. Wer dagegen die Fastenfenster nach einigen Tagen vor Hunger kaum noch durchhält, der erhöht die Kalorienzufuhr im Essensfenster um 250 kcal. und prüft, ob es damit besser wird. Vermutlich wird es aber darauf hinauslaufen, dass schon nach einigen Wochen des IF automatisch weniger verzehrt wird, wie die wissenschaftlichen Studien ergeben haben.

Das hat mehrere Gründe: Erstens kommt es durch die Fastenphasen zur Anpassung an einen niedrigen Blutzuckerspiegel, in dem Sinne, dass dieser nicht mehr automatisch mit „Hunger" gleichgesetzt wird. Im Gegenteil: Ein niedriger Blutzucker wird zum neuen Normalzustand. So wird die Prägung auf Kohlenhydrate und hohe Insulinspiegel schon nach kurzer Zeit überwunden und man bekommt wieder ein Gefühl dafür, wie sich der „echte" Hunger anfühlt. Dieser Umstand führt dazu, dass das Kalorienzählen nach einiger Zeit aufgeben werden kann; mit zunehmender Gewöhnung an das Fasten isst man eher das, was man braucht und weniger das, was auf dem Plan steht. Bei den meisten Menschen kommt es allein dadurch zu einer geringeren Kalorienaufnahme.

Zweitens konzentrieren wir uns mit einer Low-Carb-Ernährung auf die Makronährstoffe, die deutlich besser sättigen als Kohlenhydrate: Protein und Fett. Mehr Fett in der Ernährung führt automatisch zu einer schnelleren und besseren Hungerbefriedigung; der Körper erkennt die hohe Kalorienzufuhr im Magen und signalisiert eher eine Sättigung. Auch Protein sättigt besser, als Kohlenhydrate. Darüber hinaus erfordert es von allen drei Makronährstoffen den höchsten Kalorienverbrauch für seine Verstoffwechselung. Nach aktuellen Erkenntnissen liegt dieser bei 19 % der zugeführten Proteinkalorien. Trotzdem scheint es nicht so, dass die so verbrauchten Kalorien in Form eines Mehrverzehrs ersetzt werden müssen. Auch durch diese Faktoren kann es zu einem Minderverzehr der anfänglich berechneten Kalorienmenge kommen.

Im Zweifel, ob ausreichend Kalorien verzehrt werden, um einem Muskelverlust vorzubeugen, empfiehlt sich der Spiegel für den ersten Eindruck. Darüber hinaus erlaubt eine einfache Umfangsmessung von Oberarm und Oberschenkel einen guten Überblick, ob Muskulatur abgebaut wird. Dabei darf aber nicht ein Zentimeter weniger Umfang bereits eine Panikattacke auslösen, denn durch das Fasten wird auch Unterhautfettgewebe zur Energiegewinnung herangezogen, so dass der Muskel zwar etwas an Umfang verliert, jetzt aber deutlicher hervortritt. Die Waage gibt dagegen nur unzureichend Aufschluß über einen Muskelabbau, denn beim Fasten kommt der Gewichtsverlust fast allein aus dem schwindenden Fettgewebe zustande.

Wer meint, einen deutlichen Muskelabbau festzustellen, der erhöht ganz einfach die Nahrungsmenge im Essensfenster: Wie bereits erwähnt, kann ein zusätzlicher kleiner Proteinshake mit 250 kcal., zu einer Mahlzeit verzehrt, den Muskelverlust wieder umkehren. Stellt man fest, das das nicht reicht, kann die Nahrungsmenge erneut um 250 kcal. gesteigert werden.

Damit soll gesagt werden: Scheuen Sie sich nicht, die Nahrungsmenge schrittweise zu steigern, wenn Ihnen danach ist. Schließlich ist das IF keine herkömmliche Diät, bei der zu Anfang die Kalorien festgelegt werden, man sich sklavisch daran hält und erst am Ende sieht, was dabei herausgekommen ist. Im Gegenteil, das Intermittierende Fasten funktioniert grundsätzlich ohne eine Kalorienbeschränkung. Doch jeder Mensch ist verschieden, keine zwei Menschen benötigen exakt die gleiche Kalorienmenge pro Tag, selbst wenn sie gleich viel wiegen. Und jeder Stoffwechsel reagiert anders auf das Fasten. Bei dem Einen laufen Gluconeogenese und Ketose vielleicht effektiver ab, als beim Anderen. Erschweren Sie die Durchführung des Intermittierenden Fastens also nicht durch eine zu strenge Reglementierung, sondern beginnen Sie ruhig aus dem „Bauch heraus“, beobachten Sie die Ergebnisse im Laufe der Wochen und passen Sie die Ernährung an, wenn Sie es für erforderlich halten.

8.3 Keine Milchprodukte

Wie zuvor schon angesprochen, reagiert der Körper auch auf den Verzehr von Milch und vielen Milchprodukten mit einem starken Insulinausstoß. Im Sinne eines optimierten, sprich niedrigen Insulinspiegels sollte daher auf Milch als Getränk oder Basis für einen Proteinshake verzichtet werden. Einen Liter Milch pro Woche in den Kaffee oder Tee muss sich niemand versagen; das sollte aber die Obergrenze darstellen. Joghurts, Dickmilch und alle ähnlichen Versuchungen, egal ob gesüßt oder nicht, sind nichts anderes als „angedickte Milch“ und sollten ebenfalls gemieden oder nur beim Refeed verzehrt werden.

Auch wenn die Datenlage beim beliebten Quark weniger eindeutig ist – höhere Fettgehalte dürften den Insulinspiegel weniger beeinflussen – sollte auch darauf weitgehend verzichtet werden. Beim Käse sind die fettreichen Varianten vorzuziehen, trotzdem wäre ein maßvoller Konsum besser. Sahne und Creme fraiche zur Verfeinerung von Speisen wären demnach auch nur mit Augenmaß einzusetzen.

Der Verzicht auf Milchprodukte mag etwas leichter fallen, wenn man sich bewusst macht, dass erfahrende Kraftsportler diese schon immer verdächtigt haben, eine „dicke Haut zu machen“, also eine gute Definition zu erschweren.

8.4 Refeed und Cheat Days

Eine Low-Carb-Ernährung ist besser durchzuhalten, wenn man sich regelmäßig Ausnahmen erlaubt. In Kombination mit einem IF-Modell werden diese genehmigten Ausnahmen noch wichtiger; schließlich schränkt man sich noch stärker ein. Sinn der Unternehmung ist es ja, über mehrere Wochen hinweg kontinuierlich Fett abzubauen – da sollte man sich das Durchhalten auch etwas erleichtern.

Die Erfahrung hat gezeigt, dass sog. „Cheat Days“, also „Mogel“-Tage, den Fettverlust kaum aufhalten, so dass auch beim Low-Carb-IF regelmäßige Unterbrechungen des Fastens in Form eines Refeeds zu empfehlen sind. Natürlich sollte hier nicht übertrieben werden, sondern mit Bedacht Kohlenhydrate zugeführt und die Fastenperiode am Refeed-Tag kürzer gehalten werden; 10-12 Stunden mit gefülltem Bauch sind problemlos durchzustehen. Wer es entspannt angeht, wählt zwei moderate Refeed-Tage pro Woche; wer mit dem Fettabbau schneller vorankommen will, nur einen. So können die Glycogenspeicher in Leber und Muskeln zumindest teilweise wieder aufgefüllt werden. Der Wechsel von fünf oder sechs kohlenhydratarmen Tagen und solchen, an denen mehr Kohlenhydrate zugeführt werden, erleichtert die Anwendung des Intermittierenden Fastens enorm. Mit dem Gefühl, nur einige Tage auf Lieblingsspeisen verzichten zu müssen, lässt sich das IF recht lange durchhalten. Nur wer wirklich das letzte aus dem IF herausholen will, der sollte den Refeed streichen und zwei oder gar drei Wochen ohne durchziehen.

8.5 Viel ungesüßte Flüssigkeit trinken

Während eine kohlenhydratreiche Ernährung eher wassersparend ausfällt, verhält es sich bei einer Low-Carb-Ernährung, besonders aber beim Fasten, anders herum: Die Umstellung des Körpers auf Fettverbrennung und die hohe Anzahl von Ketonen im Blut erfordern eine deutlich höhere Flüssigkeitsaufnahme. Denn die nicht zur Energiegewinnung genutzten Ketone übersäuern das Blut; der Körper ist aber stets bemüht, ein Gleichgewicht herzustellen und den PH-Wert als Maß für die Säurekonzentration im Blut um den Wert von „7“ herum stabil zu halten (ein Wert von 1 ist sehr sauer, ein Wert von 14 dagegen stark basisch). Die ungenutzten Ketone müssen daher über die Nieren mit dem Urin ausgeschieden werden. Trinken Sie also reichlich, wenn Sie Durst verspüren. Natürlich werden Sie auch die Toilette öfter aufsuchen müssen, aber das ist eine unvermeidliche Begleiterscheinung des Fastens.

Sie sollten grundsätzlich nur ungesüßte Flüssigkeiten wählen, wie reines Wasser, Kaffee oder alle Arten von Tee. Über ein wenig Milch in Kaffee oder Tee kann hinweggesehen werden, aber der so beliebte Milchkaffee ist bereits zuviel des Guten – halten sie also Maß! Auf Fruchtsäfte, auch wenn diese ausdrücklich mit dem Hinweis „ohne Zuckerzusatz“ versehen sind, muss unbedingt verzichtet werden. Denn selbstverständlich enthalten diese Kohlenhydrate von den Früchten, aus denen sie hergestellt sind. Was ist mit zuckerfreien Softdrinks wie Diätcola oder ähnlichen Getränken? Auch davon ist abzuraten. Die Debatte darum, ob Süßstoffe den Insulinspiegel hochtreiben oder nicht, findet zwar seit vielen Jahren kein Ende – es gibt Studien, die das bejahen und solche, die keinen Einfluß auf den Insulinspiegel finden.

Aber das ist noch nicht einmal das Hauptproblem. Das liegt eher darin, dass man sich mit dem Konsum dieser süßen Getränke die Prägung auf Zucker erhält!

Wir wissen bereits, dass bis zum Aufkommen des Ackerbaus und damit der Sesshaftigkeit süße Nahrungsmittel äußerst selten waren. Und ein heute noch traditionell lebender Eskimo kennt nicht nur keine Süßigkeiten, er hat vielleicht noch niemals im Leben eine Frucht gesehen! Trotzdem lebt er sehr gesund, ohne Mangel. Aufgrund unserer Gene sind wir sehr gut auf eine zuckerfreie Ernährung vorbereitet. Die durch die Zivilisationskost anerzogene Prägung auf Süßes verliert sich beim IF nach kurzer Zeit. Und selbst wer sich am Cheat Day die zunächst vermißten, kohlenhydratreichen Nahrungsmittel gönnen kann, wird nach einiger Zeit feststellen, dass der Hunger darauf deutlich abgenommen hat.

Wer auf Zucker verzichtet, sich aber trotzdem weiter mit Süßstoffen versetzte Getränke zuführt, der erschwert sich unnötig die Anpassung an einen niedrigen Blutzuckerspiegel. Beim Fasten befindet man sich aber überwiegend in dieser Stoffwechsellage; wenn für eine verstärkte Fettverbrennung zusätzlich eine Low-Carb-Ernährung eingesetzt wird, dann dauert diese Phase bis zum Cheat-Day an. Die regelmäßige Zufuhr von Süßstoffen erhöht aber das Verlangen nach Kohlenhydraten deutlich. Wer darauf verzichtet, erleichtert sich das Durchhalten ungemein.

Auch auf Gemüse- oder Knochenbrühe sollte als Getränk verzichtet werden, zumindest, wenn man ein Fastenfenster von bis zu 24 Stunden wählt. Der Nährstoffgehalt lässt sich nicht gut abschätzen. Selbst wenn, wie bei einer reinen Knochenbrühe, nur sehr wenig Kohlenhydrate enthalten sind, so führt doch schon ein geringer Nährstoffeintrag in das Blut zu einer Insulinreaktion, die wir bei einem kurzen Fastenfenster aber unbedingt vermeiden wollen. Im Essensfenster zugeführt, leistet eine Gemüse- oder Knochenbrühe dagegen gute Dienste, denn sie enthält viele Mineralien, die den Elektrolythaushalt stützen. Auch ihr Einsatz bei einer längeren Fastenperiode über 24 Stunden hinaus, bei den 24/0 und 48/0-Modellen im Rahmen des erlaubten Kalorienrahmens von 500-600 kcal. pro Tag, kann empfohlen werden.

8.6 Intermittierendes Fasten und Training

Die hormonellen Umstellungen beim Fasten erlauben ein effektives Krafttraining, das haben wir schon festgestellt. Allerdings sollte kein Volumentraining von langer Dauer und endlosen Sätzen dafür gewählt werden. Zu empfehlen ist ein eher kurzes, aber hartes Training, das sich auf die Grundübungen konzentriert: Kniebeugen, Kreuzheben, Bankdrücken, vorgebeugtes Rudern, Klimmzüge und Dips sollten trainiert werden, vielleicht maßvoll ergänzt durch einige leichte Übungen wie Curls oder Trizepsdrücken. Die Trainingsdauer sollte 45-60 Minuten nicht überschreiten. Wie wissenschaftlich nachgewiesen, führt das zu den höchsten Ausschüttungen von Wachstumshormon und Testosteron. Sie sollten bei den Übungen auch keine Höchstgewichte anstreben, sondern im Bereich von 6-12 Wiederholungen bleiben, gefühlt also zwischen „mittelschwer" und „schwer". Versuchen sie statt dessen, durch besondere Konzentration auf die Sache jede Wiederholung so effektiv wie möglich zu gestalten. Das ist für den Erhalt der Muskelmasse mehr als ausreichend und es ist auch besser durchzuhalten.

Begehen Sie nicht den Fehler, sich bei einer isokalorischen, also gewichtserhaltenden Ernährung, ein zu strenges Trainingsregime aufzuerlegen. Das Fasten soll ja vor allem dem Fettabbau dienen, der vollständige Erhalt der Muskelmasse ist da schon ein großes Plus. Doch Höchstleistungen, was die Gewichte angeht oder umfangreiche Cardio-Einheiten erhöhen die Belastung zu stark. Dadurch kommt es schneller zu den Zuständen, die wir unbedingt vermeiden wollen, wie Schwächegefühl, Schwindel und nagender Hunger. Wer Höchstleistungen oder gar einen Muskelaufbau beim Fasten anstrebt, der muss auch mehr Kalorien verzehren und den Fettabbau damit zurückstellen.

Eine weitere Optimierung besteht darin, nach Möglichkeit nüchtern in das Training zu gehen. Verzichten Sie also auf eine Mahlzeit vor dem Training! Am besten wählen Sie den Zeitpunkt für das Training zum Ende der Fastenphase hin und beenden das Fasten mit der Nachtrainingsmahlzeit. Das bietet den Vorteil, dass der dann sehr niedrige Insulinspiegel eine gute Ausschüttung der anabolen Hormone ermöglicht. Gleichzeitig wird der Energieverbrauch des Körpers durch die Anstrengung erhöht; die Wirkung des

Fastens wird so noch einmal gesteigert. Das Training auf nüchternen Magen am Ende des Fastenfensters stellt also seinen bestmöglichen Abschluss dar. Erst darauf folgt, am besten innerhalb von einer Stunde nach Trainingsabschluss, die Nachtrainingsmahlzeit.

8.7 Die Nachtrainingsmahlzeit

Jedem ernsthaften Kraftsportler ist die Bedeutung der Nahrungszufuhr nach dem Training bekannt. Die hormonelle Situation ist dann optimal für den Muskelaufbau. Das Insulin ist abgefallen und das Wachstumshormon erhöht. Wenn jetzt die Nachtrainingsmahlzeit in Form eines Proteinshakes oder einer proteinreichen Mahlzeit mit Fleisch, Eiern oder Fisch verzehrt wird, gelangen durch das ausgeschüttete Insulin die Nährstoffe sehr schnell ins Blut und zu den Zellen. Die erschöpften Muskeln nehmen besonders viele Nährstoffe auf, die im Umfeld von anabolen Hormonen und aktiviertem mTOR für einen gesteigerten Aufbaustoffwechsel sorgen.

Dabei ist besonders darauf zu achten, die Zweigketten-Aminosäuren zuzuführen, entweder als Tablette oder Kapsel, in Form eines guten Whey-Proteins, das viel davon enthält bzw. durch Fleisch, Fisch oder Eier, die ebenfalls reich an BCAA sind. Der US-Wissenschaftler Michael Vanderschelden weist darauf hin, dass die BCAA neben Ihrer Funktion im Proteinstoffwechsel auch Kohlenstoff für den Alanin-Glucose-Zyklus liefern, der als Teil des sog. Krebs-Zyklus die Zellen mit Energie versorgt. Der Kohlenstoff aus den BCAAs ermöglicht eine moderate, aber völlig ausreichende Glucoseproduktion in den Muskelzellen – ohne das Kohlenhydrate über die Nahrung zugeführt werden müssen. Auf diese Weise kommt es auch zu einer Insulinreaktion, die aber lange nicht so stark ausgeprägt ist, als wenn eine Ladung Einfachzucker verzehrt wird. Es ist also möglich, das anabole Fenster nach dem Training allein mit Protein aus einem Shake bzw. einer Fleischmahlzeit zu nutzen.

Wer an dieser Stelle auf Extra-Kohlenhydrate verzichtet, muss also keine Nachteile hinsichtlich des Muskelerhalts befürchten. Die Nährstoffe gelangen auch ohne eine Mega-Dosis Zucker in die Muskeln. Schließlich darf nicht vergessen werden, dass selbst Protein, hier vor allem die Zweigketten-Aminosäure Leucin, bereits zu einer ausreichenden Erhöhung des Insulinspiegels führt.

Ein zu starker Anstieg der Blutglucose und die darauf folgende, hohe Insulinausschüttung durch einfache Kohlenhydrate sind absolut unnötig. Wer dennoch nicht auf eine Kohlenhydratquelle im Proteinshake verzichten will, der sollte wenigstens Maltodextrin und ähnliche Kohlenhydratpulver meiden. Eine kleiner Apfel bzw. eine Handvoll Beeren oder Kirschen liefern, neben einer kleinen Menge Zucker, auch Vitamine und sekundäre Pflanzenstoffe. Das Ziel des Shakes nach dem Training soll ja sein, den Muskeln schnell Protein zuzuführen, doch den Insulinausstoß in Grenzen zu halten. Zwar ist die Chance für eine Fettspeicherung nach dem Training am geringsten; aber eine effektive Fettverbrennung setzt erst wieder ein, wenn das Insulin tief fällt. Da sind viele Kohlenhydrate nur hinderlich.

8.8 Liste der Maßnahmen für eine effektive Nutzung des IF

- Eine isokalorische Ernährung wählen, d.h. genug Kalorien, um das Körpergewicht zu erhalten.
- Die Wahl eines nicht zu strengen IF-Modells, vorzugsweise mit einem Fastenfenster zwischen 16 und 20 Stunden. Das lässt sich am besten für eine längere Zeit durchhalten.
- Eine Steigerung durch ein längeres Fastenfenster bis zu 48 Stunden, wenn überhaupt, zum Ende des IF hin, um in den letzten Tagen vor dem Wettkampf die Fettverbrennung noch einmal zu maximieren; damit wird einem Muskelverlust am besten vorgebeugt.
- Für das Essensfenster sollte eine nicht zu strenge Low-Carb-Ernährung mit 50-100 g Kohlenhydraten gewählt werden, am besten ganz ohne Getreidekohlenhydrate und Einfachzucker, allein aus Gemüse, wenig kohlenhydratarmem Obst und Beeren. Der Proteinanteil sollte bei mindestens 2 g Eiweiß pro kg Körpergewicht liegen und 3 g pro kg Körpergewicht nicht überschreiten. Auf Milchprodukte sollte wegen der insulinerhöhenden Wirkung weitgehend verzichtet werden.

- Viel trinken, nur ungesüßte Flüssigkeiten: Vor allem ab der Mitte des Fastenfensters bis hin zum Ende ist eine hohe Wasserzufuhr nötig, denn die überschüssigen Ketone müssen über die Nieren und den Urin ausgeschieden werden. Der Verbrauch von bis zu drei Litern Flüssigkeit im Verlauf eines Fastenfensters ist nicht ungewöhnlich!
- Ein regelmäßiger Refeed in Form eines Cheat Days pro Woche, dabei muss die Kohlenhydratzufuhr im Auge behalten werden.
- Ein kurzes und hartes Training am Ende des Fastenfensters, vorwiegend mit Grundübungen und im Bereich von 6-12 Wiederholungen.
- Eine Nachtrainingsmahlzeit mit hochwertigem Protein, wenn nötig, mit wenig Kohlenhydraten aus natürlichen Quellen; am besten aber ohne zusätzliche Kohlenhydrate.

*

KAPITEL 9

INTERMITTIERENDES FASTEN IN DER PRAXIS

Wie sieht das Intermittierende Fasten denn genau aus? Was muss man erwarten? Wer seine Kalorienzufuhr pro Tag bestimmt hat, die Mahlzeiten vorgeplant und sich ein Modell ausgewählt hat, der muss nur noch die Zeitplanung erledigen. Wenn wir uns zum Beispiel für das 16/8-Modell entscheiden, dann muss festgelegt werden, ob das Frühstück ausfallen soll oder ein frühes Abendessen gewählt wird. Ersteres ist etwas effektiver für den Fettabbau; es kommt aber vor allem darauf an, wann man trainieren kann. Bei einem Essensfenster von acht Stunden wären drei Mahlzeiten anzuraten.

9.1 16/8 und Vormittags-Training

Wer vormittags schon ins Fitness-Studio gehen kann, der wählt die Zeitplanung ohne Frühstück: Die erste Mahlzeit erfolgt um 12:00 Uhr, die letzte um 20:00 Uhr. Das Training findet zum Ende des Fastenfensters am Vormittag statt, das Mittagessen wird zur ersten Mahlzeit des Tages. Entweder gibt es einen großen Proteinshake, der mit Gemüse oder Rohkost kombiniert wird. Oder man wählt ein eher traditionelles Mittagessen mit Fleisch, Fisch bzw. Eiern und Gemüse. Gegen 16:00 Uhr wird das zweite Mal gegessen und um 20:00 Uhr zum letzten Mal. Auf Snacks zwischen den Mahlzeiten sollte verzichtet werden.

Wenn man das einhält und sich Low-Carb ernährt, dann kommt es nach der ersten Mahlzeit schon recht schnell zu einem Abfall des Insulinspiegels in den Bereich, in dem Glucagon merklich aktiv wird und Fett verbrannt wird. Zu Beginn der zweiten Mahlzeit verspürt man dann einen ordentlichen Hunger. Nach der zweiten Mahlzeit dauert es etwas länger, bis der Insulinspiegel wieder abfällt; bis zur dritten Mahlzeit kann man gut durchhalten. Erst nach der letzten Mahlzeit kommt es dann zum langen Abfall des Insulins bis in die tiefen Regionen, in denen das Glucagon die Energiebereitstellung immer deutlicher übernimmt. Bevor es ins Bett geht, wird man schon einen stärkeren Durst verspürt und viel getrunken haben. Da in diesem Beispiel die letzte Mahlzeit um 20:00 Uhr erfolgt ist, sind Adrenalin und Noradrenalin bis Mitternacht noch nicht so stark angestiegen, dass das Einschlafen durch deren anregende Wirkung schwer fällt.

Am nächsten Morgen wird man mit einem tiefen Insulinspiegel wach; falls sich schon Hungergefühle einstellen, kann dem mit einigen Tassen heißem Kaffee oder Tee gut begegnet werden. Jetzt heißt es, durchzuhalten und mit leerem Magen in das Vormittags-Training zu gehen. Adrenalin und Noradrenalin sind zum Ende des Fastenfensters am höchsten, ebenso das Wachstumshormon. Das gibt einen guten „Push“ für ein erfolgreiches Training. Die Anstrengung lässt den Hunger leicht vergessen; jetzt muss man nur noch bis zur ersten Mahlzeit um 12:00 Uhr durchhalten und das Fastenfenster ist geschafft!

Wer zu Wochenbeginn mit dem IF startet, wird zum Ende der Woche hin die Auswirkungen der leeren Glycogenspeicher in der Leber deutlich spüren. Der Insulinabfall nach einer Mahlzeit stellt sich immer schneller ein und der Flüssigkeitsbedarf steigt schon während des Essensfensters an. In den letzten Wochentagen wird man am Morgen mit wirklich tiefen Insulinspiegeln wach und geht in das Training mit einer echten, ketogenen Stoffwechsellage. Das sorgt für noch höhere Spiegel der Wachheitshormone und erlaubt ein erfolgreiches Training!

Im Laufe der Woche haben sich auch die Glycogenspeicher der Muskulatur deutlich verringert – doch das muss kein Nachteil sein. Je länger man das Fasten durchhält, desto besser passen sich auch die Muskeln an die Stoff-

Tab. 6 Lebensmittel für Low-Carb Intervallfasten (Werte pro 100 g)

Fleisch, Geflügel & Eier [1]	kcal	Fett/g	Prot/g	Kh/g
Lamm – Filet	194	13,2	18,7	0,0
Lamm – Keule	234	18,0	18,0	0,0
Rind – Kalbfleisch	92	0,8	21,3	0,0
Rind – Kalbsleber	130	4,1	19,2	4,1
Rind – Bündnerfleisch	242	9,5	39,0	0,0
Rind – Filet	121	4,0	21,2	0,0
Rind – Roastbeef	130	4,5	22,5	0,0
Rind – Hüfte	107	2,4	21,5	0,0
Rind – Tartar	115	3,0	22,0	0,0
Schwein – Schinken, gekocht	113	3,9	18,4	1,0
Schwein – Schinken, geräuchert	116	4,4	18,3	0,9
Schwein – Bauchspeck	261	21,1	17,3	0,0
Schwein – Filet	106	2,0	22,0	0,0
Schwein – Schnitzel	106	1,9	22,2	0,0
Schwein – Leber	131	4,9	20,7	4,0
Schwein – Kasseler	151	7,5	20,9	0,0
Ente [2]	227	17,2	18,1	0,0
Huhn – Brust [2]	99	0,9	22,8	0,0
Huhn – Keule [2]	110	3,1	20,6	0,0
Huhn – Vollei	155	11,3	12,8	0,7
Huhn – Eigelb	353	31,9	16,1	0,3
Huhn – Eiklar	49	0,2	11,1	0,7
Pute – Brust	105	1,0	24,1	0,0
Pute – Keule	114	3,6	20,5	0,0

[1] Werte entnommen: Souci SW, Fachmann W, Kraut H. Die Zusammensetzung der Lebensmittel, Nährwert-Tabellen. 6. Auflage, Medpharm Scientific Publishers, Stuttgart 2000.

[2] Werte entnommen: Aign W, Elmadfa I, Fritzsche W, Muskat E. Die große GU-Nährwert-Tabelle. Gräfe & Unzer, München 2007.

wechsellage an und arbeiten überwiegend mit Fettsäuren und Ketonen zur Energieversorgung. Der mit den abgebauten Kohlenhydraten einhergehende Wasserverlust – jedes Gramm Kohlenhydrate bindet schließlich 2,7 g Wasser – lässt die Muskeln jetzt etwas „flacher“ erscheinen, das tut aber der Kraftleistung keinen Abbruch. Tatsächlich ist das Training auf nüchternen Magen und mit leeren Glycogenspeichern in Leber und Muskeln eine Gewohnheitssache: Je länger man es durchzieht, desto einfacher wird es. Und das Ganze ist nicht einmal „unnatürlich“, da die Evolution uns genau dafür perfekt vorbereitet hat!

9.2 Der Refeed

Mit dem Refeed am Wochenende werden die Glycogenspeicher wieder aufgefüllt. Mit nur wenigen Mahlzeiten, die mehr Kohlenhydrate liefern, wird bereits ein guter Glycogenstand in Leber und Muskulatur erreicht. Die Muskeln nehmen sofort an Umfang zu und das Körpergewicht steigt an. Das muss aber keinen Schock auslösen, denn die Gewichtszunahme geht vor allem auf das jetzt wieder eingelagerte Wasser zurück, das vom Muskelglycogen gebunden wird. Wer es mit der Kohlenhydratzufuhr beim Refeed nicht übertreibt, der muss auch keinen Fettaufbau fürchten. Leber und Muskeln ziehen die Kohlenhydrate eher in ihre Speicher, als dass sie als Fett eingelagert werden. Doch sind diese Speicher erst einmal gefüllt, dann bleibt für die übrigen Kohlenhydrate nur noch die Speicherung als Körperfett. Daher ist auch muskulösen Athleten zu raten, beim Refeed nicht mehr als 250-350 g Kohlenhydrate zuzuführen, und dies am besten in mehreren Mahlzeiten.

Mit dieser Menge Kohlenhydrate kann man sich ein oder zwei Mal ein ordentliches Frühstück mit Brötchen oder Brot erlauben und ein oder zwei große Mahlzeiten mit Sättigungsbeilage in Form von Kartoffeln oder Reis sowie Früchten und Beeren. Wer es lieber süß mag, der wählt statt dessen ein großes Eis, oder was das Herz sonst begehrt. Doch vergessen Sie nicht, dass Sie fasten, um Fett zu verlieren! Ein Kohlenhydratüberschuss, der beim übermäßigen Refeed als Körperfett eingelagert wird, wirft Sie beim Fettabbau natürlich wieder zurück. Wer sich beim Refeed zügeln kann, der baut nicht nur innerhalb weniger Fastentage das Glycogen in Leber und Muskeln wieder ab. Er nutzt auch das erste Fastenfenster der kommenden Woche bereits wieder effektiv für den weiteren Fettabbau, da er mit einem kleineren Insulinsockel beginnt und auch kein neu aufgebautes Körperfett loswerden muss.

9.3 16/8 und Nachmittags-Training

Wem es am Morgen nicht möglich ist, zu trainieren, der kann die Zeitplanung natürlich anders wählen. Man könnte um 08:00 Uhr mit dem Frühstück als

Tab. 7 Lebensmittel für Low-Carb Intervallfasten (Werte pro 100 g)

Fisch & Meeresfrüchte [1]	kcal	Fett/g	Prot/g	Kh/g
Brasse	116	5,5	16,6	0,0
Forelle, geräuchert	103	2,7	19,5	0,0
Garnelen, geschält	87	1,4	18,6	0,0
Hering	155	9,2	18,1	0,0
Heringsrogen	131	3,1	26,0	0,0
Kabeljau Filet	77	0,6	17,7	0,0
Krebsfleisch	87	1,7	18,0	0,0
Lachsfilet	202	13,6	19,9	0,0
Makrele, geräuchert	222	11,9	18,7	0,0
Matjesfilet	267	22,6	16,0	0,0
Miesmuscheln	173	2,0	10,2	2,4
Nordseekrabben, geschält	87	1,4	18,6	0,0
Rotbarsch	105	3,6	18,2	0,0
Seelachs	81	0,9	18,3	0,0
Thunfisch	226	15,5	21,5	0,0
Zander	83	0,7	19,2	0,0

[1] Werte entnommen: Souci SW, Fachmann W, Kraut H. Die Zusammensetzung der Lebensmittel, Nährwert-Tabellen. 6. Auflage, Medpharm Scientific Publishers, Stuttgart 2000.

erste Mahlzeit beginnen, um 12:00 Uhr das Mittagessen einnehmen, um 14:30 Uhr trainieren und um 16:00 Uhr die letzte Mahlzeit des Tages verzehren. Daran schließt sich dann das 16-stündige Fastenfenster an, das bis zum nächsten Morgen dauert.

Diese Zeitplanung birgt aber zwei kleine Nachteile: Erstens muss man mit einem nicht so tiefen Insulinspiegel trainieren, da zwischen Mittagessen und Training nur wenig Zeit liegt. Das führt dazu, dass man mit weniger Adrenalin/Noradrenalin auskommen muss. Dafür „entschädigt" allerdings der nicht so tief abgefallene Blutzucker, der das Hungergefühl vielleicht etwas dämpft. Doch dürfte durch die Anstrengung des Trainings etwas weniger Körperfett abgebaut werden, als wenn man am Ende des Fastenfensters trainiert.

Zweitens ist man gezwungen, mit recht hohen Spiegeln von Adrenalin/Noradrenalin einzuschlafen; das ist nicht immer einfach. Schließlich sind seit der letzten Mahlzeit um 16:00 Uhr bis Mitternacht acht Stunden vergangen, da ist das Insulin schon tief abgefallen, was diese Hormone ansteigen lässt und so für „Wachheit" sorgt. Obendrein kann die längere Fastenphase bis Mitternacht auch zu einem deutlicher auftretenden Hungergefühl führen, vor allem zum Ende der Woche hin, wenn die Glycogenspeicher in der Leber geleert sind. Mit etwas Übung bekommt man es aber ganz gut hin, trotzdem schnell einzuschlafen. Entspannungsübungen oder autogenes Training helfen dabei, ebenso wie ein Tasse heißer, ungesüßter Tee gegen das Hungergefühl.

9.4 20/4 und Training am Abend

Wer trotzdem nicht damit zurechtkommt, dem kann zu einem kürzeren Essensfenster später am Tag geraten werden, indem z.B. eine strenge Warrior-Diät angewendet wird. „Streng" in dem Sinne, dass das 20-Stunden Fastenfenster ohne Snacks durchgezogen wird – wir wollen schließlich effektiv Fett abbauen! Das Training würde dann am Abend absolviert und das 4-stündige Essensfenster folgt im Anschluß, so dass mit gut gefülltem Magen und einem noch recht hohen Insulinspiegel keine Einschlafprobleme zu erwarten sind.

Eine weitere Möglichkeit wäre eine 18/6-Variante, bei der zwei Mahlzeiten eingenommen werden. Die erste wird auf 14:00 Uhr gelegt, das Training am frühen Abend um 18:30 durchgeführt und die letzte Mahlzeit dann um 20:00 Uhr eingenommen. Bis Mitternacht fällt der Insulinspiegel dann nicht soweit ab, dass das Einschlafen Schwierigkeiten bereitet.

Tab. 8 Lebensmittel für Low-Carb Intervallfasten (Werte pro 100 g)

Milchprodukte [1]	kcal	Fett/g	Prot/g	Kh/g
Butter	751	83,2	0,7	0,0
Creme fraiche	300	30,0	2,3	3,3
Edamer 30 % Fett i.Tr.	251	16,2	25,9	0,0
Gouda 45 % Fett i.Tr.	331	25,4	25,0	0,0
Hüttenkäse	102	4,3	12,1	3,3
Kuhmilch, 1,5 % Fett	48	1,6	3,3	4,8
Limburger, 20 % Fett i.Tr.	183	8,6	25,9	0,0
Mozarella	225	16,1	19,5	0,0
Proteinpulver, Kh-arm *	374	1,1	95,0	0,2
Proteinpulver, Kh-arm, Vanille	347	1,8	81,1	1,1
Sahne	308	31,7	2,3	3,3
Sauermilchkäse	127	0,7	29,4	0,0
Schichtkäse, 10 % Fett i.Tr.	91	2,4	12,4	3,8
Speisequark, mager **	71	0,3	13,2	3,2
Speisequark, 20 % Fett i.Tr.	109	5,1	12,2	2,7

[1] Werte entnommen: Souci SW, Fachmann W, Kraut H. Die Zusammensetzung der Lebensmittel, Nährwert-Tabellen. 6. Auflage, Medpharm Scientific Publishers, Stuttgart 2000.

* »Kh-arm«: arm an Kohlenhydraten; der Kohlenhydratgehalt eines Proteinpräparats läßt sich leicht feststellen, indem die aufgedruckten Nährwerte geprüft werden.
**Werte für Magerquark aus entrahmter Milch.

9.5 Fasten und der Alltag

Wer schon einmal eine Low-Carb-Diät durchgeführt hat, der ahnt bereits, was ihn beim Fasten erwartet. Allerdings wird beim IF bereits nach kurzer Zeit spürbar, dass die Blutzucker- und Insulinspiegel tiefer abfallen, mit allen Folgen. Doch auch wer das Fasten ohne Erfahrungen mit einer ketogenen Stoffwechsellage beginnt, wird sich schnell daran gewöhnen.

Das Wichtigste ist, sich immer wieder bewusst zu machen, dass Fasten nicht „Schwäche“ bedeutet, sondern „Stärke“ – zumindest, wenn man nicht vorhat, wochenlang gar keine Nahrung zuzuführen. „Stärke“ in dem Sinne, dass der Körper sich auf den Erhaltungsstoffwechsel umstellt und die Sinne geschärft werden. Wer die ersten Tage mit IF hinter sich bringt und die anfänglichen Hungerattacken überwindet, der stellt fest, dass Adrenalin und Noradrenalin im Fastenfenster für eine Art „Hochgefühl“ sorgen. Die Konzentration wird erleichtert und die Arbeit oder das Lernen in Schule oder Studium gehen leicht von der Hand. Tatsächlich hilft es vielen Leuten, wenn sie sich im Fastenfenster so gut wie möglich beschäftigen; dann kommen Gedanken an das Essen gar nicht erst auf. Das können ganz alltägliche Dinge sein: Aufräumen, Einkaufen oder spazieren gehen – jede Aktivität hilft, sich vom leeren Magen abzulenken.

9.6 Notfallmaßnahmen

Schon nach einigen Wochen stört das Fasten immer weniger – es wird zum neuen Normalzustand. Bis dahin können Sie mit einigen simplen Maßnahmen dazu beitragen, bis zum Essensfenster durchzuhalten. Wenn der Hunger sich bemerkbar macht, trinken Sie etwas. Klares Wasser reicht häufig schon aus; um das Hungergefühl zu besänftigen. Noch besser ist ein heißes Getränk wie ungesüßter Tee oder Kaffee, schluckweise genossen; Wärme und Fülle können Magen und Appetitempfinden schon besser täuschen. So lassen sich fast alle Hungerattacken überwinden. Dafür kann man auch unterwegs stets eine Thermosflasche oder eine Wasserflasche mitführen.

Es können aber auch Situationen auftauchen, in denen Flüssigkeit allein nicht ausreicht. Etwa wenn man unterwegs aufgehalten wird und die

Tab. 9 Lebensmittel für Low-Carb Intervallfasten (Werte pro 100 g)

Gemüse [1]	kcal	Fett/g	Prot/g	Kh/g
Artischockenherzen	22	0,1	2,4	2,6
Blumenkohl	22	0,3	2,5	2,3
Brokkoli	28	0,2	3,5	2,7
Champignons, gezüchtet	16	0,3	4,1	0,6
Chilischote/Pfefferschote	38	0,3	1,5	7,0
Cocktailtomaten	17	0,2	1,0	2,6
Eisbergsalat [2]	13	0,2	1,0	1,6
Feldsalat	14	0,4	1,8	0,8
Gurke/Salatgurke	12	0,2	0,6	1,8
Gewürzgurke	20	0,2	1,0	2,6
Karotten	26	0,2	1,0	4,8
Meerrettich	48	0,3	2,8	11,7
Paprikaschoten	19	0,2	1,1	2,9
Porree	24	0,3	2,2	3,3
Rettichwurzel	15	0,2	1,1	2,4
Rosenkohl	36	0,3	4,5	3,3
Rotkohl	22	0,2	1,5	3,5
Sauerkraut, abgetropft	17	0,3	1,5	0,8
Schalotten	22	0,2	1,5	3,3
Knollensellerie	18	0,3	1,6	2,3
Spargel in Dosen	16	0,3	1,9	1,3
Stangenspargel	18	0,2	1,9	2,0
Spinat gefroren	12	0,3	2,3	0,1
Tomaten	17	0,2	1,0	2,6
Tomaten passiert	18	0,2	1,2	2,5
Weißkohl	25	0,2	1,4	4,2
Wirsingkohl	26	0,3	2,8	2,9
Zucchini	19	0,3	1,9	2,3
Zwiebeln (weiß oder rot)	27	0,3	1,2	4,9

[1] Werte entnommen: Souci SW, Fachmann W, Kraut H. Die Zusammensetzung der Lebensmittel, Nährwert-Tabellen. 6. Auflage, Medpharm Scientific Publishers, Stuttgart 2000.

[2] Werte nach Universität Hohenheim

ersehnte Mahlzeit nicht pünktlich eingenommen werden kann. Dann hilft ein Notfallpack, dass Sie stets dabei haben sollten, in Form eines Tütchens oder Schächtelchens mit einigen Nüssen. Wenn Sie es also gar nicht mehr aushalten, dann verzehren Sie zwei oder drei Nüsse – aber nicht mehr! Sie werden sich wundern, wie blitzartig das Hungergefühl verschwindet. Natürlich kann diese „Mahlzeit" den Hunger nicht lange stillen, doch das drängende Gefühl, sofort etwas essen zu müssen, ist schlagartig vorbei.

Wir wissen bereits, dass es sich dabei nicht um „echten" Hunger handelt, der Körper kommt gut noch länger ohne Nahrung klar. Doch die Psyche wird beruhigt und das ist Sinn der Sache. Der Insulinspiegel wird dadurch kaum beeinflusst; aber die Gefahr, das man sich in der vermeintlichen Not den Bauch mit Junk Food vollschlägt, ist gebannt. Doch greifen Sie nicht zu oft darauf zurück; uns geht es darum, Körper und Psyche auf das evolutionär bestimmte Intervallfasten einzustellen. Allein das beruhigende Gefühl, für diesen Fall die Nüsse dabei zu haben, wird Ihnen schon helfen, sie nicht einzusetzen...

Wenn Sie einmal gar nicht einschlafen können, weil die Adrenalinspiegel zu hoch sind oder das Hungergefühl zu stark, dann können einige Nüsse ebenfalls helfen. Sie werden sich wundern, wie stark die beruhigende Wirkung ausfällt.

Eines ist ganz wichtig: Wenn der Hunger auftritt, dann machen Sie sich bewußt, dass das immer in Wellen geschieht. Im Gegensatz zur weit verbreiteten Meinung verhält es es sich eben nicht so, dass das Hungergefühl sich zunächst nur zaghaft meldet und dann immer stärker wird. Wäre das der Fall, dann könnte niemand freiwillig eine Woche oder länger fasten, ohne vor Hunger dem Wahnsinn zu verfallen. Tatsächlich tritt Hunger vor allem in der Anfangsphase des Fastens auf; bekannt sind stärkere Hungerattacken am zweiten Tag des Nahrungsverzichts bzw. bei einem Intermittierenden Fasten nach einigen Tagen, wenn die Speicher in Leber und Muskeln geleert sind. Doch das Hungergefühl bleibt nicht bestehen, es verschwindet nach kurzer Zeit von selbst. Am besten lenkt man sich ab, trinkt etwas (ein heißes Getränk wirkt am besten) und nur wenn es wirklich nicht mehr auszuhalten ist, verzehrt man einige Nüsse. Mit zunehmender Dauer des Fastens verschwindet der Hunger immer mehr; bei Nahrungsverzicht über eine Woche oder länger wird übereinstimmend berichtet, dass der Hunger weniger häufig auftritt und das Gefühl auch nicht so lange anhält.

9.7 Die Ernährung im Essensfenster

Niemand muss das Intermittierende Fasten mit einer kohlenhydratarmen Kost durchführen. Auch mit einer „normalen", kohlenhydratreichen Ernährung werden sich Erfolge einstellen. Doch wir haben bis hierher ja bereits eine Fülle von guten Argumenten kennengelernt, die für eine Low-Carb-Ernährung im Essensfenster sprechen. Wer also das Meiste aus dem IF herausholen will, der sollte sich dafür entscheiden.

Statt einfach die Kohlenhydrate zu streichen und statt dessen suboptimale Lebensmittel wie kleine Salamis, abgepackte Wurstscheiben und Käse

Tab. 10 Lebensmittel für Low-Carb Intervallfasten (Werte pro 100 g)

Früchte [1]	kcal	Fett/g	Prot/g	Kh/g
Apfel	54	1	0	11
Erdbeere	32	0	1	6
Grapefruit	38	0	1	7
Heidelbeere	36	1	1	6
Himbeere	34	0	1	5
Honigmelone	54	0	1	12
Johannisbeere	33	0	1	5
Orange	42	0	1	8
Wassermelone	37	0	1	8
Zitrone	35	1	1	3

[1] Werte entnommen: Souci SW, Fachmann W, Kraut H. Die Zusammensetzung der Lebensmittel, Nährwert-Tabellen. 6. Auflage, Medpharm Scientific Publishers, Stuttgart 2000.

zu verzehren, kann die Nährstoffversorgung deutlich optimiert werden, wenn eine Paleo-, d.h. Steinzeit-orientierte Low-Carb-Ernährung mit weitgehend unverarbeiteten Lebensmitteln gewählt wird, wie in den Tabellen 6-11 aufgeführt. Man verzichtet damit nicht nur auf Salz und Zucker, die vielen Convenience-Produkten zugesetzt sind, sondern übernimmt auch selbst Verantwortung für seine Ernährung. Wie sehr die Paleo-Ernährung einer herkömmlichen Kost überlegen ist, mag daran zu ermessen sein, dass auf Wochensicht selbst zubereitete Proteinträger wie Fleisch, Fisch, Eier und unverarbeitete pflanzliche Lebensmittel etwa 10 Mal mehr Vitamine und Mineralien liefern, wie Loren Cordain in seinem Buch „The Paleo Diet" nachgewiesen hat. Da kann man auf Vitamintabletten beruhigt verzichten und die Nährstoffe so zuführen, wie die Natur es für uns vorgesehen hat.

Das muss auch nicht unbedingt in viel Arbeit ausarten; schließlich ist Zeit für uns alle ein knappes Gut. Trotzdem muss das Frühstück nicht zwingend aus einem Proteinshake bestehen. Mit einem Eierkocher sind die Eier schnell weich oder hartgekocht zubereitet. In der Zwischenzeit kann Rohkost vorbereitet werden, wie Tomaten, Gurken, Karotten oder Avocados; einige Nüsse sorgen ebenfalls für einen guten Fettgehalt. Ein großer Löffel unpasteurisiertes Sauerkraut pro Tag sorgt mit lebenden Milchsäurebakterien viel besser für eine intakte Darmflora als die beliebten angereicherten Joghurts; obendrein ist es auch deutlich günstiger.

Mittags und abends können kurzgebratene Stücke Fleisch oder eine Portion Hackfleisch Protein liefern, während gebratenes oder gedünstetes Gemüse jeder Art Vitamine, Mineralstoffe und sekundäre Pflanzenstoffe liefert. Das Kochwasser sollten Sie als leckere Gemüsebrühe unbedingt mitverzehren; es enthält besonders viel davon.

Da wir zwischen 50 und 100 g Kohlenhydrate pro Tag anstreben, muss die Beschränkung auch nicht zu drastisch ausfallen. Man muss sich Beeren oder Steinobst in Maßen nicht versagen; Heidelbeeren, Himbeeren, Erdbeeren und Kirschen liefern pro 100 g nur 5-8 g Kohlenhydrate; auch ein kleiner Apfel hat nur unwesentlich mehr. Dabei sollten sie bedenken, dass der Gehalt an sekundären Pflanzenstoffen in Beeren und Früchten besonders hoch ausfällt. Deren antioxidative Wirkung ist so stark, dass z.B. in Skandinavien eine

Tab. 11 Lebensmittel für Low-Carb Intervallfasten (Werte pro 100 g)

Fette, Kräuter & Sonstiges [1]	kcal	Fett/g	Prot/g	Kh/g
Butter	751	83,2	0,7	0,0
Leinöl	900	100,0	0,0	0,0
Olivenöl	900	100,0	0,0	0,0
Kokosöl	900	100,0	0,0	0,0
Balsamessig	27	0,0	0,4	2,6
Basilikum	47	0,7	2,4	7,5
Dill	55	0,8	3,7	8,0
Estragon [2]	49	1,1	3,4	6,3
Ingwer	61	0,8	2,5	11,0
Knoblauchzehen	139	0,1	6,1	28,4
Petersilie	50	0,4	4,4	7,4
Schnittlauch	27	0,7	3,6	1,6
Senf (Dijon-Senf)	102	6,3	5,9	5,3
Tomatenmark	39	0,5	2,3	5,6
Weißweinessig/Essig	19	0,0	0,4	0,6
Zitronensaft	27	0,1	0,4	2,4
Rotwein, schwere Qualität*	80	0,0	0,2	2,5
Sekt	82	0,0	0,2	5,1
Weinbrand	240	0,0	0,0	2,0
Weißwein, mittlere Qualität	71	0,0	0,2	2,6
Whisky	247	0,0	0,0	0,1

* Auch der enthaltene Alkohol muss mit 6 kcal. je Gramm berechnet werden. Diese Alkoholkalorien werden wie Zucker verstoffwechselt, zählen also als Kohlenhydrate Ein 200 ml-Glas Rotwein (200 g) mit 13 % Alkohol (26 g) enthält demnach 5 + 26 = 31 g Kohlenhydrate).

[1] Werte entnommen: Souci SW, Fachmann W, Kraut H. Die Zusammensetzung der Lebensmittel, Nährwert-Tabellen. 6. Auflage, Medpharm Scientific Publishers, Stuttgart 2000.

[2] Werte entnommen: www.Lebensmittellexikon.de

Heidelbeersuppe als leistungssteigerndes Mittel gilt! Mit reichlich Gemüse und Salaten, einigen kohlenhydratarmen Früchten sowie Beeren- und Steinobst erhält man täglich so viele Ballaststoffe, dass über diesen Punkt nicht mehr nachgedacht werden muss. Diese Pflanzen liefern vor allem wasserlösliche Ballaststoffe, welche nicht nur abführend wirken, sondern auch für eine gute Darmgesundheit sorgen.

Nüsse aller Art sind ebenfalls zu empfehlen, sie liefern nicht nur wertvolles Protein, sondern auch viel Arginin, was für höhere Spiegel an Stickstoffmonoxid (NO) sorgt; damit kommt es im Training zu einem guten Pump. Darüber hinaus sind in Nüssen wichtige ungesättigte Fettsäuren enthalten.

An Fetten sollten Sie überwiegend auf Butter, Olivenöl und Kokosfett zurückgreifen; alle anderen Pflanzenöle enthalten zuviele Omega-6-Fettsäuren, die das antioxidative System stark belasten.

Knoblauch, Zwiebeln und Gewürze dienen nicht nur dazu, die Speisen zu verfeinern. Sie enthalten ebenfalls wichtige sekundäre Pflanzenstoffe, die den Stoffwechsel weiter optimieren. Pfeffer und Chili verbessern deren Bioverfügbarkeit; deshalb sollten Sie davon reichlich Gebrauch machen.

Kaffee und grüner Tee mit ihrem Coffeingehalt liefern nicht nur mehr Energie für den Tag, sie verbessern auch die Verstoffwechselung von freien Fettsäuren für die Energiebereitstellung.

Mit diesen Nahrungsmitteln lassen sich mit etwas Übung vollwertige und gut sättigende Mahlzeiten zubereiten, ohne dass dafür viel Zeit aufgewendet werden muss. Das Augenmerk sollte dabei auf der Vielfalt liegen: Statt 300 g Brokkoli machen sich kleinere Portionen verschiedener Gemüse nicht nur besser auf dem Teller, sondern sorgen auch für eine vielfältigere Nährstoffzufuhr. Je bunter, desto besser!

Wie bereits angesprochen, ist gegen den beschränkten Einsatz von Proteinpulver nichts einzuwenden. Der Eiweißshake nach dem Training kann damit bestritten werden und wenn es einmal schnell gehen muss, ist ein Shake auch in Ordnung. Doch im Sinne einer vollwertigen Ernährung darf man nicht vergessen, dass es sich dabei um ein verarbeitetes Nahrungsmittel handelt. Fleisch, Fisch und Eier liefern neben Protein eine Vielzahl weiterer Nährstoffe wie Vitamine, Mineralien und wertvolle Fette – ein Pulver dagegen nur Eiweiß, vielleicht mit einigen zugesetzten Vitaminen. Auch die starke Insulinwirkung von Milchprodukten darf nicht vergessen werden; um es mit Paracelsus zu sagen – die Menge macht hier das Gift.

Bei einer getreidefreien Ernährung kommt es auch zu einer deutlich besseren Mineralstoffversorgung. Denn allein beim echten Sauerteigbrot ist die Phytinsäure deaktiviert; alle anderen Getreiderzeugnisse – Vollkorn- oder Weißbrot, Brötchen, Kuchen, Plätzchen sowie Schnellbackwaren aus „Teiglingen", aber auch Nudeln und Pizzateig, selbst die bei Sportlern so beliebten Haferflocken – bilden durch Phytinsäure mit wichtigen Mineralien unlösliche Metallsalze. Dem Körper werden so Calcium, Eisen, Magnesium und Zink entzogen. Der Empfehlung, Getreideerzeugnisse weitestgehend zu meiden, liegt also nicht nur ihr hoher Kohlenhydratgehalt zugrunde, sondern auch diese Nebenwirkung, die sich leistungsmindernd und immunschwächend auswirkt.

9.7.1 Die Verteilung der Makronährstoffe

Ein Gramm Kohlenhydrate liefert 4 kcal., ein Gramm Protein ebenfalls 4 kcal.; ein Gramm Fett weist dagegen 9 kcal. auf – so definiert es das deutsche Standardwerk der Ernährungsforschung, die große Nährwerttabelle von Souci, Fachmann und Kraut.

Bei der klassischen Paleo-Diät, wie sie der US-Wissenschaftler Loren Cordain beschrieben hat, verteilen sich die Makronährstoffe zu 19-35 % auf Protein, 28-47 % auf Fett und 22-40 % auf Kohlenhydrate, die vor allem aus Früchten und Gemüse kommen sollen. Diesen Aspekt der Paleo-Ernährung wollen wir beibehalten. Doch für den optimalen Fettabbau über sehr niedrige Insulinspiegel ist den allermeisten Menschen eine Low-Carb-Ernährung mit stärkerer Kohlenhydratbeschränkung anzuraten. 50-100 g Kohlenhydrate pro Tag – das wären 200 bis 400 kcal. – sollten für ein effektives Intermittent Fasting nicht überschritten werden. Das erlaubt pro Tag ein oder zwei kohlenhydratarme Früchte wie z.B. einen Apfel und einen kleinen Pfirsich oder eine Kiwi, sowie ein oder zwei 100 g-Portionen Himbeeren, Brombeeren, Johannisbeeren oder Preiselbeeren. Achten Sie aber auf ungesüßte Beerenfrüchte und Steinobst; manchen Produkten ist Zucker beigefügt!

Der Kohlenhydratgehalt der meisten Gemüse fällt dagegen so gering aus, dass er nicht gezählt werden muss. Ersparen Sie sich also, die Tomatenscheibe vom Hamburger zu pflücken, um Kohlenhydrate einzusparen – das ist wirklich unnötig! Eine 200 g-Portion Grünkohl, Blumenkohl oder Brokkoli enthält nur 3-4 g Kohlenhydrate, 200 g Feld- oder Eisbergsalat liefern auch nur zwischen 1,5 und 3 g Kohlenhydrate. 200 g Gurke liegen bei etwa 4 g, 200 g gekochter Kohlrabi haben 5 g Kohlenhydrate. 200 g Spinat liegen mit nur 1 g Kohlenhydrate noch einmal deutlich darunter. 200 g Karotten als Rohkost enthalten dagegen 10 g Kohlenhydrate, den Möhrenverzehr kann man also schon eher im Auge behalten. Hülsenfrüchte wie Bohnen, Erbsen und Linsen sollten dagegen weitgehend gemieden werden, sie liefern pro 200 g-Portion schon 25 g und mehr Kohlenhydrate.

Nüsse und Samen aller Art sind in Maßen zu empfehlen, sie enthalten als Pflanzensamen viele Mineralien und Fettsäuren. Der Kohlenhydratgehalt von 100 g Mandeln oder Macadamias fällt mit 5-6 g gering aus, doch Walnüsse und Sonnenblumenkerne weisen pro 100 g schon 12 g davon auf. Cashews mit 30 g Kohlenhydrate pro 100 g und Chiasamen mit mehr als 50 g pro 100 g fallen aber aus dem Raster und kommen eher für den Refeed in Frage.

Die Verteilung der restlichen Kalorien auf Protein und Fett ergibt sich aus der Forderung, mindestens 2 g Protein pro Kilogramm Körpergewicht (kg KG) zuzuführen. Ein 75 kg schwerer Kraftsportler mit einem Tagesbedarf von 2.650 kcal. würde also als Untergrenze 150 g Protein pro Tag verzehren, das ergibt 600 kcal. in Form von Eiweiß; bei 3 g Protein pro kg KG wären es 225 g bzw. 900 kcal. Eiweiß. Wenn der erlaubte Kohlenhydratanteil (200 bis 400 kcal.) dazu addiert wird, bleiben zwischen 1.300 und 1.850 kcal. in Form von Fett übrig, die pro Tag verzehrt werden; also 144-205 g Fett. Einen Teil davon liefern die proteinreichen Nahrungsmittel wie Fleisch, Eier und Fisch; der Rest kommt aus den Speisefetten wie Butter, Olivenöl oder Kokosfett, die beim Braten und Kochen zugesetzt sowie über Salatdressings zugeführt werden. Doch keine Angst; auch Nüsse und Avocados tragen zur Versorgung mit Fetten bei; sie müssen also nicht jedes Gericht in Öl schwimmen lassen.

9.7.2 Die Fettmenge pro Tag ist schnell erreicht

Diese Nährstoffverteilung ist als Anhalt zu betrachten, sie soll Ihnen die Mahlzeitenplanung zu Beginn des Intervallfastens erleichtern. Schon nach kurzer Zeit werden Sie gut damit zurechtkommen und die Protein- und Fettmengen zuverlässig schätzen können; dann wird die Zusammenstellung der Mahlzeiten zum Kinderspiel. Ein gutes Salatdressing wäre z.B. 1 Esslöffel Essig oder Zitronensaft und 4 Esslöffel Olivenöl, das ergibt bereits 40 g (360 kcal.) Fett im Salat. Vier Eier der Größe „L", ohne Schale etwa 240g schwer, liefern nicht nur 30 g Protein mit wertvollen, schwefelhaltigen Aminosäuren, sondern auch 27 g (243 kcal.) Fett. Und 200 g Lammfleisch liefern nicht nur 36 g Protein, sondern enthalten auch zwischen 26 g (234 kcal.; Filet) und 36 g (324 kcal.; Keule) Fett – ohne das Öl, was zum Braten zugefügt wird. Mit einer zusätzlichen Avocado, ohne Schale und Kern etwa 160 g schwer, kommen weitere 36 g (324 kcal.) Fett dazu. Wenn jetzt noch eine Handvoll Nüsse verzehrt wird, ist bei unserem 75 kg-Athleten die untere Fettmenge von 150 g pro Tag bereits erreicht – ohne dass dafür Öl oder Kokosfett löffelweise verzehrt werden muss.

9.7.3 Kalorien beim Refeed

Beim Refeed begehen viele Athleten den Fehler, zu viele Kohlenhydrate zu verzehren. Damit werfen sie sich beim Fettabbau unnötig weit zurück. Die Empfehlung muss auch hier lauten, es nicht zu übertreiben. Statt also jetzt die doppelte Kalorienmenge zu verschlingen, die sich vor allem aus Süßigkeiten, Eis und Riesenpizzen zusammensetzt, wäre anzuraten, für das Ziel des schnellen Fettabbaus die Kalorienzahl auch beim Refeed nicht oder nicht wesentlich zu erhöhen. Das bekommt man gut hin, wenn bei Einschränkung der Fettmenge eine Erhöhung der Kohlenhydratmenge auf 250-350 g erfolgt; 250 g für muskulöse Frauen und etwas mehr für Männer, die 350 g empfehlen sich eher für einen Leistungsbodybuilder. Das entspricht ungefähr der Menge, die es braucht, um die Glycogenspeicher in Leber und Muskeln wieder aufzufüllen. Alles, was darüber hinaus geht, wandert in die Fettdepots und muss in der folgenden Fastenperiode wieder abgebaut werden!

Wer sich den Bauch bei einem Festmahl so richtig vollgeschlagen hat und obendrein auf eine gute Portion Süßigkeiten nicht verzichten konnte, der sollte seinen Refeed damit als beendet ansehen. Wer die Sache mit mehr Disziplin angeht, kann sich mehrere Mahlzeiten mit Kohlenhydraten erlauben. Dann ist auch ein Eis am Nachmittag und ein gutes Abendessen möglich, mit einer überschaubaren, kohlenhydratreichen Sättigungsbeilage.

Sie werden mit zunehmender Dauer der Low-Carb-Ernährung beim Intermittierenden Fasten ohnehin feststellen, dass eine große Ladung Kohlenhydrate vor allem matt und schläfrig macht: Man hat zwar dem inneren Schweinehund nachgegeben und den Hunger auf Süßes befriedigt, aber gut fühlt man sich danach nicht! Wie eigentlich jeder, der sich schon länger Low-Carb ernährt, werden Sie immer leichter auf große Kohlenhydratmengen verzichten können – auch Sie haben dann die Prägung auf Zucker verloren. Das erleichtert den gewünschten Fettabbau und die Erhaltung eines niedrigen Körperfettanteils ungemein! Denn wir wissen ja bereits, dass das vor allem mit einem niedrigen Insulinspiegel zusammenhängt.

Ich wünsche Ihnen viel Erfolg mit dem Intermittierenden Fasten!

* * *

QUELLENVERZEICHNIS

Bethge P, Höflinger L, Koch J: Die Biologie des Hungerns. Der Spiegel, 28.03.2011

Cordain L: Excess Salt Leads to Autoimmune Disease. 27. Februar 2014. http://thepaleodiet.com/paleo-diet-podcast-excess-salt-leads-autoimmune-disease/

Cordain L: Easy With That Salt Shaker: The Effect of Dietary Salt On Sleep. 29. Juni 2015. http://thepaleodiet.com/easy-with-that-salt-shaker-the-effect-of-dietary-salt-on-sleep/

Cordain L: Dairy: Milking It for All It's Worth. 30. Juli 2014 http://thepaleodiet.com/dairy-milking-worth/

Cordain L: Hormones in Milk. 31. Juli 2014 http://thepaleodiet.com/hormones-milk/

Cordain L: Questions about Milk. 29. März 2012 http://thepaleodiet.com/qa-with-dr-cordain-milk/

Cordain L: The Paleo Diet. John Wiley and Sons, New York 2002

Fung J, Moore J: The Complete Guide to Fasting. Victory Belt Publishing, Las Vegas 2016.

Hartman ML, Veldhuis JD, Johnson ML, Lee MM, Alberti KG, Samojlik E, Thorner MO: Augmented growth hormone (GH) secretory burst frequency and amplitude mediate enhanced GH secretion during a two-day fast in normal men. J Clin Endocrinol Metab. 1992 Apr;74(4):757-65

Ho KY, Veldhuis JD, Johnson ML, Furlanetto R, Evans WS, Alberti KG, Thorner MO: Fasting enhances growth hormone secretion and amplifies the complex rhythms of growth hormone secretion in man. J Clin Invest. 1988 Apr;81(4):968-75

Klibanski A, Beitins IZ, Badger T, Little R, McArthur JW: Reproductive function during fasting in men. Journal of Clinical Endocrinology and Metabolism. 1981; 53(2):258-63

Lindeberg S: Food and Western Disease. Wiley-Blackwell, Chichester UK, 2010.

Lindeberg S, Eliasson M, Lindahl B, Ahrén B: Low serum insulin in traditional Pacific Islanders – the Kitava Study. Metabolism. 1999 Oct;48(10):1216-9.

Markus CR, Rogers PJ, Brouns F, Schepers R: Eating dependence and weight gain; no human evidence for a ‚sugar-addiction' model of overweight. Appetite. 2017 Mar 19;114:64-72.

Moro T, et al: Effects of eight weeks of time-restricted feeding (16/8) on basal metabolism, maximal strength, body composition, inflammation, and cardiovascular risk factors in resistance-trained males. J Transl Med. 2016; 14:290

Munsters MJM, Saris WHM: Effects of Meal Frequency on Metabolic Profiles and Substrate Partitioning in Lean Healthy Males. PLoS One. 2012; 7(6): e38632.

Ng M, Fleming T, et al: Global, regional, and national prevalence of overweight and obesity in children and adults during 1980-2013: a systematic analysis for the Global Burden of Disease Study 2013. The Lancet, Volume 384, No. 9945, p766-781, 30 August 2014.

Nuttall FQ, Almokayyad RM, Gannon MC: Comparison of a carbohydrate-free diet vs. fasting on plasma glucose, insulin and glucagon in type 2 diabetes. Metabolism. 2015 Feb;64(2):253-62

Nørrelund H, Nair KS, Jørgensen JO, Christiansen JS, Møller N: The protein-retaining effects of growth hormone during fasting involve inhibition of muscle-protein breakdown. Diabetes. 2001 Jan;50(1):96-104

OV (rme): Milch könnte Fraktur- und Sterberisiko im Alter erhöhen. Ärzteblatt.de, Mittwoch, 29. Oktober 2014

OV (rme): Intermittierendes Fasten hält jung und gesund, Freitag, 19. Juni 2015. https://www.aerzteblatt.de/nachrichten/63206/Intermittierendes-Fasten-haelt-jung-und-gesund

OV: Physiological Insulin Resistanc: Low Carbohydrate Diet Induced Insulin Resistance. Free the Animal: The Blog of Richard Nikoley. 1. Oktober 2014. https://freetheanimal.com/2014/10/physiological-resistance-carbohydrate.html

OV: To Reiterate, Just In Case You Missed It: No Elevated Ketone Levels in the Inuit. March 31, 2014. Free the Animal: The Blog of Richard Nikoley. https://freetheanimal.com/2014/03/reiterate-elevated-ketone.html#comment-631705

Röjdmark S, Asplund A, Rössner S: Pituitary-testicular axis in obese men during short-term fasting. Acta Endocrinol (Copenh). 1989 Nov;121(5):727-32

Schoenfeld BJ, Aragon AA, Krieger JW: Effects of meal frequency on weight loss and body composition: a meta-analysis. Nutr Rev. 2015 Feb;73(2):69-82.

Tinsley GM, et al: Time-restricted feeding in young men performing resistance training: A randomized controlled trial. Eur J Sport Sci. 2017 Mar;17(2):200-207

Tolstoi, E: The effect of an exclusive meat diet lasting one year on the carbohydrate tolerance of two normal men. J. Biol. Chem. 1929, 83:747-752

Vanderschelden, M: The Scientific Approach to Intermittent Fasting. drmichaelvan.com 2016

Varady KA: Intermittent versus daily calorie restriction: which diet regimen is more effective for weight loss? Obes Rev. 2011 Jul;12(7):e593-601

Westwater ML, Fletcher PC, Ziauddeen H: Sugar addiction: the state of the science. Eur J Nutr. 2016 Nov;55(Suppl 2):55-69

Zauner C, Schneeweiss B, Kranz A, Madl C, Ratheiser K, Kramer L, Roth E, Schneider B, Lenz K: Resting energy expenditure in short-term starvation is increased as a result of an increase in serum norepinephrine. Am J Clin Nutr. 2000 Jun;71(6):1511-5

*

Der veruntreute Jesus

Bibliografische Information:
Die Deutsche Bibliothek verzeichnet diese Publikation in der Deutschen Nationalbibliografie; detaillierte bibliografische Daten sind im Internet über http://dnb.ddb.de abrufbar.

Neuauflage 2025
Originalausgabe 2009
Edition »fabrica libri«

Layout und Umschlaggestaltung:
Sigrid Pomaska
unter Verwendung eines Reliefs
(Magdalenen-Kirche in Foix, Frankreich)

Herstellung:
Druck und Verlag Pomaska-Brand GmbH

www.fabrica-libri.de

ISBN 978-3-935937-62-7

Christa Mulack

Der veruntreute Jesus

Die Botschaft Jesu vom „Reich der Königin“

fabrica libri

Inhalt

Einführung

Vor zweitausend Jahren – so haben wir es gelernt – zogen die „Apostel des Herrn“ aus, um der Welt die „Frohe Botschaft“ der Liebe und des Friedens zu verkünden. Jedoch schon bald wurde ihnen der Botschafter, den sie als Sohn Gottes verehrten, wichtiger als die Botschaft selbst, wie er sie gelehrt und ihnen vor*gelebt* hatte.

Ihm aber war es wichtig gewesen, seinen Jüngern zu zeigen, was das Gebot der Nächstenliebe bis hin zur Feindesliebe bedeutete: den Verzicht auf jedweden Machtanspruch! Unter ihnen sollte es anders zugehen. Sie sollten weder nach Herrschaft verlangen, noch andere mit Hoheitstiteln ausstatten. Seinem Vorbild gemäß sollten auch sie sich vielmehr als Dienende begreifen.

Seitdem haben Botschaft und Vorbild Jesu, wie sie seine Anhänger verbreiteten, das christliche Abendland sowie große Teile der Welt geprägt. Dennoch geht es auf ihr heute liebloser und friedloser, aggressiver und brutaler zu als je zuvor. Wie kann das sein?

Ich will gar nicht verkennen, dass es zwar immer auch HeldInnen des Friedens gegeben hat, aber sie können wohl kaum als Besonderheit christlicher Kulturen reklamiert werden. Wie ich zeigen werde, hatte Jesus viel mehr die *alltägliche* Entfeindung der Menschen im Blick als spektakuläre Großtaten wie die eines Ghandi oder Nelson Mandela.

Aber hätte sich die christliche Welt – und unter ihrem Einfluss die Welt überhaupt – durch Jesu Vorbild und Liebesbotschaft nicht insgesamt zum Besseren wandeln müssen? Woran hat es gemangelt?

Wohl haben sich vielfach die Herrschafts*formen* verändert, das patriarchale Machtgebaren mit seinen Strukturen aber ist unverändert geblieben. Offen und verdeckt hat es sich immer weiter verbreitet und beherrscht inzwischen – global vernetzt – jeden Winkel des sogenannten christlichen Abendlandes. Und zwar am Sichtbarsten dort, wo der christliche Glaube am stärksten regiert: in den Kirchen – allen voran der katholischen.

Was stimmt also nicht mit dieser Verkündigung?

Auf diese Frage versucht das vorliegende Buch eine Antwort zu geben.

Im Untertitel ist sie bereits formuliert; denn was Jesus wirklich beabsichtigte, war nicht nur die Abschaffung männlicher Herrschaftsmacht, sondern auch die Etablierung völlig anderer Umgangs- und Verhaltensmuster unter den Menschen. Er selbst hat sie ihnen vorgelebt. Das belegen eine Reihe von Texten, die ich in diesem Buch zusammengetragen und ausgewertet habe.

Nun hat sich aber die Einsicht, dass Jesus mit den gängigen Herrschaftsformen nicht konform ging – auch nicht mit der des Mannes über die Frau –, bei vielen Gläubigen und christlich interessierten Menschen längst herumgesprochen. Das Gleiche gilt für seine Liebesethik. Sie wird flankiert von einer erstaunlichen Sensibilität für Frauen, die Jesus in den letzten Jahrzehnten sogar den Titel eines Feministen einbrachte.

Für all diese Inhalte bedürfte es daher keines weiteren Buches. Zuletzt wurden solche Einsichten von dem frauenbewussten CDU-Politiker Heiner Geissler klar und eindringlich formuliert in seinem Buch *„Was würde Jesus heute sagen?“* (2006) Darin kommt er immerhin zu folgendem Schluss:

> „Die Geschichte der Frau im Christentum ist ein Konglomerat aus philosophisch-theologischen Irrtümern, aus Aberwitz, Machtmissbrauch und Dummheit der Männer, Absurditäten und Perversitäten, Ausgrenzung und Stigmatisierung, aber auch aus Anbetung und Verdammung, Mythen und Zauberglauben, Verehrung, Idealisierung und Verteufelung. Es gehört zu den größten Blasphemien der Religionsgeschichte, dass die Religionen Gott zur Begründung dieser Diskriminierung missbrauchen. Jesus war … ein Freund und Anwalt der Frauen. Aber die Moraltheologen haben seine menschenfreundliche Lehre mit ihrer vom Sündenwahn beherrschten Theologie ins Groteske verfälscht.“ (s.o. 93)

Das sind klare und eindringliche Worte, die mir die Arbeit ein wenig erleichtern.

Mir geht es aber noch um ganz andere Aspekte, die nirgends genannt werden: Woher hatte Jesus seine Liebesethik, die er an Hand von zahlreichen gleichnishaften Erzählungen veranschaulicht?

Viele neutestamentliche Forscher versuchen uns davon zu überzeugen, dass Jesu Lehren nichts weiter seien, als ein Extrakt jüdischer Überlieferung. Auch sein Verhalten überschreite in keiner Weise das darin ethisch Gebotene und noch weniger habe er auch nur gegen eines der Ge- und Verbote der Tora, der fünf Bücher Mose, verstoßen.

Diese Darstellung erweckt allerdings Zweifel, wirft sie doch die Frage auf, weshalb das Jerusalemer Establishment Jesus dann nachstellte und ihn schließlich zum Tode verurteilte. Doch damit nicht genug. Es behinderte offenbar auch die weitere Ausbreitung seiner Lehren massiv, indem es die Verfolgung der ersten Christen auf jüdischem Boden fortsetzte, was der Apostel Paulus selbst bekundet.

Die Machthabenden müssen sich doch wohl sehr provoziert gefühlt haben durch das, was Jesus sagte und tat und woran seine NachfolgerInnen weiterhin erinnerten. Anders lassen sich solche Akte der Gewalt wohl kaum erklären.

Jesus muss demnach etwas gelehrt und getan haben, was den Rahmen jüdischer Lehren sprengte und für ihre Hüter nicht zu ertragen war. So bleibt die Frage: Welche Inhalte waren es, die solche Reaktionen hervorriefen? Und woher hatte Jesus diese Lehren? Ich gehe nicht davon aus, dass sie ihm bereits in die Krippe gelegt worden oder gar ein selbstverständlicher Bestandteil seiner religiösen Erziehung und Sozialisation waren. – Er muss sie sich anderweitig erworben haben.

Daher lautet meine *erste These*: Jesus war weder von Anfang an der große Frauenfreund, noch gehörte die unabdingbare Liebesethik zu seinem Anliegen. Im Mittelpunkt dieses Buches steht daher die Frage nach der Herkunft seiner Lehren, die bis heute viele Menschen faszinieren, auch wenn die Kirchen sie immer wieder ignoriert haben.

In der Auseinandersetzung mit den Evangelien gelange ich zu der Erkenntnis, dass diese Lehren nicht etwa „von Gott“ stammen, auch nicht aus den „Heiligen Schriften“ seines Volkes sondern –

von Frauen. Von ihnen hat Jesus in erster Linie gelernt. Und so zeigt sich, wie sich der Sinn der Botschaft Jesu verändert, wenn der bedeutungsvolle Anteil der Frauen an ihnen berücksichtigt wird.

Diesen Ansatz vertrat ich bereits vor zwanzig Jahren in meinem Buch *Jesus, der Gesalbte der Frauen.* Als ich mich dann jedoch für eine Neuauflage an die Überarbeitung machte, führte mich die erneute Beschäftigung mit dem Thema zu neuen, weiterreichenden Entdeckungen und Erkenntnissen. Daher entschied ich mich für ein zweites Jesus-Buch, in dem ich die Konsequenzen und Dimensionen meiner Entdeckung aufzeigen konnte. Noch einmal machte ich mich also auf den Weg zu jenem Ursprung der Liebesethik der Evangelien, der sich bislang noch in dichten Nebel hüllte.

Im *ersten Kapitel* zeige ich auf, dass Jesus – wie wohl die meisten Männer seiner Zeit – zunächst ein typischer Macho war und sich erst durch vielfältige Begegnungen mit Frauen zu dem Menschen wandelte, als der er später verehrt wurde.

Solche Erkenntnisse eröffnen sich selbstverständlich nicht allein auf der Grundlage eines theologisch-dogmatischen Denkens, das aus Jesus längst eine statische Größe gemacht hat. Was nämlich aus psychologischer Sicht eine Selbstverständlichkeit ist – dass ein Mensch vom Format Jesu sich geistig-seelisch weiterentwickelt –, das ist für Theologen offenbar ein Unding, wenn nicht gar ein Sakrileg! Für sie scheint Jesus von Anfang an derjenige gewesen zu sein, als der er am Ende seines Lebens ans Kreuz ging.

Folglich geht es mir darum, eine bestimmte Dynamik in Jesu Leben erkennbar zu machen, die mit einer bewegenden Wandlung einhergeht. Sie erschließt sich allerdings nur jenen, die bereit sind, sich auch psychologisch in die agierenden Personen einzufühlen – insbesondere in das Leben jener Frauen, denen Jesus nach den textlichen Darstellungen der Evangelisten begegnete.

Mit einer solchen Methode aber sind wohl die meisten Theologen überfordert, zumal das Material gerade zu diesem Thema relativ spärlich ist. Das heißt aber nicht, dass es dieses Material nicht gibt. Es muss also dort, wo es uns begegnet, umso gründlicher untersucht werden. – Doch das genau wurde bislang versäumt.

Es waren ganz unterschiedliche Frauen – so eine weitere These –, die Jesus nicht nur zur Abkehr von seinem eigenen Machotum bewegten, sondern ihn auch zu einem Vertreter jener mütterlich-fürsorgenden Werte machten, die wir mit Fug und Recht als *„matriarchal"* bezeichnen können. Diesen Begriff wähle ich ganz bewusst, da er auf verlorene Dimensionen unseres Lebens, unserer weiblichen Kultur und Spiritualität verweist. Gleichzeitig erinnere ich damit an den Ursprung dieser Werte, der in einer matriarchalen Kultur auf der Grundlage weiblichen Zusammenhalts liegt.

Auf die vielen Fehlinterpretationen dieses Begriffs kann ich im Rahmen dieses Buches nicht eingehen, will aber mit wenigen Sätzen auf einige Unterschiede zwischen matriarchalem und patriarchalem Denken verweisen, die mir in diesem Zusammenhang wichtig erscheinen:

Während in patriarchalen Kulturen der Mann das Bild des Menschen ebenso bestimmt wie das Gottesbild, ist es in matriarchalen Kulturen die Mutter. Darin liegt ein riesengroßer Unterschied. Denn Mütter sind jene, die nicht nur die Kinder bekommen, ihnen von Anfang an nahe sind, sondern die sie auch versorgen und sich auch bemühen, die soziale Umwelt kindgerecht zu gestalten. Folglich basieren matriarchale Kulturen auf einem Netz äußerst sozialverträglicher Umgangsformen wie Anteilnahme, Zusammenarbeit, Teilen, Verständnis, Respekt, Austausch und gegenseitige Inspiration.

Im Gegensatz dazu ist das Leben in patriarchalen Kulturen von Anfang an ausgerichtet auf Kampf, Wettstreit, Ausgrenzung, Besitz, Erobern, Macht und Gehorsam, Gewalt und Kontrolle, gut und böse, Intoleranz, Missbrauch, Aggression und Ausbeutung. Die Folgen dieses Wertewandels können im biblischen Überlieferungsgut (z.B. Propheten) ebenso gut nachvollzogen werden wie in der Geschichtsschreibung, die streckenweise nichts anderes als eine Kriegsschreibung ist. Wo Männer an die Macht gelangen, missbrauchen sie diese durch Herrschaftsgebaren. Weibliche Werte werden weitgehend nicht als Werte anerkannt und müssen in den Hintergrund treten, während Frauen und Kinder an den Rand gedrängt werden. Selbstentfremdung und eine Schädigung des Sozialcharakters eines Volkes sind nur zwei der beträchtlichen Folgen. Der bei uns gepflegte Umgang mit Müttern und Kindern – einschließlich ihrer Vernachlässigung und Tötung – wäre in matriarchalen Kulturen ein Unding. Männer genießen dagegen auch in matriarchalen Kulturen Respekt und Anerkennung auf der Grundlage matriarchaler Werte, die für *beide* Geschlechter gelten, für die sie gleichermaßen von grundlegender Bedeutung sind.

Wenn Jesus die Menschen daher immer wieder zur „Umkehr" aufrief – der Kern seiner Botschaft –, so tat er dies als einer, der selber umgekehrt war, der jenem frauenfeindlichen Denken in seiner Kultur, das ihn zu frauenfeindlichem Handeln verleitete, den Rücken gekehrt hatte. Der an dieser Stelle im griechischen Text verwendete Begriff der *Metanoia* meint sowohl „Umkehr" als auch ein „Umdenken".

Jesu ganz persönliche Umkehr, die mit einer grundlegenden Wandlung einherging, bedeutet daher nicht nur das Verlassen männlich-patriarchaler Denkstrukturen seiner Zeit, sondern auch eine Abwendung vom patriarchalen System, das diese Strukturen geschaffen hatte und aufrecht erhielt. Dessen vehemente Ablehnung hat Jesus wiederholt in Wort und Tat bekundet, wie ich aufzeigen werde.

Damit kommen wir zum *zweiten Kapitel.* Mit der Hinwendung zu weiblichen Werten machte sich Jesus nicht nur zum Vertreter einer mütterlich-fürsorgenden Ethik. Er tauchte auch in einen Wertekanon ein, der zu seiner Zeit bereits untergegangen war, dem er sich aber nach seiner Wiederentdeckung zunehmend verpflichtet fühlte.

Durchdrungen von einer besonderen Wertschätzung jener ethischen Verhaltensmuster, die in der Welt des Patriarchats nur systematische Abwertung erfuhren, brachte sie ihn mehr und mehr in eine gefährliche Opposition zu jener Frauen verachtenden patriarchalen Welt und ihren Praktiken. Dabei ging es Jesus um nichts Geringeres als eine Umwertung dieser „Werte" nach dem Motto: *Die Letzten werden die Ersten sein,* oder: *Wer sich selbst erhöht, wird erniedrigt werden.* – Über die Maßen erhöht aber hatte sich in seiner Zeit alles Männliche, so dass dem Weiblichen nur die Erniedrigung verblieb.

Da die von ihm vertretenen matriarchalen Werte und Vorstellungen einer weitgehend untergegangen Kulturepoche entstammen, der Herrschaftssysteme fremd waren, musste Jesus mit seinem Eintreten für sie zwangsläufig zu einem Gegner patriarchaler Herrschaft werden.

Das *dritte Kapitel* beleuchtet den deutlich unterscheidbaren Umgang Jesu mit Frauen und Männern als Folge ihres Verhaltens.

Solche Differenzierungen zugunsten des Weiblichen sind in der „wissenschaftlichen" Betrachtungsweise von Theologen allerdings nicht vorgesehen. Folglich können sie daher von ihnen als solche auch nicht wahrgenommen werden. Auffallend ist jedoch, wie häufig in den Evangelien Männer von Jesus – mitunter sogar recht harsch – kritisiert und zurechtgewiesen werden, – egal, ob es sich dabei um Priester, Schriftgelehrte, Pharisäer oder gar um seine Jünger handelt. Petrus betitelt er an einer Stelle sogar als „Satan".

Eine dermaßen kritische Haltung seinen Geschlechtsgenossen gegenüber lässt sich allerdings an keiner Stelle der Evangelien in Jesu Umgang mit Frauen nachweisen. Ganz im Gegenteil! Sie werden von ihm nicht nur in ihrem Sosein bestätigt und bei Fehlverhalten in Schutz genommen, sondern in ihrem Handeln den Männern sogar als Vorbild vor Augen geführt.

Das zeigen insbesondere die Salbungsgeschichten, die im Mittelpunkt dieses Kapitels stehen und zu der Frage führen, ob Jesus wirklich der Messias war, den sein Volk erwartete und als den ihn die Christenheit verehrt.

Im *vierten Kapitel* widme ich mich dem Gottesbild Jesu, das ursprünglich patriarchal, ausgrenzend und auf das Judentum fixiert gewesen sein muss. Im Verlaufe seiner Erfahrungen im Umgang mit Frauen erfuhr es jedoch eine Wandlung und wurde immer weiblicher. Schließlich begriff er sich als Gesandter der *Sophia* – der göttlichen Weisheit – einer weiblichen Gestalt, die auch im biblischen Schrifttum ihren Niederschlag gefunden hat.

Diese frühe Überlieferungstradition wird allerdings durch spätere Textschichten überlagert, ist aber dennoch erkennbar.

Neben die Weisheit tritt der *Heilige Geist.* Er verdankt seine Vermännlichung der lateinischen und deutschen Sprache. Ursprünglich handelte es sich um eine *Heilige Geistin*, hebräisch *die ruah*, die in vielen Texten mit der *Weisheit-Sophia* identifiziert wird.

Wie Jesus in den Evangelien erklärt, ist ihre Lästerung – im Gegensatz zur Gotteslästerung – nicht vergebbar. Eine erstaunliche, aber durchaus plausible Aussage, wie ich in diesem Kapitel zeige.

An vielen Stellen der Evangelien wird – wenn wir sie recht verstehen – deutlich, dass weibliche Transzendenz für Jesus eine Selbstverständlichkeit war. Immerhin ist man sich selbst in der traditionellen Theologie darüber einig, dass nicht etwa das männliche Bild eines göttlichen Vaters die Grundlage seiner theologischen Aussagen bildet, sondern seine Gleichnisse vom sogenannten „Reich Gottes", das in deutschen Bibeln auch als „Himmelreich" oder „Königreich" bezeichnet wird. Alle diese Begriffe gehen jedoch völlig vorbei an der Bedeutung des aramäisch-hebräischen Femininums *malchut*, das Jesus hier für seine diesbezügliche Lehre verwendet. Es leitet sich ab von *malacha*, der Königin. Genau übersetzt handelt es sich bei dem sogenannten „Reich Gottes" in Wirklichkeit um das *Reich der Königin – ein Reich weiblicher Werte.*

Diese Wirklichkeit aber wird von Theologen unterschlagen, obwohl sie auch im griechischen „Urtext" an dieser Stelle auf ein Femininum stoßen: die *basileia tou theou.*

Doch wollen sie bis heute nicht wahrhaben, dass es hier nicht nur um Grammatik geht, sondern um zutiefst religiöse Kernaussagen. Lieber sorgten sie selbst für jene Verständnislücken, die ihnen die Aufrechterhaltung des patriarchalen Glaubenssystems ermöglichten.

Wenn Jesus die Menschen auffordert: „Kehrt um, denn das Himmelreich *(die Malchut)* ist nahe herbeigekommen", so wird endgültig klar, welche Brisanz in diesem Begriff steckt. Es ist daher nicht verwunderlich, dass die Kirche zu keiner Zeit ein Interesse daran hatte, die Menschen über die ursprüngliche Weiblichkeit der Begriffe „Heiliger Geist“ und „Reich Gottes“ oder die Bedeutung der *Sophia* aufzuklären.

Noch heute widerspräche es dem Zeitgeist völlig, würden die Menschen (egal von wem) zu einer Umkehr in ein Reich weiblicher Werte aufgerufen, – obwohl der Slogan aus den 70er und 80er Jahren *„Die Zukunft ist weiblich oder gar nicht“* noch manchen in den Ohren klingen mag und genau das ausdrückt, was Jesus meinte: die Unerlässlichkeit einer Umkehr zu jenen matriarchalen Werten und Strukturen, die vor Jahrtausenden weltweit für Gerechtigkeit und „Frieden auf Erden“ sorgten.

Zwar verkündet die Kirche diese „christlichen“ Grundwerte nach wie vor in ihrer Weihnachtsbotschaft, doch war ihr nie ernsthaft daran gelegen, für ihre Verwirklichung zu sorgen. Denn dazu hätte es ja genau jener Umkehr bedurft, zu der Jesus einst aufforderte, der sich die Kirche aber bis jetzt nachhaltig verweigert hat.

Hier nun wird deutlich, dass es theologisch ebenso wie soziologisch und psychologisch ein enormer Unterschied ist, ob wir in den Evangelien etwas über das „Himmelreich“, über das „Reich Gottes“ und die „Königsherrschaft Gottes“ lesen, oder aber über die feminine *Malchut,* zu der wir nach Jesu Meinung umkehren sollten. Diese Botschaft war also weder aufs Jenseits ausgerichtet noch unpolitisch, wie die deutschen Begriffe suggerieren und folglich auch immer wieder als Vorwurf benutzt werden. Dabei war Jesu Botschaft nicht nur in der damaligen Zeit von höchster politischer Brisanz.

Auf der Grundlage solcher Erkenntnis entsteht ganz zwangsläufig ein völlig neuer Ansatz mit einer Analysekategorie „weibliche bzw. matriarchale Werte“ – eine Kategorie, die Theologen bislang völlig entgangen ist. Ohne sie aber können die matriarchalen Grundlagen der Botschaft Jesu nicht durchschaut werden. Die hier zutage tretende – und für den Monotheismus so typische – Blindheit ist der eigentliche Skandal der Theologie, den dieses Buch aufdeckt.

Das *fünfte Kapitel* befasst sich mit den Frauen als den sogenannten „Erstzeuginnen der Auferstehung“. Es ist der Botschaft der Evangelisten zufolge ein unleugbares Faktum, das sie zu den eigentlichen Erzeugerinnen und Begründerinnen des christlichen Glaubens macht, was selbst konservative Theologen nicht in Frage stellen. Leider wurde der *Glaube an die Faktizität* seiner Auferstehung bereits für die Gründer der frühen Kirche wichtiger als alles, was der irdische Jesus erkannt, gelehrt und gewollt hat.

Auf welche Weise dieser Erkenntnis ein Riegel vorgeschoben wurde, darüber klärt das *sechste Kapitel* auf. An Hand von drei Themenbereichen vergleicht es die Lehren Jesu mit denen des Apostels Paulus und kommt zu erschreckenden Erkenntnissen.

Dabei zeigt sich nämlich, wie früh die „Veruntreuung Jesu" einsetzte. Dass sie aber eigentlich bereits mit den Jüngern Jesu begann, wird im Verlaufe des Buches mehrfach deutlich. Ihnen ist die Position als Apostel – Lehrer und Missionare des christlichen Glaubens – nachweislich zu Kopfe gestiegen, wie es ihnen Jesus vorausgesagt hatte.

Die Lehren des Paulus sind folglich dem christlichen Glauben gar nicht gut bekommen, haben sie doch die Botschaft Jesu geradezu zerstört. Wie sich zeigt, hielt Paulus wohl seinem Pharisäertum die Treue, nicht aber Jesus Christus – obwohl er genau dies behauptet. Stattdessen sorgte er für einen Rückfall in jene archaisch-patriarchalen Lehren, die Jesus mit seinem Leben zu überwinden suchte, als er die Frohe Botschaft von der beginnenden *Malchut* verkündete.

Im *letzten, dem siebten Kapitel,* geht es um eine Aktualisierung jener beiden theologischen Strömungen, die im sechsten Kapitel herausgearbeitet wurden. Es fragt nach den Auswirkungen der jesuanischen und paulinischen Botschaft. Wo lassen sich in der gesellschaftlichen Gegenwart Ausläufer, Fortführungen, Anknüpfungen oder gar Neuschöpfungen entdecken?

Dabei beziehe ich mich zunächst auf den wohl bedeutendsten deutschen Soziologen Max Weber. Er hatte vor gut einhundert Jahren nach dem Ursprung kapitalistischer Grundwerte und des dazugehörigen Berufsethos gefragt. War ihm doch aufgefallen, dass Kapitalbesitzer sowie höhere Angestellte – und mit ihnen der sogenannte „Geist des Kapitalismus" – überwiegend protestantisch waren.

Heutzutage fällt auf, dass *die* Armut weiblich ist und *der* Reichtum ein männliches Geschlecht hat.

Zweitausend Jahre wurden vergeudet, weil die Männer der ersten Stunde, die sich Apostel nannten, nicht ablassen wollten von jenen patriarchalen Strukturen, für deren Überwindung Jesus sein Leben gelassen hatte. Dazu war er bereit, nachdem er sich auf die Bedürfnisse von Frauen eingelassen und erkannt hatte, wie Frauen und Menschen verachtend, wie todbringend das patriarchale System ist.

Seit gut drei Jahrzehnten regt sich erneut der Wunsch nach Umkehr und Umdenken zugunsten einer matriarchal ausgerichteten Wertordnung. Als Veranschaulichung dieses Wunsches wurde der Welt mit der Vergabe des Friedensnobelpreises im Jahr 2006 das Wirken eines Mannes namens Muhammad Yunus vor Augen geführt – ein Moslem aus Bangladesh. Doch genau das scheint der Welt inzwischen schon wieder entgangen zu sein.

Wie ich in diesem letzten Kapitel aufzeige, hat sich Yunus von den Leiden der Frauen seiner Heimat anrühren lassen und dabei ein Werk geschaffen, das dem Wirken Jesu durchaus vergleichbar ist. Yunus hat sich die Geschichte von Frauen angehört, hat ihre Benachteiligungen als Frauen und die Würdelosigkeit ihres Lebens erfasst und sich daran gemacht, ihnen zu helfen, – mit umwerfendem nachhaltigen Erfolg.

Als Gegenstück zur Finanzkrise, die sich auf der Grundlage falscher Wirtschaftskonzepte im Verbund mit männlicher Gier ereignete, stelle ich daher die Arbeit dieses Mannes vor, der den Friedensnobelpreis gemeinsam mit neun Frauen entgegennahm. Sie waren Repräsentantinnen all jener Frauen, denen dieser Preis nicht minder gebührte als ihm.

In seinem ganzen Verhalten und Vorgehen werden auffallende Parallelen zu Jesus erkennbar. Sie machen deutlich, dass nicht etwa das Glaubensbekenntnis entscheidend ist, sondern dass letztlich die Einstellung zu Frauen und der Umgang mit ihnen Weltbewegendes bewirkt. Denn genau hier ereignet sich die Überwindung des patriarchalen Paradigmas, von dem auch Yunus sich verabschiedet hat.

Den Abschluss dieses Kapitels und damit auch des Buches bilden Berichte über Initiativen von Frauen in unseren Breitengraden, in denen sie in wachsendem Maße sich selbst und andere Frauen als wertsetzende Instanzen entdecken und ihnen daher verstärkt Aufmerksamkeit und Wertschätzung entgegenbringen.

Längst sind daraus Ansätze eines neuen Denkens geworden, das sich an weiblichen Vorstellungen und Erkenntnissen ausrichtet, so dass patriarchale Glaubenssätze nichts mehr auszurichten vermögen. Stattdessen kehren Frauen zurück zu jenen frühen matriarchalen Quellen, aus denen auch Jesus schöpfte.

Im Rahmen dieses neuen Bewusstseins entsteht eine weibliche Bildungskultur, die Frauen die Möglichkeit bietet, ihr neues Bewusstsein auszuprobieren und sich in weiblich-wertschätzendes Denken, Werten und Handeln einzuüben.

Bei dem sich hier eröffnenden, zukunftsweisenden Perspektiven- und Paradigmenwechsel möchte das vorliegende Buch seine Leserinnen und Leser unterstützen.

1

Jesus als Schüler der Frauen

Die meisten Gläubigen sehen in Jesus eine durch und durch positive Gestalt. Dazu gehört für viele auch seine Schuld- und Sündlosigkeit, die anzuzweifeln bereits als blasphemisch betrachtet wird – und das nicht nur im radikalen Lager des christlichen Fundamentalismus. Was immer Jesus getan oder gesprochen hat, gilt als absolut richtig. Wer daran zweifelt, wird als „ungläubig" eingestuft. Dabei hat Jesus selbst darauf bestanden, des „Menschen Sohn" zu sein und nicht etwa der Sohn Gottes.

Daher ist es durchaus erlaubt – und angebracht – zu fragen:

War Jesus ein sündiger Mensch?

Dies ist im Grunde genommen eine unsinnige Frage, – und das in mehrfacher Hinsicht:

1. Es gibt keine sündlosen Menschen, und da auch Jesus ein Mensch war, gehört auch zu seinem Leben das Sündigwerden.

2. Jesus selbst hat nie den Anspruch der Sündlosigkeit erhoben. Im Gegenteil, er hat sich von Johannes dem Täufer im Jordan taufen lassen zur Vergebung seiner Sünden.

3. Gegen die Behauptung der Sündlosigkeit Jesu spricht auch der Umstand, dass er für sich das Prädikat „guter Meister" ablehnt – mit der Begründung, Gott allein sei gut.

4. Hinzu kommt, dass Jesus gerade jene Männer ablehnte, die glaubten, nicht zu sündigen, weil sie sich streng an das jüdische Gesetz hielten. Ihnen zog er stattdessen jene vor, die ihre Schuld einsahen und um Vergebung baten.

Da das Problem fehlender Schuldeinsicht und Umkehr offenbar nur unter Männern auftrat, strebte Jesus danach, seinem eigenen Geschlecht das volle Menschsein wieder nahe zu bringen. Auf der Grundlage eines patriarchalen Weltbildes und religiösen Glaubens war es ihm durch diverse patriarchale Gegebenheiten in weiten Teilen abhanden gekommen. Daher richteten sich seine Belehrungen auch in erster Linie an das männliche Geschlecht.

Wie ich zeigen werde, enthalten sie Anregungen und Wertmaßstäbe, die Jesus im Umgang mit Frauen gewonnen hat. Das bedeutet nichts Geringeres, als dass Frauen seine eigentlichen Lehrmeisterinnen waren. Es bedeutet aber auch, dass Jesus des Umgangs mit Frauen bedurfte, um jene Maßstäbe zu gewinnen, die heute noch als Gipfel des Humanen erscheinen.

Diese Werte mit den dazugehörigen Verhaltensweisen wurden ihm nach meinen Recherchen wahrlich nicht in die Krippe gelegt. Er musste sie sich mühsam erwerben.

Das aber heißt, es muss „eine Zeit davor" gegeben haben. Eine Zeit, in der auch er an Schwächen, Fehlern, Mängeln krankte und damit erkennen ließ, dass zu seinem Menschsein eben auch die sogenannte „Sünde" gehörte.

Die Frage wäre demnach also nicht, ob Jesus ein sündiger Mensch war, sondern inwieweit seine Schwächen und Fehler überhaupt aufgezeichnet wurden. Wer soll ein Interesse gehabt haben, sie zu überliefern?

Alle uns vorliegenden Texte entstanden Jahrzehnte nach Jesu Tod. Bei ihnen handelt es sich zudem um „bereinigte" Texte, die in zahlreichen Abschriften und Übersetzungen beträchtliche Veränderungen erfuhren, bei denen missionarische Absichten ebenso im Mittelpunkt standen wie Machtinteressen der Kirche. Niemand kann je ein Interesse gehabt haben, Jesu Schwächen oder gar Verfehlungen zu überliefern. Es dürfte daher schwer fallen sie nachzuweisen – und dies noch aus zwei weiteren Gründen:

1. Welchen Maßstab für Schuld wollen wir an Jesus anlegen? Der unsrige ist stark geschlechtsspezifisch ausgerichtet. Wir sind es gewohnt, Männern vieles nicht als Schuld oder Vergehen anzurechnen, was bei Frauen durchaus als solches betrachtet wird, z.B. Männer- oder Frauenfeindlichkeit. Gegenüber Frauen wird sehr rasch der schwer wiegende Vorwurf der Männerfeindlichkeit erhoben, sobald sie Männern gegenüber kritisch sind. Frauenfeindlichkeit von Männern gilt dagegen weitaus häufiger als eine Art Kavaliersdelikt – wenn sie überhaupt zur Kenntnis genommen wird.

Hinzu kommt, dass Männern von beiden Geschlechtern wesentlich mehr Verständnis entgegengebracht wird als Frauen. Vor Gericht äußert sich dies zum Beispiel in Form von „mildernden Umständen", die Frauen sehr viel seltener zugestanden werden. (Mehr darüber in meinem Buch *Der Mutterschaftsbetrug.)* Auch das Motto: „Im Zweifelsfalle für den Angeklagten" gilt fast ausschließlich für Männer.

2. Der zweite Grund liegt in der Frage, welches Schuldverständnis den Lebensumständen Jesu gerecht werden kann. Welchen der zur Zeit Jesu kursierenden Vorstellungen wollen wir uns anschließen? Genügt die Einhaltung der Zehn Gebote? Wir wissen, dass diese dem damaligen jüdischen Establishment bei weitem nicht ausreichten. So wurden Jesus damals durchaus Sünden vorgeworfen – und zwar jenseits der Zehn Gebote. Insbesondere die Pharisäer strebten danach, nicht gegen jene 613 Ge- und Verbote zu verstoßen, die sie der Tora, den fünf Büchern Mose, entnommen hatten. Mehrfach erhoben sie gegen Jesus den Vorwurf, er habe gegen Sabbat- und Reinheitsgebote verstoßen.

Die Anklageschrift zu seiner Kreuzigung enthielt außerdem die Sünde der Gotteslästerung und Volksaufwiegelung.

Um solche Vorwürfe soll es hier selbstverständlich nicht gehen, denn sie entstammen Ansichten, für die ich mich keineswegs stark machen möchte. Sie gehören in einen besonderen historischen Kontext mit bestimmten Forderungen und Gegnerschaften, dem wir uns heute nicht mehr anschließen können.

Nachdem sich also das Schuldverständnis zur Zeit Jesu als ungeeigneter Maßstab erwiesen hat, erscheint es mir am sinnvollsten, mich an jenes Schuldverständnis zu halten, das den Lehren Jesu zugrunde lag.

Daher werde ich Jesus an seinen eigenen Aussagen und Ansprüchen messen und sein Verhalten mit der Frage konfrontieren:

- Handelt er so, wie er es von anderen Menschen verlangt?
- Hält er seinem eigenen Werturteil die Treue?
- Stehen also Reden und Handeln bei ihm im Einklang?
- Ist er der Gerechte, der *seinen* Glauben lebt?

Dies ist wohl die einzig gerechte Messlatte, die auch jeder andere Mensch an sich anlegen sollte.

Diese Messlatte macht allerdings die uns vorliegenden Texte auch nicht gesprächiger, gehen diese doch von einer überhöhten und idealisierten Christus-Gestalt aus und werden uns wohl kaum über schuldhaftes Verhalten Jesu Auskunft geben. Allerdings geht es auch nicht darum, Jesus krampfhaft Schuld zuzuschieben, die sich nicht eindeutig als solche darstellt.

Wird der Ertrag meiner Bemühungen daher auch alles andere als üppig sein, so darf daraus nicht gefolgert werden, der Gedanke an Jesu schuldhaftes Verhalten sei überflüssig, wenn auch die Texte bislang nicht unter diesem Aspekt beleuchtet worden sind.

Stattdessen wurde in der Theologie ein immenser Aufwand betrieben, um den „historischen" Jesus aus den Texten herauszufiltern – mit dürftigem Erfolg und zahllosen Widersprüchen. Dieses Interesse berührt meinen Ansatz daher nur am Rande. Vielmehr geht es mir um Hinweise auf Texte, die eine Entwicklung Jesu deutlich erkennen lassen. Das ist zwar eigentlich das Natürlichste der Welt, wird aber dennoch nirgends bedacht.

Ich möchte daher zeigen, wie sehr sich Jesu Verhalten im Umgang mit Frauen im Laufe der Zeit veränderte und er sich unter ihrem Einfluss von einem misogynen zu einem äußerst humanen und frauenfreundlichen Mann entwickelte – es aber nicht von Anfang an war.

Mit dieser Behauptung wird mir die Opposition vieler LeserInnen zunächst einmal gewiss sein, gilt doch Jesus inzwischen längst als Frauenfreund, wenn nicht gar als „Feminist".

Somit ergibt sich eine zweite Frage, die in engem Zusammenhang mit der ersten Frage zu sehen ist:

War Jesus ein Frauenverächter?

Wenn es inzwischen zum allgemeinen Konsens gehört, Jesus als Freund der Frauen zu sehen, so spricht in der Tat einiges dafür: An vielen Stellen des Neuen Testaments lässt sich nachweisen, dass er ein Herz für Frauen hatte – und sogar für jene Frauen am Rande der Gesellschaft und jenseits jüdischer Moralvorstellungen. In dieser Hinsicht muss er in seiner Zeit sogar eine Ausnahmeerscheinung gewesen sein.

Hinzu kommt, dass Jesus Frauen – entgegen der Sitte seiner Religion – als gleichberechtigte Gesprächspartnerinnen behandelt hat. Das wird inzwischen auch in progressiven TheologInnenkreisen anerkannt. So kommentiert die US-Theologin Lee Anna Starr zum Beispiel den Umstand, dass der Auferstandene ausschließlich Frauen mit der Verkündigung der Osterbotschaft betraute, mit den Worten: „Kein höherer Auftrag, das Evangelium zu predigen, wurde jemals gegeben." Demnach wären Frauen oder Jüngerinnen möglicherweise mehr als gleichberechtigt gewesen …

In einem Internet-Aufsatz schreibt Mira Stare von Heilungs-, Aufwertungs- und Integrationsprozessen, die Frauen durch Jesus erfahren haben. Außerdem begegnen wir in der theologischen Literatur immer wieder Hinweisen auf den starken Glauben der Frauen, denen Jesus mehrfach erklärt: Dein Glaube hat dich gerettet, bzw. hat dir geholfen. Frauen als Glaubende durchziehen die Evangelien bis zu den letzten Seiten des Auferstehungsglaubens, der dort – anders als bei Paulus – eindeutig auf Frauen zurückgeht, von den Jüngern dagegen erst später be- und aufgegriffen wurde.

Das Fazit, das Mira Stare aufgrund ihrer Untersuchungen zieht, lautet daher: „Die Frauen, die ihm begegnen, erfahren tiefgreifende Veränderungen."

Solche und viele ähnliche Erkenntnisse sind heute keine Seltenheit. Ihnen soll hier auch gar nicht widersprochen werden. Doch fehlt dabei regelmäßig jene Perspektive, die mir besonders wichtig ist, vermag sie doch zu zeigen, worum es hier geht: Ich bin der festen Überzeugung, dass es zunächst einmal Jesus war, der in der Begegnung mit Frauen „tiefgreifende Veränderungen" durchmachte, die jedoch regelmäßig übersehen werden. Dabei handelt es sich um Wandlungen, die ihn überhaupt erst zu dem Menschen werden ließen, als der er später verkündigt wurde. [1]

Für einen jüdischen Mann wie Jesus war es damals sicherlich nicht leicht, die ganz normale kulturelle Frauenfeindlichkeit nicht nur als solche zu erkennen, sondern sie auch noch selbst zu überwinden. Frauen wissen heutzutage aus eigenen schmerzlichen Erfahrungen, wie lange es normalerweise dauert, die Strukturen der eigenen Gesellschaft und Religion einigermaßen zu durchschauen. Mindestens genauso lange aber dauert es dann noch einmal, sich dieses kulturellen Erbes wieder zu entledigen – wenn es überhaupt gelingt.

Bei Jesus kann es kaum anders gewesen sein. Als männliches Mitglied einer patriarchalen monotheistischen Kultur lernte er nicht nur einen männlichen Gott zu verehren, der sich von allen anderen Göttern seiner Zeit darin unterschied, dass er nicht eingebunden war in ein familiäres Gefüge, zu dem damals selbstverständlich auch Göttinnen gehörten. Im Judentum war neben der Dimension des Göttlichen auch der ganze Religionsbetrieb einseitig männlich besetzt.

Von klein auf wurde Jesus in vielerlei Hinsicht gelehrt, das weibliche Geschlecht als minderwertig zu betrachten. – Selbst im 21. Jahrhundert danken jüdische Männer ihrem Schöpfer noch immer mehrmals täglich dafür, dass er sie nicht als Frauen zur Welt kommen ließ.

In Israel hatten Frauen zur Zeit Jesu nicht nur bedeutend weniger Rechte als Männer, es kursier(t)en auch diffamierende Vorstellungen über sie in den „heiligen“ Schriften, deren Verfasser sich „im Auftrag Gottes“ äußerten.

Auch von ihnen muss Jesus in der einen oder anderen Weise beeinflusst worden sein. Wenn er also in neutestamentlichen Texten als Frauenfreund aus dem Rahmen fällt, so ist kaum anzunehmen, dass es Männer waren, die ihm halfen, sich von seinen frauenfeindlichen Vorstellungen und Haltungen zu befreien.

Das lässt sich in der Tat anhand von zwei Texten belegen. Schauen wir sie uns auf der Grundlage der zuvor gestellten Fragen der Reihe nach an:

1. Text:

Jesus und die kanaanäische Frau

Die Begebenheit, um die es hier zunächst geht, bildet bei Matthäus den mittleren Teil eines umfassenderen Textes, den wir uns erst nach und nach anschauen werden. Es ist zu vermuten, dass Matthäus die Reihenfolge des Handlungsablaufs sehr bewusst gewählt hat, um auf jenen Sinneswandel Jesu aufmerksam zu machen, um den es mir hier geht.

Diese Annahme findet von theologischer Seite keine Bestätigung. Das aber besagt nur, dass TheologInnen bislang noch keinen Blick für diese Perspektive hatten.

Vorerst soll uns die Vor- und Nachgeschichte unserer Handlung noch nicht interessieren. Und so widmen wir uns dem Hauptteil der Geschichte im 15. Kapitel, Vers 21-28, die im übrigen auch von Markus (Kapitel 7) erzählt wird.

> „Und Jesus ging von dort weg und zog sich in die Gegend von Tyrus und Sidon zurück. Und siehe, eine kanaanäische Frau kam aus jenem Gebiet zu ihm und schrie laut: ‚Erbarme dich meiner, Herr, du Sohn Davids! Meine Tochter wird von einem Dämon schwer geplagt.' Er aber antwortete ihr nicht ein Wort. Und seine Jünger traten hinzu und baten ihn: ‚Fertige sie ab, denn sie schreit uns nach!' Doch er antwortete ihnen und sprach: ‚Ich bin nur zu den verlornen Schafen des Hauses Israel gesandt.' Da kam sie, warf sich vor ihm nieder und sagte: ‚Herr, hilf mir!' Er aber antwortete und sprach: ‚Es ist nicht recht, den Kindern das Brot zu nehmen und es den Hunden hinzuwerfen.' Sie aber sagte: ‚Herr, auch die Hunde zehren ja [nur] von den Brosamen, die vom Tisch ihrer Herren fallen.' Da antwortete Jesus und sprach zu ihr: ‚O Frau, dein Glaube ist groß. Dir geschehe, wie du willst!' Und ihre Tochter war geheilt von jener Stunde an."

Diesen Text möchte ich im ersten Teil dieses Abschnitts schrittweise nachvollziehen und dabei auch Reaktionen einfügen, die ich von Frauen und Männern auf vielen Seminaren erhalten habe.

Jesus hat die Grenzen seines Landes im Norden überschritten und befindet sich im benachbarten Ausland, im heutigen Libanon. Dort folgt ihm eine kanaanäische Frau. Sie gehört also zu jener Menschengruppe, die einst auch in Israel beheimatet war, als es noch Kanaan hieß, bevor die Menschen von dort verdrängt (vertrieben oder auch ausgerottet) wurden.

Die Frau muss von Jesus gehört haben und verspricht sich von ihm Hilfe für ihre kranke Tochter. Sie nennt ihn „Sohn Davids". Welch eine Anrede! Ein gezieltes Kompliment, das seinen Status erhöhen soll? Es ist nicht anzunehmen, dass sie jenen Stammbaum kannte, der die Abstammung Jesu im Neuen Testament in der Tat über den ruhmreichen König David verlaufen lässt. Über jenen „Freund Gottes", der den Ruhm mit dem Schwert erkämpft und für eine seiner Ehefrauen zweihundert Vorhäute der feindlichen Philister beigebracht hatte (1. Samuel 18,27).

Mit ihrer Anrede geht es der Frau wohl darum, Jesus, den Wanderprediger und Heiler, zu erhöhen. Sie weiß, was Männer brauchen! Ob sie sich damit indirekt selbst erniedrigt, lassen wir an dieser Stelle einmal offen. Aber selbst wenn, dann war es ihr egal. Sie wusste schließlich, was sie wollte und war bereit, den Preis dafür zu zahlen. So tritt sie ihm als Bittende gegenüber, wird aber dann durch sein Schweigen zur Bettelnden degradiert. Noch weiß Jesus offenbar nichts von der Macht der Bitte, über die er später die Menschen belehren wird.

Doch die Frau bittet nicht für sich, sondern für ihre Tochter. Ein recht typisches Bild, das die Patriarchatsgeschichte durchzieht: Die leidende Mutter tritt für ihr Kind ein und leistet Fürbitte bei einem kraftvollen – häufig auch machtvollen – Mann. Sie selbst ist mit ihrem Latein am Ende. Welche Chance für den „Retter der Menschheit", sich des Schwachen zu erbarmen und die ihm verliehenen göttlichen Kräfte hier unter Beweis zu stellen. Das scheint all jenen, die diesen Text zum ersten Mal lesen, selbstverständlich zu sein. Sie sind fest davon überzeugt, dass er der Bitte dieser Mutter nachkommen wird.

„Er aber antwortete ihr nicht ein Wort."

Noch ist er eben nicht der Retter der Menschheit. Wohl der Sohn Davids. Doch derer gab es damals viele …

Zu dieser Reaktion Jesu schreiben einige SeminarteilnehmerInnen ihre Empfindungen auf:

> „… geht einfach weiter ohne zu helfen …“
> „… im ersten Moment grausam, er ignoriert sie; vielleicht denkt er, Dämonen seien Unsinn; trotzdem grausam, weil er ihr das wenigstens hätte sagen können.“
> „… dieses Verhalten ist für Jesus nach den sonstigen Erzählungen untypisch; schließlich sagt er doch, alle Menschen sind gleich, sollen in gleicher Weise Hilfe bekommen; warum antwortet er ihr noch nicht einmal?“
> „… die Frau scheint Jesus nichts anzugehen, er ist unfreundlich; er kümmert sich nicht um andere.“

Da die Frau von Jesus völlig ignoriert wird, muss sie lauter werden. Abwimmeln lassen will sie sich auf keinen Fall. So verfällt sie auf ein wehklagendes Geschrei, wie es im Orient heute noch üblich ist. Auch daran scheint sich Jesus nicht zu stören. Doch die Jünger haben damit Probleme. Diese Frau nervt einfach. Ihr Geplärre ist ja nicht auszuhalten. Nicht aus Menschenfreundlichkeit – und schon gar nicht aus Frauenfreundlichkeit – bitten sie Jesus schließlich:

> „Fertige sie ab, denn sie schreit uns nach.“

Der Satz zeigt ganz klar, dass ihre Bitte weder etwas mit Empathie zu tun hat, noch mit dem Wunsch, dass dieser Frau geholfen werde. Hier zeigt sich vielmehr eine recht typische Männerhaltung: Wie kann man sich der Frau, die etwas von einem will, so schnell wie möglich entledigen, wenn man kein anderweitiges Interesse an ihr hat? Die Jünger wollen sie einfach nur loswerden!

Wie aber steht es hier mit dem Gebot der Nächstenliebe, das Jesus so meisterlich mit dem Gleichnis vom Barmherzigen Samariter erklärt hat? Nun, das muss später gewesen sein; denn hier verhält er sich völlig konträr zu der Botschaft dieses Gleichnisses. Noch begreift er sich weder als „Arzt“ für Kranke, noch als Helfer und Tröster der Bedürftigen.

Auch kennt er noch nicht die Gottheit, die Verlorene und Erniedrigte sucht, statt sie auszugrenzen. Und so denkt er gar nicht daran, dieser in seinen Augen Deklassierten – Frau und Nicht-Jüdin – zu helfen. Hier seine recht aufschlussreiche Begründung:

> „Ich bin nur zu den verlorenen Schafen des Hauses Israel gesandt.“

Wir trauen unseren Ohren nicht. Was sagt er da? Der einzige Grund für seine zurückweisende Haltung ist nicht etwa seine Erschöpfung oder Ruhebedürftigkeit. Nein, er liegt in ihrer falschen Volkszugehörigkeit! Wäre sie eine Jüdin oder Israelitin – eine Frau „aus dem Hause Israel“ –, so hätte er ihr geholfen! Als Kanaanäerin aber hat sie einfach Pech gehabt; denn als Gojim, als Heidin, geht sie ihn nun mal nichts an. Er weiß genau, für wen er „gesandt“ ist und für wen nicht. Das sagt ihm sein religiöser Glaube ganz klar.

In unserer Zeit würde Jesus für diese Haltung zu Recht ein „Rassist“ genannt, – das großartige männliche Vorbild der letzten zweitausend Jahre würde nichts als Entsetzen hervorrufen …

- Weshalb finden wir solche Vorwürfe nicht auch in der theologischen Literatur?
- Warum wird die Borniertheit der Ausrede Jesu dort nicht in ihrer ganzen Herzenskälte wahrgenommen und kommentiert?
- Warum werden wir stattdessen durch Scheinerklärungen blind gemacht für die hier zu Tage tretende allzu menschliche/männliche Schwäche Jesu?

Würden wir gehalten sie anzuschauen, so könnte sie uns helfen, Jesus in seinem Mannsein mit den entsprechenden Schwächen zu erkennen.

Warum aber wird stattdessen weiterhin ein Idealisierungsprogramm aufrechterhalten, das männliche Schuld insgesamt tabuisiert, was sich besonders für Frauen als fatal erweist? (Ausführlich darüber in meinem Buch: „… und wieder fühle ich mich schuldig“)

Wer also ist dieser Mann wirklich, der solche Worte spricht? Auf keinen Fall der Jesus, der uns von Kindesbeinen an als leuchtendes Beispiel an Menschlichkeit, Hilfsbereitschaft und Frauenfreundlichkeit vor Augen geführt wurde. Hier begegnen wir einem Jesus, den man uns vorenthalten hat. Einem Mann, der in einer patriarchalen, nationalistisch denkenden und fühlenden Umwelt groß geworden ist und von Männern belehrt wurde, die einen sehr engen Menschlichkeitsbegriff und einen entsprechend ausgrenzenden religiösen Glauben hatten. Männer, die zum Beispiel Menschen aus der angrenzenden Nord-Provinz Samarien als „Hunde" titulierten, nur weil sie von den ihren abweichende religiöse Anschauungen hatten.

National- und Mannesstolz sind die beiden Eckpfeiler jener patriarchalen Gesellschaftsform, in der sich der Mann in erster Linie als Sohn seines Vaters versteht und auf das „Muttersöhnchen" herabschaut. In der aber auch jeder Mann verpflichtet wird, sein Leben dem Vaterland zu opfern, wenn es die Umstände, das heißt: die Väter (möglicherweise aber auch Gottvater selbst), von ihnen verlangten.

Hier berief man sich auf ein Weltbild, das männlichen und nationalen Egoismus fördert und rechtfertigt und das mit Sicherheit auch Jesus von seiner religiösen Umwelt vermittelt worden war.

In engem Zusammenhang mit diesem nationalen Erwählungsdenken steht ein recht singuläres Gottesbild, das auch noch in Jesus wirksam ist. Lassen doch seine Worte ihn als einen sendungsbewussten Mann erkennen, der weiß, dass nicht nur sein Volk, sondern auch er von diesem Gott erwählt und „gesandt" wurde – aber eben nur zu den Leuten *seines* Volkes. Sein Gott ist der Gott Israels. Eigentlich zu jener Zeit ein recht unbedeutender Nationalgott und als solcher eben auch nur für sein auserwähltes kleines Volk zuständig. Was geht ihn da diese plärrende Heidin an? – Muss sie als Nicht-Jüdin da nicht auf der Strecke bleiben?

Ist aber andererseits nicht gerade sie dazu prädestiniert, ihn – den Mann und Gott gesandten Juden – eines Besseren zu belehren? Sie, die „heidnische" Mutter mit anderen religiösen Vorstellungen als er, die sich immerhin durch ein beachtliches Maß an Beharrlichkeit auszeichnet und durch seine Ausländerfeindlichkeit nicht abschrecken lässt. Schließlich bittet sie ja nicht nur für sich.

Es geht ihr vielmehr um ihre kranke Tochter, für die sie sich als Mutter verantwortlich fühlt. Wer sonst sollte für sie zuständig sein?

„Da kam sie, warf sich vor ihm nieder und sagte: Herr, hilf mir."

Ihr Vertrauen in Jesus scheint unerschütterlich zu sein und ihr Mitleid mit ihrer Tochter größer als ihr Stolz. Auch scheint sie die Herzenskälte der Männer zu kennen. Sie weiß, dass eine Frau sich vor ihnen erst erniedrigen – auf den Boden werfen – muss, wenn sie ihre Hilfe braucht. Dazu ist sie durchaus bereit, wenn es nur ihrer Tochter hilft.

Aber offensichtlich weiß sie auch, dass bei den Männern Reden und Handeln zweierlei sind und oft genug konträr zueinander stehen. Das lässt sie weiterhin hoffen. Ihr Glaube ist groß.

Doch immer noch sitzt der Davidsohn auf seinem hohen Ross. Das Flehen der Frau zu seinen Füßen scheint ihn nicht ein bisschen zu rühren. Für ihn sind die Grenzen klar:

„Es ist nicht recht, den Kindern das Brot zu nehmen und es den Hunden hinzuwerfen."

Nun also weiß sie Bescheid. Er dagegen weiß genau, für wen er seine heilenden Kräfte empfangen hat – und für wen nicht. Schließlich ist sie in seinen Augen gar kein richtiger Mensch, sondern das, was ausländische Frauen in den Augen gläubiger Juden nun einmal sind: animalische Wesen – Hunde eben!

Es ist natürlich lächerlich, wenn sich Kommentatoren an dieser Stelle fragen, ob es sich bei der Verwendung des Begriffs „Hund" wohl um ein Schimpfwort gehandelt habe – der Hund als Symbol der Unreinheit ähnlich dem Schwein –, oder ob damit nicht auch ein Haushund oder gar ein Schoßhündchen gemeint gewesen sein kann (vgl. Grundmann I,377).

Vielleicht sollten wir uns in diesem Zusammenhang an ein anderes Jesuswort erinnern, das ebenfalls bei Matthäus überliefert wird. Darin rät Jesus seinen Jüngern:

> „Gebt das Heilige nicht den Hunden und werft eure Perlen nicht vor die Schweine.“ (Mt7,6 a)

So und nicht anders sind die Worte zu verstehen, die Jesus hier an die Frau richtet. Entsprechend erklärt Rabbi Eliezer:

> „Wer mit einem Götzendiener (= Heiden) isst, gleicht einem, der mit einem Hunde isst.“

Es gibt aber noch einen weiteren Entschuldigungsgrund, der an dieser Stelle gern vorgebracht wird, um das so bequeme Jesus-Bild des „vollkommenen“ (dafür aber nicht vollständigen) Menschen aufrechterhalten zu können. Er lautet in etwa so: Die Bezeichnung „Hund“ beziehe sich hier nicht auf den weiblichen Status der Frau, sondern auf den heidnischen. Als habe sich Jesus wirklich solcher Haarspaltereien bedient. Doch will dieser Einwand so gar nicht greifen, wenn wir ihm einen anderen Text gegenüberstellen, den ebenfalls Matthäus überliefert – aber auch Lukas und Johannes. In diesem Text geht es um eine recht ähnliche Situation, in der ihn ein römischer Hauptmann – ebenfalls ein „Heide“ für seinen Knecht um Heilung bittet. Eigenartigerweise erfährt er von Jesus eine weitaus zuvorkommendere Behandlung und wird nicht etwa als „Hund“ abgewiesen. Ganz im Gegenteil. Auf seine Bitte hin antwortet ihm Jesus ohne zu zögern:

> „Ich will kommen und ihn heilen.“ (Mt 8, 7)

Matthäus führt diesen Text lange vor unserer Geschichte an, was nicht unbedingt etwas bedeuten muss, aber durchaus etwas bedeuten kann. Da in der Theologie kein Raum ist für den von mir angenommenen Entwicklungsgedanken, der hier zur Erklärung angeführt werden könnte, sind die theologischen Argumente durch diesen Text widerlegt. Denn die hier zu Tage tretende ungleiche Behandlung lässt sehr wohl erkennen, dass für Jesus eine *Heidin* eben doch nicht das Gleiche ist wie ein *Heide*, dem Jesus hier sehr entgegenkommt. Aus theologischer Sicht liegt dem Verhalten Jesu ein deutlicher Sexismus zugrunde – eine Diskriminierung des weiblichen Geschlechts –, die ja in vielerlei Hinsicht dem Rassismus gleicht. So wäre es also in der Tat der Status des fremden Weiblichen, der in Jesus das Bild eines Hundes hervorrief. Psychologisch betrachtet gibt uns diese Ungleichbehandlung einen Einblick in den ganz persönlichen Entwicklungsstand Jesu.

Aufgrund der tief sitzenden Frauenfeindlichkeit besteht ein wichtiger Bestandteil männlicher Reifungsprozesse in patriarchalen Kulturen in der Aufgabe der sogenannten Anima-Integrierung. Da sie von klein auf recht einseitig „auf männlich getrimmt" und damit um die Dimension ihrer weiblichen Seelenanteile (= Anima) gebracht wurden, bedürfen Männer der späteren Re-Integration dieser verdrängten Anteile. Solange sie in der Verdrängung im Unbewussten verbleiben, sind sie negativ affiziert und verhindern die Entwicklung zum reifen Mann. Er wird die negativ besetzten weiblichen Anteile, die fast immer hinter seiner eigenen Frauenfeindlichkeit stehen, auf die konkrete Frau projizieren und sie durch die dunkle Brille seiner eigenen Anima anschauen und wahrnehmen.

Folglich gibt uns der männliche Blick auf die Frau, mit dem er sie wahr- oder besser: „falsch" nimmt, weitgehend Aufschluss über den Zustand des weiblichen Teils seiner eigenen Seele – seiner Anima. Je entwickelter er ist, desto mehr ist er auch in der Lage, die Frau realistisch und differenziert mit ihren Bedürfnissen, Schwächen und Stärken als weibliches Wesen wahrzunehmen.

In unserer Geschichte zeigt sich nun, dass Jesus genau an dieser Stelle massive Probleme hat. Wie unterentwickelt seine Anima noch ist, da er die weiblichen Anteile seiner Seele in der Verdrängung hält, zeigt seine Assoziation zwischen Frau und Hund. Sie zeigt uns ganz klar: Seine Anima befindet sich noch im Zustand des Primitiv-Animalischen, sonst hätte ihm wohl kaum dieses Bild in der Begegnung mit dieser Hilfe suchenden Frau in den Sinn kommen können. In diesem Fall kehren seine Worte zu ihm zurück. Sie werden zum Spiegelbild seiner Seele (Brunner, 16).

Eigentlich aber bedürfte es gar nicht der modernen Psychologie, um berechtigterweise aus seinen Worten auf sein unterentwickeltes Inneres zu schließen. Jesus selbst hat einige Verse zuvor am

Beginn des Kapitels die Spuren für einen solchen Zusammenhang gelegt. Wie wir dort lesen, ruft er das Volk herbei, um es hinsichtlich der Einhaltung von Reinheitsgeboten zu belehren (Mt 15,10-20). Die Schriftgelehrten hatten ihm vorgeworfen, seine Jünger äßen mit ungewaschenen Händen und verstießen damit gegen die Reinheitsgebote.

Hier ist Jesus jedoch ganz anderer Meinung. Im kleineren Kreis erklärt er seinen Jüngern, was sich in Wirklichkeit verunreinigend auf den Menschen auswirkt. Nicht etwa das Essen mit ungewaschenen Händen, sondern etwas ganz anderes, das die Schriftgelehrten gar nicht im Blick haben:

> „Was aber aus dem Munde herauskommt, das kommt aus dem Herzen hervor, und das verunreinigt den Menschen. Denn aus dem Herzen kommen böse Gedanken, Mord, Ehebruch, Unzucht, Diebstahl, falsches Zeugnis, Verleumdung und Lästerung. Das ist es, was den Menschen verunreinigt; aber essen mit ungewaschenen Händen verunreinigt den Menschen nicht."

Vom Kopf her weiß Jesus hier also durchaus um die verunreinigende Wirkung lästerlicher und verleumderischer Rede. Dennoch bedient er sich ihrer in der Begegnung mit der kanaanäischen Frau recht ungeniert und verstößt damit gegen seine eigene Erkenntnis. Er lebt nicht, was er lehrt, bleibt also in seinem Verhalten hinter seinen Erkenntnissen zurück. Diese Diskrepanz muss Jesus bei sich selbst erkannt und bearbeitet haben.

Gelegenheit dazu boten ihm Frauen, wie uns hier am Beispiel der Kanaanäerin gezeigt wird. Sie reagiert äußerst klug, indem sie seinen Vergleich mit dem Hund aufnimmt und voll in das von ihm benutzte Bild einsteigt. Und zwar auf einer Ebene, die seinem Vorstellungsrahmen entspricht – nicht ihrem. Als Frau ist sie es offensichtlich gewohnt, die verdunkelten Seiten der männlichen Seele wie eine Leinwand zu reflektieren! Anders ist ihre Geistesgegenwart wohl kaum zu erklären, mit der sie Jesus in äußerst sachlichem Ton erwidert:

„Gewiss, Herr, auch die Hunde zehren ja (nur) von den Brosamen, die vom Tisch ihrer Herren fallen."

In ihrer Erwiderung setzt sie sich also mit keinem Wort zur Wehr gegen seine Unverschämtheit. Weder empört sie sich oder protestiert, noch zieht sie sich beleidigt zurück. Stattdessen identifiziert sie sich für einen Moment mit dem von ihm verwendeten Bild des Hundes und bedient sich seiner lästerlichen Worte. Nur so kann sie ihm den Spiegel vorhalten. Indem sie ihn vordergründig schont, entlarvt sie ihn. Die Frau zeigt Jesus mit ihren Worten, dass es den Hunden bei ihren Herren allemal besser geht als ihr – der Frau und Mutter – bei ihm. Denn er will ihr nichts zukommen, will keine „Brosamen" (= Hilfe) von seinem Tisch (Gabe der Heilung) für sie herabfallen lassen.

Mit ihrer äußerst behutsamen, durch und durch weisen Reaktion bietet sie ihm eine annehmbare Möglichkeit, den animalischen Zustand seiner Anima mit der daraus folgenden Unbarmherzigkeit zu erkennen, in die ihn seine exklusive männlich-religiöse Überheblichkeit hineingetrieben hat. Nun wird sich zeigen, ob er bereit ist, in den vorgehaltenen Spiegel hineinzuschauen und sich selbst darin zu erkennen, – ob er bereit ist, sich an seinem eigenen Maßstab messen zu lassen und sich der Unreinheit seines Herzens hier und jetzt bewusst zu werden.

In ihrer Behutsamkeit wahrt die Frau Jesu Würde und erkennt ihm in der Art ihres Umgangs mit seinem Gleichnis sogar die Rolle eines Herrn zu. Doch nun liegt es an ihm, die Position dieses Herrn zu bestimmen. Vorerst ist bei ihm von Hilfsbereitschaft oder gar Nächstenliebe keine Spur. Diese Eigenschaften können sich erst entwickeln, wenn er die größenwahnsinnige Exklusivität seines Glaubens aufgegeben und sich den weiblichen Anteilen seiner Seele gestellt hat.

Nach der äußerst geistreichen und feinsinnigen Erwiderung der Frau, muss es in Jesu Bewusstsein zu einem Quantensprung gekommen sein. Denn wie der weitere Verlauf des Textes zeigt, nimmt er in der Tat Abschied von alten Vorstellungen und Verhaltensweisen. Für ihn bedeutet das zunächst, seinen vermeintlichen „Lebensauftrag“ aufzugeben, den er nun ganz neu begreift: Sein wahrer Auftrag liegt im Hier und Jetzt, in der Gegenwärtigkeit menschlichen Leidens – und zwar unabhängig von der jeweiligen Volkszugehörigkeit der Bedürftigen. Mit der Gabe der Heilung geht für ihn nunmehr die verpflichtende Aufgabe einher, diese Gabe allen Menschen zugute kommen zu lassen, die ihrer bedürfen.

Mit dieser Erkenntnis vermag er auf einmal die Frau in ihrer Bedürftigkeit wahrzunehmen und in angemessener Weise darauf zu reagieren. Da sie ihm so nahe gekommen ist, wird er ihr zum Nächsten:

> „Da antwortete Jesus und sprach zu ihr: O Frau, dein Glaube ist groß; dir geschehe, wie du willst.“

Nicht *sein*, sondern *ihr* Wille geschehe! – Welch eine Offenbarung muss für ihn in dem Verhalten dieser Frau gelegen haben, mit dem sie in ihm das Bedürfnis weckt, sich ihr und ihrer Tochter als wahrer Mensch zu erweisen, – als „Menschensohn“, als „Befreier“, „Erlöser“ und „Heiland“, wie man ihn später titulieren wird.

Mit dieser seiner Wandlung kann sich verwirklichen, was die Mutter von Anfang an geglaubt hatte:

> „Und ihre Tochter war geheilt von jener Stunde an.“

Nur wenn der Mann sich selbst und seine im Schatten liegenden weiblichen Anteile erkennt, wenn er bereit ist, seinen antrainierten Mannesstolz abzulegen und sich für weibliche Bedürfnisse und Sichtweisen zu öffnen, nur dann vermag er die Frau in ihrem vollen Menschsein zu erfassen, sich auf sie einzulassen und sie von ihren Dämonen zu befreien.

Im Umgang mit der kanaanäischen Frau erlernt Jesus Verhaltensformen, die den meisten Frauen längst in Fleisch und Blut übergegangen sind, so dass sie ganz selbstverständlich zu ihrem alltäglichen Leben gehören. Das lässt sich jedoch für die meisten Männer in einer patriarchalen Gesellschaft so nicht sagen. Hier stellen sie eher eine Besonderheit dar und machen die Ungewöhnlichkeit Jesu aus.

Wie zahlreiche spätere neutestamentliche Episoden zeigen, hat der Menschensohn gelernt, was es bedeutet, die Menschen von ihren Leiden zu befreien und ihnen das Heil zu bringen. Später wird er die damit verbundenen Erfahrungen zur Grundlage seiner Lehren machen. Wie anders ließen sich sonst seine radikalen Worte aus der Bergpredigt mit unserer Geschichte in Einklang bringen? Erst nach dieser Begebenheit konnte er sich mit so eindeutigen Worten gegen jedwede Form der Menschenverachtung und Lästerung wenden:

> „Ihr habt gehört, dass zu den Alten gesagt ist: ‚Du sollst nicht töten'; wer aber tötet, soll dem Gericht verfallen sein. – Ich aber sage euch: Jeder, der seinem Bruder (seiner Schwester … seinem Mitmenschen …) zürnt, soll dem Gericht verfallen sein. Wer aber zu seinem Bruder sagt: Raka! (=Ausdruck der Verachtung), soll dem Hohen Rat verfallen sein. Wer aber sagt: du Tor! (Ausdruck noch stärkerer Verachtung), soll der Hölle mit ihrem Feuer verfallen sein." (Mt 5, 21 f.)

In der „Bibel in gerechter Sprache" klingen diese Worte so:

> „Ihr habt gehört, dass Gott zu früheren Generationen sprach: Du sollst nicht töten. Wer aber tötet, wird vor Gericht als schuldig gelten. Ich lege euch das heute so aus: Die das Leben ihrer Geschwister im Zorn beschädigen, werden vor Gericht als schuldig gelten. Und die ihre Geschwister durch Herabwürdigung beschädigen, werden in der Ratsversammlung als schuldig gelten. Und wer ihnen das Lebensrecht abspricht, wird im Gottesgericht als schuldig gelten."

Nur weil Jesus selbst in seinem Leben durch die Phase der Menschenverachtung gegangen ist, nur weil er selbst bereit war, sich von einer Frau eines Besseren belehren zu lassen, konnte er zum Lehrer anderer werden – denn hinter ihm stand die Autorität der Selbst-Erfahrung.

Das zeigt auch der Gesamtzusammenhang, in den Matthäus die Geschichte stellt und damit einiges zu Tage fördert. Als mittlerer von drei Teilen dient er ganz offensichtlich dazu einen geistig-seelischen Fortschritt in Jesus erkennbar zu machen. Im ersten Teil war er es noch, der wie ein Marktschreier das Volk zusammengerufen hatte (Mt 15,10), um es belehren zu können. Im dritten Teil nach der Begegnung mit der kanaanäischen Frau, strömen die Menschen von sich aus herbei – allerdings nicht um sich belehren, sondern um sich heilen zu lassen:

> „Und es kam eine große Volksmenge zu ihm, die brachten Gelähmte, Verstümmelte, Blinde, Stumme und viele andere mit sich und legten sie zu seinen Füßen nieder. Und er heilte sie, so dass das Volk sich wunderte, da es sah, dass Stumme redeten, Krüppel gesund waren und Lahme gingen und Blinde sahen. Da priesen sie den Gott Israels."

Wie anders ist nunmehr die Handlungsweise dieses Menschensohnes! Weder wartet er, bis sich die Menschen bettelnd zu Boden werfen, noch müssen sie einen jüdischen Stammbaum nachweisen. Er hat begriffen, für wen ihm seine wundersamen Kräfte verliehen wurden und kann später lehren:

> „Nicht die Gesunden bedürfen des Arztes, sondern die Kranken." (Lk5,31b)

Bedürftigkeit muss das Kriterium seines Handelns sein – nicht Volks- oder Geschlechtszugehörigkeit!

Mit dieser Erkenntnis dringt er vor zu uralten matriarchalen Wertemustern, deren Wesen darin besteht, soziale Lebensgrundlagen an den Schwachen auszurichten und so deren Versorgung vorrangig sicherzustellen. Denn: Die Starken können sich selber helfen.

Mit Jesu Wandlung geht auch die Korrektur seines Sendungsbewusstseins einher, wie ich bereits erklärt habe. Das bedeutet aber auch eine Wandlung seines Gottesbildes. Denn nun weiß er: „gesandt" wurde er weder von dem jüdischen Nationalgott Jahwe, noch „zu den verlorenen Schafen des Hauses Israel", sondern zu allen Menschen, die seiner Hilfe bedürfen und danach verlangen.

Und so erkennt er auch die Macht der Bitte, über die er die Menschen später aufklären wird: Wer bittet, dem wird gegeben; wer anklopft, dem wir aufgetan; wer sich den Bedürftigen öffnet, spürt ihr Verlangen, noch bevor sie darum bitten ...

Auch diesen Schritt hat Jesus vollzogen, wie uns Matthäus im letzten Abschnitt zeigt. Dort greift der Evangelist noch einmal das Thema des Essens auf und stellt das Brot in den Mittelpunkt seiner Handlung. Er zeigt, wie sich Jesus seiner Verantwortung für jene Menschen bewusst wird, die wie die kanaanäische Frau ihr Vertrauen in seine Heilkräfte gesetzt haben und zu ihm gekommen sind.

Es müssen um die zehntausend gewesen sein, die drei Tage bei ihm ausharrten. Ihre Vorräte sind längst verbraucht. Soll er sie – hungrig, wie sie sind, – wieder nach Hause schicken? Nein, nun wird er keinen Bedürftigen mehr fortschicken. In Jesus erwacht der Wunsch, ihren Hunger zu stillen, bevor sie sich auf den Weg machen. Er empfindet ihnen gegenüber eine gewisse Fürsorgepflicht und erklärt daher seinen Jüngern:

> „Ich will sie nicht hungrig wegschicken, damit sie nicht unterwegs zusammenbrechen."

Die Jünger sind ratlos, sie fühlen sich überfordert mit der Nahrungsbeschaffung für so viele Menschen an diesem gottverlassenen Ort: „Woher sollen wir in der Wüste so viel Brot bekommen, um eine so große Volksmenge damit zu sättigen?"

Jesus erkundigt sich nach ihren Vorräten. Sie bestehen aus sieben Broten und ein paar kleinen Fischen.

> „Nun gab Jesus der Menschenmenge Anweisungen, sich auf der Erde zu lagern. Er nahm die sieben Brote und die Fische, sprach den Segen, brach das Brot und gab es den Jüngern – und sie gaben es den vielen Menschen weiter. Alle aßen und wurden satt. Am Ende behielten sie sieben

Körbe voll Brot übrig. Es waren aber 4000 Männer – ohne die Frauen und Kinder gerechnet – die davon gegessen hatten. Nun erst schickte Jesus die Menschenmenge nach Hause, stieg ins Boot und reiste in das Gebiet von Magadan."

Hier endet der Text des Matthäus. Welch eine Wandlung, die er uns hier mit Hilfe der Symbolik des Essens vor Augen führt! Ausgangspunkt war eine Rüge, die Jesus von gesetzestreuen Juden erhalten hatte. Das Essen war bei ihnen ein Maßstab für Reinheit und Unreinheit. Daher hatten sie sich auch bei ihm beschwert, dass seine Jünger gegen die Reinheitsgebote verstießen, wenn sie mit ungewaschenen Händen aßen. – Hier bekommt Jesus jenen ersten Anstoß, der den Stein zu seiner Entwicklung ins Rollen bringt. Bisher stoßen seine Belehrungen ins Leere, denn sie sind so lange nicht stimmig, wie er selbst an ihnen vorbei lebt.

Interessant ist auch, dass Jesus bereits in dieser frühen Phase seines öffentlichen Auftretens seine heilenden Kräfte im Bild des Brotes versinnbildlicht; denn später wird er sich selbst als „Brot des Lebens" betrachten und beim letzten Abendmahl die Hingabe seines Leibes mit dem gebrochenen und geteilten Brot veranschaulichen, – ein Bild, das auch zweitausend Jahre später noch im Umlauf ist.

Musste die kanaanäische Frau noch um sein „Brot" (= die Heilung ihrer Tochter) betteln, so war er später von sich aus bereit, Tausenden von Kranken und Hungrigen – gebeten und ungebeten – das Brot in der von ihnen benötigten Form zu spenden.

Eine wahrhaft einzigartige Erzählung, die eine beispielhafte Entwicklung schildert, die in ihrer tiefgründigen Bedeutung bislang weder von den Kirchen noch von den Theologen wahrgenommen wurde.

Damit kommen wir zu einem weiteren Text, der zeigt, dass es offenbar nicht mit einer einzigen Begegnung getan war, um einen so grundlegenden Wandel in Jesus zu vollbringen, wie er sich im ersten Text abzeichnete.

2. Text:
Jesus und die Samariterin

Auch der zweite Text aus dem 4. Kapitel des Johannes-Evangeliums handelt von einer Begegnung zwischen Jesus und einer Fremden. Mit ihr kommt es sogar zu der längsten und tiefgründigsten Unterredung, die die Evangelisten von Jesus überliefern. Weder mit seinen Jüngern noch mit seinen Kontrahenten hat er in vergleichbarer Weise und Länge gesprochen.

Die Frau, mit der er sich so eingehend unterhält, lebt in der Nordprovinz Samarien, die von gläubigen Juden als Ausland betrachtet wurde. Genau wie die Kanaanäerin ist also auch die Samariterin von zweifacher Verachtungswürdigkeit – zumindest aus der Perspektive frommer Juden: als Frau und als Samariterin mit anderen religiösen Vorstellungen galt sie als doppelt „unrein".

Doch bei dieser Frau, der Jesus am Brunnen außerhalb eines samarischen Dorfes begegnet, kommt noch ein Drittes hinzu. Sie geht „in der sechsten Stunde" zum Wasserschöpfen – zu einer Zeit, da die Mittagssonne hoch am Himmel steht. Eine unübliche Tageszeit zum Wasserholen, die diese Frau von vornherein als Ausgestoßene der Dorfgemeinschaft stigmatisiert.

Normalerweise gingen die Frauen eines Dorfes nach Sonnenuntergang in der Abendkühle gemeinsam zum Brunnen, um Wasser zu holen. Sie konnten dann miteinander plaudern und Neuigkeiten austauschen. Sobald sich eine Frau jedoch nicht an die Regeln des von Männern festgelegten monogamen Beziehungsgefüges hielt, durfte sie nicht mehr mit den anderen Frauen verkehren und musste nun darauf bedacht sein, ihnen nicht zu begegnen.

Aus Jerusalem kommend hatte Jesus am Rande des kleinen Dorfes eine Pause eingelegt und sich müde und erschöpft – vor allem aber durstig – auf dem Brunnenrand niedergelassen. Um seine Ruhe zu haben, hatte er die Jünger zu Besorgungen ins Dorf geschickt. Nun wartete er darauf, dass jemand an den Brunnen kam und ihm mit einem Trinkgefäß aushalf.

Als die Frau sich dem Brunnen nähert, wird sie also bereits von Jesus erwartet. Nicht unbedingt als Mensch, sondern als Besitzerin eines Gefäßes. Ihr Bedürfnis, Wasser zu schöpfen kommt somit seinem Bedürfnis, Wasser zu trinken durchaus entgegen. Für Jesus erscheint die Frau also als „rettender Engel“, denn ohne Gefäß ist es nicht möglich, aus dem Brunnen zu trinken. Menschheitsgeschichtlich ist das Gefäß ein weibliches Kulturprodukt. Symbolgeschichtlich ist es folglich auch ein häufig benutztes Symbol für Weiblichkeit, wie übrigens der Brunnen auch, – beides Symbole weiblicher Aufnahmebereitschaft.

Hier also hat die Frau, im Gegensatz zur Kanaanäerin, Jesus etwas voraus. Daher fordert er sie ohne Umschweife oder Erklärung auf:

> „Gib mir zu trinken!“

Der stolze „Sohn Davids“ bittet nicht etwa, sondern er fordert. Eine Bitte wäre ihm dieser Heidin gegenüber wohl noch schwerer gefallen, denn ihr Status als Samariterin war keinesfalls besser als der einer Kanaanäerin. Im Gegenteil! Das spiegelt sich auch in der Verwunderung der Frau wieder, die ihn erstaunt fragt:

> „Wieso begehrst du, der du ein Jude bist, von mir, die ich eine samaritanische Frau bin, zu trinken?“

War hier wirklich der Durst größer als der jüdische Stolz? Das zu glauben, scheint der Frau schwerzufallen. Die nur allzu gut belegte jüdische Verachtung steht bei dieser Begegnung zwischen ihr und Jesus. Zu Recht wundert sie sich, dass er ihr Schöpfgefäß benutzen will, denn Juden tranken normalerweise nicht mit Samaritern aus einem Gefäß, da sie diese für unrein hielten.

Doch mit dem Ausdruck ihrer Verwunderung lockt die Frau seinen Stolz nur noch stärker hervor: Sie scheint wohl gar nicht zu wissen, wen sie da vor sich hat. Das zumindest signalisieren seine Worte:

> „Kenntest du die Gabe Gottes und (wüsstest du) wer der ist, der zu dir sagt: Gib mir zu trinken, so hättest du ihn gebeten, und er hätte dir lebendiges Wasser gegeben.“

Die Worte lassen erkennen, *wie* unwohl sich Jesus in der Rolle des Bedürftigen gefühlt haben muss. So geht es ihm zunächst einmal darum, diese Heidin darauf hinzuweisen, dass eigentlich sie die Bedürftige ist und ihn hätte bitten sollen. Schließlich „ist er wer" und hat weitaus Wertvolleres zu bieten als sie.

Doch seine Worte gehen ins Leere. Die Frau bleibt – typisch weiblich – beim Konkreten. Woher das Wasser nehmen ohne ein Gefäß, das nun einmal sie besitzt und nicht er? Und so erklärt sie ihm:

> „Rabbi, du hast kein Schöpfgefäß und der Brunnen ist tief. Wie also willst du an das lebendige Wasser kommen? Bist du etwa größer als unser Vater Jakob, der uns den Brunnen gab und auch selbst aus ihm trank, genau wie seine Kinder und sein Vieh."

Er muss schon größenwahnsinnig sein, wenn er glaubt, ohne ein Gefäß in die Tiefe dieses uralten Brunnens zu gelangen, der immerhin so tief ist, dass er mittlerweile seit rund zweitausend Jahren Wasser liefert.

Mit ihrem Hinweis zeigt sie etwas Verbindendes auf. Sie erinnert ihn an ihre gemeinsame Vergangenheit. Denn auch als Samariterin verstand sie sich dennoch als Abkömmling der Gründungsväter seines Volkes, – auch wenn ihr Volk zwischenzeitlich ausgestoßen worden war aufgrund religiöser Unterschiede. Auf ihre subtile Art weiß sie diesem ziemlich arroganten Jesus zu begegnen. In ihren Augen macht er sich ein wenig lächerlich, wenn er meint, größer zu sein als ihr Ur-Vater Jakob, dem dieser Brunnen seinen Namen verdankt. Der alte Patriarch vermittelte dieser Tochter Israels noch heute ein Stück Selbstwertgefühl. Galt sie auch in der Gegenwart nichts, so war sie doch wer, wenn sie auf die Vergangenheit ihres Volkes schaute. Und damit hatte sie diesem Mann durchaus etwas entgegenzusetzen.

Trotz allem ist Jesus der festen Überzeugung, dass er etwas Besseres zu bieten hat als sie. Und das erklärt er ihr so:

> „Alle, die von diesem Wasser trinken, werden wieder durstig werden. Alle dagegen, die von dem Wasser trinken, das

ich ihnen gebe, werden bis in Ewigkeit nicht mehr dürsten. Vielmehr wird ihnen das Wasser, das ich ihnen geben werde, zu einer lebendigen Quelle sprudelnden Wassers für das Ewige Leben werden."

Er verstand es also, in der menschlichen Seele eine Quelle zum Sprudeln zu bringen, die nicht mehr versiegt. Eine lebendige Quelle, die bis in die Ewigkeit strömt – eine zeitlose Kraft, die den Menschen mit der Zeitlosigkeit verbindet, ihn über Raum und Zeit, und damit auch über Tradition und Geschlecht hinaushebt.

Wenn das so ist ... Die Frau springt sofort darauf an und lässt sich auf sein Angebot ein, – eine Haltung, die ihr in anderen Zusammenhängen immer wieder die Verachtung der Männer einbrachte. In diesem Fall will sie ihn gern darum bitten, wenn es das ist, worauf er es abgesehen hat.

„Rabbi, gib mir dieses Wasser ..."

Immer noch bleibt sie beim Konkreten; vermag sie doch der männlichen Losgelöstheit vom Irdischen in keiner Weise zu folgen ...

„...damit ich nicht mehr durstig werde und weiterhin zum Schöpfen hierher kommen muss!"

Bei soviel Konkretheit fühlt sich nun auch Jesus veranlasst, konkret zu werden – und damit indiskret. Seine Gabe ist offenbar an eine vorherige Bloßstellung gebunden; denn plötzlich wechselt er das Thema:

„Geh, rufe deinen Mann und komm hierher!"

Immerhin: Wer konnte sie schon sein, wenn sie in der sengenden Hitze der Mittagssonne an den Brunnen kam, um Wasser zu schöpfen? Welche Frau legte schon allein in dieser Hitze die Entfernung zum Brunnen zurück, wenn sie es doch in der Abendkühle in der Gemeinschaft – mit anderen Frauen plaudernd – viel unbeschwerter tun konnte?

Dass mit ihr etwas nicht stimmen konnte, wussten alle, die sie hier um diese Stunde alleine antrafen. *Was* aber mit ihr nicht stimmte,

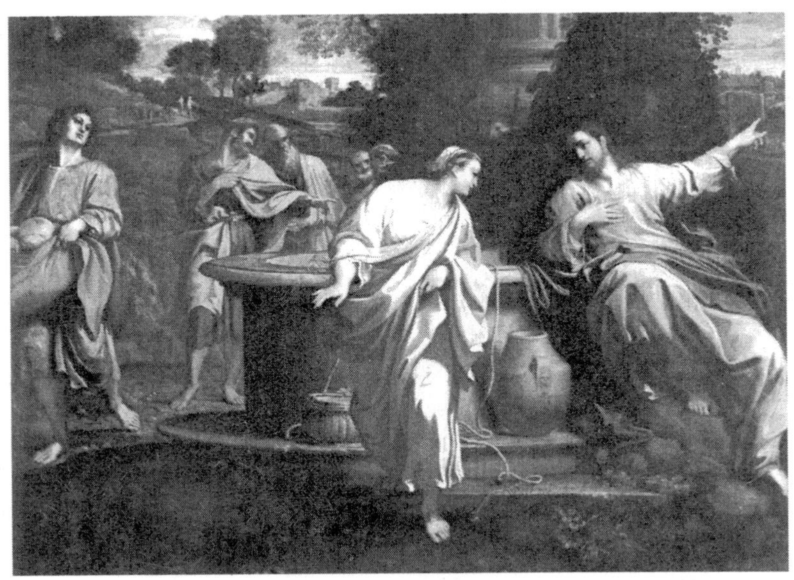

Jesus und die Samariterin am Brunnen (Annibale Carracci, 1593-94)

wussten alle, die die patriarchalen Gesetze und Normen kannten, nach denen jene ausgestoßen wurden, die sich nicht daran hielten.

Mit der Deutlichkeit seiner Frage wird er auch eindeutig und trifft genau jenen wunden Punkt, der ihr das Leben schwer machte. Sie war in der Tat nicht verheiratet.

> „Die Frau antwortet ihm: Ich habe keinen Mann.
> Jesus erwidert: Du hast ganz richtig gesagt: Ich habe keinen Mann. Denn fünf Männer hast du gehabt, und der, den du jetzt hast, ist nicht dein Mann. Da hast du die Wahrheit gesagt."

Welch ein Zynismus! – Was wusste er denn schon? Fünfmal hatte sie versucht, sich ein normales Leben aufzubauen, aber immer waren die Männer gestorben (denn wer hätte sie schon viermal als Geschiedene geehelicht?). Der sechste Mann aber war nicht mehr zu einer Ehe bereit gewesen. Schließlich war sie auch nicht mehr die Jüngste. So lebte sie mit ihm „in wilder Ehe“ zusammen und man hatte sie ausgestoßen aus der Gemeinschaft der ehrbaren Frauen. Welch ein Frauenschicksal!

Mit dieser Offenlegung der Ursache ihrer ausgegrenzten Position ist es Jesus nunmehr gelungen, auch noch das letzte Stück weiblichen Selbstbewusstseins in ihr zu zerschlagen, das sie noch bei „den Vätern“ der Vergangenheit fand.

Nun hatte er sie endlich so weit: Sie, die Frau, die Samariterin, die zudem auch noch in einer illegitimen Männerbeziehung lebte, sie musste doch endlich anerkennen, wie haushoch er, der Mann, der Jude, der Gesetzestreue, der Gottgesandte, ihr überlegen war.

Bei solch einem massiven Angriff bleibt der Frau in der Tat nur noch der Rückzug:

> „Herr, ich sehe, dass du ein Prophet bist.“

Wer so schamlos die „Schande“ eines Menschen aufdeckte, musste wahrlich ein Gesandter des Höchsten sein! Wie viele Propheten hatten sich darin geübt, die „Schande“ des ehebrecherischen Volkes (im Bild des Weibes) aufzudecken. Nun war es an ihr, sich in jenem Spiegel zu erkennen, den er ihr gnadenlos vorhielt ... Doch dabei erkennt sie auch ihn und spürt, dass er es auf einen geistigen Schlagabtausch mit ihr abgesehen hat. Bereitwillig geht sie darauf ein. Wenn er schon ein Prophet sein wollte, dann könnte er ihr doch sicherlich auch erklären, was sie nie so recht begriffen hat: Wieso sollte seine religiöse Tradition, auf die er als Jude sich so viel einbildete, um so vieles besser sein als ihre? So fragt sie ihn:

> „Unsere Eltern haben auf diesem Berge angebetet, und ihr sagt, dass in Jerusalem gebetet werden muss.“

Wieder beruft sie sich auf ihr religiöses Erbe, das ihr mehr Sicherheit bot als die trostlose Gegenwart, in der nicht nur ihr, der Ausgestoßenen, sondern auch ihrer Volksgruppe die religiöse Anerkennung verweigert wurde. Samarien galt als assyrisches Mischvolk, das Reste seiner nicht-jüdischen religiösen Herkunft in den jüdischen Kult integriert hatte. Das war für das Jerusalemer Establishment unannehmbar. Es verlangte von Samarien, den eigenen Tempel zu schließen und zum kultischen Vollzug des Glaubens nach Jerusalem zu kommen. Die Frau aber hatte offenbar gar kein Interesse am Kult. Sie verstand den Tempel als Bethaus – wie Jesus übrigens auch. So stellte sie sich ihm als eine Betende dar, die sich immer wieder mit den göttlichen Kräften verband und daraus Kraft und Selbstgewissheit zu schöpfen vermochte.

Damit aber deutet sie wiederum eine gemeinsame Grundlage an, die dieser Prophet doch wohl nicht würde leugnen können.

Hier wäre es eigentlich wichtig, etwas über ihren Gesichtsausdruck, ihre Körperhaltung, ihren Tonfall zu erfahren. Was vermittelte sie ihm? Sicherlich weit mehr, als ihre Worte zu sagen vermochten.

Auf jeden Fall muss in diesem Augenblick etwas geschehen sein, was Jesus das Dilemma dieser Frau begreifen ließ. Er muss eine „Antenne“ für ihre Situation bekommen haben: Von Seiten der Juden als minderwertig und unrein abgestempelt, als Frau seit jeher verachtet und als „Sünderin“ auch aus der eigenen Volks- und Frauengemeinschaft ausgestoßen, machte ihr sein jüdischer Glaube auch noch die Möglichkeit einer Gemeinschaft mit Gott streitig. Gläubige Juden hatten den samarischen Tempel zum „Götzenhaus“ erklärt. Und so schien dieser Frau jeder Weg zum Heil versperrt.

Nun endlich fällt es Jesus wie Schuppen von den Augen: All die Schranken, die um diese Frau errichtet worden waren, hatten nicht das Geringste mit göttlichen Geboten zu tun. Sie waren lediglich Männerwerk und behinderten das wahre Menschsein nicht nur dieser Frau in der Gemeinschaft mit dem Göttlichen und anderen Menschen.

Mehrere Schichten ihres Wesens vermochte er nunmehr zu durchdringen und dabei zu ihrem geistigen Kern vorzustoßen. In den Tiefen ihrer Seele erkennt er nun, woraus sie letztlich ihre Kraft und ihr Selbstwertgefühl schöpfte, zu dem ihr die äußeren Umstände und der Umgang der Menschen mit ihr – Jesus eingeschlossen – wenig Anlass gaben.

In der Begegnung mit ihrem ganzen Elend, das ihm mit einem Schlag bewusst wird, entsteht in Jesus offenbar der Wunsch, die Samariterin wenigstens auf eine bessere Zukunft hin zu trösten:

„Glaube mir, Frau, es kommt die Zeit, wo ihr weder auf diesem Berge noch in Jerusalem anbeten werdet."

Ein Ausdruck freudiger Überraschung muss bei diesen Worten über ihr Gesicht gehuscht sein. Doch dann fügt Jesus hinzu:

„Ihr betet an, was ihr nicht kennt; wir beten an, was wir kennen, denn das Heil kommt von den Juden."

Solche Worte ließen sie wieder einmal leer ausgehen. Warum lag ihm daran, ihre Gottesbeziehung abzuwerten und sie so viel geringer zu achten als die seine? Sollten diese Unterschiede denn tatsächlich göttlichen Ursprungs sein? Waren sie wirklich im Sinne der göttlichen Geisteskraft, der sie sich in ihren Gebeten doch immer so verbunden gefühlt hatte? Waren denn ihre Gebete alle ins Leere gegangen? Nichts anderes hatte er doch wohl mit seinen Worten ausdrücken wollen. Sollte sie sich wirklich getäuscht haben, wenn sie während des Gebets meinte, göttliche Kräfte in sich zu spüren? Wie konnte er so sicher sein, dass sie nicht wusste, an wen sie ihre Gebete richtete? Schließlich kannte doch niemand das Göttliche wirklich. Und das sollte bei jüdischen Menschen anders sein?

Von ihnen sollte also das Heil kommen – irgendwann einmal. War nicht diese ewige Vertröstung auf ein künftiges Heil in weiter Ferne immer wieder als Rechtfertigung dafür missbraucht worden, dass die Gegenwart ihr vorenthielt, wonach sie sich in ihrem tiefsten Inneren sehnte?

Ganz sicher flog bei Jesu Worten ein dunkler Schatten über das Gesicht der Frau. Gerade noch hatte sie sich von ihm menschlich angenommen und zum ersten Mal seit langer Zeit nicht abgewertet gefühlt, da musste er sich als Jude gleich wieder über sie stellen. Nach seiner Meinung also setzte sich die soziale Ungerechtigkeit, die sie als Ausgestoßene Tag für Tag so schmerzlich zu spüren bekam, auch auf geistig-religiöser Ebene weiter fort. Sie führte demnach ein spirituelles Leben aus zweiter Hand.

Ein Blick in ihr enttäuschtes Antlitz ließ Jesus offenbar erkennen, wie absurd all diese Unterschiede waren, auf die er da wieder einmal angespielt hatte. Waren denn geistige Wahrheiten und Erkenntnisse wirklich an Traditionen, Orte und Zeiten gebunden? War nicht die innere Haltung eines Menschen viel wichtiger als seine Volks- oder Religionszugehörigkeit oder andere äußere Gegebenheiten?

Die Reaktion der Frau muss seinen Erkenntnisprozess ein beträchtliches Stück weitergeführt haben, denn nun fährt er auf einmal fort mit den Worten:

> „Aber es kommt die Zeit – und sie ist jetzt schon da –, wo die wahren Betenden Gott als ihre Lebensquelle in Geistkraft und Wahrheit anbeten werden. Denn Gott wünscht sich ja Menschen, die so beten. Gott ist Geistkraft und die Gott anbeten, müssen sie in Geistkraft und Wahrheit anbeten."

Hier also gelangt er endlich zu der erlösenden Einsicht, mit der er all jene Schranken zu durchstoßen vermag, an deren Errichtung er zuvor mitgewirkt hatte. Nun spürt er förmlich: Geistige Wahrheiten sind zeitlos-ewige Wahrheiten. Sie gehören zum festem Bestand der Menschheit, auch wenn sie immer wieder neu formuliert und ausgesprochen werden müssen. Und er erkennt: Im Hier und Jetzt geht es gar nicht um den jüdischen Gott und seinen Tempel in Jerusalem, sondern vielmehr um jene lebendige Geistkraft – die *ruah* –, die tief im Menschen wie eine Quelle zu sprudeln beginnt, wenn der Mensch sich auf sie einlässt. Eine Geistkraft, die das Leben durchdringt, die über alle Grenzen hinweg wirkt und sich den Menschen seit unendlichen Zeiten immer wieder mitteilt. Diese als weiblich erfahrene Kraft, die Menschen seit jeher durchweht, erfreut und erleuchtet, setzt sich hinweg über die von seinen Glaubensvätern geprägten Bilder und Normen, um ihnen noch ganz andere Wahrheiten und Wirklichkeiten zu offenbaren.

Ihr Durst werde gestillt, wenn sie sich dieser Geistkraft jenseits von Tempel und Priesterschaft öffne; sie werde genährt und erfüllt – das ist die Wahrheit, die ihr Jesus nunmehr offenbart.

Immerhin hatte die Frau zur Genüge gezeigt, *wie* offen sie war für jene Kraft, nach der sie sich so sehr sehnte. Ihr offenes Begehren weckte in Jesus den Wunsch, ihr zum Messias zu werden, der ihr die Gegenwärtigkeit des Heils vermittelte und sie mit jener Quelle verband, die falsche Lehren in ihr zum Versiegen gebracht hatten:

> „Die Frau sagte zu ihm: Ich weiß, dass der Messias kommt, der ‚Christus' oder ‚der Gesalbte' genannt wird. Wenn jener kommt, wird er uns alles verkünden. – Jesus erwiderte: ich bin es, der mit dir redet."

Genau wie der Kanaanäerin geschieht nun auch ihr, wie sie gewollt hat. Die Schranken sind niedergerissen, die erhoffte Zukunft ist zur Gegenwart geworden. Ihr geistiges Sehnen hat Erfüllung gefunden.

Mit seinen Worten erfüllt Jesus nicht nur den Wunsch der Samariterin, sondern auch den seinen. Er macht sich für sie zum Messias, der allerdings nicht das Geringste zu tun hat mit den gängigen Messias-Vorstellungen seines Volkes, das von ihm eine politische Befreiung erwartete. Nach dessen Vorstellungen würde er die Römer aus dem Land vertreiben und seinem Volk endlich Frieden und Gerechtigkeit schenken. Das war die Mindesterwartung an ihn, – für manche aber bedeutete der Messias aber auch Gerechtigkeit und Frieden für die ganze Welt.

Nein, solchen Erwartungen vermochte auch Jesus nicht zu entsprechen und er wurde er zu einem Messias, mit dem in erster Linie Frauen etwas anfangen konnten …

Im Umgang mit den Frauen muss sich in Jesus ein völlig anderes Messias-Verständnis entwickelt haben. In diesem Text des Johannes begegnen wir nämlich der ersten sogenannten „Messias-Offenbarung", der aus theologischer Sicht eine besondere Bedeutung zukommt.

Fragen wir daher: Was hat es zu bedeuten, dass Jesus im Gespräch mit einer zutiefst verachteten, am Rande der Gesellschaft lebenden nicht-jüdischen Frau das Bedürfnis entwickelt, für sie zum Messias, zum Erlöser, zu werden und sich ihr als solcher zu offenbaren?

Es muss wohl ihre Position als Frau, als Verachtete und Ausgestoßene auf der einen Seite, aber auch ihre spirituelle Bedürftigkeit auf der anderen Seite gewesen sein, die ihn die Rolle des Messias annehmen ließ. Nur so vermochte er ihrer bedrängten Seele zu jenem

Heil zu verhelfen, von dem sie das religiöse Establishment in Jerusalem ebenso ausgeschlossen hatte wie ihre eigene Dorfgemeinschaft. Und hier begreift Jesu vielleicht zum ersten Mal: Es kann nicht um ein Heil in einer fernen Zukunft gehen, auf die es ein Leben lang zu warten gilt. Das Heil musste bereits im Hier und Jetzt erfahrbar sein, wenn ein Mensch sich danach sehnte und bereit war, es zu empfangen.

Im Gespräch mit der Samariterin wird ihm noch einmal bewusst: Auch hier gilt, was ihm die Kanaanäerin bereits vor Augen geführt hat: Bedürftigkeit ist die Voraussetzung für die Erfahrung von Heilung und Heil. Hier ist der Ursprungsort seiner späteren Lehre, wie sie wiederum Matthäus in der Bergpredigt überliefert (Mt5,3):

> „Selig sind die geistlich Armen (das heißt: die spirituell Bedürftigen); denn ihrer ist das göttliche Friedensreich (hebräisch: *die Malchut*)."

Von der *Malchut* ist er nunmehr erfüllt, – sie wird er ab jetzt verkünden und die Menschen einladen, sich ihr zu öffnen.

Es ist ein offenes Geheimnis, dass die zentralen Lehren nicht etwa um den göttlichen Vater kreisen, sondern um *die Malchut.* Dieses Wort bedeutet genau übersetzt: *Reich der Königin,* wird aber gemeinhin mit *Reich Gottes* übersetzt. In der Theologie ist es Brauch, von Jesus benutzte Feminina systematisch wegzuinterpretieren und so seine Lehre aus der Perspektive von Frauen zu verflachen.

Die Nachgeschichte

Auch bei Johannes hat die Begegnung Jesu mit der Samariterin noch eine Nachgeschichte, die wir nicht außer Acht lassen dürfen.

Am Ende des Gesprächs kehren die Jünger von ihren Besorgungen zurück:

> „Sie wunderten sich, dass er mit einer fremden Frau sprach. Doch keiner von ihnen sagte es laut. Niemand fragte ihn: ‚Was willst Du von dieser Frau? Wieso redest du mit ihr?'"

Ihre Verwunderung über sein Verhalten zeigt, dass es sonst nicht gerade zu seinen Gepflogenheiten gehörte, sich mit einer fremden Frau zu unterhalten. Vielleicht spürten sie, dass in ihrer Abwesenheit etwas Ungewöhnliches geschehen war. Irgendetwas an ihm war offensichtlich anders als zuvor. Doch sie scheuten sich, ihn danach zu fragen. Ob Jesus sie jemals über seine Wandlung aufgeklärt hat?

Hier jedenfalls fehlten ihnen jene bedeutsamen Erfahrungen, – ein Mangel, den sie nie beheben werden. Es wird ihnen nicht wirklich gelingen, jene patriarchalen Vorstellungen hinter sich zu lassen, die Jesus allmählich überwand. Und so ist der Mangel an Verständnis für Jesus und seine neuen Lehren bereits vorprogrammiert.

Die Samariterin aber ist dermaßen angetan von ihrer soeben gemachten Erfahrung, dass sie ihren Krug stehen lässt und ins Dorf zurück rennt. Dort fordert sie ihre Leute auf:

„Kommt und seht, da ist ein Mann, der mir alles gesagt hat, was ich getan habe. Ob er wohl der Messias ist?"

Sie will und kann es nicht für sich behalten und hat den Wunsch, das soeben Erlebte mit ihren Leuten zu teilen. Wo die Frau von einer geistigen Wahrheit erfüllt ist, da wird sie zur Verkünderin. Noch ist sie sich aber ein wenig unsicher. Verhielt es sich wirklich so, wie sie es gerade erlebt und vernommen hatte? Durfte sie ihren Erfahrungen wirklich trauen? Oft genug waren sie ja in der Vergangenheit in Frage gestellt, als „falsch", „unsinnig", „widersinnig", „töricht", „unbedacht" – typisch weiblich eben – bezeichnet worden. Sicherheit gab es offenbar nirgends. Da wollte sie doch lieber das

Urteil der anderen abwarten und hören, was die Leute ihres Dorfes von Jesus hielten.

Doch der wird zwischenzeitig von seinen Jüngern gedrängt, etwas von den Dingen zu sich zu nehmen, die sie ihm mitgebracht haben. Jesus aber ist offenbar dermaßen erfüllt von dem, was er gerade mit dieser Frau erlebt hat, dass er keinerlei Hunger verspürt und ihnen daher antwortet:

> „Ich habe eine Speise, die ihr nicht kennt."

Wer sollte ihm denn wohl in der Zwischenzeit etwas zu Essen gebracht haben? Kein Mensch – so weit das Auge reichte. Doch Jesus erklärt ihnen, wovon er so erfüllt ist:

> „Meine Nahrung ist es, den Willen Gottes zu tun. Gott hat mich gesandt, sein Werk zu vollenden. Sagt ihr nicht: ‚Noch vier Monate dauert es bis zur Ernte'? Siehe, ich sage euch: Hebt eure Augen auf und seht die Felder. Sie sind weiß zur Ernte ..."

Es ist die neue Erkenntnis des göttlichen Willens, die ihn so sehr erfüllt. Dieser war eben nicht exklusiv auf die Menschen des eigenen Volkes ausgerichtet und hielt sich nicht an die von Menschen gezogenen Grenzen um die Geschlechter und Landschaften. Das Schicksal und der Glaube der Frau hatten ihm verdeutlicht, wie unsinnig der Religionsstreit zwischen seinem und dem samarischen Volk war.

Nun hatte er sogar in dieser nach jüdischer Meinung „Gott verlassenen Gegend" eine Frau gefunden, die nur darauf wartete, als spirituell Suchende anerkannt zu werden. Sicherlich gab es außer ihr noch weitere Menschen, von denen er bislang nur deshalb nichts wusste, weil man ihn gelehrt hatte, sie als „Götzendiener" zu betrachten.

Das war nun vorbei. Die Frau hatte seinen religiösen Horizont so sehr erweitert, dass er in den Menschen von Samarien nunmehr zur Ernte reife Felder sah. Hier bedurfte es keiner Mission. Sie durften nur nicht länger verächtlich behandelt und mussten stattdessen als geistige Wesen mit einem eigenen religiösen Glaubenshintergrund anerkannt werden.

> „Viele aus dem samaritanischen Dorf glaubten an ihn, wegen der Worte der Frau, die bezeugte: ‚Er hat mir alles gesagt, was ich getan habe.' Als die Menschen nun zu Jesus kamen, baten sie ihn, bei ihnen zu bleiben: Und so blieb er zwei Tage. Doch noch viel mehr glaubten an ihn, wegen seines Wortes. Der Frau aber sagten sie: ‚Wir glauben nicht mehr nur wegen deiner Rede; denn ihn selbst haben wir nun gehört und wissen: Dieser ist wirklich der Erlöser der Welt.'"

Die Menschen glauben erst einmal dem Zeugnis der von ihnen Ausgestoßenen. Anschließend bestätigen sie dann die Richtigkeit ihres Urteils: Dieser Jude war in der Tat glaubwürdig. Er hat sie in keiner Weise diffamiert, sie als Menschen mit ihren religiösen Gepflogenheiten anerkannt und auch für sie die richtigen Worte und Wahrheiten gefunden. So konnte er auch für sie zum Erlöser aus einengenden Vorstellungen werden.

Fazit

In den beiden Erzählungen begegneten wir zwei verschiedenen Frauentypen, die im patriarchalen Kontext unter dem Stichwort „Heilige" und „Hure" gegeneinander ausgespielt werden. Die Kanaanäerin war eine sich für ihr Kind aufopfernde Mutter, die Samariterin die wegen ihres Liebeslebens ausgegrenzte Frau. Beide waren Ausländerinnen, die aufgrund ihres religiösen Glaubens im Judentum auf starke Ablehnung stießen.

In beiden Begegnungen zeigt sich eine eigene Entwicklungsdynamik, die sich an höchst konträren inhaltlichen Auseinandersetzungen entzündet.

In der ersten Geschichte wird Jesus durch gesetzestreue Vertreter des jüdischen Glaubens mit zwei grundlegenden Problemen der damaligen Zeit konfrontiert, die sich aus den Reinheitsgeboten ergaben: Inwieweit erkennt er die Bedeutung der Überlieferung für die Gegenwart an und sorgt für ihre Einhaltung, wenn er nicht dafür sorgte, dass seine Jünger sich vor dem Essen die Hände wuschen?

Ohne sich darauf einzulassen setzt Jesus die Grundsatzfrage dagegen: Wodurch verunreinigt (= entheiligt, entmenschlicht) sich der Mensch? Ist es wirklich das Essen mit ungewaschenen Händen oder sind es nicht vielmehr ganz andere Verhaltensweisen, die den Menschen „beschmutzen"? Jesu Fazit: Nicht, was in den Mund eingeht, verunreinigt den Menschen, sondern was herauskommt. Das sind eine ganze Reihe schuldhafter Verhaltensweisen anderen Menschen gegenüber, bis hin zu lästerlichem und verleumderischem Reden.

Mit diesen Worten im Ohr führt uns Matthäus in den praktischen Teil der Auseinandersetzung. In der Begegnung mit einer „Unreinen" verweigert Jesus die erbetene Hilfe und begründet seine Haltung mit einem (göttlichen) „Sendungsauftrag", der an den Grenzen Israels Halt macht. Dabei vergleicht er die Frau mit einem Hund, an den er seine Kräfte nicht verschwenden will.

Er zeigt damit, wie sehr er doch noch dem Denken jener Kontrahenten verfallen ist, denen er zuvor widersprochen hatte. Die Verhaltensweisen, die in den Evangelien fast ausschließlich an „Pharisäern und Schriftgelehrten" festgemacht werden, prägen zu diesem Zeitpunkt auch noch das Verhalten Jesu:

1. Die Unfähigkeit, Erkanntes in die Tat umzusetzen.
2. Eine abweisende, frauenfeindliche Überheblichkeit.
3. Die Exklusivität seines Gottesbildes.
4. Eine kränkende und kaltschnäuzige Mitleidlosigkeit.

Sie werden jedoch in Folge seiner Wandlung ersetzt durch:
1. Einsichtsfähigkeit und die Bereitschaft sich zu korrigieren.
2. Und das bedeutet: Den Willen der Frau als Ausdruck göttlichen Willens zu begreifen – wozu er vorher nicht in der Lage war.

3. Am Ende steht seine Hilfsbereitschaft gegenüber allen Menschen, die ihn darum bitten.
4. Eine fürsorgende Vorausschau, die Bedürfnisse wahrnimmt, ohne dass sie geäußert werden müssen.

Begann die erste Erzählung mit der jüdischen Reinheitsproblematik am Beispiel des Essens, so geht es im zweiten Text vordergründig um dieselbe Problematik am Beispiel des Trinkens.

Wurde Jesus im ersten Text von einer Ausländerin um Heilung für ihre Tochter gebeten, so geht es am Jakobsbrunnen um Jesu eigene Bedürftigkeit, aus der heraus er eine Ausländerin um Wasser bittet. Hier durchzieht die Reinheitsfrage alle kulturellen Schichten. Es beginnt beim Schöpfgefäß, das für Jesus keinen Hinderungsgrund darstellt, springt dann über zu ihrer sozialen Unreinheit aufgrund ihres „illegitimen" Liebeslebens und landet schließlich bei der kultischen Unreinheit des samaritanischen Tempels, in dem die Menschen ihre Gebete verrichten.

Jesus vermag zunächst nicht die Gleichberechtigung des Gebets samaritanischer Menschen anzuerkennen und hält an der Unterscheidung fest: die jüdische Religion ist die bessere, aus ihr kommt das Heil. Wieder ist es die Reaktion der Frau, die Jesus seine Einstellung noch einmal überdenken lässt. Bei Johannes tritt sie allerdings nicht so offen zu Tage wie bei Matthäus, in der die Kanaanäerin physisch wesentlich präsenter ist. Wir hören dort förmlich ihre bettelnden Schreie, sehen, wie sie sich zu Boden wirft. All das kommt bei Johannes nicht vor. Doch auch bei ihm wird Jesus für die Frau zum „Heiland", der sich zu einer Haltung durchringt, die eine heilende Wirkung auf ihre Seele ausübt.

In beiden Fällen handelt es sich aus theologischer Sicht lediglich um beispielhafte Erzählungen, doch scheinen die beiden Verfasser diese recht unterschiedlich zu visualisieren. Fest steht, dass sie die Inhalte aus den realen Problemen und Gepflogenheiten jüdischen Lebens entlehnen und daraus zumindest ihren Realismus beziehen. Andererseits muss es zu solchen Begegnungen auch konkret gekommen sein, da sonst die Erzählungen keinen Sinn machen würden.

Halten wir also fest, dass drei Evangelisten – Markus, Matthäus und Johannes – eine entscheidende Veränderung in Glauben, Einstellung und Verhalten Jesu beschreiben, die von einer ausländischen Frau bewirkt wurde. Sie war offenbar geeignet, Jesus mit den Unmenschlichkeiten des religiösen Systems zu konfrontieren, dem auch er angehörte.

Nachdem wir in diesem Kapitel die Mann-Frau-Konfrontation betrachtet haben, in die Jesus selbst verwickelt war, wenden wir uns im nächsten Kapitel solchen Konfrontationen zu, bei denen Jesus ein Außenstehender ist und dazu auf seine Weise Stellung bezieht.

2

Die Letzten werden die Ersten sein

Die matriarchale Ethik Jesu

Im letzten Kapitel habe ich gezeigt, dass Jesus in Bezug auf Frauen ein Lernender war. Im Umgang mit ihnen lernte er, seine eigenen Glaubensvorstellungen zu hinterfragen und sie – wo nötig – zu korrigieren.

Durch das Verhalten der Kanaanäerin lernte er die Abkehr von jeglicher Form der Frauen- und Menschenverachtung. An ihre Stelle traten Mitgefühl und Hilfsbereitschaft – genannt *Nächstenliebe,* die in seiner späteren Lehre eine zentrale Rolle spielt. Beide Frauen, die Kanaanäerin und die Samariterin, veranlassten ihn zur Preisgabe rassistischen und sexistischen Denkens, das grundlegend ist für patriarchale Systeme. Dieser Lernprozess setzte sich mit der Samariterin fort. Sie lehrte ihn, wie wahrer Glaube nationale und patriarchale Grenzen zu überwinden vermag, als sie es fertigbrachte, in ihm den Wunsch zu wecken, zum Messias der Heilsuchenden – insbesondere der Frauen – zu werden.

Da die Evangelien das Leben und Sterben Jesu in einer stark komprimierten Form beschreiben, sind die beiden Begegnungen mit den Frauen als ausgewählte Beispiele einer Reihe ähnlicher Begebenheiten zu betrachten, die veranschaulichen, wem Jesus die später vertretene auffallend weibliche Ethik verdankte.

In diesem Kapitel soll es nun darum gehen, diese Erkenntnis weiter zu untermauern und die weiblichen bzw. matriarchalen Wurzeln dieser Ethik deutlich werden zu lassen. Ein Ansatz, der in der traditionellen Theologie in keiner Weise zur Geltung kommt. Während wohl hin und wieder patriarchale Strukturen ein wenig unter die Lupe genommen und sogar kritisiert werden, haben Theologen keine Ahnung von vergangenen und heute noch existierenden matriarchalen Kulturen und Strukturen. Ohne sie in Augenschein zu nehmen, lassen sich die Parallelen, um die es mir hier geht, aber nicht aufzeigen.

Wenden wir uns daher zunächst dieser Klärung zu, damit wir verstehen, was Jesus überhaupt meinte, als er die Menschen dazu aufforderte, endlich umzukehren. Denn hier ist das Wovon und Wohin von entscheidender Bedeutung. Das Wovon liegt meines Erachtens auf der Hand: Von patriarchalen Denk- und Verhaltensmustern, denen auch Jesus den Rücken gekehrt hatte. Das Wohin aber möchte ich am Beispiel matriarchaler Vorstellungen veranschaulichen.

Matriarchale Werte und Vorstellungen

Leider ist hier nicht der Raum, auf das Phänomen matriarchaler Kulturen einzugehen. Es gibt zu dem Thema inzwischen eine literarische Fülle wie nie zuvor (vgl.: Abendroth, Eberz, Fleiss, Fromm u.a.). Auch ich bin in vielen meiner Bücher (Die Wurzeln weiblicher Macht; Auf den Spuren der Göttin; Der Mutterschaftsbetrug; Maria Magdalena; Die Weiblichkeit Gottes etc.) immer wieder darauf eingegangen.

In diesem Kapitel möchte ich nur einige jener Werte und Vorstellungen darstellen, die sich eindeutig im Zusammenhang mit Jesus in den Evangelien wiederfinden lassen.

Zunächst nenne ich acht Strukturmerkmale matriarchaler Systeme, die ForscherInnen bei ihrer Arbeit sofort auffallen, weil sie sich von patriarchalen Strukturen grundlegend unterscheiden:

1. Es gibt keine schriftliche Überlieferung – auch keine geschriebenen Gesetze. Alles basiert auf dem Vorbild. Dazu kommen wenige Tabus und Regeln für jene natürliche Autorität, die die Sippenmütter ausüben.
2. Somit fehlt hier jede Form institutionalisierter Macht und Befehlsgewalt mit dem dazugehörigen Erzwingungsstab (Polizei, Militär, Gefängnis, Gerichte oder dergleichen). Unterdrückungsmechanismen sind folglich unbekannt.
3. Auch patriarchalen Verhältnissen entsprechende Hierarchien suchen wir hier vergebens. Es gibt keine herrschende Schicht, die mit besonderen Privilegien und Machtbefugnissen ausgestattet ist, keine Beherrschung oder Versklavung anderer Völker.

4. Miteinander teilen, was man hat, bildet die matriarchale Grundethik. Die Menschen kennen keinen Privatbesitz und folglich auch keine großen sozialen Unterschiede zwischen Arm und Reich. Sollte eine Sippe dennoch Reichtum anhäufen, so wird dieser dezimiert durch Umverteilung und Ausgleich mit Hilfe großer Feste, bei denen sich die Reicheren zu Gunsten der Ärmeren verausgaben und sich ihnen so wieder angleichen.
5. Es herrscht eine auffallende Sensibilität gegenüber angemaßter Macht. Matriarchale Kulturen haben ganz bewusste Sozialtechniken entwickelt, um sich vor Machtansammlung oder auch Machtmissbrauch zu schützen. Menschen, denen es um Machtausübung geht, halten sie für unreif und unkultiviert.
6. Frauen haben einen hohen Stellenwert. Auf sie wird gehört. Ihrem Vorbild wird gefolgt. Männer finden das durchaus in Ordnung, ja, sogar entlastend, weil Frauen die Verantwortung für die Sippe tragen und damit auch für die Versorgung der Männer.
7. Väter sind unbekannt. Kinder werden nicht als vom Manne gezeugt betrachtet, sondern als von den Geistern der Ahnen empfangen. Sie kehren aus ihrem Jenseitsland durch Wiedergeburt in die eigene Sippe zurück. Dieser Glaube und nicht etwa die Unkenntnis der biologischen Vaterschaft bildet die Grundlage des matriarchalen Sozialverständnisses.
8. Es gibt auch keine heuchlerische Sexualmoral, die Frauen auf einen Mann verpflichtet, den Mann aber nicht auf eine Frau. Die Ehre einer Frau hängt folglich auch nicht von ihrem Sexualverhalten ab. Frauen und Männer verfügen gleichermaßen frei über ihren Körper. Vergewaltigung ist ebenso unbekannt wie übermäßige weibliche Schamhaftigkeit.

Zu diesen Punkten will ich nunmehr Beispiele aus den Lehren und Forderungen Jesu bringen, die den patriarchalen Vorstellungen der Religionsvertreter seines Volkes eindeutig widersprechen.

Das Gesetz als Grundlage patriarchaler Strukturen

Patriarchale Herrscher haben die Aufgabe, Gesetze zu erlassen und schriftlich zu fixieren sowie Eroberungskriege – und folglich auch Verteidigungskriege – zu führen.

Von dem babylonischen Herrscher Hamurabi ist eine große Steinstele erhalten geblieben, in die der von ihm erlassene Gesetzeskodex eingemeißelt wurde. Der Wunsch nach Unvergänglichkeit dieser Gesetze ist hier unübersehbar. Die hebräische Bibel folgt diesem Beispiel und lässt ihren Gott Jahwe eine Steintafel mit Zehn Geboten anfertigen und seinem Diener Mose auf dem Berg Sinai aushändigen. Auch sie sollten ewig gültig sein, und so gelang es ihnen, die patriarchale Welt zu erobern.

Religiösen Gruppierungen zur Zeit Jesu aber genügte die Einhaltung der Zehn Gebote nicht. Sie legten Wert darauf, alle 613 Gebote – Quersumme Zehn! – einzuhalten, die sich den hebräischen Texten entnehmen lassen. Am bekanntesten war wohl die Gruppe der Pharisäer, für die ein Gott wohlgefälliges Leben davon abhing, dass alle diese 613 Ge- und Verbote beachtet wurden. Wer meinte, das geschafft zu haben, hatte allen Grund, sich über andere zu erheben, wie das Gleichnis vom Pharisäer und Zöllner im Tempel zeigt. Zöllner waren übrigens alles andere als angesehen, da sie für die römische Besatzungsmacht die Zölle eintrieben und dabei in die eigene Tasche wirtschafteten. Sie galten als Sünder schlechthin und wurden insbesondere von den Pharisäern verachtet.

Daher erzählt Jesus folgendes Gleichnis (Lukas 18,10-14):

> „Zwei Menschen gingen hinauf in den Tempel, um zu beten, der eine ein Pharisäer und der andere ein Zöllner. Der Pharisäer stellte sich für sich allein hin und betete so: O Gott, ich danke dir, dass ich nicht bin wie die übrigen Menschen. Räuber, Ungerechte, Ehebrecher oder auch wie dieser Zöllner. Ich faste zweimal in der Woche, ich gebe den Zehnten von meinem ganzen Einkommen. Der Zöllner aber stand von ferne und wollte nicht einmal seine Augen zum

Himmel erheben, sondern er schlug an seine Brust und sprach: O Gott, sei mir Sünder gnädig! Ich sage euch: Dieser ging mehr gerechtfertigt in sein Haus hinab als jener. Denn jeder, der sich selbst erhöht, wird erniedrigt werden; wer sich aber selbst erniedrigt, wird erhöht werden."

Mit diesem Gleichnis macht Jesus unmissverständlich klar, dass die Einsicht von Schuld wichtiger ist als ihre Vermeidung. Dieser Gedanke kommt bei ihm wiederholt vor und wird auch bei mir am Ende noch einmal aufgegriffen.

Das ganze Neue Testament durchzieht eine enge Verbindung von Schuld und Gesetz. Bereits der Apostel Paulus sieht im Gesetz die Ursache jeglicher Schuld. Und bis heute gilt: Ohne Gesetz keine Schuld. Doch damit ist nur die juristische – nicht jedoch die moralische Schuld gemeint, die nicht juristisch zu fassen ist. Paulus denkt hier also durch und durch legalistisch – im Gegensatz zu Jesus.

Mit seinem *Ich-aber-sage-euch* in der Bergpredigt vermag er Schuld auch jenseits des Gesetzes wahrzunehmen, wenn Menschen zum Beispiel durch bestimmte Redewendungen oder Handlungsweisen verletzt werden: (Matthäus 5,21ff)

„Ihr habt gehört, dass zu den Alten gesagt ist: ‚Du sollst nicht töten; wer aber tötet, soll dem Gericht verfallen sein.' – Ich aber sage euch: Jeder, der seinem Bruder zürnt, soll dem Gericht verfallen sein. Wer aber zu seinem Bruder sagt: Raka! (Ausdruck der Verachtung), soll dem Hohen Rat verfallen sein. Wer aber sagt: du Tor! (Ausdruck noch größerer Verachtung), soll der Hölle mit ihrem Feuer verfallen sein."

Hier greift Jesus auf gängige Ausdrücke und Bilder zurück. Sie zeigen, dass für ihn die Einhaltung des Tötungsverbots völlig unzureichend ist für das zwischenmenschliche Zusammenleben. Aber auch, dass er Schuld in erster Linie als etwas sah, das sich zwischen Menschen ereignet und weniger auf Gott bezogen ist, – gerade so, wie er es im Umgang mit den beiden ausländischen Frauen erlebt hatte. Paulus aber verstand Schuld in erster Linie als ein Problem zwischen Mensch und Gott, der für ihn Urheber des Gesetzes war, nun aber seinen Sohn gesandt hatte, um die Schuld der Menschen aufzuheben. – Wir werden im nächsten Kapitel sehen, wie wenig der Apostel Jesus wirklich folgte.

Gesetze im Dienste des Menschen

Der Vorstellung eines Paulus – wie auch der späteren Kirche – begegnen wir in den Lehren Jesu an keiner Stelle. Dort stehen die Bedürfnisse der Menschen im Vordergrund und nicht etwa Gott mit bestimmten Gehorsamsansprüchen. Da Jesus aber das vorhandene Gesetz nicht abzuschaffen vermochte, weigerte er sich rigoros, es gegen die Interessen der Menschen auszulegen. Stattdessen wollte er das Gesetz in ihrem Dienste verstanden und angewandt wissen. – Nicht um Gottes oder des Gesetzes Willen sollte der Mensch etwas tun oder unterlassen, sondern allein um des Menschen willen.

Machte Paulus die Verlorenheit der Menschen vor Gott zur Ausgangsbasis seiner Lehre, so lag sie für Jesus in der Fähigkeit der Menschen, einander zu verzeihen, zu beschützen, miteinander zu teilen, schlichtweg: sich liebend, großzügig und gütig zu verhalten – wie es immer wieder von matriarchalen Menschen überliefert wird und bis heute noch bei ihnen beobachtet werden kann. (Die grundlegenden Voraussetzungen für ein solches „Verhaltenswunder" habe ich in meinem Buch *Der Mutterschaftsbetrug* beschrieben.)

War die Rede von der Liebe zum Nächsten ursprünglich eine Zustandsbeschreibung erinnerter matriarchaler Verhältnisse, so wurde sie später zu einem „Gebot". Aber erst, nachdem sich patriarchale Verhältnisse ausgebreitet hatten. Für Jesus findet Schuld in erster Linie im zwischenmenschlichen Bereich statt und muss folglich auch dort bereinigt werden. So fährt der obige Text aus Mt 5,22ff fort:

> „Wenn du deine Opfergabe zum Altar bringst und dir dabei einfällt, dass dein Bruder (oder deine Schwester) etwas ge-

gen dich hat, so lass deine Gabe dort vor dem Altar liegen, geh und versöhne dich zuerst mit ihm oder ihr, und dann magst du deine Gabe opfern."

Die Versöhnung mit den Menschen hat hier Vorrang vor der Versöhnung mit Gott, während sie später an die erste Stelle tritt – nach dem Motto: Hauptsache mit Gott bin ich im Reinen. Wie es um den Nächsten steht, interessiert dagegen weniger.

Nicht so bei Jesus. Er hatte ja erlebt, wie leicht man sich mit Gott im Rücken (Sendungsauftrag!) am anderen Menschen versündigen konnte. Bei ihm ist daher die Beziehung zum/zur Nächsten aufgehoben in der Beziehung zum Göttlichen. Der Umgang mit Menschen kann nicht wirklich über Gesetze und Gerichte geregelt werden, denn sie greifen immer zu kurz und können den Menschen nicht gerecht werden.

Aus diesem Grunde – so Jesus – sollten sie versuchen, ohne Gerichte und damit auch ohne Gesetz, auszukommen. Daher heißt es weiter in dem Text (Mt5,25):

> „Schließ ohne Zögern Frieden mit deinem Gegner, solange du mit ihm noch auf dem Weg zum Gericht bist. Sonst wird dich dein Gegner vor den Richter bringen und der Richter wird dich dem Gerichtsdiener überantworten und der wird dich ins Gefängnis werfen …"

Das ist die patriarchale Wirklichkeit, die Jesus den Menschen hier vor Augen führt. Folglich macht es wenig Sinn, die Institution des Gerichts in Anspruch zu nehmen. Was Jesus von ihr hielt, erläutert er am Beispiel einer Witwe, die dort ebenfalls ihr Recht sucht:

> „Es war ein Richter in einer Stadt, der weder Gott fürchtete noch einen Menschen achtete. Auch eine Witwe lebte in jener Stadt, die kam immer wieder zu ihm und sagte: ‚Verschaffe mir Recht gegenüber meinem Gegner.' Eine Zeitlang wollte der Richter nicht …"

Die Orientalin muss dem Richter die Hölle heiß gemacht und ihm gedroht haben mit allen ihr zur Verfügung stehenden Mitteln, denn …

> „… dann sagte er bei sich selbst: ‚Wenn ich auch Gott nicht fürchte und keinen Menschen achte, werde ich doch dieser Witwe Recht verschaffen, weil sie mich belästigt; sonst kommt sie noch am Ende und schlägt mich ins Gesicht.'"
> (Lukas 18,1-5)

Es ist anzunehmen, dass es hier um Erbstreitigkeiten ging, mit denen die Witwe offenbar auf sich allein gestellt war. Möglicherweise stand sogar ihre Altersversorgung auf dem Spiel, – ein Problem, das erst in patriarchalen Zusammenhängen auftritt, da es erst mit der Auflösung der Muttersippe, in der für alle lebenslang gesorgt war, akut wird.

Die Witwe im Gleichnis muss mit allen ihr zur Verfügung stehenden Mitteln – und das waren nicht viele – um ihr Recht kämpfen. Da sie dem Richter aber nicht viel bezahlen konnte, hatte er auch kein Interesse, ihr zu helfen und ihr Recht zu verschaffen. Am Ende tut er es dann aber doch – wenn auch recht widerwillig – aus Furcht vor den temperamentvollen Wutausbrüchen der Frau. Sie aber fühlt sich in dieser Situation gleich zweimal betrogen: von ihren Widersachern und von dem Richter, der seiner Aufgabe nicht nachkommen will.

Jesu Orientierung am Menschen und seinen Bedürfnissen zeigt wohl am deutlichsten sein Umgang mit dem Sabbatgebot, das bereits zu seiner Zeit auf eine lange Auslegungsgeschichte zurückblicken konnte. Wie ein engmaschiges Netz hatte sich dabei eine Fülle von Geboten um den Sabbat gelegt, der doch eigentlich nur *gefeiert* werden wollte. Die männlich-patriarchale Lust an Überwachung und Kontrolle war jedoch stärker als die Freude am Feiern, die in matriarchalen Kulturen außerordentlich stark ausgeprägt ist. So versah man den Sabbat mit einem ganzen Regelwerk, dessen Einhaltung verordnet und streng kontrolliert wurde. Dazu zwei Beispiele:

Alle vier Evangelien berichten von Begebenheiten, die auf massive Konflikte mit den Überwachern der religiösen Vorschriften hinweisen. Matthäus 12, Markus 2 und Lukas 6 erzählen vom Ährenraufen der Jünger am Sabbat:

> „Und es begab sich, dass er am Sabbat durch die Saaten dahinwanderte, und seine Jünger fingen an, auf dem Weg Ähren abzureißen. Und die Pharisäer sagten zu ihm: ‚Siehe, warum tun sie am Sabbat, was nicht erlaubt ist.' Da sprach er zu ihnen: ‚Habt ihr nie gelesen, was David tat, als er Not litt und ihn und seine Begleiter hungerte? Wie er in das Haus Gottes hineinging zur Zeit des Hohenpriesters Abjathar und die Schaubrote aß, die niemand essen darf als nur die Priester, und wie er auch seinen Begleitern davon gab?' Und er sprach zu ihnen: ‚Der Sabbat ist um des Menschen willen geschaffen worden und nicht der Mensch um des Sabbats willen.' Somit ist der Sohn des Menschen Herr auch über den Sabbat."

Diese Geschichte veranschaulicht die am Menschen ausgerichtete Einstellung Jesu. Sie lässt nicht zu, dass die Befriedigung fundamentaler Bedürfnisse durch ein Gesetz behindert wird. Gleichzeitig wird aber auch deutlich, welchen gegenseitigen Bespitzelungen die Sabbatgebote damals Vorschub leisteten. Die Gesetzesfanatiker betrachteten sogar das Aufnehmen eines Säuglings, wenn er ein bestimmtes Gewicht überschritten hatte, als Verstoß gegen das Sabbatgebot und schreckten nicht davor zurück, am Sabbat beim Vieh die Verweigerung der Geburtshilfe zu fordern.

Daneben gab es jedoch auch Strömungen, die für eine humanere Handhabung der Sabbatgesetze eintraten, sich damit aber nicht durchsetzen konnten, denn im Patriarchat siegen immer jene, die sich auf Gesetze berufen können …

Wie raffiniert sich Jesus gegen die Väter seines Landes zur Wehr setzen musste, zeigt seine Reaktion auf Vorhaltungen der Gesetzeshüter. Offenbar hatten sie nur eine autoritäre Form des Gewissens entwickelt, mit der sie sich an äußeren Autoritäten ausrichteten. Und so beruft sich auch Jesus hier – womöglich mit einem verschmitzten Lächeln? – ebenfalls auf eine Autorität. Die aber ist kein

Geringerer als König David, der auch für die Kontrahenten Jesu unter dem besonderen Wohlgefallen Jahwes stand. Damit aber verwirrt er im Grunde genommen ihr autoritäres Denken, ja, führt es sogar ad absurdum. Er zwingt sie förmlich, sich an einer von ihnen geschätzten historischen Gestalt auszurichten, die gerade nicht vorrangig um die Einhaltung eines Gesetzes besorgt gewesen war, sondern es als weitaus wichtiger erachtete, den Hunger zu stillen. Damit nahm sich David eine Freiheit – für sich und seine Leute –, die Pharisäern und Schriftgelehrten eigentlich einen Schauer über den Rücken laufen lassen musste.

Die Evangelien berichten von mehrfachem Zuwiderhandeln Jesu gegen die Sabbatgesetze. Sein Verhalten erweckt daher den Eindruck eines Aufruhrs gegen „die Väter", die sich berufen fühlten, in zwischenmenschliche Bereiche hineinzuwirken und dort auf ihre Weise für Ordnung zu sorgen. Selbst wenn es sich dabei auch um eine Ordnung handelte, die längst nicht immer am menschlichen Wohl ausgerichtet war.

So berichtet zum Beispiel Lukas (13,10-17) von einem Synagogenvorsteher, der das Volk dafür verantwortlich machte, dass Jesus am Sabbat heilte. Beim Besuch der Synagoge hatte er eine Frau entdeckt, die seit achtzehn Jahren an einer schweren Rückgratverkrümmung litt und nur noch gebeugt gehen konnte. Sie hatte Jesus gar nicht um Heilung gebeten, dennoch hatte dieser sie zu sich gerufen und ihr erklärt:

> „Frau, du bist von deiner Krankheit erlöst. Und er legte ihr die Hände auf und sie wurde sofort gerade und pries Gott."

Dieser körperliche Kontakt zu einer fremden Frau durch das Auflegen seiner Hände ist höchst ungewöhnlich. Wie alle Frauen – zumal noch als Kranke – galt sie als kultisch unrein. Schließlich hatte sie einen Dämon in sich, wie es im Text heißt und war durch ihre Krankheit gezeichnet, was wiederum Ausgrenzung aus der patriarchalen Religionsgemeinschaft zur Folge hatte. Durch das Handeln Jesu aber wird sie wieder hineingenommen in jene Malchut, in der das Göttliche gegenwärtig ist und Kranke wieder gesund werden.

Aus Freude über ihre Genesung stimmt die Frau einen Lobpreis an, hat sie doch ihre Befreiung als göttliches Wirken erfahren. Es geschah jenseits patriarchaler Schranken am Tage der „Königin Schabbat", deren Gegenwart die Menschen an diesem Tag feierten, – ein Tag der Präsenz des Göttlich-Weiblichen und somit ein Überrest aus längst vergangenen matriarchalen Zeiten.

Statt sich mit der Frau zu fräuen (beide Worte hängen etymologisch zusammen!) und Jesus dafür zu danken, dass er ihr gerade an diesem Tag das Heil gebracht hat, regt sich der Vorsteher der Synagoge genau darüber auf. Er nimmt das Geschehen zum Anlass, dem Volk zu erklären:

> „Sechs Tage gibt es, an denen man arbeiten soll; an diesen Tagen kommt und lasst euch heilen. Nicht aber am Sabbat!"

Er traute sich nicht, Jesus zu kritisieren und nahm den Umweg über das Volk. Doch Jesus entlarvt seine Heuchelei: Banden die Menschen in den galiläischen Dörfern, die weniger streng waren als der Süden, nicht auch Rind oder Esel los, um sie zur Tränke zu führen?

> „Diese aber, die eine Tochter Abrahams ist, die der Satan gebunden hatte – siehe, achtzehn Jahre lang –, musste sie nicht von dieser ihrer Fessel gelöst werden am Tage des Sabbat?"

Wenn also selbst das Vieh in Galiläa von den Möglichkeiten einer liberaleren Gesetzesauslegung profitierte, sollte sie dieser Frau dann nicht in viel höherem Maße zustehen? War nicht gerade der Sabbat, der doch ein Tag der Fräude sein sollte, für solche Heilungen geradezu prädestiniert? Schließlich war die Heilung von Kranken *der* Anlass schlechthin zur Fräude für alle. Und wieviel mehr, da doch eine gekrümmte Frau nach achtzehn Jahren ihren Blick wieder von der Erde erheben und den aufrechten Gang praktizieren konnte? Wie wir am Ende des Textes erfahren, war das Volk über genau jene befreiende Wirkung der Einstellung Jesu hoch erfreut, die seine Widersacher zutiefst beschämte.

Dieser Hinweis auf Schamgefühle des Synagogenvorstehers und seines Umkreises soll zeigen, dass diese Gesetzeshüter trotz ihrer unmenschlichen Reaktion nicht ganz abgestumpft waren. Hatten sie sich auch zuvor völlig im Recht gefühlt, so muss ihnen doch ihr Mangel an Empathie aufgegangen sein, hatten sie doch weder Mitgefühl mit den Kranken gezeigt noch Freude über die Heilung der Frau. Interessant ist, dass der Grieche Lukas als einziger von dieser Art der Beschämung berichtet. Das mag damit zusammenhängen, dass in seinem Kulturkreis der menschlichen Scham eine außerordentliche Bedeutung zukam und in engster Verbindung mit der Ehrfurcht gesehen wurde. Beide Gefühle bilden daher in der griechischen Mythologie eine Einheit und wurden in Gestalt der Göttin Aidos verehrt und gefürchtet.

Wo aber die Ehrfurcht zurückgeht, da tritt die Schamlosigkeit hervor und mit ihr das Verderben. Dem Janusgesicht der Scham entsprechend ist Aidos zum einen die subjektive Eigenschaft der Schamhaftigkeit, meint aber andererseits auch den Respekt, der jemandem oder einer Sache entgegengebracht wird. Aidos schützt somit nichtüberschreitbare „Ehrfurchtsschranken“ (Richard Harder, Kleine Schriften München 1960; auch: Kerényi, Auf den Spuren des Mythos, München 1967, S. 200)

In der von Homer beschriebenen Gesellschaft ist Scham noch der zentrale ethische Begriff und die grundlegende – wenn nicht gar die einzige – sittliche Kraft (vgl. Karl Kerényi: Die antike Religion, Düsseldorf, Köln 1952, 90). Entsprechend glaubten viele Menschen der Antike, es sei allein die Scham, durch die sich der Mensch vom Tier unterscheide. Und so beklagt Apoll in der Ilias die Unmenschlichkeit des Achill, der den Leichnam des Trojaners Hektor misshandelte und daraufhin mit einem Tier verglichen wurde: „Dessen Herz nicht achtet der Billigkeit, noch die Gesinnung ... wie ein Bergleu denkt er nur an Wildheit, ... auch selber die Scham nicht kennt, welche den Menschen zum Heil ist oder zum Schaden“ (Homers Werke I: Ilias, Berlin 1911, 388). Daraufhin prophezeite der Dichter Hesiod von den beiden Göttinnen Aidos (Scham, Ehrfurcht) und Nemesis (Beschützerin des Naturrechts, die auch für unverdientes Glück steht, das Natur oder Schicksal den Menschen schenken): Sie werden sich in weiße Gewänder gehüllt „am Ende unseres bösen Zeitalters“, auf das noch Schlimmeres folgen soll, von den Menschen zurückziehen. – Und das haben sie in der Tat getan.

An dieser Stelle zeigt sich ein Zusammenhang zum Mythos der Göttin Dike, der Gerechtigkeit. Von ihr hieß es, sie habe sich bereits in die Berge zurückgezogen, seit die Menschen sie nicht mehr achteten. Als es aber dann auf der Erde immer ärger wurde, hätte sie diese sogar ganz verlassen. Seither ist sie am Himmel als das Sternbild der Jungfrau sichtbar.

Der Mangel an Scham, Ehrfurcht, Gerechtigkeit und natürlichem Glücksempfinden wurde bereits in der Antike in einem tieferen Zusammenhang gesehen. Dieser Mangel war es, der die Göttinnen vom Antlitz der Erde tilgte, – oder mit anderen Worten – das matriarchale Wertgefüge immer brutaler vernichtete.

Heute erleben wir die Folgen dieses Prozesses. Die Schamkultur, die bis heute im asiatischen Raum zum Teil noch erhalten geblieben ist, wurde im Westen abgelöst durch eine Schuldkultur. Sie ist nicht mehr an Ehrfurcht und Naturrecht ausgerichtet, sondern am patriarchalen schriftlich fixierten Gesetz. Das aber besagt: Ohne Gesetz – keine Schuld. Wo kein Kläger, ist auch kein Richter. Was nicht verboten, ist erlaubt.

Diese Einstellung aber bewirkt, dass auch die Gesetze als solche kaum eingehalten werden – und zwar am wenigsten von dem Geschlecht, das sie gemacht hat. Bis heute werden Männer insgesamt rund 24 mal so häufig kriminell wie Frauen.

Wir bleiben noch bei der Bedeutung des Gesetzes im patriarchalen Raum, da es immerhin das Fundament der Gesellschaft ist und Männer ganz offenkundig bevorzugt. Das nächste Beispiel verdeutlicht einen äußerst behutsamen Umgang Jesu mit dem Gesetz. Dabei entsteht noch einmal der Eindruck, als verstünde er es auch hier, seine gegnerischen Gesetzestreuen zutiefst zu beschämen.

Jesus und die Ehebrecherin

Bei dieser Geschichte, die nur im Johannes-Evangelium (Kapitel 8) überliefert wird, handelt es sich um einen Text, der in den ältesten Vorlagen dieses Evangeliums fehlt. Da aber in der Theologie sowieso davon ausgegangen wird, dass die meisten Erzählungen nicht etwa historische Begebenheiten, sondern beispielhafte Erzählungen sind, die Eigenschaften und Einstellungen Jesu veranschaulichen sollen, muss uns die historische Frage hier nicht weiter berühren.

Uns interessiert diese Erzählung letztlich aus genau diesem Grunde: zur Veranschaulichung Jesu Einstellung gegenüber dem Mosaischen Gesetz und seines Gebrauchs durch die Gesetzestreuen seiner Zeit, die einen beachtlichen Einfluss ausübten. Die Haltung aber, die diese Geschichte vermittelt, steht völlig im Einklang mit jener Haltung, die in denjenigen Gleichnissen durchscheint, die als historisch echt eingestuft werden. So ist diese Geschichte – sollte sie sich nicht ereignet haben – in jedem Fall gut nachempfunden.

Doch auch die historische „Unechtheit" der Szene kann nicht mit letzter Sicherheit behauptet werden. Gehen wir also davon aus, dass Jesus – wäre er in eine solche Situation geraten – gerade so reagiert hätte, wie es die Geschichte beschreibt.

Gerade in unseren Tagen gewinnt sie eine völlig neue Brisanz auf dem Hintergrund des weltweiten Erstarkens des Islam, der ja auch bei uns an Boden gewinnt und nicht selten mit sogenannten „Ehrenmorden" in die Schlagzeilen gerät. Dass diese Delikte – zumindest aus weiblicher Sicht – nicht das Geringste mit „Ehre" zu tun haben, liegt wohl auf der Hand. Im Gegenteil, solche Morde gelten auch im heutigen jüdisch-christlichen Kulturraum als höchst unehrenhaft und werden bestraft, wenn auch vielfach nur halbherzig. Andererseits kommen aber auch bei uns immer wieder recht ähnlich motivierte Morde an Frauen vor. Sie lassen sich aber weder mit einem „Ehrenkodex" noch mit einem religiösen Glauben oder sonstigen „Familienpflichten" begründen, wie dies in islamischen Strukturen immer wieder geschieht.

Die Geschichte von der Ehebrecherin veranschaulicht aber nicht nur einen Patriarchalismus im Gesetz, sondern auch dessen Verschärfung durch eine einseitig männliche Auslegungsgeschichte. Die hatte bereits ein gutes halbes Jahrtausend hinter sich, als Jesus sich ihr widersetzte: Pharisäer und Schriftgelehrte bringen eines Tages eine Frau zu ihm, die sie nach ihren Angaben beim Ehebruch erwischt hatten. Das aber bedeutete im Klartext: Sie müssen sich auf die Lauer gelegt haben. Nun soll Jesus entscheiden:

> „Meister, diese Frau wurde beim Ehebruch auf frischer Tat ertappt. Mose hat uns im Gesetz vorgeschrieben, solche Frauen zu steinigen. Was sagst du dazu? – Mit dieser Frage wollten sie ihn auf die Probe stellen, um einen Grund zu haben, ihn zu verklagen. Jesus aber bückte sich und schrieb mit dem Finger auf die Erde."

Hier soll also ein Exempel statuiert werden, wie in vielen anderen Texten auch. Jesus wird von den Gesetzestreuen einer Gesinnungsprüfung unterzogen. Gehörte er zu ihnen? Sie bezweifeln es. Stellen sich ihre Zweifel als berechtigt heraus, so wird es ihm an den Kragen gehen. Hier nun sollte sich zeigen, wer Jesus wirklich war. (Und genau darum ging es wohl auch dem Verfasser oder der Verfasserin des Textes.)

Das Verhalten der gesetzestreuen Ankläger wirft nun allerdings Fragen auf: Wieso bringen sie nur die Frau zu Jesus, die sie doch „auf frischer Tat ertappt" haben? Warum wird der Mann nicht mitgebracht? Wurde er etwa absichtlich laufen gelassen?

Bei diesem Gedanken zeigt sich bereits: Man hatte es hier lediglich auf die Frau abgesehen, – eine Vorgehensweise, die noch heute in islamischen Ländern zu beobachten ist. Sie lässt sich allerdings so nicht aus dem „Gesetz des Mose" ableiten, auf das sich diese Männer berufen, denn dort heißt es:

> „Wenn ein Mann dabei ertappt wird, wie er bei einer verheirateten Frau liegt, dann sollen beide sterben, der Mann, der bei der Frau gelegen hat, und die Frau …" (5.Mose 22,22)

Müsste demnach nicht auch der Mann zu Tode gesteinigt werden? Hier regt sich der Verdacht, dass es in Wirklichkeit nicht um „Gesetzestreue“, sondern vielmehr um Frauenhass und seine Befriedigung ging. In diesem Falle wurden zwei Menschen von den Schriftgelehrten nicht auf der Grundlage ihres Handelns beurteilt, sondern ausschließlich nach ihrem Geschlecht – wie dies bis heute in zahlreichen Situationen und Zusammenhängen der Fall ist. Für dieselbe Tat wurde der Mann hier nicht belangt, die Frau aber soll dafür ihr Leben lassen.

Das Bedürfnis zu trennen und aufzuspalten um ausgrenzen zu können, ist typisch für patriarchale Verhältnisse. Dabei geht es hier zusätzlich um die Ausgrenzung Jesu für den Fall, dass er nicht dem Gesetzesverständnis der Pharisäer und Schriftgelehrten entspricht und ihnen diese Frau zur Steinigung überlässt.

Auf dieses Ansinnen reagiert Jesus erst einmal mit Schweigen. Wie bei der kanaanäischen Frau verweigert er die Antwort auf die Forderung nach einem Treuebekenntnis zum Gesetz des Mose. Stattdessen bückt er sich und schreibt in den Sand. (Übrigens die einzige uns überlieferte Szene, in der Jesus etwas aufschreibt.) Aber auch hier wissen wir nicht, was er wirklich geschrieben hat. Wir können es aber vermuten, denn er kommt dabei den Gepflogenheiten einer Gerichtssituation im Freien nach: Anklagen und Angeklagte wurden mit dem Finger in den Sand geschrieben und nach dem Urteilsspruch wieder verwischt. Dann kam der nächste Fall an die Reihe.

Mit seinem Schreiben in den Sand bedeutet Jesus also, dass er die Position des Richters annimmt – wenn auch auf seine Weise. Schrieb er möglicherweise einige Anklagen gegen seine Kontrahenten in den Sand und machte so auch sie zu Angeklagten?

Der weitere Verlauf der Geschichte jedenfalls könnte eine solche Vermutung nahelegen. Doch vorerst warten die Männer auf seine Antwort:

> „Als sie hartnäckig weiter fragten, richtete er sich auf und sagte zu ihnen: ‚Wer von euch ohne Sünde ist, der werfe den ersten Stein auf sie.‘ Und er bückte sich wieder und schrieb auf die Erde. Als sie seine Antwort gehört hatten, ging einer nach dem anderen fort, zuerst die Ältesten.“

Jesus verweigert dem patriarchalen Männerbund sein Zugehörigkeitsbekenntnis, denn diese Zugehörigkeit müsste er mit dem Leben der Frau erkaufen.

Hier nun ist es das Gesetz des Mose, dem die Männer die Verantwortung für ihren Tötungswillen zuschieben. Hinter Mose steht wiederum Jahwe, der eigentliche Gesetzgeber „seines" Volkes. So handeln die Herren immer auf Befehl einer „höheren Macht" und waschen damit ihre Hände in Unschuld.

Das ist typisch für patriarchale Befehl/Gehorsams-Strukturen, die bis ins Hitler-, Stalin- oder Mao-Reich führen, um nur einige zu nennen. Der innere Argumentationszusammenhang ist immer der gleiche und verrät dieselbe typisch männliche Autoritätshörigkeit.

An keiner Stelle der Evangelien lässt sich Jesus auf solche Argumentationen ein. Nach der Begegnung mit der Kanaanäerin benutzt er nie mehr ein Gesetz oder eine andere Autorität, um sein eigenes Handeln abzusichern. Im Gegenteil, seine Auffassungen brauchen keinen „göttlichen" Gesetzgeber. Auch in diesem Fall beruft er sich weder auf Gesetze noch auf Gott, sondern knüpft bei den Männern an. Sie sollen sich einmal selber anschauen: Haben sie keine Schuld, die Strafe verdient? Wie kommen sie also dazu, sich auf die Schuld der Frau zu stürzen und die eigene Schuld auszublenden? Sind sie aber wirklich ohne Schuld, so mögen sie den ersten Stein werfen.

Mit seinen Worten entlarvt Jesus das richterliche Gebaren als eine enorme Anmaßung, die dazu auch noch mit zweierlei Maß misst. Auch das ist typisch für patriarchale Verhältnisse, in denen es allein die männliche Macht ist, der das Recht auf Auslegung der Gesetze und deren Umsetzung zukommt.

Doch Jesus ist nicht bereit, dem Gesetz Vorrang einzuräumen vor dem Leben einer Frau. Er lehnt solche patriarchalen Menschenopfer ab und beruft sich dabei weder auf Jahwe noch auf Mose. Er urteilt auf der Grundlage seiner – im Umgang mit Frauen erworbenen – Weisheit. Sie aber ist in diesem Fall am Leben der Frau (ansonsten am Leben des Menschen) ausgerichtet, – ein Rechtsverständnis, bei dem die Frau eine Chance erhält.

Wir stoßen hier auf ein matriarchales Denken, das auf die patriarchalen Verhältnisse übertragen wurde, in denen Jesus nun einmal lebte. Es besitzt seine eigene Autorität und Würde, wie sie sich in keinem Gesetz niedergeschlagen haben. Daher bedarf es weder eines Gottes noch eines Gesetzes, um dieser weisheitlichen Autorität Ausdruck zu verleihen.

Diese Autorität spüren offenbar auch die Ankläger der Frau in der Haltung Jesu und müssen sie letztlich als größer anerkennen. Es ist die Autorität des Lebens, die Jesus inzwischen ausstrahlt. Ist sie es oder lediglich die Erkenntnis eigener Schuld, die Scham oder das eigene Schuldbewusstsein, das die Männer letztlich zum Einlenken bewegt? In beiden Fällen würde ihnen Jesus die Erfahrung ermöglicht haben, sich ein Stück weit mit dieser von ihnen angeklagten Frau zu identifizieren und sich in ihr wiederzuerkennen. Das wäre in der Tat eine beachtliche Leistung.

Im Text veranlasst Jesus die Ankläger zum Rückzug:

> „Jesus blieb allein zurück mit der Frau, die noch in der Mitte stand. Er richtete sich auf und sagte zu ihr: ‚Hat dich niemand verurteilt?' Sie antwortete: ‚Keiner, Herr.' Da sagte Jesus zu ihr: ‚Auch ich verurteile dich nicht. Geh und sündige von jetzt an nicht mehr.'"

Die Frau ist befreit! Um ein Haar hätte sie ihre Liebe zu einem Mann das Leben gekostet. So wollte es das Vaterrecht, das sich auf den Willen Gottvaters vom Sinai berief. Und so warnt Jesus die Frau mit dem letzten Satz, sich nicht noch einmal in eine solche Gefahr zu begeben. Ein zweites Mal würde er sie nicht vor dem Tode bewahren können.

Gegen Machtstrukturen und Privilegien

Beim zweiten, dritten und fünften Merkmal der erwähnten matriarchalen Strukturen ging es um das Fehlen von Befehlsmacht mit den dazugehörigen Hierarchien und Privilegien für Männer mit Machtbefugnissen.

Wie sehr Jesus Machtstrukturen verabscheute, weil sich Menschen auf ihrer Grundlage über andere erheben und glauben, etwas Besseres zu sein, bringt Matthäus 23,4-12 sehr klar zum Ausdruck: Von den Pharisäern und Schriftgelehrten, die offenbar eine recht unmittelbare Macht auf das Volk ausübten, riet er seinen Jüngern, wohl ihre Lehren anzuhören, sich aber in keiner Weise ihr Verhalten zum Vorbild zu nehmen. Nach seiner Auffassung befanden sie sich noch auf jener Stufe, die er durch seinen Umgang mit Frauen hinter sich lassen konnte.

> „Sie schnüren schwere Lasten zusammen und legen sie den Menschen auf die Schultern, wollen selber aber keinen Finger rühren, um sie zu tragen. Alles, was sie tun, tun sie nur, damit die Menschen es sehen: Sie machen ihre Gebetsriemen breit und die Quasten an ihren Gewändern lang, bei jedem Festmahl möchten sie den Ehrenplatz und in der Synagoge die vordersten Reihen haben, und auf den Plätzen und Straßen lassen sie sich gern grüßen und von den Leuten Rabbi (Meister) nennen. Ihr aber sollt euch nicht Rabbi nennen lassen; denn nur einer ist euer Meister, ihr alle aber seid Brüder. Auch sollt ihr niemand auf Erden euren Vater nennen; denn nur einer ist euer Vater, der im Himmel. Auch sollt ihr euch nicht Lehrer nennen lassen; denn nur einer ist euer Lehrer, Christus. Der Größte von euch soll euer Diener sein. Denn wer sich selbst erhöht, wird erniedrigt, und wer sich selbst erniedrigt, wird erhöht werden."

Jesus warnt hier vor Menschen, die ihre lehrende Rolle mit einer bevormundenden Haltung und einer privilegierten Position verbinden. Er ist grundsätzlich dagegen, dass Menschen sich über andere erheben oder gar über sie herrschen. Dass er sich damit bei seinen Jüngern – insbesondere Petrus – nicht durchsetzen konnte, werde ich später noch zeigen. Doch liegt es auf der Hand, dass er mit dieser Einstellung ganz zwangsläufig zu einer väterkritischen Haltung gelangen musste.

Eine solche klingt zwar bereits in dem zitierten Matthäustext an, nach dem Jesus die Position des Vaters ausschließlich auf Gott angewandt wissen will und den Jüngern untersagt, jemanden auf Erden „Vater" zu nennen. Er wollte damit verhindern, dass die Instanz des Göttlichen mit irdischen Vätern auf eine Stufe gestellt wird, wie dies noch heute gang und gäbe ist. Auch Martin Luther hat genau dies in seiner Auslegung der Zehn Gebote getan. Beim 5. Gebot: „Du sollst Vater und Mutter ehren" erklärt er den irdischen Vater zum Stellvertreter Gottes auf Erden, ohne zu merken, dass er damit den Aussagen Jesu in den Evangelien völlig widerspricht.

Als erster darauf hingewiesen hat der protestantische Theologe Jürgen Moltmann, der an dieser Stelle zu der Erkenntnis gelangt, dass als „Konsequenz des Glaubens an Gott den Vater" doch eines ganz deutlich wird: Die Stellung Jesu ist vernichtend für jede menschliche Vaterautorität. „Weil Gott der Vater ist, ist seine Gemeinschaft ‚das Ende der Väter'." (Moltmann, 410) Die Vorstellung von Gott als Vater bestätigt somit väterliche Autorität auf Erden in keiner Weise! Ganz im Gegenteil: Der Vater Jesu hebt das Patriarchat aus den Angeln, – gerade so, wie bereits seine Mutter, als sie mit ihm schwanger ging, sich (nach Lukas) darüber freute, dass Gott „die Herrschenden vom Thron" stößt.

An der Wiege des christlichen Glaubens wurde demnach bereits das Ende patriarchaler Herrschaftsformen und Verhältnisse verkündet, ohne dass es seine kirchlichen Nachfolger gemerkt haben. Wo man sich auch heute noch an ihnen ausrichtet und einem „Heiligen Vater" die Ehre gibt, sollte man sich ehrlicherweise nicht auf Jesus, den Verkünder einer anderen Frohen Botschaft berufen. Denn aus seiner Lehre geht unmissverständlich hervor, dass mit dem Beginn des Reiches Gottes (der Malchut) das Ende des Patriarchats gekommen ist.

Der göttliche Vater als Ende der Väter und des Patriarchats

Zu den wesentlichsten Merkmalen matriarchaler Kulturen gehört, dass nicht nur Vaterherrschaft unbekannt ist, sondern weitgehend auch Vaterschaft. Das liegt keineswegs an der biologischen Unkenntnis der Menschen hinsichtlich der Notwendigkeit eines Mit-Erzeugers, die bis zum Beginn der Viehzucht vor rund zehntausend Jahren noch verbreitet gewesen sein mag. Doch spätestens seit diesem Zeitpunkt ist der Zustand der „Unschuld" wohl bei den meisten Völkern endgültig dahin – wenn auch nachweislich nicht bei allen.

Interessant ist nun, dass es Jesus bei Markus mit der Abschaffung patriarchaler Strukturen nicht nur um das Kappen der Verbindung zwischen einem irdischen und einem „himmlischen Vater" geht, sondern auch um die Abschaffung der Väter in einer fernen Zukunft. Einer Zukunft, die er – wie bereits mehrfach erwähnt – Malchut nennt, – ein Ausdruck Jesu, der im Deutschen mit „Himmelreich", „Reich Gottes" oder auch „ewiges Leben" wiedergegeben wird. Mit diesen Begriffen unterschlagen die Übersetzer, dass es sich hierbei im hebräischen wie auch im griechischen sogenannten „Urtext" um eine eindeutig weibliche Kategorie handelt: um das Reich der Königin – hebr.: *malacha*, griech.: *basilea*.

Schauen wir uns an Hand des Markus-Textes an, wie dies gemeint ist. Er beginnt damit, dass Jesus von einem Reichen gefragt wird:

> „Guter Meister, was muss ich tun, damit ich das ewige Leben ererbe?" (10,17)

Zunächst lehnt Jesus für sich das Prädikat „gut" ab und möchte es nur auf den Bereich des Göttlichen angewandt wissen. Danach nennt er ihm jene sechs der zehn Gebote, die das menschliche Miteinander regeln. Doch daran hat sich der junge Mann immer gehalten und dabei dennoch nicht die Heilsgewissheit erlangt. Es muss also noch etwas anderes geben:

> „Da blickte ihn Jesus an, gewann ihn lieb und sprach zu ihm: ‚Eins fehlt dir noch. Geh hin, verkaufe alles, was du hast und gib es den Armen, und du wirst einen Schatz im

Himmel haben; und komm, folge mir nach!' Er aber wurde traurig über das Wort und ging betrübt hinweg; denn er hatte viele Güter. Und Jesus blickte umher und sprach zu seinen Jüngern: ,Wie schwer werden die Begüterten in das Reich Gottes kommen!'"

Zunächst stoßen wir hier auf den Punkt vier der matriarchalen Merkmale (S. 62f), wonach es keinen Privatbesitz gibt und reichere Sippen durch die Ausrichtung von Festen für die ärmeren „zur Kasse gebeten" werden. Diese Angleichung der Besitzverhältnisse, bei der es nicht zu einem stärkeren Gefälle zwischen Arm und Reich kommt, fällt Forschern immer wieder auf.

Für das Reich der Zukunft, dieser neuen menschlichen Gemeinschaft, die Jesus im Sinn hat, ist individueller Reichtum also ein Hindernis. In weiten Kreisen des Judentums – und später auch im Calvinismus – wurde er dagegen als „Segen Gottes" verstanden. Hier grenzt sich Jesus eindeutig ab. Nach einem längeren Gespräch über dieses Thema meldet sich ausgerechnet Petrus und grenzt sich und die anderen Jünger nun seinerseits von dem Reichen ab mit der Bemerkung:

„Siehe, wir haben alles verlassen und sind dir nachgefolgt." Der Paralleltext des Matthäus fügt noch hinzu: „... was wird uns also zuteil werden?"

Der Reiche, für den Jesus Liebe empfand – möglicherweise zum Leidwesen des eifersüchtigen Petrus –, war aber nicht bereit, alles aufzugeben – im Gegensatz zu den Jüngern. Dafür erwartet Petrus nach Matthäus eine Belohnung. Er dreht nicht nur die Situation des Reichen um, sondern auch die Besitzverhältnisse im Matriarchat, die Jesus möglicherweise im Blick hatte. Dort schufen die Reichen den Ausgleich, um sich den Ärmeren anzupassen. Hier fragt Petrus nach einem Ausgleich für erlittene Verluste, die er und die anderen mit ihrer Nachfolge auf sich genommen hatten. Die Antwort Jesu lautet nach Markus:

„Wahrlich, ich sage euch: Es ist niemand, der Haus oder Brüder oder Schwestern oder Mutter oder Vater oder Kinder oder Äcker um meinetwillen und um des Evangeliums (ur-

> sprünglich: um der Malchut) willen verlassen hat, ohne hundertfach zu empfangen jetzt in dieser Zeit Häuser und Brüder und Schwestern und Mütter und Kinder und Äcker – unter Verfolgungen – und in der zukünftigen Welt das ewige Leben. Viele aber, welche Erste sind, werden Letzte sein, und die Letzten Erste."

Diesem inhaltlich etwas holprigen Text merken wir die Bearbeitung durch die spätere Gemeinde an, die sich als Ersatz für Familie und Besitz begreift. In der Gemeinde erfahren die Glaubenden verwandtschaftsähnliche Beziehungen und verfügen über gemeinschaftlichen Besitz. Sie holt damit die Verheißungen Jesu im Hinblick auf die Malchut in ihre Gemeinde-Gegenwart.

Das Spannende dabei ist jedoch, dass hier bei der zweiten Aufzählung dessen, was es wiederzugewinnen gilt, die Väter fehlen. Sie waren bei der Aufzählung dessen, was verlassen wurde, noch dabei. Das aber bedeutet im Klartext: Wer die patriarchalen Strukturen hinter sich lässt – so jedenfalls hat Jesus die Nachfolge verstanden, zu der er aufrief, – verlässt damit endgültig alle väterlichen Instanzen.

Dazu stellt Moltmann fest: „Es soll für alles reichlich irdischen Ersatz geben, auf das einer verzichtet hat, aber nicht für den Vater. Das aber heißt nichts Geringeres als: ‚Patriarchalische Herrschaft darf es in der neuen Familie nicht mehr geben, sondern nur noch Mütterlichkeit, Brüderlichkeit und Kindschaft vor Gott dem Vater.' (Schwesterlichkeit lässt Moltmann hier weg.) Patriarchalische Herrschaft in der Kirche Christi widerspricht daher ausdrücklich dem Glauben an die väterliche Nähe Gottes." (Moltmann 409)

An diesem Maßstab Jesu gemessen kritisiert G. Lohfink, den Moltmann hier zitiert: „Sie (die Kirche) hat ja nicht nur eine Vielzahl von Amtsbezeichnungen und Ehrentiteln geschaffen, sondern im unmittelbaren Ungehorsam gegen Matthäus 23,9 für den Papst sogar die Anrede ‚Heiliger Vater' eingeführt." Somit steht die Kirche als autoritäre patriarchale Institution konträr zu dem, was Jesus für diese Gemeinschaft gewollt hat.

Das spezifisch Christliche kann sich folglich nur verwirklichen, wenn es sich an matriarchalen Verhältnissen orientiert, die keine patriarchalen Vatergestalten kennen. Sie sind der Preis, der zu entrichten ist, für eine neue, eine bessere Welt der Zukunft.

„Die Zukunft ist weiblich – oder gar nicht!“, lautete ein Slogan der 80er Jahre. Er stimmt in auffallender Weise mit jener Beschreibung überein, die wir wenige Kapitel nach diesem Text bei Matthäus im Gleichnis von den Schafen und den Böcken finden. Darin werden all jene von der Malchut ausgeschlossen, die es versäumt haben, Hungrigen zu Essen und Durstigen zu Trinken zu geben, Nackte zu kleiden, Kranke und Gefangene zu besuchen. Diejenigen aber, die solches praktiziert haben, wundern sich, als sie hören, sie hätten auf diese Weise Jesus gedient. Für sie war dies Verhalten so selbstverständlich, wie für Frauen viele Jahrtausende hindurch. Ihnen antwortet Jesus:

> „Wahrlich, ich sage euch: Wiefern ihr es einem dieser Geringsten getan habt, habt ihr es mir getan.“

Jesus identifiziert sich hier mit den Geringsten. Recht ähnlich endete auch der vorige Text damit, dass die Letzten in Zukunft Erste und die im gegenwärtigen System Ersten dann Letzte sein werden.

Wer zur Zeit Jesu die Ersten waren, liegt auf der Hand: Es waren die Herrschenden und Mächtigen ebenso wie die Besitzenden. Und das sind bis heute fast ausschließlich Menschen männlichen Geschlechts. Folglich sind es bis heute fast ausschließlich Frauen, die die unmittelbare Versorgung von Menschen übernehmen – von Kindern, Alten und Kranken, – ebenso wie die Besuche von Männern im Gefängnis. Was immer Jesus für zukunftsrelevant hält, fällt in den Seins- und Tätigkeitsbereich des weiblichen Geschlechts. Was sich wandeln muss, ist dagegen männlich. – Doch verläuft die Entwicklung in einer patriarchal globalisierten Welt genau in die umgekehrte Richtung. Das kann nichts Gutes bedeuten.

Die Zukunft aber, die Jesus seinen Jüngern vor Augen hält, trägt alle Merkmale eines matriarchalen Sozialgefüges. Diese totale Absage an die Väter und ihr System setzt sich in den Evangelien in den Anfangsgeschichten fort, die als letzte aufgeschrieben wurden.

Matthäus und Lukas lassen ihr Evangelium mit der Geburt Jesu beginnen, bzw. mit deren Vorgeschichte. Beide legen Wert darauf, dass Maria „von keinem Manne weiß“. Sie beschreiben Josef als einen sozialen Vater im Dienste von Mutter und Kind, der bereit ist, seine eigenen Sexual- und Machtansprüche zurückzustellen.

Bei Matthäus ist Josef, ein Träumer, ein recht anständiger Kerl, der zwar seine Verlobung mit Maria auflösen will, als er erfährt, dass sie von einem Anderen schwanger ist. Doch dann erhält er im Traum den Befehl, genau dies nicht zu tun, sondern das junge Mädchen zu sich zu nehmen und das Kind als seines anzuerkennen – allerdings ohne die Macht der Namensgebung, mit der Adam im Paradies einst seine ersten Akte der Macht ausübte, als er im Anschluss an die Tiere auch noch die Frau benannte. Eine Verkehrung der Wirklichkeit, denn ursprünglich empfing jeder Mensch den Namen von der Mutter.

Jesus wurde also durch „göttlichen“ Willen vom Erbe patriarchalen Vaterschaft befreit. Das ist zumindest die soziologische Aussage der Weihnachtsgeschichte, die damit symbolisch auf den Beginn eines neuen Äons verweist. Von dieser neuen Zeit schreibt der Evangelist Johannes, dass der Mensch *„nicht aus dem Willen des Mannes ... gezeugt“* sein werde (1,13).

Auch dies eine Absage an patriarchale Strukturen, die sich aus der Macht der Väter speisen.

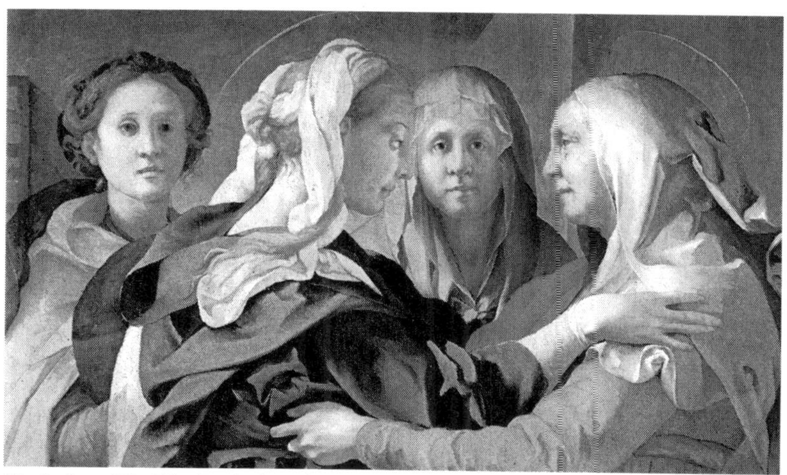

Maria begrüßt Elisabeth, im Hintergrund Anna (Jacopo Pontormo, 1528-1529)

Die spirituelle Botschaft der Weihnachtsgeschichte aber liegt darin, dass für Maria nicht die Verbindung zum Mann ausschlaggebend war. Im Vordergrund stand vielmehr ihre Verbindung zur weiblichen *ruah* (hebräisch: Geistin), die sich im Deutschen in den maskulinen „Heiligen Geist" verwandelt. Sie muss Maria wichtiger gewesen sein als ihre Beziehung zum Mann.

Dieses Zurückdrängen der Bedeutung des Männlichen wird bei Lukas noch dadurch verstärkt, dass es Maria nach der Verkündigung ihrer Schwangerschaft nicht etwa in die Arme Josefs zieht, sondern in die Arme ihrer Verwandten Elisabeth, zu der sie sich unmittelbar danach begibt. Bei ihr verbringt sie die nächsten Monate.

All dies sind symbolische Aussagen, die uns den Anbruch von etwas wirklich Neuem vermitteln sollen, das aber in Wirklichkeit das ganz Alte ist. Daher beginnt Jesus sein öffentliches Auftreten mit der Aufforderung: „Kehrt um; denn die Malchut ist nahe herbeigekommen." Umkehr aber kann nur zu etwas bereits Gewesenem erfolgen – und das ist die Epoche matriarchaler Werte und Strukturen, die ohne Vatermacht auskommen. Umkehr ist demnach das Gegenteil von Fortschritt, ohne deshalb ein Rückschritt zu sein. Es ist das Voranschreiten auf der Entwicklungsspirale und erscheint nur dem linearen Denken als Rückschritt.

Diesen Gedanken der Umkehr zu etwas zuvor Gewesenem haben die Jünger Jesu – und in ihrem Gefolge die christliche Gemeinde – nie wirklich aufgenommen oder begriffen. Das zeigt sich in vielerlei Hinsicht.

Der göttliche Vater tritt in den Hintergrund

Das „Fort vom Vater", das sich auf der menschlichen Ebene so deutlich darstellt und zuvor in den Texten der Evangelisten aufgezeigt wurde, gelingt auf der theologischen Ebene der Gottesvorstellungen nur dem frühesten Evangelienschreiber Markus. Er entledigt sich weitgehend der Vorstellung des Göttlichen als Vater zu Gunsten der Malchut. Sie kommt in seinem Evangelium insgesamt vierzehnmal vor, während er das Vaterbild nur insgesamt viermal bemüht. Bei den drei anderen Evangelisten wachsen diese viermal dann zu nicht weniger als hundertsiebzigmal an, – am stärksten bei Johannes, dem letzten Evangelisten, der in einer Zeit zunehmender Patriarchalisierung der Lehre Jesu schreibt. Er erwähnt die Malchut nur insgesamt zweimal, und das auch noch in Form einer Wiederholung. Von Gott als Vater hingegen schreibt er hundertundviermal.

Während Markus also mehr als dreimal so häufig die Malchut erwähnt als den Vater, kehrt sich dieses Verhältnis bei Johannes radikal um. Er schreibt fünfzigmal – im Grunde genommen jedoch hundertmal – häufiger vom Vatergott als von der Malchut (Mayer, 236f)

Aufgrund dieses Ergebnisses seiner Studien kommt der Theologe Paul Ricoeur in seinem Aufsatz „Die Vatergestalt – vom Phantasiebild zum Symbol" zu dem Schluss, dass „die Vaterschaft ... keine ursprüngliche Kategorie des Evangeliums" ist. (s.o.) Dessen Grundtenor wird vielmehr bestimmt von der Verkündigung der kommenden Malchut.

Auch dem katholischen Theologen Walter Kasper ist die Tatsache zunehmender Beliebtheit der Gottvater-Vorstellung aufgefallen. Und er sieht darin „eine deutliche Tendenz der Überlieferung, die Bezeichnung Gottes als Vater Jesus in den Mund zu legen" (Kasper 90). – Bereits in der Entstehungsgeschichte der Evangelien sind also eindeutig patriarchale Selektionsmechanismen am Werk.

Und so verwundert es kaum noch, „dass der Gedanke vom Reich Gottes, das Jesus eher den Sündern des Fleisches als denen des Geistes zuspricht, im gleichen Maß abnimmt, in dem das patriarchalische Gottesbild zunimmt". (Mayer 236f)) Ein Phänomen, das erst in den letzten Jahrzehnten aufgefallen ist, ansonsten aber in der Theologie kaum zur Kenntnis genommen und auch nicht auf seine Bedeutung hin untersucht wird.

In diesen Problemkreis gehört auch die Frage, weshalb keines der außerkanonischen Jesus-Worte, in denen Jesus die Heilige Geistin (die ruah) als „meine Mutter" bezeichnet, den neutestamentlichen Kanon ziert. Heute würden wir sagen, dass männlicher Sexismus auch die Federn der Evangelisten führte, wenn auch in unterschiedlicher Stärke und Häufung.

Das patriarchale Weltbild wurde demnach von keinem seiner Nachfolger so klar durchschaut und dermaßen abgelehnt wie von Jesus. Dazu gesellt sich aber auch noch eine gewisse Portion Eifersucht, mit der die Jünger Jesu auf dessen Vorliebe für den Umgang mit Frauen reagierten.

Wie ich bereits im ersten Kapitel aufzuzeigen versucht habe, schimmert selbst in den uns verbliebenen Schriften noch einiges davon durch, wie machtvoll der weibliche Einfluss auf das Reden und Handeln Jesu war. So gelangt der Soziologe Anton Mayer zu dem Schluss, dass die Macht der Frauen in Jesu Leben noch klarer hervorträte, wenn die Evangelisten sie nicht absichtlich geschmälert hätten (s.o.).

Wie stark sich dieser weibliche Einfluss auf sein Denken in Wirklichkeit niederschlug, wird in Jesu Lehre von der Malchut deutlich, in der er der Frauen immer wieder gedenkt. „Ihr Alltag, das Bereiten des Brotes, die Schmerzen und Freuden der Geburt, der Fund eines verlorenen Geldstücks werden ihm zu Bildern religiöser Erfahrung. Für das Reich Gottes wählt er frauennahe Symbole: die wachsende Saat, den fruchtenden Baum, den Leben spendenden Weinstock. Er spricht ihrer Arbeit im ‚Haus' den gleichen Rang zu wie der des Mannes auf dem ‚Feld'. ‚Nähen (und) spinnen' nennt er gleichwertig neben ‚säen (und) ernten'. Der ‚Backofen' wird ihm ebenso zum religiösen Symbol wie die ‚Scheune', die ‚Nähnadel' ebenso wie der ‚Pflug', für das Flicken von Kleidern, eine der Proletarierfrau eigene Arbeit, gebraucht er allein drei Wörter." (Mayer 235)

Die Botschaft Jesu von der Malchut, die den Kern seiner Lehren bildet, hat jedoch nicht das geringste zu tun mit kirchlichen Jenseitsvorstellungen, die oftmals mit dem Begriff „Himmelreich" in Zusammenhang gebracht werden. Vielmehr verweist diese Lehre auf die Verkündigung eines neuen Bewusstseins, das auf der Grundlage jener Sinneswandlung entsteht, aus der die Abkehr der Menschen von patriarchalen Ideologien erfolgt. Damit aber geht es gleichzeitig um die Verkündigung eines neuen Weltbildes, in dem patriarchale Werte und Normen endgültig abgeschafft sind. Das aber bedeutet die Überwindung menschen- und schöpfungsfeindlicher Mächte und Bilder sowie die Bewusstmachung, dass die gegenwärtigen patriarchalen Strukturen eben nicht den göttlichen Willen verkörpern, wie uns weite Teile der Kirchen auch heute noch weismachen wollen.

Bei allem, was er sagt und tut, geht es Jesus folglich um jene bessere Gerechtigkeit, zu der das männliche Herrschaftssystem sich längst als unfähig erwiesen hat. Dabei nimmt Jesus keineswegs Zuflucht zu Utopien, sondern verweist in erster Linie auf die verborgene Gegenwart des göttlich-matriarchalen Reiches:

- Wo Menschen versorgt, in die Gemeinschaft hineingenommen und wieder heil werden, wo sie ihre menschliche Ganzheit wiedererlangen, da werden aus Gezeichneten Erwählte des neuen Reiches.
- Wo Blinde sehen und Taube hören, wo Menschen also bewusst und mit voller Wahrnehmung neu zu leben beginnen, da verwirklicht sich göttlicher Wille.
- Wo Lahme gehen, wo Menschen wieder beweglich werden und sich aus der patriarchalen Starre lösen lassen, da wird die Malchut in Ansätzen sichtbar.
- Wo es Menschen gelingt, sich von ihrem prahlerischen und zugleich kränkungsanfälligen Ego zu lösen, weil sie eine umfassendere Weltsicht gewonnen haben, da hat der Exodus aus dem Patriarchat begonnen.
- Wo Menschen auf der Grundlage geistiger Reife und tieferer Einsicht ihren inneren Frieden gefunden haben, da ist die Herrschaft

des neuen Reiches, der Malchut, angebrochen.

Mit diesen Bildern steht Jesus genausowenig im Einklang mit den gängigen Reichgottesvorstellungen seiner Zeit wie mit den Erwartungen an den Messias, als der er sich bei der Samariterin im Johannes-Evangelium zum ersten Mal präsentiert. Bei ihm wird der Sieg des Göttlichen nicht länger in einer spektakulären Befreiung des Volkes vom römischen Joch erwartet. Er wird auch nicht in der umfassenden Einhaltung aller Reinheitsgebote erhofft – wie von den Pharisäern und vielen Schriftgelehrten. Der Sieg des Göttlichen vollzieht sich vielmehr dort, wo einzelne Menschen von lebensfeindlichen, sie behindernden Kräften befreit werden und zum vollen Menschsein bereit sind.

Jesus lenkt also den Blick weg von den gängigen Messias- und Reich-Gottes-Vorstellungen seiner Zeit und erklärt unmissverständlich, dass die ersehnte globale Veränderung nur über die Veränderung des Einzelnen zu bewerkstelligen ist. Wie in der für Frauen typischen Ethik geht es auch bei Jesus um konkrete Menschen, nicht um ein Volk oder gar die abstrakte Menschheit. Wie Walter Kasper schreibt, ist die Botschaft von der Nähe dieser Malchut „auch eine Verheißung für alles, was in der Welt aus Liebe getan wird. Was aus Liebe getan wird, wird gegen allen Schein für immer Bestand haben, ja es ist das Einzige, was für immer Bestand hat." (Kasper 98)

Kein Wunder also, wenn jüdische Mystiker in dieser „Gottesherrschaft" eine weibliche Kraft sehen, die sie „Malchut" oder auch „Schechina" nannten, was von ihnen übersetzt wird mit: die Anwesenheit des Göttlichen in der Welt. Jesus beschreibt sie als eine verborgene Kraft, die den Menschen zwar durch die Welt begleitet, die aber dennoch für den patriarchalen Blick unsichtbar bleibt. Um sie zu finden, muss der Mensch seinen Besitz (insbesondere an Ideologien) aufgeben; denn sie ist zum einen eine kostbare Perle, für die ein Kaufmann die ganze Welt durchreist, und keine Kosten scheut, um sie zu bekommen, zum anderen aber auch ein Schatz im Acker, für den ein Mann seinen ganzen Besitz verkauft (Mt 13,44ff).

In beiden Fällen muss erst einmal der Wert des Erstrebten erkannt werden, der ja im Rahmen bestehender Werte- und Normensysteme gerade nicht offen zutage treten kann. Daher vergleicht Jesus die Malchut auch mit einem Senfkorn, das, wenn es in die Erde gesät wird, kleiner ist als alle anderen Samenarten, und später doch zu einem großen Baum heranwächst und den Vögeln Schutz bietet (Mt13,31ff).

Anfänglich völlig unscheinbar und daher leicht zu übersehen, ist diese Malchut nur vergleichbar mit weiblichen Handlungen und Verhaltensweisen, die in einer patriarchalen Gesellschaft keinerlei Anerkennung finden und denen doch auf lange Sicht eine heilswirksame Bedeutung zukommt.

So ereignet sich in den Gleichnissen Jesu die Malchut nicht dort,
- wo sich Männlichkeit darstellt und ihre Großartigkeit zelebriert,
- wo große Reden geschwungen werden, ohne dass ihnen Taten folgen,
- wo Macht und zweifelhafter Erfolg zur Schau gestellt und
- wo Siege über Schwächere gefeiert werden.

Nein, sie ereignet sich dort,
- wo Friede gestiftet,
- wo geliebt,
- wo geheilt,
- wo getröstet
- und damit menschliches Wachstum ermöglicht wird, das sich auf der Grundlage zahlloser recht unscheinbarer Zuwendungen vollzieht.

Die Malchut verwirklicht sich demnach überall dort, wo es zu Reifungsprozessen kommt, weil Menschen beginnen, aus der Tiefe ihres Seins frei von Fremdbestimmung zu handeln.

Allein diese knappe Zusammenschau einiger der Malchut-Gleichnisse Jesu verweist bereits auf die Unvereinbarkeit des Gottesbildes vom allmächtigen Vater patriarchaler Couleur mit diesen Bildern, die Jesus vom göttlichen Handeln zeichnet. Mit ihnen befinden wir uns in jenem Zentrum der religiösen Lehre Jesu, von der die Lehre vom Vater fundamental abhängig ist. Schließlich bildet sie die Grundlage, auf der die Vatergestalt in ihrem Handeln überhaupt erst verständlich wird. Bei ihm handelt es sich nach patriarchalem Verständnis gar nicht um einen richtigen Vater. Sein Bild ist lediglich eine Fortführung jener zwischenmenschlichen Beziehungen, die Jesus propagierte und die sich aus heutiger Sicht nicht anders als „matriarchal" bezeichnen lassen.

Im Vaterbild Jesu kommen nämlich überwiegend weibliche Verhaltensweisen und Dimensionen zum Ausdruck, so dass sich hinter diesem Bild in Wirklichkeit eine Mutter verbirgt. Das kommt wohl nirgends so deutlich zum Ausdruck wie in dem Gleichnis vom Verlorenen Sohn.

Der göttliche Vater ist eine Mutter

Mit seiner Rede von der Zuwendung des göttlichen Vaters zum Menschen will Jesus weder einer patriarchalen Theologie das Wort reden, noch in irgendeiner Weise an Vorstellungen vom alttestamentlichen Gott des Exodus, der sich für ein ganz bestimmtes Volk und damit gegen andere Völker entschieden hat, anknüpfen.

Bei der Vaterbotschaft Jesu geht es gar nicht darum zu sagen: Gott ist Vater, sondern um die Einbindung einer Vatergestalt in ein Heil bringendes Geschehen. „Sie rückt damit in den engsten Zusammenhang seiner Reich-Gottes-Botschaft", stellt der protestantische Theologe Günther Bornkamm fest (1976, 138). Mit anderen Worten: Jesus benutzt zur Veranschaulichung seiner Lehre von der Malchut unter anderem auch das Bild des Vaters. Gleichzeitig schafft er damit jedoch ein neues und dem patriarchal-orientalischen Raum seiner Zeit völlig fremdes Vaterbild, so wie es ansatzweise bei Jesu Vater Joseph bereits durchschien.

Das Gleichnis vom Verlorenen Sohn erzählt Jesus im Lukas-Evangelium 15,11-32:

> „Ein Mann hatte zwei Söhne. Und es sprach der Jüngere von ihnen zum Vater: Vater, gib mir mein Erbe. Er aber teilte ihnen das Vermögen. Und wenige Tage danach trug der jüngere Sohn alles zusammen und zog fort in ein fernes Land, und dort verbrachte er sein Vermögen in einem liederlichen Leben. Als er aber alles durchgebracht hatte, kam eine große Hungersnot über jenes Land, und er begann Mangel zu leiden."

Wir begegnen hier einer typischen patriarchalen Sozialstruktur zur Zeit Jesu, in der das Sohnverhältnis zum Vater üblicherweise auf der Grundlage von Besitz und Gehorsam geregelt war. Jesus bedient sich zwar dieser Struktur, höhlt sie aber gleichzeitig aus; denn der Vater im Gleichnis hält sich nicht an die Gepflogenheiten, mit denen diese Struktur normalerweise ausgefüllt wurde. Er kommt der Bitte seines Sohnes nach und überlässt ihm bereits zu Lebzeiten sein Erbe, ohne sich zu erkundigen, was dieser mit dem Geld vorhat. Ohne Ermahnungen oder Gegenforderungen lässt er ihn auch noch mit dem Geld von dannen ziehen. Damit entlässt er den Sohn nicht nur aus dem Machtbereich väterlicher Autorität: Indem er ihm das Erbe überlässt, verliert der Sohn auch automatisch sein Sohnesrecht (s.o. 139).

Das scheint dem Sohn aber gar nichts auszumachen. Auch hat er nichts Besonderes mit dem Geld des Vaters vor, sondern will damit nur sein Leben genießen. Er baut sich nichts Eigenes auf, legt es auch nicht gewinnbringend an, sondern haut es lediglich auf den Kopf. Ein Graus für jeden Vater: der Sohn – ein Taugenichts, ein Tunichtgut, der das vom Vater erarbeitete Vermögen „mit Dirnen durchbringt", wie wir am Ende des Gleichnisses erfahren. Nicht einmal einen Notgroschen legt er zurück und landet schließlich bei den Schweinen ... Hier trifft alles ein, was jeder Vater fürchtet und folglich zu verhindern sucht. – Nur dieser Vater nicht. Er lässt seinen Sohn gewähren – gönnt ihm offenbar die Freude, die allerdings nicht lange währt.

„Und er ging hin und hängte sich an einen der Bürger jenes Landes, und der sandte ihn auf seine Felder Schweine zu hüten. Und er begehrte seinen Leib zu füllen mit den Johannesbrotbaumschoten, die die Schweine fraßen – und keiner gab sie ihm. Da kam er zu sich und sprach: Wie viele Tagelöhner meines Vaters haben Überfluss an Brot, ich aber gehe hier an Hunger zu Grunde. Ich will zu meinem Vater gehen und zu ihm sagen: Vater, ich habe gesündigt gegen den Himmel und vor dir; ich bin nicht mehr würdig, dein Sohn genannt zu werden. Mach mich zu einem Tagelöhner."

Ein jüdischer Sohn, der bei den Schweinen landet! Schlimmer konnte es wirklich nicht kommen. Damit war er abgefallen von Gesetz und Ordnung seines Volkes und stand nunmehr unter einem Fluch:

„Verflucht sei der Mensch, der Schweine züchtet ...", heißt es in jüdischen Quellen (Grundmann, 3, 312). Und doch hat seine missliche Lage auch etwas für sich: Sie führt ihn zur Selbstbesinnung und er kommt zur Einsicht. Hier gibt es kein Vertun: Er selbst hat seine Situation zu verantworten, es gibt keine Schuldigen außer ihm selbst. Er hat das Anvertraute missbraucht, veruntreut. In der Tat eine schwere Schuld – auch im Wertekanon Jesu, wie er im Gleichnis von den anvertrauten Geldern deutlich macht (Lk 7,41f und 16,1ff). Der Sohn ist durch seine Not offenbar sehr realistisch geworden. Er weiß nicht nur, dass er sich an seinem Vater versündigt hat, sondern auch, dass er von ihm nichts mehr zu erwarten hat. Schließlich kennt er die Regeln, nach denen er seine Sohnschaft nunmehr verwirkt hat. Es ist auch beileibe nicht die Liebe zum Vater, die ihn Heim treibt. Doch ist er durchaus bereit, die Konsequenzen zu tragen. Mehr als die Position eines Tagelöhners kommt ihm nun nicht mehr zu.

„Und er stand auf und kam zu seinem Vater. Als er noch weit entfernt war, sah ihn sein Vater und erbarmte sich seiner, und lief und fiel ihm um den Hals und küsste ihn. Der

Sohn aber sagte zu ihm: Vater, ich habe gesündigt gegen den Himmel und vor dir; ich bin nicht mehr würdig, dein Sohn zu heißen. Der Vater aber sagte zu seinen Dienern: Bringt schnell das beste Gewand heraus und legt es ihm an, und gebt einen Siegelring an seine Hand und Sandalen an seine Füße und bringt das Mastkalb herbei, schlachtet es, und dann wollen wir essen und ein Freudenfest feiern, denn dieser mein Sohn war tot und ist zum Leben gekommen, er war verloren und wurde gefunden."

Diese ungewöhnliche Reaktion eines Vaters passt so gar nicht in die patriarchale Landschaft. Egal, wohin wir schauen: nach Israel, Ägypten, Griechenland oder gar ins Römische Reich – überall verhielten sich die Väter in jenen Tagen völlig anders.

Ihre Stärke lag zu keiner Zeit in der Liebe zu ihren Kindern. Und wenn dieses Gefühl überhaupt eine Rolle spielte, dann nur in Form einer bedingten Liebe. Bedingungslose Liebe aber war Sache der Mutter. Väterliches Verhalten bewegte sich überwiegend zwischen Tyrannei und Dressur, zwischen Erpressung und Gleichgültigkeit.

So schreibt in Ägypten der Weise Ptahhotep in der Mitte des 3. Jahrtausends v. Chr. zur Zeit der patriarchalen Morgendämmerung: „Wenn du ein reifer Mann geworden bist, dann schaffe dir einen Sohn, um Gott gnädig zu stimmen. Wenn er gerade ist und sich zu deiner Art wendet, sich um dein Gut in gehöriger Weise kümmert, dann erweise ihm alles Gute; er ist dein Sohn, er gehört zu den Zeugungen deines Ka, du darfst dein Herz nicht von ihm trennen. Aber der Same ist aufsässig. Wenn er in die Irre geht, deine Pläne übertritt, wenn er sich allem Gesagten widersetzt und sein Mund geht mit üblen Reden, verstoße ihn, er ist nicht dein Sohn, er ist dir nicht geboren." (zit. Assmann in Bornkamm 1976,14)

Der Text spiegelt die Auffassung wider, dass die väterliche Liebe an recht klare Bedingungen geknüpft ist: Der Sohn hat dem Vater ähnlich zu sein und sich als Verwalter seines Besitzes zu bewähren. Tut er das nicht und sprengt den Rahmen der väterlichen Vorschriften, so wendet sich der Vater von ihm ab und enterbt ihn. Der Sohn wurde dann einfach vor die Tür des Vaterhauses gesetzt.

So einfach haben es sich Mütter zu keiner Zeit mit ihren Kindern gemacht. Ihnen war es nie möglich, so zu tun, als hätten sie nicht geboren. Knapp 2000 Jahre später erweisen sich die Väter Israels dann als nicht weniger zimperlich im Vergleich zu ihren ägyptischen Vorvätern und verfügen in ihren „heiligen“ Texten:

> „Wenn jemand einen eigensinnigen und ungehorsamen Sohn hat, der seines Vaters und seiner Mutter Stimme nicht gehorcht und – wenn sie ihn züchtigen – ihnen nicht gehorchen will, so sollen ihn Vater und Mutter greifen und zu den Ältesten der Stadt führen und zu dem Tor des Orts und zu den Ältesten der Stadt sagen: Dieser unser Sohn ist eigenwillig und ungehorsam und gehorcht unserer Stimme nicht und ist ein Schlemmer und Trunkenbold. So sollen ihn steinigen alle Leute der Stadt, dass er sterbe. – So sollst du das Böse von dir tun, dass es ganz Israel höre und sich fürchte.“ (5.Mose 21,18-21)

Die Söhne Israels wurden von ihren Vätern also nicht mehr nur verstoßen, sondern ermordet. An ihnen sollte ein Exempel statuiert werden, um das Volk das Fürchten zu lehren. Bis weit in die Neuzeit hinein, teilweise auch noch in unserem Jahrhundert, üben sich Väter genau darin: Sie wollen den Willen ihrer Kinder (nicht selten auch den ihrer Ehefrauen) brechen, um den ihren an seine Stelle zu setzen. (Näheres dazu in meinen Buch: Klara Hitler – Muttersein im Patriarchat.)

Patriarchalen Vätern ging es nicht etwa darum, dass ihre Söhne soziales Verhalten erlernen, nein, ihnen ging es um die gehorsame Nachfolge des Sohnes, egal, was der Vater von ihm verlangen mochte. In diesem Anspruch waren sich wohl die Väter aller patriarchalen Kulturen einig. So sagt zum Beispiel der Vater in der griechischen Tragödie zu seinem Sohn: „Komm her, Du wirst Dich nicht über dies ganze Blut erschrecken, wenn Du wirklich mein echtgeborener Sohn bist … Recht bald wirst Du Dich in den rauhen Sitten des Vaters üben müssen, damit Du seinem Wesen gleichkommst.“ (Gadamer in: Bornkamm 107) Noch in jeder Generation haben patriarchale Väter ihren Söhnen das Kriegshandwerk aufgedrängt, nicht etwa, damit sie Mütter und Kinder schützen vor ihresgleichen, sondern in den meisten Fällen, um eigene Macht- und Besitzansprüche durchzusetzen.

Durch Jahrtausende hindurch ist zu beobachten, wie sehr sich väterliche Zuwendung von jener der Mutter dadurch unterscheidet, dass sie an ganz bestimmte Bedingungen geknüpft wird. Diesen Hintergrund patriarchaler Vaterliebe hat Erich Fromm beschrieben: „Als sich im Laufe der Geschichte das Privateigentum entwickelte und Besitz von einem der Söhne geerbt werden konnte, wurde der Vater an dem Sohn interessiert, der ihn einmal beerben könnte. Natürlich war es immer nur jener Sohn, der dem Vater als Nachfolger am geeignetsten schien – jener Sohn also, der ihm am meisten ähnelte und den er folglich am liebsten hatte. Vaterliebe ist bedingt. Ihr Grundsatz lautet: ‚Ich liebe dich, weil du meine Erwartungen erfüllst, weil du deine Pflicht tust, weil du mir ähnlich bist.'" (Fromm 1977, 65f)

Eine Mutter dagegen liebt ihr Kind bedingungslos. Sie liebt es, weil es ihr Kind ist und nicht, weil es besondere Leistungen erbringt. Ihre Liebe ist daher unabhängig vom kindlichen Gehorsam und anderen Anpassungsleistungen. Mütterliche Liebe braucht nicht erworben zu werden und kann daher – anders als Vaterliebe – auch nicht verlorengehen. Oftmals liebt sie gerade das Sorgenkind am stärksten, weil es dieser Liebe am meisten bedarf. Das betrifft selbst den kriminellen Sohn, den der Vater längst des Hauses verwiesen hat. (Dass es sich bei solchen Beschreibungen selbstverständlich um typische Verhaltensmuster handelt, die nicht auf jeden Einzelfall zutreffen, liegt wohl auf der Hand.)

Betrachten wir auf diesem Hintergrund den Vater im Gleichnis, so fällt sofort seine nicht-fordernde, bedingungslose Liebe ins Auge, die auffallend mütterlich wirkt: Patriarchale Rechtsvorstellungen missachtend, wartet dieser Vater auf den Tag der Rückkehr seines Sohnes. Schon aus der Ferne sieht er ihn kommen und läuft ihm sogar entgegen. Er, der Herr über den Hof und das Gesinde, macht sich auf, um am Ende dem verlotterten, dreckigen und stinkenden Sohn, der direkt von den Schweinen kommt, um den Hals zu fallen, – mütterlicher geht es wahrlich nicht.

Zu keiner Zeit und in keiner Kultur passte dieser Vater zu den jeweiligen Gepflogenheiten und Erwartungen. „Er lässt also den Sohn nicht vor sich niederfallen und sich Fuß oder Hand küssen, wie das normalerweise hätte geschehen müssen.“ Stattdessen sagen Umarmung und Kuss auf die Wange dem Sohn, dass er als Sohn willkommen und wieder aufgenommen ist und das, noch ehe er auch nur ein Wort sprechen konnte. „Dieses Verhalten des Vaters ist keine Selbstverständlichkeit, denn der Heruntergekommene hat durchaus damit rechnen müssen, dass der erzürnte und enttäuschte Vater ihn vom Hofe jagt.“ (Grundmann III,313) Die Tatsache, dass dieser Vater – völlig unüblich – weder Rechenschaft noch ein Schuldbekenntnis von seinem Sohn verlangt, hat bei Theologen Fragen aufgeworfen. Seit zweitausend Jahren wird den Menschen erzählt, Jesus sei für ihre Sünden gestorben. Gott habe seinen Sohn für die Sünden der Menschen opfern müssen, damit sie Vergebung erhalten können, was ohne die Kreuzigung Jesu nach dieser Theologenmeinung offenbar nicht möglich gewesen wäre.

Dieser Meinung aber ist Jesus – nicht nur nach diesem Gleichnis – keineswegs. Er ging vielmehr von einer vergebensbereiten göttlichen Instanz aus, die Schuldeinsicht zur Voraussetzung hat, nicht jedoch das Opfer eines Menschen.

Auf diesem Hintergrund stellt sich Theologen nun die Frage, „ob ein vorpaulinisches Evangelium von der sündenvergebenden Vaterliebe Gottes vorliege, das nicht vom Opfertod Jesu überschattet sei.“ Einer der Fragenden, der Theologe Kögel, meint dazu: „Wer diese Schwierigkeit noch nicht empfunden hat, der ist noch nicht in den vollen Gehalt der Erzählung eingedrungen.“ Dass die Anhänger der Kreuzestheologie einem Paulus auf den Leim gegangen sind, der Jesus und seine Botschaft nie gekannt und sich nach eigener Bekundung auch gar nicht dafür interessiert hat, darf selbstverständlich nicht laut gesagt werden (Vgl. Kap. 6, Grundmann III, 310). Ausführlich habe ich dies Thema in meinem Buch *Jesus – der Gesalbte der Frauen* behandelt.

Der auf die Umkehr seiner Kinder wartende und zur Vergebung bereite Vatergott Jesu, der nunmehr durch und durch mütterliches Verhalten angenommen hat, steht im stärksten Widerspruch zu jenem Theologen-Gott, der die Vergebung von Schuld und Sünde vom Glauben an den „am Kreuz für unsere Sünden dahingegebenen Gottessohn“ abhängig macht.

Der Vater im Gleichnis denkt jedenfalls gar nicht daran, seinem Sohn, der gerade sein Vermögen mit einem liederlichen Lebenswandel durchgebracht hat, einen Denkzettel zu verpassen. Oder ihn, der wohl in der Tat als ein „Schlemmer und Trunkenbold“ anzusehen ist, gar steinigen zu lassen, wie es der „göttliche“ Wille nach alttestamentlichem Gesetz vorsah.

Stattdessen erhält der Sohn ein Festgewand, das die feierliche Freude des Vaters zum Ausdruck bringt. Dazu empfängt er, der das ganze Geld verschleudert hat, einen Siegelring, der ihn als Sohn ausweist und mit dem er nun wieder Geschäfte im Namen des Vaters abschließen und sogar Verträge besiegeln kann. Der Vater stellt also sein volles Sohnesrecht wieder her, noch bevor ihm der Sohn seinen Vorschlag, sich als Tagelöhner bei ihm zu verdingen, überhaupt unterbreiten kann. Außerdem werden ihm Sandalen angezogen, die ihn von den Sklaven und Tagelöhnern des Hauses unterscheiden und ihn wiederum vor aller Welt als Sohn des Hauses ausweisen. Am festlich gedeckten Tisch im Vaterhaus findet dann seine endgültige Wiederaufnahme als Sohn durch den Vater ihren feierlichen Höhepunkt.

Umkehr – der zentrale Gedanke bei Jesus, wie wir bereits sahen, – hat hier also nichts mit reuevollen Bußübungen zu tun, die die christliche Frömmigkeitsgeschichte durch zwei Jahrtausende hindurch kennzeichnen. Sie ist vielmehr ein Akt des Vertrauens in die vergebenden göttlichen Kräfte. Umkehr bedeutet hier, dass ein Mensch den eingeschlagenen Weg als falsch erkennt und ihn nicht weiter verfolgt, sondern zu jenem Punkt zurückkehrt, an dem er begann, sich als verkehrt zu erweisen.

> „Und sie fingen an, ein Freudenfest zu feiern. Sein älterer Sohn aber war auf dem Felde. Und als er kam und sich dem Haus näherte, hört er Musik und Reigentanz, und rief einen der Knechte heran und erforschte, was das bedeutete. Der aber sagte zu ihn: Dein Bruder ist gekommen, und dein Vater hat das Mastkalb schlachten lassen, weil er ihn ge-

sund wieder hat. Da wurde er zornig und wollte nicht hineingehen. Sein Vater aber kam heraus und bat ihn. Der aber antwortet und sagte zu seinem Vater: Sieh, so viele Jahre diene ich dir, und niemals habe ich dein Gebot übertreten, und mir hast du niemals ein Böckchen gegeben, dass ich mit meinen Freunden ein Freudenfest feiere. Als aber dieser dein Sohn kam, der sein Vermögen mit Dirnen durchgebracht hat, hast du ihm das Mastkalb schlachten lassen. Er aber sagte ihm: Kind, du bist allezeit bei mir, und mein ganzer Besitz ist dein. Du müsstest mitfeiern und dich freuen, denn dieser dein Bruder war tot und ist zum Leben gekommen, er war verloren und wurde gefunden."

Der Vater im Gleichnis ist nicht nur ein geduldig Wartender, der seine Arme ausbreitet, um seinen Sohn wieder in Liebe zu empfangen und für ihn zu sorgen. Er ist auch der Werbende, der nicht zulassen will, dass in seinem Hause die Liebe zu kurz kommt, dass ein Sohn draußen bleibt und nicht teilhat an seiner festlichen Liebesfreude. So möchte er auch den älteren Sohn, der sich aus Neid ins Abseits begibt, integrieren – wie es jede orientalische Mutter getan hätte. Ohne diesen Sohn kann die Freude nicht vollkommen sein. Er gehört schließlich dazu. Und so scheut sich dieser Vater nicht, sich wiederum als Mutter zu gebärden und als Bittender zu ihm zu gehen. – Ob er mit seiner Bitte am Ende erfolgreich war, lässt das Gleichnis offen.

Doch verweilen wir noch ein wenig bei dem Neid des Älteren. In seiner ganzen Haltung und Sprache äußert sich das Pharisäische: Er hält sich an alle Gebote, von denen er meint, sein Vater lege Wert darauf, dass sie strengstens eingehalten werden, wie es für Pharisäer typisch war. Dabei aber kommt die Freude am Leben zu kurz. Nie wäre dieser Sohn auf die Idee gekommen, mit seinen Freunden zu feiern. Die eigene Freudlosigkeit aber projiziert er auf den Vater, von dem er gar nicht erst annahm, er würde ihn feiern lassen und das Nötige dazu beisteuern. Auf diese Weise wurde er zum gehorsamen Gegner des Vaters – zum Repräsentanten der Gegner Jesu.

Der Vater im Gleichnis bleibt jedoch bei der Lebensfreude und seinem Grund zum Feiern: Ein verloren Geglaubter hat ins Leben zurückgefunden. Jedes Wort, jede Geste, jede Seelenregung dieses Vaters entsprechen matriarchalem Lebensgefühl, Werte- und Verhaltensmuster. Er ist identisch mit der matriarchalen Mutter, ja, ähnelt selbst noch vielen patriarchalisierten Müttern und kommt den sozialen Vätern matriarchaler Kulturen – den Brüdern der Mutter – sehr nahe. Er verlegt sich weder aufs Gebieten noch aufs Fordern, weder aufs Züchtigen noch aufs Strafen, weder aufs Drohen noch aufs Schelten, wie die Väter der letzten Jahrtausende. Er ist aus unserer Sicht eine Vater-Utopie, jenseits menschlicher Wirklichkeit. In seiner Anrede nannte Jesus ihn auch gar nicht „Vater", sondern „Abba" – ein kindlicher Lalllaut, mit dem sich ein Säugling an den Menschen wendet, der ihn in erster Linie umfassend versorgt. Das ist fast immer die Mutter. Demnach muss es ursprünglich so viel wie „Mama" bedeutet haben, wurde dann zu „Papa" und später falsch übersetzt mit „Vater".

Wenn Jesus diesen Begriff an den Anfang seines Gebets stellt und sein entsprechendes Bild benutzt um das Göttliche zu beschreiben, so knüpft er damit an das kindliche Urvertrauen an, das ein Säugling dann entwickelt, wenn er regelmäßig Versorgung und liebevolle Zuwendung erfährt. Erwachsene Menschen machen göttliche Instanzen zu Adressaten ihres Vertrauens. Und selbst der Theologe Moltmann muss an dieser Stelle zugeben: „Wollte man auf den Ursprung des kindlichen Grundvertrauens zurückgehen, das sich im Abbawort ausdrückt, dann würde man sogar eher auf die Mutter als auf den Vater stoßen." (Moltmann 407f)

Wenn Jesus daher die Menschen lehrt, göttliche Instanzen mit diesem Namen anzureden, dann liegt der Akzent gewiss nicht auf ihrer Männlichkeit, sondern auf dem tiefen Vertrauen und der unerhörten Nähe in der Beziehung zu ihr. Wo aber trotz allem auf der Männlichkeit Gottes beharrt wird, da geht der Inhalt der Lehre Jesu verloren. Ja, sie verkehrt sich sogar in ihr genaues Gegenteil. Denn nun werden die irdischen Väter zum Vorbild für Gott und „göttliche" Instanzen, statt patriarchale Väter mit Hilfe des Vaterbildes Jesu in Frage zu stellen, wie er es vorgemacht hat.

Genau dies ist nicht geschehen. Das christliche Abendland hat alles andere als Väter im Sinne Jesu hervorgebracht. Offenbar hatte dieser die männliche Wandlungsbereitschaft (oder -fähigkeit) weit überschätzt und sich die Abschaffung väterlicher Machtinstanzen zu einfach vorgestellt. Seine Werbung für eine Hinwendung zu weiblichen Dimensionen des Lebens verhallte ungehört.

Doch ging sie dennoch nicht verloren. Hat Jesus Männer mit seiner Botschaft auch so offensichtlich überfordert, – für Frauen war es nicht allzu schwer, sie zu begreifen.

Das wird im nächsten Kapitel deutlich.

3

Vom Umgang Jesu mit Frauen und Männern

Oder: War Jesus männerfeindlich?

Im ersten Kapitel lernten wir eine höchst problematische Seite an Jesus kennen, die den meisten Menschen unbekannt ist. Alle wissen, dass er Menschen heilte und ihnen mit großer Hilfsbereitschaft begegnete. Dass er sich jedoch gegenüber zwei ausländischen Frauen dermaßen abgrenzt und sie in demütigender Weise behandelt, klingt für alle, die zum ersten Mal mit diesen Geschichten konfrontiert werden, höchst befremdlich.

Sicherlich können wir davon ausgehen, dass es noch weitere Begegnungen in dieser Richtung gab, die nicht überliefert worden sind. Doch müssen wir uns mit diesen beiden Überlieferungen begnügen und an ihnen veranschaulichen, welch eine enorme Entwicklung Jesus in relativ kurzer Zeit durchgemacht hat.

In beiden Erzählungen zeigt er eine erstaunliche Bereitschaft zur Wandlung. Am Ende der jeweiligen Begegnung ist er dann sogar bereit, sich nicht nur auf die Frauen wirklich einzulassen, sondern auch etwas von dem Gelernten in seine Vorstellungswelt aufzunehmen und es zur Grundlage seiner Botschaft zu machen. In jedem Fall ist davon sein Gottesverständnis betroffen. Gemeinsam mit seinem Sendungsauftrag wurde es durch diese Frauen zwar nur indirekt in Frage gestellt, aber dafür recht gründlich.

In der ersten Begegnung erfuhr Jesu Gottesbild eine Erweiterung und mit ihm auch sein Sendungsbewusstsein. Er überschritt nicht nur geographisch, sondern auch geistig die Grenzen seines Landes und riss damit psycho-soziale Barrieren nieder, die die Priester seines Volkes zwischen dem kanaanäischen bzw. dem samaritanischen und dem jüdischen Kulturraum errichtet hatten.

In beiden Fällen ist er bereit, seine patriarchale Brille abzusetzen und sein weibliches Gegenüber aus einer völlig anderen Perspektive wahrzunehmen, als er es in der Rolle eines jüdischen Mannes gelernt hatte. Er begreift, dass seine Religion keineswegs wichtiger ist als diese Frauen, sondern dass seine Religion auch ihnen zu dienen hat.

Beide Male lässt er sich am Ende der Begegnung anrühren von der Bedürftigkeit der Frauen und schenkt ihnen genau die Hilfe, die sie benötigen. Auf diese Weise dringt er zu einer typisch weiblichen

Erlebnisweise vor und entdeckt dabei in sich selbst den tiefen Wunsch, menschliche Bedürfnisse zu befriedigen. Er will Bedürftigen die Last von den Schultern nehmen und sie glücklich und frei machen.

Mit dieser Haltung, die er zur Grundlage seiner Lehren macht, ist er zu einem reifen Mann geworden, der zu einer erwachsenen Menschenliebe vorgedrungen ist. Sie bringt ihn dazu, sich für das Wohl all jener einzusetzen, die danach verlangen – unabhängig von ihrer Volks- oder Religionszugehörigkeit. Im Austausch mit Frauen entdeckt er die Macht bedingungsloser Liebe, die nichts fordert, da sie aus der eigenen Stärke kommt. Sie ist sich der eigenen Liebesfähigkeit bewusst und strebt danach, mit anderen geteilt zu werden, um auch in ihnen eine entsprechende Entwicklung zu unterstützen.

Diese Form der Liebe als Offenheit für die Bedürfnisse anderer ist wahrlich keine Stärke des Patriarchats. Sie lässt sich – menschheitsgeschichtlich betrachtet – am durchgängigsten seit Jahrhunderttausenden in der Liebe der Mutter zu ihren Kindern beobachten. In dieser für eine bestimmte Zeit symbiotisch angelegten Beziehung erwecken die Bedürfnisse des Kindes in der Mutter das genuine Bedürfnis danach, sie zu befriedigen. Das strahlend zufriedene Glück des Kindes ist auch ihr Glück.

Matriarchale Wertegemeinschaften basieren auf diesem durch und durch sinnvollen Verhaltensmuster und weiten es auf andere Mitglieder der Sippe aus. Im patriarchalen Kulturraum wird dieses mütterlich-fürsorgliche Verhalten dann jedoch primär auf die Versorgung des Ehemannes ausgerichtet und geht so der größeren Gemeinschaft – zum Teil aber auch den Kindern – verloren. Fürsorgendes Verhalten landet so in einer Sackgasse, aus der es nicht mehr herauskommt und folglich auch nicht mehr zirkuliert. Aus bedürftig gebliebenen Kindern werden bedürftige Erwachsene, die immer weniger in der Lage sind, ihren Kindern das zu geben, was sie dringend brauchen.

Diese Praxis des patriarchalen Erziehungs- und Sozialisationssystems, ursprünglich sinnvolle Verhaltensmuster männlicherseits auszubeuten und damit zu pervertieren, spricht selbstverständlich nicht gegen die Verhaltensmuster als solche – nur gegen ihren Missbrauch. Schließlich gehören sie zu den menschlichsten Verhaltensmustern überhaupt.

In den Lehren Jesu berühren sie nicht umsonst ganz wesentliche Bereiche der von ihm vermittelten Erfahrung des Göttlichen. Anhand der beiden Frauengeschichten wurde ein Hineinwachsen Jesu in seine eigene Verkörperung weiblicher Vorbilder erkennbar – ein Prozess, der sich offensichtlich auch auf seine Gottesvorstellungen auswirkte. Mütterliche Verhaltensweisen wurden von ihm in wachsendem Maße als grundlegend für göttliches Handeln erkannt und anerkannt.

Er verband sie allerdings besonders häufig mit der Malchut und seltener mit dem göttlichen Vater, der im erwachsenen Seelenleben der Menschen die Rolle einer Mutter übernehmen sollte. Auf diese Weise hoffte Jesus offenbar, die fremden- und frauenfeindlichen rach- und eifersüchtigen Aspekte des alttestamentlichen Jahwe hinter sich zu lassen.

Mit der Zeit gelang es ihm, zur göttlichen Malchut und dem Abba (= Papi, Väterchen) durchzudringen. Dabei wandelte sich gleichzeitig seine Vorstellung vom Messias, der bei ihm eine völlig andere Gestalt annahm.

Um die Art der Veränderung erkennen und würdigen zu können, schauen wir uns zunächst an, welche Erwartungen sich in verschiedenen jüdischen Gruppierungen mit dem Messias verbanden.

War Jesus der Messias?

Bereits in den Jahrhunderten vor Christus gab es im Volk Israel die unterschiedlichsten Messias-Erwartungen. Sie grassierten förmlich auf dem Boden fortwährender Bedrängung durch mächtigere Völker, von denen die Römer noch nicht einmal die schlimmsten waren.

Zur Zeit Jesu gab es eine Reihe messianischer Bewegungen. Immer wieder waren Männer aufgetreten, die den Anspruch erhoben, der Messias zu sein, bzw. von ihren Anhängern als solcher – als „der Gesalbte des Herrn“ – verehrt wurden. So entwickelten sich in verschiedenen Kreisen des Volkes recht unterschiedliche Erwartungshaltungen an die Gestalt des Messias.

Erinnerungen an eine bessere Vergangenheit wurden in wachsendem Maße in die Zukunft projiziert. Am glorreichsten erschien den Menschen offenbar die Zeit des König David. Und so verwendete man für den Messias fast durchgängig den königlichen Titel „Sohn Davids“. Die damit verbundene Vorstellung liegt auf der Hand:

> „Wie Gott einst David ausgerüstet und gestärkt hat, so wird er auch den endzeitlichen Befreier mit Kraft gürten, damit er Jerusalem von den Heiden reinige, die Sünder mit eisernem Stabe zerschmettere und die Heiden mit dem Worte seines Mundes vernichte. Denn ‚er lässt nicht zu, dass ferner Unrecht in ihrer Mitte weile, und niemand darf bei ihnen wohnen, der um Böses weiß‘. Er wird regieren als ‚gerechter König, von Gott unterwiesen über sie, und in seinen Tagen geschieht kein Unrecht unter ihnen, weil sie alle heilig sind und ihr König der Gesalbte des Herrn ist‘.“ (Lohse, 139)

Diese Messias-Vorstellung vereint alle Volksgruppen, denn auch die Könige waren einst die „Gesalbten des Herrn“. Mit der Salbung durch einen Propheten war ihre Bestimmung für das Amt des Königs endgültig, auch wenn sie – wie der spätere König David – noch bis zur Inthronisierung jahrelang auf den Tod ihres Vorgängers warten mussten. Andererseits waren sie als „Gesalbte des Herrn“ aber auch tabu. So wagte es David zum Beispiel nicht, Hand an seinen Vorgänger König Saul zu legen, obwohl dieser ihm nach dem Leben trachtete. Davids Begründung für die Schonung seines Gegners lautete, er sei immerhin noch der „Gesalbte des Herrn“.

Eindeutig knüpft die Vorstellung von einem zukünftigen „Gesalbten des Herrn“ als „Sohn Davids“ auch an den patriarchalen Absolutismus in Israel an. Er hatte mit dem von David etablierten Herrschaftssystem seinen Anfang genommen. Dabei waren politische und priesterliche Macht miteinander verschmolzen, so dass auch die Bedeutung der Propheten beträchtlich zurückging.

Getragen wurde dieses Messiasbild verständlicherweise besonders von jenen, die sich dem Gesetz verschrieben hatten. Sie verbreiteten die Vorstellung, der Messias werde von Gott selbst im Gesetz unterwiesen, was zeigt, „dass das Bild des Messias von den Gesetzestreuen gezeichnet wurde, die von dem Gesalbten Gottes vor allem erwarteten, dass er Gottes Geboten gehorsam sei, um seinen Willen wisse und das Gesetz zur einzigen Richtschnur seines Handelns mache." (s.o.)

Hier wird auch verständlich, weshalb diese Gesetzestreuen Jesus und seine Haltung zum Gesetz auf Herz und Nieren prüften. Sie kamen dabei dann allerdings zu einer ablehnenden Haltung ihm gegenüber. Aus ihrer Sicht konnte er gar nicht der Messias sein, wenn er nicht ihrer Gesetzesauslegung entsprach und sich zum Beispiel nicht strikt an die Sabbat- und Reinheitsgebote hielt.

Andere wiederum verstanden den Messias als einen „Gesandten Gottes", der in den letzten Tagen auftreten werde. Sie sahen in ihm *den* Propheten schlechthin, während wieder andere in ihm einen wiederkehrenden Mose erwarteten.

Apokalyptische Schilderungen sprechen auch vom „Menschensohn, der schon bei Gott bereit steht, um am Ende der Tage auf den Wolken des Himmels herabzukommen" (Lohse, 140).

Unter den messianischen Bewegungen machte besonders die Gruppe der Zeloten (= Eiferer) von sich reden. Sie „eiferten" – und das bedeutete damals töten – für Jahwe. Eine revolutionäre Bewegung mit einem „harten Kern". Heute würden wir sagen: eine „terroristische Vereinigung", die mit unzähligen Terroranschlägen und Meuchelmorden gegen die römische Besatzungsmacht vorging. Sie waren mindestens zu Zweit, wenn sie „mit einem Dolch im Gewande" den römischen Soldaten in dunklen Toreingängen oder am Ende einer Gasse auflauerten und sich von hinten auf sie stürzten, um sie rücklings zu erdolchen. Auf diese Weise wollten sie das Kommen des messianischen Reiches beschleunigen. [2)]

Die Zeloten glaubten fest daran, dass der verheißene und von ihnen sehnlichst erwartete Messias aus ihren Reihen kommen würde, woraus sich für viele von ihnen die Frage ergab: War Jesus ihr Messias?

Erstaunlicherweise befanden sich unter den Jüngern Jesu mindestens zwei Zeloten – wenn nicht mehr. Aus den Evangelien namentlich bekannt sind uns Simon der Eiferer und Judas Iscariot. Der erste Beiname ist eindeutig. Der zweite wird vielfach dahingehend gedeutet, dass Judas zu den zelotischen „Sikariern", den „Dolchmännern", gehörte. Sie kämpften an vorderster Front gegen die Römer.

Theologen gehen nicht davon aus, dass diese Männer – nur weil sie Jünger Jesu waren – ihren terroristischen Vorstellungen abgeschworen hätten. Im Gegenteil. Weitaus häufiger wird angenommen, dass sie ihre ganze Hoffnung auf Jesus setzten, den sie für den erwarteten Messias hielten. Von ihm erhofften sie sich, dass er schon bald die Führung der Gruppe übernehmen und das Startzeichen zum offenen Kampf gegen die römische Besatzungsmacht geben würde.

Wie aber kamen sie darauf, dass der „Friedefürst" so etwas tun würde? – Nun, er war offenbar nicht immer ein Mann des Friedens gewesen. Möglicherweise hatte er in seiner Anfangszeit zu solchen Hoffnungen Anlass gegeben. War er, der die Umkehr predigte, selbst ein Umgekehrter?

Als *einen* Hinweis auf die Berechtigung einer solchen Annahme ließe sich durchaus sein unmenschlicher Umgang mit der Kanaanäerin am Beginn ihrer Begegnung interpretieren. Hier – wie auch bei der Frau am Jakobsbrunnen – wurde die Umkehr Jesu in die Geschichte selbst hineingelegt, so dass sie jeweils einen guten Abschluss fand. Es wäre allerdings auch denkbar, dass es mehrere solcher Begegnungen bedurfte, um seine Umkehr zu bewirken.

In diesem Zusammenhang ist noch eine weitere der zahlreichen Messiasvorstellungen von Interesse, war sie doch weder an dem Vorbild König Davids ausgerichtet, noch an dem eines Propheten. Sie beschrieb vielmehr die Ankunft des Messias als eine Zeit des wiederkehrenden Paradieses, das mit durch und durch matriarchalen Zügen überliefert wird.

Der Gesalbte tritt hier als endzeitlicher Priester auf, „der das von Unreinheit und Sünde befreite Volk sammeln wird". Das gegen Adam drohende Schwert am Eingang des Paradieses wird dann weggestellt, „den Heiligen vom Holz des Lebens zu essen gegeben (und) die Macht des Bösen beseitigt“ (Lohse, 139). – Hier also wird das Patriarchalisierungsprogramm wieder zurückgefahren und Adam erhält die Möglichkeit, zum Baum des Lebens, jenem uralten Symbol für die Göttin, zurückzukehren.

Auch die anderen Symbole, die Schlange als Vermittlerin von Weisheit und die Frau als Unterweiserin des Mannes und „Mutter allen Lebens“ gehören eindeutig in den matriarchalen Kulturkreis. Wer im Paradies wirklich störte, war Jahwe, der mit Erkenntnisverbot und Todesdrohung die überaus wichtige Tätigkeit Evas mit negativen Vorzeichen belegte und Männer irgendwann veranlasste, sich seinem Urteil anzuschließen. (Näheres dazu in Kapitel 6)

Mit dem Rückgriff auf ein vorpatriarchales Weltbild setzt das messianische Reich (= die Malchut) allen patriarchalen Herrschafts- und Besitzverhältnissen ein Ende; denn neben die Vorstellung eines politischen Umsturzes, tritt hier die Erwartung einer Wiederherstellung jener Wirklichkeit, die fast nur noch im Mythos gegenwärtig ist.

Keine der zu Zeiten Jesu kursierenden Messiasvorstellungen lässt sich auf ihn selber anwenden, denn keine der damit verbundenen Erwartungen und Verheißungen wurden durch ihn erfüllt.

Das zeigt sich bereits bei seiner ersten Selbstoffenbarung als Messias im Gespräch mit der Samariterin am Jakobsbrunnen. Hier geschieht nichts Großartiges, keine Heldenposen, kein Fanal, kein Neubeginn, keine sichtbaren Veränderungen, – nur der geistliche Trost für eine Frau. Er besteht in der ihr vermittelten Gewissheit, dass weder lokale noch soziale Verhältnisse von Bedeutung sind für die Erhörung ihrer Gebete, sondern dass hier ausschließlich eine aufrichtige Geisteshaltung zählt.

Nach allem, was wir von Jesus wissen, zeigte er weder Ambitionen, die Rolle eines zweiten Königs David zu spielen, noch schien er sein Volk von der römischen Besatzungsmacht befreien – oder gar der ganzen Welt den Frieden und damit paradiesische Zustände bescheren zu wollen.

Auch ist keinem der neutestamentlichen Texte zu entnehmen, dass Jesus in den Römern seine primären Gegner sah. Ganz im

Gegenteil! Ein römischer Hauptmann wird von ihm sogar für seinen starken Glauben gelobt, als er Jesus um die Heilung seines Knechts bittet und dieser ihm erklärt, es sei nicht nötig, dass er dafür extra in sein Haus käme, er könne ihn sicherlich auch aus der Ferne heilen.

Außerdem gibt es ein recht ansprechendes Beispiel dafür, wie sehr es Jesus darum ging, die römischen Soldaten im Lande nicht als Feinde zu betrachten. Den Männern seines Volkes empfahl er nämlich Folgendes: Sie sollten die römische Regelung, nach der jeder Mann im Alter von 15 bis 50 Jahren einem römischen Soldaten, dem er begegnete, das Gepäck eine Meile weit tragen musste, unterlaufen, indem sie es überboten: „... und wer dich nötigt, eine Meile weit zu gehen, mit dem gehe zwei!" (Mt 5,41) – Solche Worte lassen nichts von einem Widerstand gegen Rom erkennen. Sie sprechen vielmehr von einer jesuanischen Entfeindungspolitik auf der Ebene individueller Begegnung.

Die wahren Gegner Jesu können also nicht die Römer gewesen sein. Wir müssen sie wohl eher im religiös-politischen Establishment von Jerusalem suchen: in der Priesterschaft, unter Sadduzäern, Schriftgelehrten und Pharisäern. Nicht zuletzt aber auch unter seinen eigenen Jüngern, die sich einen anderen Jesus wünschten als den, zu dem er sich im Laufe der Zeit entwickelte. Keiner der männlichen Erwartungshaltungen vermochte oder wollte Jesus gerecht werden. Und so entschied er sich für andere Prioritäten, womit er die Männer seines Umfeldes verärgerte. Das zeigen die folgenden Erzählungen.

Jesus – der Gesalbte der Frauen

Wir sahen bereits, dass die Wandlung seines Sendungsauftrags auch das Gottesbild und mit ihm das Messiasverständnis Jesu veränderte. Spätestens in jenem Gespräch mit der Samariterin zeigt sich, wie sehr sich sein (neues) Messiasverständnis von den gängigen Vorstellungen unterschied.

Dennoch verwirklichte er am Jakobsbrunnen für die Samariterin genau das, was messianische Hoffnung seit jeher bedeutete: ein Verschmelzen von Vergangenheit, Gegenwart und Zukunft zu einer „erfüllten Zeit“ (zum *kairos)*. Auf der Grundlage einer bestimmten Vergangenheit erlebte die Frau die Vergegenwärtigung einer erhofften Zukunft. Diese musste sich jedoch zuerst im Gegenwartsbewusstsein Jesu ereignen. Und genau dies geschah: Jesus erfasste den Kairos in der religiösen Sehnsucht dieser Frau und dies veranlasste ihn zu seiner ersten Selbstoffenbarung als (ihr) Messias.

In dieser Begegnung konkretisiert Jesus nicht nur gängige Messiasvorstellungen, die er aus der Transzendenz in die gegenwärtige Wirklichkeit überführt. Hier offenbart er sich einer Ausgestoßenen als Messias – einer Frau, die mit den kursierenden Messiaserwartungen nicht allzu viel anfangen konnte: Das römische Joch spürte sie kaum, denn das Joch ihrer eigenen Dorfgemeinschaft wog weitaus schwerer. Auch die Bevormundung durch die Römer konnte ihr nichts anhaben, denn jene ihrer jüdischen Nachbarn waren für sie weitaus verletzender.

Und das zeigt: Im Leben von Frauen standen ganz andere Bedürfnisse im Vordergrund. Was hatten die großen politischen Befreier in ihrem Leben schon verändert? In ihrem Alltag half auch der Traum von einem künftigen Paradies nicht weiter.

Als Frauen lebten sie seit eh und je auf dem Boden alltäglicher Tatsachen und neigten weitaus seltener zu jenen großartigen Ideengebäuden, die sich Männer zurechtzimmerten. Für sie hatte die Gegenwart Priorität vor einer erträumten Zukunft, der Männer sogar ihre Gegenwart und ihr Leben opferten. An dieser Stelle unterscheiden sich Frauen wohl grundlegend von Männern aller Kulturen.

Für die Frau am Jakobsbrunnen erwies sich die in der Gegenwart erlebte Ausgrenzung und Isolation als vernichtend für ihre Lebensqualität. Sie litt unter jenen zwischenmenschlichen Barrieren, die Männer errichtet hatten und die den Menschen den Blick für die Wahrheit versperrten.

An diesem ihrem Bedürfnis nach Überwindung solcher Barrieren lernte Jesus – wie in der Begegnung mit der kanaanäischen Frau – das Offensein für die drängenden unmittelbaren Bedürfnisse der Gegenwart. Und so setzte er sich dafür ein, dass zwischenmenschliche Kontakte nicht länger behindert wurden durch pseudo-göttliche Ge- und Verbote. Schließlich hatte er selbst erfahren, wie die inneren Liebesmächte in ihm erst frei werden konnten, als er selbst bereit war, all jene Barrieren und Ausgrenzungen hinter sich zu lassen, die so viele Menschen seines Volkes in Fesseln legten.

Diese Erfahrung ließ sich auch auf andere Menschen übertragen. Wie er konnten auch sie die grenzüberschreitende Macht der Liebe erfahren – und mit ihr jene tiefe Seinsverbundenheit, die sein ganzes Vorstellungsgebäude revolutioniert hatte.

Und nun konnte er es förmlich spüren: Die Frau am Jakobsbrunnen war die religiösen Ränkespiele leid. Sie wollte nur noch eines: Wahrheit. Sollte wirklich der Ort entscheidend sein, an dem sich Menschen dem Göttlichen zuwandten?

Das war eine der Fragen, die sie bewegte. Andererseits hatte sie sich damit abgefunden, dass sowieso niemand ihre Fragen beantworten würde. Es sei denn, der Messias käme endlich und brächte die Wahrheit, nach der sie sich so sehr sehnte.

In der unmittelbaren Nähe zu dieser Frau drängte sich Jesus die Wahrheit förmlich auf, so dass es nicht das äußere Umfeld sein konnte, das letztlich zählte, sondern allein die innere Aufrichtigkeit der Gottsuchenden. Mit dieser befreienden Botschaft wurde er ihr zum Messias, zum Gesandten der Wahrheit – und damit der Befreiung und Erlösung. So wurde ihr die Möglichkeit der Gottesnähe geschenkt und im Hier und Jetzt das Heil eröffnet.

Was sich in den beiden Begegnungen zaghaft ankündigte, findet in weiteren Texten mehrfach Bestätigung: In der Begegnung mit Frauen wurde Jesus zum Christus, zum Messias, zum Gesalbten. Und so waren es ausschließlich Frauen, die ihn salbten …

Diese Botschaft finden wir bei allen vier Evangelisten – auch wenn es unter ihnen beträchtliche Unterschiede gibt und sogar der Eindruck einer bewussten Vernebelungstaktik entsteht. So zum Beispiel, wenn uns von drei Evangelisten der Name jener Frau, bzw. der Frauen, die Jesus salbten, vorenthalten wird.

Alle vier Evangelisten berichten von einer Salbung, doch nur Johannes nennt den Namen der Jesus salbenden Frau. Warum aber wird er von den anderen verschwiegen? Was wollen sie mit diesem Schweigen verbergen? Warum erfahren wir von allen Vieren wohl den Namen des Gastgebers, in dessen Haus die Salbung stattfindet, doch nur von Johannes den Namen der Maria, die Jesus in ihrem Haus in Bethanien salbt? (Markus und Matthäus nennen hier Simon, den Aussätzigen.) Drei Evangelisten beharren auf der Namenlosigkeit der Frau.

Am Beispiel von Maria Magdalena habe ich in meinem gleichnamigen Buch gezeigt, wie deutlich den neutestamentlichen Schriften die Absicht anzumerken ist, die hervorragende Bedeutung von Frauen in Jesu Nähe zu verdrängen. Dieses Problem wird jedoch zum Glück in den nicht-kanonisierten gnostischen Texten ganz offen behandelt, und zwar eindeutig zu Gunsten der Frauen.

Ganz offensichtlich haben wir es auch hier bei den Salbungsgeschichten mit einem Akt der Verdrängung zu tun. Er weist uns darauf hin, dass etwas Wichtiges unterschlagen werden soll. War es vielleicht Maria Magdalena, die Jesus – möglicherweise sogar in der Funktion einer Priesterin – salbte?

Schauen wir uns aber zunächst die Salbungsgeschichten an, bevor wir weitere Vermutungen anstellen. Ich beginne mit Markus, der seine Geschichte zuerst erzählte, gefolgt von Matthäus, der sie weitgehend von ihm übernommen hat. In beiden Texten betritt eine namenlose Frau das Haus des Aussätzigen Simon, bei dem Jesus zu Tische sitzt. Aus einer wertvollen Alabasterflasche gießt sie teure Nardensalbe auf Jesu Haupt – und erregt damit sogleich den Widerspruch der anwesenden Männer. Bei ihnen handelt es sich nach

Matthäus um die Jünger Jesu, während Markus nur von „etlichen" schreibt, die murrten: „Wozu diese Verschwendung? – Man hätte sie teuer verkaufen und den Erlös den Armen geben können." (Mt 26,9) „Und sie fuhren sie an", hatte Markus noch hinzugefügt (14,5). Diese Bemerkung lässt Matthäus aber weg.

Was die murrenden Männer treibt, ist mit Sicherheit nicht die Sorge um die Armen – sie ist nur vorgeschoben. Aus ihren Worten spricht vielmehr der blanke Neid auf die Frau, die mit ihrer Handlung eine tiefe Nähe zu Jesus ausdrückt, die sich mit den Jüngern offenbar nicht herstellen ließ. Viele Texte lassen erkennen, dass dazu die geistige Übereinstimmung fehlte.

Und wie reagiert Jesus? – In beiden Texten stellt er sich vor die Frau, nimmt sie vor den Jüngern in Schutz und sagt zu ihnen: „Was betrübt ihr sie? Sie hat eine schöne Tat an mir getan. Die Armen habt ihr ja allezeit bei euch, und so oft ihr wollt, könnt ihr ihnen wohltun; mich aber habt ihr nicht allezeit. Was sie vermochte, hat sie getan. Sie hat im voraus meinen Leib zum Begräbnis gesalbt. Und wahrlich, ich sage euch: Wo immer in der ganzen Welt das Evangelium gepredigt wird, da wird auch das, was sie getan hat, zu ihrem Gedächtnis erzählt werden." (Mk 14,6-9) Mit dieser höchst bedeutsamen Prophezeiung verbindet sich Jesus über den Tod hinaus mit dieser Frau: Wo immer von ihm und seinen Lehren die Rede sein wird, da wird auch diese Frau mit genannt werden.

Keinem Jünger hat er je eine solche Bedeutung zugeschrieben. Das musste Neid erwecken bei dermaßen unerlösten Gestalten, wie es die Jünger nun einmal waren.

In diesen Worten zeigt sich aber auch, welche Bedeutung Jesus dem Akt seiner Salbung beimisst: Er ist ein wichtiger Teil seiner Botschaft und findet daher große Wertschätzung in den bereits erwähnten gnostischen Texten. Für sie begründet die Salbung Jesu den Christus-Titel, was die traditionelle Theologie jedoch völlig ignoriert. Diese verbindet den Messias-Titel (= der Gesalbte) lieber mit dem Alten Testament als mit den Frauen.

Eine ganz andere Sprache sprechen dagegen gnostische Texte und weisen klar darauf hin, dass es die Salbung war, der Jesus den Christus-Titel verdankte.

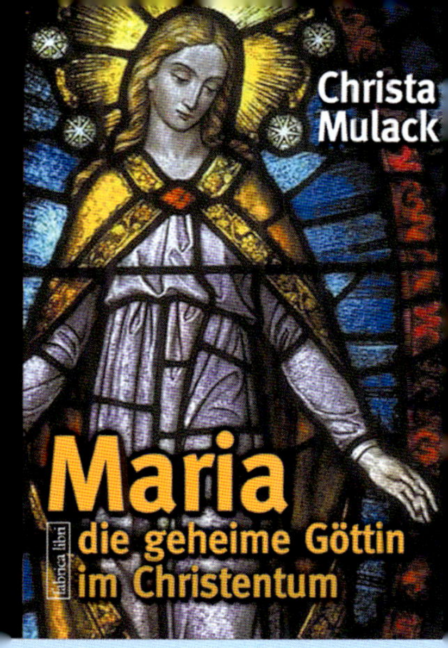

Christa Mulack

Maria
die geheime Göttin im Christentum

fabrica libri

CHRISTA MULACK

Maria - die geheime Göttin im Christentum

210 Seiten, kartoniert, zahl. Abb., z. T. in Farbe
ISBN 978-3-935937-46-7, 16,- EUR

Unter vielen Namen wird Maria in der ganzen Welt verehrt: als heilige Jungfrau und Gottesmutter, als reine Magd und Himmelskönigin. Aus der Bibel ist die überragende Bedeutung dieser weiblichen Gestalt im Christentum nicht zu erklären – die hingebungsvolle Frömmigkeit der Gläubigen muss sich aus anderen Quellen speisen . . Die Autorin arbeitet in diesem Buch den religionsgeschichtlichen Hintergrund der Marienverehrung auf. Dadurch wird deutlich: **Eine neue Sicht auf Maria ist möglich und eröffnet vor allen Dingen Frauen einen Zugang zu ihrer verschütteten weiblichen Religiosität.**

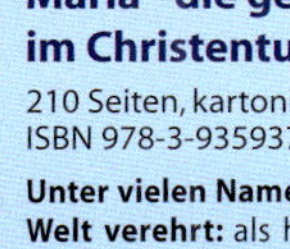

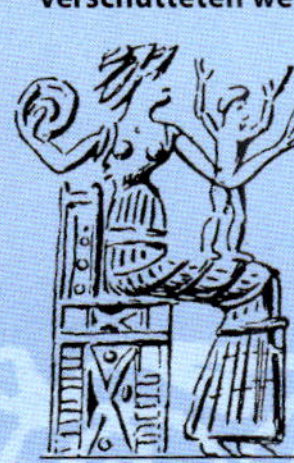

Druck und Verlag Pomaska-Brand
Holthausen 1
58579 Schalksmühle
Tel. 02355-903339
info@pomaska-brand-verlag.de

www.pomaska-brand-verlag.de

fabrica libri

Im Philippus-Evangelium finden wir dazu folgenden Hinweis: „Die Salbung ist der Taufe überlegen. Denn aufgrund der Salbung wurden wir ‚Christen' genannt, nicht wegen der Taufe. Auch Christus ist wegen der Salbung so genannt worden." (Philippus-Ev. Spr 95)

Die Salbung gehörte also neben der Taufe noch zum festen Bestand des frühen christlichen Ritus. Daraus lässt sich folgern, dass das Salbungsritual seine Bedeutung *vor* der Taufe wohl nicht eingebüßt hätte, wenn es Berichte gäbe über die Salbung Jesu durch einen seiner Jünger oder gar einen Priester – und nicht etwa durch eine Frau. Die Tatsache aber, dass es nun einmal Frauen und nicht Männer waren, von denen solches berichtet wird, dient bis heute als Anlass, die Bedeutung dieser Handlung zu verdrängen.

So wundert es auch nicht, dass zum Beispiel Manfred Lurker in seinem „Wörterbuch biblischer Bilder und Symbole" über knapp drei Seiten von Salbungen in der Bibel berichtet, ohne auch nur mit einem Wort auf die Salbung Jesu durch die Frauen einzugehen, – und das, obwohl doch alle vier Evangelisten von diesem Ereignis berichten.

Solche massiven Verdrängungsakte verweisen auf die hohe Bedeutung, die dem Verdrängten zukommt. Lassen doch selbst die Salbungsgeschichten der Evangelisten noch erkennen, wie sehr sich Jesus selbst als „der Gesalbte der Frauen" begriffen hat.

Gerade im Hinblick auf seinen Schlusssatz über die Verankerung des Tuns der Frau im christlichen Kollektivgedächtnis bildet die Unterschlagung des Namens der Frau einen krassen Widerspruch zur Absicht Jesu, die hier von den Evangelisten unterlaufen wird. Sie haben sich damit in gewisser Weise der Haltung der Jünger angeschlossen.

Ganz unterschlagen konnten sie die Salbung aber offenbar nicht. Dazu war sie noch zu tief im Bewusstsein der Menschen verankert. Aber dennoch neideten wohl auch sie den Frauen die Bedeutung, die sie für Jesus unleugbar hatten.

Zumindest bei zweien seiner Jünger ist dieser Neid in gnostischen Texten gut belegt: Danach sahen Petrus und sein Bruder Andreas in Maria Magdalena ihre große Gegenspielerin. (Ausführlich beschrieben in meinem Buch *Maria Magdalena.)* Johannes aber, der vierte Evangelist, nennt noch einen anderen Jünger …

Nach den beiden Hauptsalbungen, die einer biblischen Königssalbung sehr nahe kommen, berichten Johannes und Lukas von einer jeweils anderen Fußsalbung. Johannes lokalisiert sie ebenfalls in Bethanien, wenn auch nicht im Hause eines Aussätzigen, sondern im Haus der drei Geschwister Maria, Martha und Lazarus. Ihnen stand Jesus sehr nahe, wie einige Texte zeigen. Bei ihnen fand er immer ein offenes Haus und gastliche Aufnahme. (Weitere Ausführungen zu seinem Umgang mit den drei Geschwistern s.o.) Auch hier findet die (rituelle) Salbung im Rahmen eines Mahles statt, das von Martha zubereitet wurde. Und auch hier geschieht dies mit einer kostbaren Nardensalbe, mit der fast verschwenderisch umgegangen wird. Von einem ganzen Pfund ist die Rede, das waren knapp 330 Gramm, – ein Vermögen, mit dem Maria Jesus

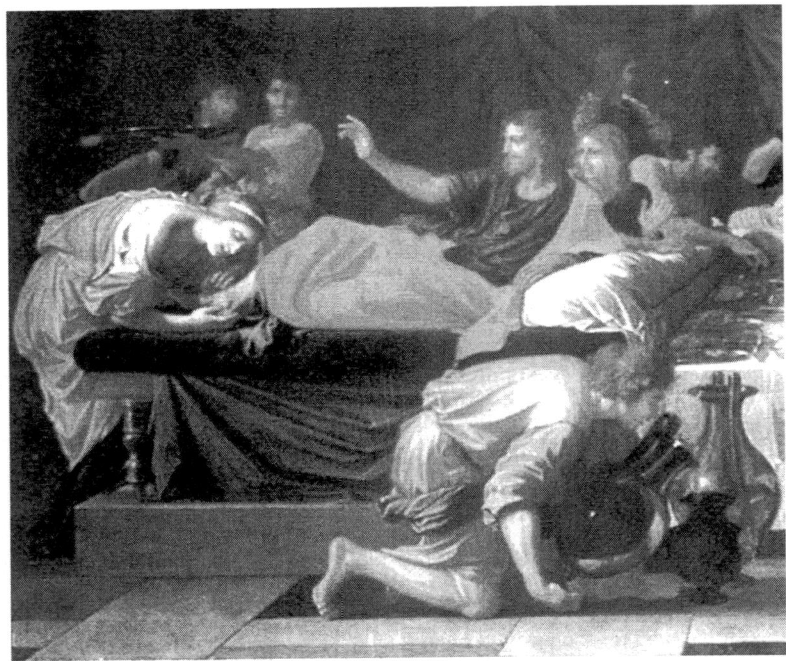

Maria salbt Jesu Füße (Nicolas Poussin, 2. Drittel 17. Jh.)

diesmal die Füße salbt und sie anschließend mit ihren Haaren abtrocknet. Dies ist eine auffallend intime Geste, wie sich am offenen Haar erkennen lässt. Dies wird sich im Lukas-Evangelium an einem anderen Ort wiederholen.

Die christliche Legende identifiziert Maria von Bethanien mit Maria Magdalena, die gnostische Texte als Lebensgefährtin Jesu bezeichnen, die er oft auf den Mund geküsst hat (s.o.). Von ihr geht ein eigenartiger Zauber aus, der uns ahnen lässt, dass sich hinter dieser Gestalt mehr verbirgt, als die Evangelisten preisgeben und heutige Theologen wahrhaben wollen.

Für uns aber bleibt sie eine wortlos Handelnde, die mit ihrem rituellen Handeln Jesus in den Christus – und damit gleichzeitig in eine mythische Gestalt – verwandelt. Denn die Salbung ist aufs engste mit der Heiligen Hochzeit ebenso verbunden wie mit der Auferstehung (s. dazu mein Buch *Jesus – der Gesalbte der Frauen*). Zwei Ereignisse, bei denen ebenfalls den Frauen neben Jesus die bedeutendste Rolle zukam.

Wie wir bereits sahen, deutet Jesus seine Salbung in den drei genannten Evangelien auf seinen Tod hin und erklärt den Jüngern: „Sie hat im voraus meinen Leib zum Begräbnis gesalbt." Aus diesen Worten folgern Theologen, dass Jesus erst mit seinem Sterben am Kreuz zum Messias wurde. Für sie tritt in den Salbungsgeschichten in erster Linie das Messiasverständnis der drei Evangelisten zutage. Insbesondere bei Markus geht es aus offizieller theologischer Perspektive um die endgültige Preisgabe des Messiasgeheimnisses, das das ganze Evangelium dieses Verfassers durchzieht. Jesus „ist Messias nicht in der Form der jüdischen Erwartung, sondern er ist es durch seine Passion und seinen Tod hindurch" (Grundmann II,376). Hier also wird ein „christlicher Messias" installiert, obwohl doch die Totensalbung noch nicht zum Messias werden lässt.

Das mag aber für den männlichen Blick durchaus eine befriedigende Lösung der Messias-Problematik sein. Der weibliche Blick aber sieht hier etwas anderes, wie ich bereits angedeutet habe. Das an seinen Tod gebundene Messiasverständnis kann nämlich auch als ein Hinweis auf Jesu Zugehörigkeit zum matriarchalen Mythenkreis des sterbenden und auferstehenden Heros oder Frauengottes gedeutet werden, das zu jener Zeit auch in Israel immerhin noch lebendig war.

Lehren und Verhalten Jesu Frauen gegenüber wiesen ihn bereits zu Lebzeiten als ihr Messias aus – bereit, von ihnen zu lernen, ihre Weisheit zu teilen, diese an das männliche Geschlecht weiterzugeben und sich dem Dienst an matriarchalen Werten hinzugeben. All dies waren Verhaltensweisen, die das religiöse Patriarchat ebenso verachtete wie das politische und bereit war, sie mit dem Tode zu bestrafen. Das zeigt die Kreuzigung Jesu unmissverständlich.

Das matriarchale Weltbild beschreibt den Messias nicht nur in der Rolle des Leidenden und Sterbenden, sondern insbesondere in der des erwählten Geliebten der Hohepriesterin, die ihn salbt, sich mit ihm in der Heiligen Hochzeit vereinigt und ihn schließlich im Tode betrauert – bis sie im Frühjahr seine Auferstehung zu neuem Leben bewirken und feiern kann.

Selbst im Alten Testament wird noch überliefert, dass die Frauen von Jerusalem am dortigen Tempel den Tod des Tammuz – des Geliebten der Göttin Inanna – betrauerten. Und auch wenn sich der Prophet Ezekiel (8,14) darüber zutiefst empört und in Rage gerät, so zeigt dies immerhin, wie stark das matriarchale Weltbild zum Leidwesen der Propheten noch lebendig war.

Rund zweihundert Jahre nach Hesekiel stoßen wir auf Keramiken mit Abbildungen und Segensformeln im Namen von „Jahwe und seiner Aschera". Dazu fand man ein Schreiben an die Priesterschaft von Jerusalem mit der Bitte um finanzielle Unterstützung für den Bau eines Tempels für „Jahwe und seine Aschera". Absender des Schreibens war die jüdische Militärkolonie auf der Nilinsel Elephantine, die ihre Bitte an die Brüder in Jerusalem richtete.

Der angeblich monotheistische Glaube des Volkes Israel steht also auch in dieser Zeit noch auf recht wackligen Beinen (s. auch Keel, 2008, insb. 14ff). Daher ist durchaus anzunehmen, dass viele Frauen in Israel noch in ihrem alten Mythenkreis lebten, in dem sie Repräsentantinnen der antiken Göttinnenkräfte waren. Diese hatten immerhin auch im mystischen Judentum ihren Niederschlag gefunden: in den als göttlich verehrten weiblichen Kräften: *ruah, malchut, schechina* und *chochma,* bzw. *Sophia.* Folglich erkannten die Frauen in Jesus den Repräsentanten des von ihnen verehrten matriarchalen Frauengottes, so wie auch er in den Frauen Ausdrucksformen der Göttin sah. Das belegen viele seiner Gleichnisse ebenso wie seine ethischen Lehren.

In dem komplexen kultischen Geschehen dieses Mythenkreises bilden Leben und Tod ein großes ganzheitliches Gefüge. Als Repräsentant der Natur, die immer wieder vergeht und neu ersteht, zeigt der männliche Partner seine Bereitschaft, nicht nur nach weiblichen Werten zu leben, sondern sie auch mit seinem Leben zu verteidigen und freiwillig in den Tod zu gehen. Ursprünglich war dies sein Schicksal als Ausdruck jenes göttlich-weiblichen Willens, der den ganzen Kosmos durchzog. So war auch Jesus bereit, den Tod auf sich zu nehmen und verglich sich mit Brot und Wein, jenen Natur- und Kulturprodukten, für die Getreide und Reben sterben müssen.

„Ich bin das Brot des Lebens", erklärt Jesus seinen Jüngern in Jh.6,35 und verspricht ihnen damit die wahre Speise – seine matriarchalen Werte. Und einige Kapitel weiter fügt er hinzu:

> „Ich bin der wahre Weinstock und Gott ist meine Gärtnerin. Jeden Zweig an mir, der keine Frucht trägt, nimmt sie weg, und jeden, der Frucht trägt, reinigt sie, damit er noch mehr Frucht trage." (Jh15,1f - BgS)
> *(Eine in der Tat gelungene Übersetzung mit einem Gespür für den Hintergrund dieses Textes.)*

Wohl trauerten die Frauen um ihren Geliebten, versuchten aber nicht, wie Petrus, seinen Tod zu verhindern, da dieser nun einmal – rituell betrachtet – Teil seines schicksalhaften Lebens war.

Nur die Frauen begriffen, welch großes Drama sich hier am Menschheitskörper vollziehen und noch einmal – wie so oft in der Vergangenheit – seine individuelle Ausgestaltung finden würde. Sie leisteten ihren Beitrag dazu, wie sie es immer getan haben und übernahmen den weiblichen Part des Trauerns um jenes Leben, das sie mit all ihrer Liebe begleitet und gefördert hatten. (Nach Lukas

8,2 waren es wohlhabende Frauen, die Jesus und seinen Jüngern das Wanderleben ermöglicht hatten, indem sie ihnen finanzkräftige Unterstützung zukommen ließen.)

Und wie es Priesterinnen durch die Jahrtausende hindurch getan hatten, bereiteten auch diese Frauen den Körper Jesu auf Tod und Begräbnis vor, was auch seine Auferweckung beinhaltete – denn für sie war er letztlich unsterblich.

Die Jünger begriffen ganz offensichtlich nichts von dem, was hier geschah. Sie blieben ihrem patriarchalen Weltbild verhaftet, das weder mit der Göttin noch mit dem göttlichen Heros der Frauen etwas anzufangen wussten. Und so vermochten sie ebensowenig in die mythisch-seelische Tiefe vorzudringen, die die Frauen mit Jesus verband.

In ihm hatten sie jene männliche Gestalt wiedergefunden, die sich ihren Seelen von alters her eingeprägt hatte, – eine Gestalt, die unterzugehen drohte, da sie in dem um sich greifenden patriarchalen Welt- und Männerbild systematisch bekämpft und ausgerottet – oder auch nur belächelt oder einfach ignoriert – wurde.

So berichten Markus und Matthäus von einer Begebenheit, die ganz klar erkennen lässt, wie sehr seinen Jüngern die Einstellung Jesu ein Dorn im Auge war. Sie lehnten diesen Mythenkreis ab oder kannten ihn gar nicht, – wurde er doch zwischenzeitlich von den meisten Jahwe-Priestern als ein „Gräuel" bezeichnet, wie es die hebräische Bibel an vielen Stellen bekundet.

Damit wird sogar verständlich, weshalb sich Petrus vehement gegen den Tod seines Meisters wehrt. Bei der ersten Leidensansage Jesu in Mk8,31ff meint er, dieses verhindern zu müssen. Wie es heißt, nahm er Jesus beiseite „und fing an, ihm Vorwürfe zu machen. Er (Jesus) aber wandte sich um und sah seine Jünger an, schalt den Petrus und sprach: Hinweg von mir, Satan! Denn du sinnst nicht, was göttlich ist, sondern was menschlich ist." – Eine harte Rede, mit der Jesus seinen Jünger in die Schranken verweist und ihn sogar zu seinem Feind, zu seinem Widersacher *(satanas)* erklärt. Göttlich ist nach dem Verständnis Jesu hingegen das weiblich-matriarchale Hineinnehmen des Todes in das Leben und die dazugehörende Bereitschaft zur Hingabe an den Tod für das Leben.

Diese Bereitschaft hat nicht das Geringste zu tun mit jener patriarchalen Todessucht, in der risikofreudige „Helden“ immer wieder ihr Leben aufs Spiel setzen, weil es ihnen an Wertschätzung des Lebens als Geschenk ihrer Mutter mangelt.

Kehren wir aber noch einmal zurück zu dem Salbungsgeschehen im Hause der drei Geschwister in Bethanien. Auch dort erhebt sich männlicher Widerspruch gegen die Handlung der Frau. Kam er bei Markus von „etlichen“, bei Matthäus von „den Jüngern“, so kommt er bei Johannes von Judas. Auch der empört sich vordergründig über die Verschwendungssucht der Frau und entdeckt – wie die anderen – plötzlich seine Liebe zu den Armen.

Nach der Beschreibung des Duftes der Nardensalbe, der das ganze Haus erfüllt, heißt es bei Johannes weiter:

> „Judas Ischarioth aber, einer von seinen Jüngern, der ihn verraten sollte, sagte: ‚Warum wurde diese Salbe nicht für 300 Denare verkauft und der Erlös den Armen gegeben?‘ Er sagte dies aber nicht, weil ihm die Armen am Herzen lagen, sondern weil er ein Dieb war und die Kasse hatte und das Eingelegte beiseite brachte.“ (Jh 12,3-6)

Natürlich ging es hier um mehr als die Versorgung der Armen. Das zeigen auch Markus und Matthäus, die offenbar einen Zusammenhang sehen zwischen der Wut des Judas und seinem Verrat an Jesus, denn unmittelbar im Anschluss an die Salbungsgeschichte lassen sie Judas zu den Hohenpriestern gehen, um ihnen Jesus „anzubieten“. Nur in dem hier hergestellten Kontext wird dieser Verrat überhaupt erst verständlich.

Denn die Frage ist doch: Was hat einen Jünger Jesu, der zwischen anderthalb und drei Jahren zu seinen engsten Nachfolgern gehörte, dazu bewogen, Jesus an seine ärgsten Gegner zu verraten, wohl wissend, dass sie ihm nach dem Leben trachteten?

Es grenzt schon an Augenwischerei, wenn ein Walter Jens angesichts dieser Frage in seinem „imaginären Monolog“ versucht, Judas von dem Odium des Verräters zu befreien und ihn zu einem „festen Posten in Gottes Rechnung mit der Menschheit" erklärt. Ihm geht es darum, aus Judas einen „Gehilfen" Jesu zu machen, der das einleiten musste, „was nach der Schrift zu geschehen hat ..., weil Gott es so wollte." (Jens 1995)

Für jene aber, die nicht glauben, dass „Gott es so wollte", bringt diese ‚Erklärung' gar nichts. Die Frage nach dem Warum des Verrats lässt sich nur beantworten, wenn wir den mythischen und politischen Hintergrund in unsere Überlegungen mit einbeziehen.

Wie bereits erwähnt, gehörte Judas der Terrorgruppe jener Zeloten an, die nur darauf warteten, dass sich ein Anführer an ihre Spitze stellte und einen Aufstand gegen die römische Besatzungsmacht organisierte. Judas und (sein Vater?) Simon der Eiferer waren offenbar lange Zeit der Meinung gewesen, in Jesus diesen Anführer gefunden zu haben. Das hatten sie möglicherweise auch ihren terroristischen Kameraden erklärt, die ihre Augen nunmehr auf Judas richteten.

Mit ihrer „Nachfolge Jesu" verbanden zumindest diese beiden eine völlig andere Absicht, als wir sie gemeinhin den Jüngern Jesu unterstellen würden. Doch hatte Judas aus seiner Perspektive allen Grund dazu, von Jesus bitter enttäuscht zu sein, als er merkte, dass jener sich mehr und mehr den Frauen zuwandte und nicht nur ihr Denken und Handeln übernahm, sondern es auch noch verkündete und die Jünger zu lehren versuchte.

Als Jesus sich dann auch noch von den Frauen salben ließ, muss die Enttäuschung des Judas ihren Höhepunkt erreicht haben. Nun begreift er mit einem Mal, dass sich Jesus zu einem Frauen-Messias entwickelt hat. Heute würde man spöttisch von einem „Frauenversteher" sprechen. Damit aber hat er seine Hoffnung auf den politischen Messias endgültig zerstört. Enttäuschung schlägt um in Wut:

> „Da ging einer der Zwölf mit Namen Judas Ischarioth zu den Hohenpriestern und sagte: Was wollt ihr mir bezahlen, wenn ich ihn euch ausliefere? Sie vereinbarten einen Preis von 30 Silberstücken mit ihm. Von da an suchte er nach

einer passenden Gelegenheit, um Jesus auszuliefern.“ (Mt26,14-16)

Obwohl Matthäus Judas in seiner Salbungsgeschichte nicht namentlich als Gegner der Jesus salbenden Frau erwähnt, stellt er mit seinem „Da ging einer der Zwölf ...“ einen ausdrücklichen Zusammenhang her zwischen der Salbung Jesu und dem Verrat durch Judas. Allerdings unterstellt ihm Matthäus Geldgier als Motiv. Davon allerdings lesen wir in der Markus-Vorlage nichts. Dort geht Judas „zu den Hohenpriestern, um ihn zu verraten. Sie aber freuten sich, als sie es hörten und versprachen, ihm Geld zu geben.“ (Mk14,10f)

Nach Markus geht es Judas bei seinem Verrat nicht ums Geld. Er will sich offenbar an Jesus rächen für die Enttäuschung, die dieser ihm bereitet hat. Judas war förmlich am Ende. Alle Hoffnungen auf den politischen Erlöser des Landes hatte Jesus mit seinem Verhalten endgültig zunichte gemacht. Immerhin hatte Judas sein Leben der politischen Befreiung des Landes geweiht mit der Bereitschaft, als Dolchmann für dieses Ziel sein Leben zu lassen, es freiwillig dahinzugeben – genau wie Jesus dies für seine Ziele tat. Nur dass beide dies im Rahmen völlig unterschiedlicher Mythenkreise und Weltbilder taten.

Das aber hat Judas erst allmählich begreifen können. Immerhin hatte er Jesus als einen stark national denkenden Mann kennengelernt, der sich „nur zu den verlorenen Schafen des Hauses Israel gesandt“ wusste und bekannte: „Das Heil kommt von den Juden.“

Zu diesem Nationalismus aber gehörte für Judas auch der Glaube an den Erfolg des Kampfes der Zeloten, dem sich Judas gegen die Römer verschrieben hatte und den wohl auch Jesus mit ihm eine Zeitlang geteilt hatte. Immerhin überliefert Lukas (22,36) von ihm den Befehl, Schwerter zu beschaffen. Jesu Glaube an die Macht des Schwertes hat demnach wohl erst gegen Ende seines Lebens Risse bekommen, denn da lehrte er: „Wer das Schwert nimmt, wird durch das Schwert umkommen.“ (Mt26,52)

Demnach war es also Jesus, der die Seiten gewechselt hatte. Judas hatte seinem Glauben die Treue gehalten. Ihn hatte Jesus nicht umkrempeln können – wie die meisten anderen Jünger wohl auch nicht.

Die Erkenntnis aber, mit Jesus aufs falsche Pferd gesetzt zu haben, muss für Judas eine herbe Niederlage gewesen sein. Nun hieß es, vor den Kameraden seinen Irrtum zuzugeben, nachdem er ihnen gegenüber wohlmöglich den Mund recht voll genommen hatte im Hinblick auf den neuen Führer der Bewegung. Von dem ehemals radikalen Jesus, den er bewunderte und dem er daher nachgefolgt war, weil er ihn für den Befreier Israels hielt, war am Ende nichts mehr übrig geblieben. Alles, was Judas nun noch sehen konnte, war ein Waschlappen, der sich nicht etwa von den Zeloten zum Messias ausrufen und salben ließ, sondern von Frauen! Das muss für ihn wirklich das Letzte gewesen sein.

In seinen Hoffnungen von Jesus verraten, wurde er nun zu dessen Verräter, der sich am Ende selbst das Leben nahm. So folgte dem Weg vom Verratenen zum Verräter der Weg vom Mörder zum Selbstmörder. – Das ist die Tragik des Judas.

In welch einem Kontrast steht sein Verhalten zu jenem der Frauen: Sie salben Jesus liebevoll zum Messias, während Judas ihn seinen Mördern ausliefert, die ihn von der Seite der Frauen reißen werden.

Auch darin liegen Erinnerungen an den matriarchalen Mythos verborgen, entsteht doch in der Zeit des Übergangs vom matriarchalen zum patriarchalen Weltbild auch hier ein feindliches Gegenüber zum Frauengott, ein Widersacher, der jenen schließlich tötet.

So erleidet Baal, der Geliebte der Göttin Anat, den Tod durch Mot. Osiris, der Geliebte der Isis, wird zerstückelt von Seth, seinem Widersacher, und Ares zerreißt Adonis, den Geliebten der Aphrodite.

Bis heute ist die patriarchale Männerwelt zweigeteilt. Überall auf der Welt kennen wir die macht- und profitgierigen mafiosen Vertreter des patriarchalen Weltbildes mit dem brutalen Willen zur Vernichtung allen Lebens, das sich ihren Vorhaben in den Weg stellt (vgl. Kap. 7). In diesem Kampf werden die VertreterInnen einer gewaltfreien Gesellschaft, die sich für eine friedliche Erneuerung einsetzen, zu ihren Opfern.

Dieser Vorgang zeigt sich selbst noch schemenhaft an den großen Vorbildern am Ende der Moderne, auch wenn sich diese noch nicht einmal für Frauen eingesetzt haben. Ich denke an Männer wie Mahatma Gandhi und Martin Luther King, aber auch an Frauen wie die russische Journalistin Anna Politkowskaja und viele andere mehr.

Bis heute gibt es Männer, die sich mutig auf die Seite von Frauen stellen wie der asiatische Bankier und Friedensnobelpreisträger Mohammad Yunus, auf den ich im letzten Kapitel näher eingehen werde.

Auch in der Salbungsgeschichte des Johannes nimmt Jesus die Frau vor Judas in Schutz und stellt sich ihrem Widersacher in den Weg mit den Worten: „Lass sie gewähren! Für den Tag meines Begräbnisses hat sie es (das Salböl – C.M.) aufbewahrt. Denn die Armen habt ihr allezeit bei euch, mich aber habt ihr nicht allezeit."

Jesus versteht hier seine Salbung als den ersten Akt von zwei Salbungsritualen. Der zweite Akt wird bei seiner Beerdigung folgen. Davon berichten die Auferweckungsgeschichten, die wir uns noch anschauen werden.

Wie stark Jesus aber das von den Frauen vollzogene Salbungsritual bewegt und beeindruckt haben muss, zeigt der Umstand, dass er es an seine Jünger weiter gab.

Die Fußwaschung – ein neues Männerritual

Wie sehr sich Jesus das Handeln von Frauen zum Vorbild nahm für seine Vorstellungen von einer besseren Zukunft, zeigt nicht nur die Fülle der Gleichnisse von der Malchut, die das Heil der Menschen mit Hilfe weiblicher Bilder und Tätigkeiten veranschaulichen. Es zeigt sich auch in seinem Umgang mit dem Salbungsritual, das wir in seiner Fußwaschung im Anschluss an das letzte Abendmahl wieder erkennen.

Ich verstehe die Fußwaschung als einen Nachklang seiner eigenen Fußsalbung durch Maria in Bethanien. Aus der Erfahrung dieses Salbungsgeschehens heraus gestaltet Jesus wiederum nach Johannes ein Ritual für die Jünger, das er in Anlehnung an Maria als eine Liebeshandlung verstanden wissen will, – eine letzte liebevol-

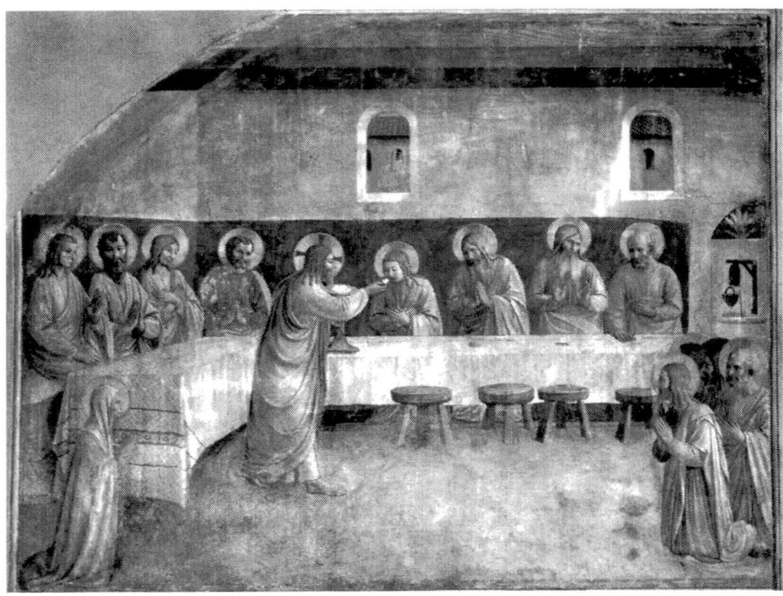

Das letzte Abendmahl, vom Künstler als Apostelkommunion interpretiert. Während zwei der Jünger nur verdeckt auf der rechten Seite dargestellt werden, sehen wir deutlich eine Frau an der Zeremonie teilnehmen: Maria Magdalena, eine zukünftige Apostelin ... (Fra Angelico, um 1437-1446)

le Geste unmittelbar vor seinem Ende als ganz persönliches Vermächtnis an seine Jünger.

Es war wohl ein letzter Versuch, sie von der Notwendigkeit eines friedlichen Umgangs miteinander zu überzeugen. Er wollte ihnen diese grundlegende Notwendigkeit eines liebevollen Miteinanders durch eine entsprechende Handlung ins Gedächtnis einprägen.

Wie oft hatte er ihr Bedürfnis, sich über andere zu erheben, zu spüren bekommen, hatte erlebt, wie sie untereinander stritten, wer von ihnen wohl der Größte sei (Lk9,46). Dann wieder hatten sich Jakobus und Johannes Gedanken über „ihren Platz in der Herrlichkeit" gemacht und an ihn das Ansinnen gerichtet, dort zu seiner Rechten und Linken mit ihm sitzen zu dürfen. Es waren dieselben Jünger gewesen, die in einem Dorf in Samarien Feuer vom Himmel regnen lassen wollten, weil die Menschen sie dort nicht aufgenommen hatten (Lk9,54).

Und dann Petrus: Immer war er vorne weg, wollte besser und stärker sein als die anderen und hatte Jesus das Blaue vom Himmel herunter versprochen: „Wenn auch alle an dir Anstoß nehmen werden, so doch ich nicht!" (Mk14,29) Und als Jesus ihm erklärte, dass er ihn dreimal verleugnen werde, bevor der Hahn zweimal kräht, hatte er im Brustton vollster Überzeugung erwidert: „Wenn ich gleich mit dir sterben müsste, werde ich dich nicht verleugnen."

Doch als es dann so weit war, fluchte und schwor er: „Ich kenne diesen Menschen nicht." (Mt26,70ff) Sogar sein Leben lassen wollte er für Jesus (Jh13,37), doch dann konnte er ihm in seiner schwersten Stunde im Garten Gethsemane nicht einmal eine Stunde beistehen und mit ihm wach bleiben, worum Jesus ihn und die anderen Jünger mehrfach gebeten hatte (Mt26,40).

Das sind nur einige der gravierendsten Mängel, die auch durch die Gegenwart und das Vorbild Jesu nicht behoben werden konnten. Nun war das Ritual der Fußwaschung eine Art letzter Versuch, ihnen ein neues Werte- und Verhaltensmuster einzuprägen und damit eine Wandlung in ihrem Verhältnis zu anderen Menschen zu bewirken.

„Vor dem Passahfest wusste Jesus, dass seine Zeit gekommen war und er aus dieser Welt fort und zu seinem Ursprung zurückkehren würde. Und wie er jene, die zu ihm gehörten, geliebt hatte, so liebte er sie bis ans Ende. Und beim Abendessen, als die böse Macht Judas, Simons Sohn, dem Iskarier, eingegeben hatte, ihn zu verraten, und Jesus wusste, dass ihm alles anvertraut war und er zurückkehren würde, woher er gekommen war, da stand er vom Mahl auf, legte sein Obergewand ab und band sich eine Schürze um. Danach goss er Wasser in ein Becken, fing an, den Jüngern die Füße zu waschen, und trocknete sie mit der Schürze, die er umgebunden hatte." (Jh13,5 – BgS)

Mit diesem Akt veranschaulicht Jesus seinen Jüngern ein letztes Mal, wie er seine Sendung versteht: Er identifiziert sich mit jenen Frauen, von denen er gelernt hat. Mythologisch gesprochen: Er ist der matriarchale priesterliche König, der Gesalbte des Priesterinnenordens, den die Frauen zu den Männern senden, um nun diesen als Vorbild zu dienen und an sie jene Weisheiten und Lehren weiterzugeben, die er zuvor von den Frauen empfangen hat.

In seinem Abschiedsritual vollzieht Jesus an seinen Jüngern genau das, was zuvor auch an ihm durch eine Frau (oder mehrere) vollzogen worden war: Auch sie hatten ihm die Füße gewaschen vor der Salbung, denn es ist wohl kaum anzunehmen, dass die kostbare Salbe auf schmutzige Füße gegossen wurde. (Bei Lukas erfolgt diese Waschung übrigens mit den Tränen der ihn salbenden Frau, wie wir noch sehen werden.)

Alle Salbungsgeschichten beschreiben im Grunde genommen eine recht intime Szene, die Jesus nun mit seinen Jüngern wiederholt. Die liebevolle Menschlichkeit, die er im Umgang mit Frauen erfahren durfte, wollte er in dieser letzten gemeinsamen Stunde an seine Jünger weitergeben und sie zur weiteren Pflege dieser Handlung anregen.

Noch einmal erklärt er ihnen, wie wichtig es ihm ist, dass sie ihre machtorientierten Vorstellungen, die immer wieder zu Streit und Wichtigtuerei führten, endlich hinter sich lassen und damit ein neues Männerbild prägen.

Um sicher zu gehen, dass sie den geistigen Hintergrund seines Handelns auch wirklich verstehen, fragt er sie im Anschluss an die Fußwaschung: „Versteht ihr, was ich euch getan habe?“ Offenbar erwartet er gar keine Antwort von ihnen, denn er fährt sogleich fort:

> „Ihr nennt mich Meister und Herr und sagt es mit Recht; denn ich bin es. Wenn nun ich, der Meister und Herr, euch die Füße gewaschen habe, ist es auch eure Pflicht, einander die Füße zu waschen. Ein Beispiel habe ich euch gegeben, damit ihr tut, wie ich euch getan habe. Wahrlich, wahrlich ich sage euch, der Knecht ist nicht größer als sein Herr, noch der Apostel größer als der ihn gesandt hat. So ihr solches wisset, selig seid ihr, so ihr's tut.“ (Jh13,12-17)

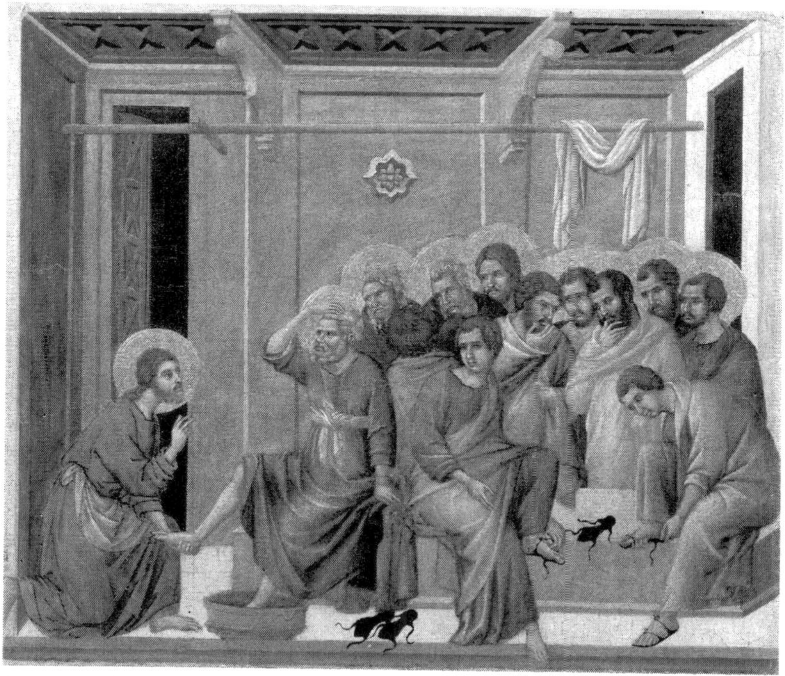

Jesus wäscht den Jüngern die Füße (Duccio di Buoninsegna, 13./14. Jh.)

Mit diesen Worten erläutert Jesus den Jüngern ein letztes Mal die Notwendigkeit eines nicht-hierarchischen Umgangs miteinander. Wenn sie sich wirklich an sein Vorbild halten, kann es unter ihnen nicht länger Konkurrenz- und Machtgebaren geben.

Das Bild jenes Jesus, der sich zu ihnen niederbeugt und ihnen die Füße wäscht, soll sich ihren Seelen einprägen, beinhaltet es doch genau das, was er ihnen in vielfacher Weise verbal vermittelt hatte.

Genützt hat es allerdings nichts: Das Ritual landete schon bald in der Versenkung und schließlich beim „Heiligen Vater" (eine Bezeichnung, die Jesus ausdrücklich untersagt hatte). Einmal jährlich, in der Osternacht, wird das Ritual der Fußwaschung aus der Mottenkiste geholt und in Szene gesetzt, um über die wahren Machtverhältnisse unter den „Jüngern Jesu" damit hinweg zu täuschen, dass der „Heilige Vater" seinen Untergebenen die Füße wäscht.

Doch auch die Jünger – allen voran Petrus, auf dessen Stuhl der Papst thront, – haben sich das Ritual und seine Bedeutung schon damals in keiner Weise zu Herzen genommen. Statt der Füße wuschen sie einander lieber die Köpfe und gerieten immer wieder „hart aneinander".

Alles vergebens ...!

Wie wenig die Lehren und Ermahnungen Jesu gefruchtet hatten, zeigt eine Begebenheit, die Lukas in der Apostelgeschichte (Kap.5) berichtet. Sie zeigt, wie wenig das Vorbild Jesu bei seinen Jüngern auszurichten vermochte.

Gerade Petrus, der seinen Herrn und Meister gleich dreimal verleugnet hatte, ohne dafür zur Rechenschaft gezogen worden zu sein, stört sich an der Notlüge eines Ehepaares, das der Gemeinde neu beigetreten war. Dort herrschte Gütergemeinschaft, so dass niemand Mangel litt. „... wer von ihnen Äcker oder Häuser besaß, verkaufte sie und brachte das Geld für das Verkaufte und legte es den Aposteln zu Füßen, und man gab einem jedem, was nötig war." (4,34f)

Hier zeigt sich, wie schon früh ein apostolisches Machtmonopol entsteht. Statt die Finanzverwaltung zu delegieren und sich auf Lehre und Seelsorge zu beschränken, reißen die Apostel neben ihrer bereits vorhandenen Vermittlungsmacht auch noch die Finanzmacht an sich.

Eines Tages tritt ein Ehepaar, Hananias und Saphira, zum christlichen Glauben über und will der Gemeinschaft beitreten. Sie fühlen sich gedrängt, ihren Grundbesitz zu verkaufen und ihr Geld „den Aposteln zu Füßen zu legen".

Woher aber sollen sie wissen, ob die neue Gemeinschaft für sie auch langfristig das Richtige ist? Werden sie dort wirklich bis an ihr Lebensende versorgt sein? Und was ist, wenn es sie auf Dauer dort nicht hält und sie wieder austreten möchten?

Offenbar gab es keine Möglichkeit, solche Fragen offen zu besprechen. Stattdessen herrschte ein Gruppendruck, dem das Paar sich nicht gewachsen fühlte. Daher entschieden die beiden, nicht den wahren Erlös ihres Ackers anzugeben und den Aposteln nicht die volle Summe „zu Füßen zu legen". Die Hälfte musste reichen. Die andere Hälfte sollte ihnen als Notgroschen dienen.

Im Lügen erfahren, riecht Petrus den Braten und deckt die Wahrheit in erschreckend gnadenloser Form auf – mit fatalen Folgen für das Paar.

Zuerst nimmt er sich den Mann vor. Als dieser auf der Bildfläche erscheint, macht er ihm schwere Vorhaltungen: „… warum hat der Satan dein Herz erfüllt, dass du den heiligen Geist belogen und etwas vom Geld des Ackers zurückbehalten hast?“ (5,3)

Das sind schlimme Worte. Doch was hatte der Satan mit dem Sicherheitsbedürfnis des Hananias zu tun? War seine Fürsorgepflicht im Hinblick auf die Zukunft etwas Teuflisches? Und wieso hatte er „den heiligen Geist“ belogen, wenn er Petrus gegenüber den Erlös schmälerte?

Offensichtlich identifizierte sich Petrus mit der heiligen *Ruah* und Hananias mit Satan. Damit konstruiert er ein starkes Gefälle zwischen sich und den beiden Eheleuten. Dabei hätte er doch für deren Notlügen vollstes Verständnis aufbringen müssen … Doch davon keine Spur. Die Vorhaltungen gehen weiter und enden mit Petrus' Worten: „Du hast nicht Menschen, sondern Gott belogen.“ – Ein Anfall von Größenwahn? Der sollte sich später auf jeden Fall in der Kirche fortsetzen.

Mit seinen harten Anschuldigungen lässt Petrus die Situation eskalieren. Der Mann ist zu Tode erschrocken. Er nimmt sich die Anschuldigungen des Petrus dermaßen zu Herzen, dass er einen Infarkt bekommt: „Als Hananias diese Worte hörte, fiel er zu Boden und gab den Geist auf. Und es kam eine große Furcht auf über alle, die dies hörten …“ Der Leichnam des Mannes wird hinausgetragen. Doch als drei Stunden später die Ehefrau auftaucht, beginnt Petrus das grausame Spiel von neuem. Statt die ahnungslose Saphira zu warnen und ihr zu berichten, was mit ihrem Mann geschehen ist, fragt Petrus sie in heuchlerischer Absicht: „Sag mir, habt ihr den Acker für diesen Preis verkauft?“ Die Frau hält sich an die Vereinbarung mit ihrem Mann und entgegnet: „Ja, für diesen Preis.“

Petrus: „Warum seid ihr euch denn einig geworden, den Geist des Herrn zu versuchen? Siehe, die Füße derer, die deinen Mann begraben haben, sind vor der Tür und werden auch dich hinaustragen. Und sogleich fiel sie zu Boden, ihm vor die Füße, und gab den Geist auf. Da kamen die jungen Männer und fanden sie tot, trugen sie hinaus und begruben sie neben ihrem Mann. Und es kam eine große Furcht über sie und der Schrecken fuhr in die Gemeinde.“

Das also war das frühchristliche „Gemeinde-Idyll" unter der Regie des Petrus. Ihn hat sich die Kirche mit sicherem Instinkt für Macht als Vorbild gewählt und ihren päpstlichen Nachfolger auf den ‚Stuhl Petri' gesetzt und ihn mit enormen Machtansprüchen ausgestattet. Dabei hatten ihn die beiden Menschen doch nur ein einziges Mal belogen – und dafür schickte er sie mit voller Absicht in den Tod.

Er selbst aber hatte zu Lebzeiten Jesu sein ganzes Verleugnungsprogramm abgespult. Noch bei seiner dritten Lüge hatte er begonnen, „sich zu verfluchen und zu schwören: Ich kenne den Menschen nicht." (26,74) Und das unmittelbar, nachdem er Jesus versprochen hatte: „Wenn ich gleich mit dir sterben müsste, werde ich dich nicht verleugnen." (Mk 14,28ff)

Gegen *diese* Schuld erscheint jene des Ehepaares geradezu geringfügig: Die beiden hatten weder geschworen, noch irgendwelche Versprechen abgegeben. Außerdem war es hier nur um ein bisschen Geld gegangen, das sie der Gemeinde ja immer noch zukommen lassen konnten, wenn sie sich sicher waren, auch dort zu bleiben.

Welcher Geist aber ist hier in den „Jünger des Herrn" gefahren?

Mit Sicherheit nicht der Geist Jesu, dessen Lehren und Warnungen nur allzu rasch vergessen worden waren. Auch mit der heiligen *Ruah* hatte all dies nichts zu tun, bewirkte sie doch in erster Linie Leben und Liebe.

Petrus wurde hier von seinen Projektionen eingeholt. Sie lassen nämlich erkennen, dass er seine eigene Schuld nie wirklich verarbeitet, sondern lediglich verdrängt hatte. Schließlich glaubte auch er inzwischen, dass Jesus „für seine Sünden gestorben" war, wie er es – gemeinsam mit Paulus – entgegen der Lehren Jesu verbreitete.

Eine unsinnige Lehre, deren Annahme die Seelen der Menschen bis heute verweigern. Jesus selbst hatte sie nämlich einen anderen Umgang mit Schuld gelehrt. Auch hatte er ihnen vorgelebt, dass er nichts von Bestrafungen hielt. Damals hatten Jakobus und Johannes ein Dorf in Samarien mit „Feuer vom Himmel" vernichten wollen, nur weil die Menschen sich geweigert hatten sie bei sich aufzunehmen. Jesus hatte sich über ihr Ansinnen empört und ihnen nach alten Textzeugen erklärt: „Wisst ihr denn nicht, welch Geistes

(Kind) ihr seid? Der Sohn des Menschen ist nicht gekommen, Menschenleben zu verderben, sondern zu retten." (Lk 9,55 – Fußn.)

Nein, diese Jünger waren keine wahren Nachfolger Jesu, wenn sie nunmehr eine ganze Gemeinde in Furcht und Schrecken versetzten und zuließen, dass Petrus sie in selbstherrlich-kaltblütiger Grausamkeit an die Kandare nahm und mit dem Leben zweier Menschen dermaßen geringschätzig verfuhr.

Schlimm daran ist auch, dass dieses mörderische Verhalten der Jünger unter der Führung des Petrus in keiner Weise kritisiert wird. Die Gemeinde wagt nicht aufzubegehren, niemand tritt ihnen entgegen und auch der Verfasser des Textes enthält sich eines Urteils.

Im Gegenteil, das Ansehen des Petrus ist durch diesen Vorfall noch weiter gestiegen und konnte sich bis heute halten. Dabei hatte ihn Jesus seinerzeit mit deutlichen Worten von sich gewiesen als er zu ihm sagte: „Weiche von mir, Satan. Du sinnst nicht, was göttlich ist ..." Erhellende Worte aus der Retrospektive dieses Geschehens. Und doch haben wir heute eine Kirche, die Petrus eine weitaus größere Bedeutung zuspricht als irgendeiner Frau aus dem Umkreis Jesu.

Bereits frühe gnostische Gemeinden kamen zu dem Ergebnis, dass es sich bei Petrus nicht um einen wahren Nachfolger Jesu handelt. Darüber habe ich ausführlich in meinem Buch über Maria Magdalena geschrieben.

Die wahren Nachfolger Jesu müssen wir also woanders suchen. Aber vielleicht suchen wir sie überall vergeblich; denn hätte es sie wirklich gegeben, so würde Jesus nicht seit 2000 Jahren als eine singuläre Gestalt aus dem männlichen Geschlecht herausragen und hätte nicht dermaßen unauslöschliche Spuren in den Seelen von Frauen hinterlassen können. Er wäre dann lediglich einer unter Vielen gewesen.

Wie stark sich aber auch für Jesus der Kontrast zwischen weiblichem und männlichem Verhalten darstellte, zeigt in besonderer Weise die vierte Salbungsgeschichte, von der Lukas berichtet. Diese wollen wir uns abschließend auch noch anschauen.

Die Fußsalbung – ein Akt weiblicher Dankbarkeit

Die Salbungsgeschichte des Lukas fällt insofern aus dem Rahmen, als sie nicht in einen Zusammenhang mit dem bevorstehenden Tod Jesu gestellt wird, sondern noch fest verankert ist im Leben Jesu und der ihn salbenden Frau. Leider erfahren wir von Lukas nichts über den Zusammenhang, in den sie gehört; denn sie hat mit Sicherheit eine Vorgeschichte, über die der Verfasser allerdings schweigt. Wir können sie nur erahnen.

Die Frau muss zuvor etwas mit Jesus erlebt haben, was in ihr ein Gefühl großer Dankbarkeit hinterlassen hat. Stellen wir uns daher vor, es handele sich bei dieser Frau um jene Ehebrecherin, die Jesus vor der Steinigung durch Pharisäer und Schriftgelehrte bewahrte: Nach Lukas 7,36ff hielt sich Jesus gerade im Hause des Pharisäers Simon auf, der ihn zum Essen eingeladen hatte, als eine namenlose Frau das Haus betritt, die von Lukas lediglich als „Sünderin" bezeichnet wird. Das war die typische Bezeichnung für eine Frau, die sich nicht an die männlichen Verhaltensnormen für Frauen hielt, die in erster Linie ihr Sexualleben betrafen. Sehr wahrscheinlich war sie also als Ehebrecherin bekannt und dies war die erste Gelegenheit, sich für die Rettung durch Jesus zu bedanken.

Demnach wäre es das Gefühl der Dankbarkeit gewesen, das sie antrieb, ihn im Hause des Pharisäers aufzusuchen und ihr den Mut gab, uneingeladen in die Männergesellschaft hineinzuplatzen.

> Die Frau „brachte eine Alabasterflasche voll Salbe und trat hinten zu seinen Füßen, weinte und fing an, seine Füße mit ihren Tränen zu benetzen und trocknete sie mit den Haaren ihres Hauptes, küsste seine Füße und salbte sie mit der Salbe. Als der Pharisäer, der ihn eingeladen hatte, das sah, sagte er bei sich selbst: Wenn dieser ein Prophet wäre, wüsste er, wer sie ist und was für eine Frau ihn da anrührt, nämlich eine Sünderin. Und Jesus sagte zu ihm: Simon, ich muss dir etwas sagen. Er erwiderte: Meister, sprich nur!
> Ein Geldverleiher hatte zwei Schuldner. Dem einen hatte er 500 Denare geliehen, dem anderen 50. Da sie es nicht zu-

> rückzahlen konnte, schenkte er es beiden. Welcher von ihnen wird ihn dafür wohl am meisten lieben? Simon antwortete und sagte: Ich denke, der, dem er das meiste geschenkt hat. Da sprach Jesus zu ihm: Du hast recht geurteilt. Und indem er sich zu der Frau hinwandte, sprach er zu Simon: Siehst du diese Frau? Ich bin in dein Haus gekommen: Wasser für die Füße hast du mir nicht gegeben; sie aber hat meine Füße mit ihren Tränen benetzt und mit ihren Haaren getrocknet. Einen Kuss hast du mir nicht gegeben; sie aber hat, seit sie hereingekommen ist, nicht aufgehört, meine Füße zu küssen. Mit Öl hast du mein Haupt nicht gesalbt; sie aber hat mit Salbe meine Füße gesalbt. Deshalb sage ich dir: ihre vielen Sünden sind ihr vergeben, denn sie hat viel geliebt; wem aber wenig vergeben wird, der liebt auch wenig. Er sprach aber zu ihr: Deine Sünden sind dir vergeben. Da fingen die Tischgenossen an, bei sich selbst zu sagen: Wer ist dieser, der sogar Sünden vergibt? Er aber sprach zu der Frau: Dein Vertrauen hat dich gerettet; geh hin in Frieden!"

Eine ungemein starke Geschichte, die das unterschiedliche Verhalten von Frauen und Männern ebenso veranschaulicht wie ihre Einschätzung durch Jesus.

In den ersten drei Salbungsgeschichten hatte Jesus die ihn salbende Frau lediglich in Schutz genommen vor ihrem männlichen Widersacher und ihre Tat als etwas Positives und durchaus Sinnvolles bestätigt. In dieser Geschichte stellt er die Frau jedoch in ihrem Handeln dem Pharisäer als Vorbild vor Augen und mutet diesem damit zu, sich am weiblichen Verhalten messen zu lassen. Und das völlig ungeachtet der Tatsache, dass er die Handelnde nicht nur als „Sünderin" ablehnt, sondern ihr sogar Verachtung entgegenbringt, da er sich ihr haushoch überlegen fühlt.

Mit seinem Gleichnis von den zwei Schuldnern verdeutlicht ihm Jesus jedoch, wie falsch er liegt mit seinem Werturteil – und damit auch mit seinem Gottesbild. In seinem restriktiven Denk- und Glaubensgebäude ist die Grundlage eines Gott wohlgefälligen Lebens die Vermeidung von Übertretungen von Gesetzesvorschriften. Einen solchen Lebenszweck erachtet Jesus jedoch als eine Verschwendung menschlicher Potenziale. Er sieht den Lebenssinn des Menschen vielmehr in der Entfaltung seiner Liebesfähigkeit. Fehler und vermeintliche Sünden finden Vergebung. Wem aber die Liebe abhanden kommt, der hat am Leben vorbeigelebt und wird permanent in seiner Lieblosigkeit anderen gegenüber schuldig. *Diese Schuld* aber scheint es im Sündenregister des Pharisäers gar nicht zu geben.

Der Gedanke, dass gerade seine vermeintliche Sündlosigkeit auch seiner Liebe zum Göttlichen im Wege steht, muss ihm neu gewesen sein. So verhilft ihm Jesus zu der Erkenntnis: Es ist die *Liebe* dieser Frau, die ihn selbst dazu veranlasste, verächtlich auf sie herabzublicken. In den Augen Jesu hingegen offenbarte sich die Unteilbarkeit dieser Liebe, denn für ihn war die Liebe zum Menschen gleichzeitig zum Inbegriff der Liebe zum Göttlichen geworden.

An dem Glaubens- und Wertgefüge des Pharisäers, das der Liebe von Frauen keinen Wert beimaß und sie folglich weder als anerkennens- noch als nachahmenswert empfand, hat sich bis heute nichts geändert. Im Gegenteil, es wurde zur sozialen Grundlage patriarchaler Gesellschaftssysteme, in denen der Liebe nur dann ein Wertestatus zuerkannt wird, wenn sie für den Mann käuflich ist. Der unveräußerliche Wert der Liebe einer Frau hingegen wurde in den sozialen Untergrund verdrängt.

Zwar kann auch die patriarchale Gesellschaft nicht ohne sie existieren, doch weigert sie sich hartnäckig ihr jenen unschätzbaren Wert zuzusprechen, der ihr entspricht. Stattdessen gilt: Was Frauen aus Liebe tun, hat in der patriarchalen Gesellschaft keinen nennbaren Wert – und folglich auch keinen Anteil am goldenen Kalb des Bruttosozialprodukts. Bis heute geht die Liebe der Frauen nicht nur leer aus, sie verhindert sogar, dass Frauen ein eigenständiges menschenwürdiges Leben führen können. Alle Ressourcen, die die Lebensqualität der Menschen sichern, fließen in fast ausschließlich männliche Kanäle, wie korrupt und verrückt, wie egoman und schädlich sie auch für die Allgemeinheit sein mögen – Wie lange aber kann sich ein System das Verstopfen jener Quellen leisten, aus denen es gespeist wird?

Zusammenfassend können wir aus unseren bisherigen Betrachtungen folgende Erkenntnisse ziehen:

- Die Begegnung mit der Kanaanäerin löste in Jesus das Gefühl der Menschenliebe aus, die sich um andere fürsorgend bemüht.
- Im Gespräch mit der Samariterin eröffnete sich ihm jener Geist der Wahrheit, der von Menschen errichtete Mauern niederreißt.
- Die Salbung seines Hauptes, die ihn als Messias der Frauen anerkannte, verlieh seinem Sterben einen Sinn und zeigte ihm endgültig, auf welche Seite er gehörte.
- Die Salbung seiner Füße und die damit empfangene weibliche Liebe veranlasste ihn, diese in gleicher Weise in einer rituellen Handlung an seine Jünger weiterzureichen.
- Die Salbung seiner Füße als Ausdruck weiblicher Dankbarkeit für seine Zuwendung und seinen Schutz vor männlicher Kaltblütigkeit und Brutalität ließ ihn die weibliche Liebe als etwas Schützenswertes erkennen.

Das Begehren und Handeln von Frauen eröffnete ihm somit den Zugang zur Sprache des Herzens – die zur Grundlage einer Religion der Liebe wurde, die bis heute überwiegend von Frauen getragen wird.

4

Jesus und die Gottheit in dreifaltiger Gestalt

Im zweiten Kapitel sahen wir, dass Jesus weit davon entfernt war, ein einseitig männliches Gottesbild zu propagieren. Die Verwendung weiblicher Metaphern, Symbole und Werte für die Dimension des Göttlichen und Menschlichen war für ihn ebenso selbstverständlich wie sein Umgang mit Frauen. Umso erstaunlicher, dass dieser Aspekt zwar nach wie vor im Neuen Testament enthalten ist, aber nicht im Bewusstsein der Gläubigen.

Eine Umfrage unter Christen, was Jesus wohl über Gott/das Göttliche gelehrt hat, würde mit Sicherheit das stereotype Ergebnis erbringen, dass Gott unser Vater im Himmel sei. Der Umstand jedoch, dass ein Vater per definitionem eine Mutter voraussetzt und auch Jesus in seinen Lehren diesem Faktum ganz klar Rechnung trug, wird in der Verkündigung bis heute unterschlagen. Und das, obwohl es recht eindeutig aus vielen Textstellen des Neuen Testaments hervorgeht.

Auf diese Weise wurde ein Glaube verbreitet, der nichts mehr mit den Lehren Jesu zu tun hat. Ein Irrglaube, der einer patriarchalen Theologie und Kirchenlehre entsprungen ist und sehr viel mehr mit ihrer männlich-patriarchalen Vorstellungswelt zu tun als mit der Botschaft Jesu Christi.

Erinnern wir uns in diesem Zusammenhang der Konsequenz, die der Theologe Paul Ricoeur vor einigen Jahrzehnten aus den Lehren Jesu zog. In seiner aufschlussreichen Schrift *Die Vatergestalt – vom Phantasiebild zum Symbol* resümiert er: „Die Vaterschaft ist keine ursprüngliche Kategorie des Evangeliums; (dessen) Grundtenor bestimmt (vielmehr) die Verkündigung des kommenden Reiches." (zit. Mayer, 236f)

Für dieses Reich – auch das sahen wir bereits – verwendet Jesus den femininen Begriff *Malchut,* die er in zahlreichen Gleichnissen näher beschreibt.

Nun ist aber die *Malchut* nicht die einzige theologische Kategorie, die uns das Neue Testament im Zusammenhang mit Jesus und seinen Lehren über weibliche Dimensionen des Göttlichen anbietet. Ihr zur Seite stehen zwei weitere theologische Kategorien, bei denen es sich um alte mythische Göttinnen-Namen handelt. Auch sie verweisen uns zurück in eine matriarchale Vergangenheit und

Vorstellungswelt, die in vielen Gebieten der Erde nach wie vor lebendig ist.

Neben der *Malchut* (auch *Schechina* genannt – zu deutsch: *Reich Gottes*) begegnen wir der *Ruah (Heilige Geistin)* sowie der *Chochma (Weisheit* oder *Sophia)*. Alle drei Gestalten sollen in diesem Kapitel zusammenhängend dargestellt werden.

Die bekannteste unter ihnen ist Sophia, die Weisheit, der in Leben und Verkündigung Jesu eine bedeutende – aber kaum anerkannte – Position zukommt.

Jesus – Repräsentant und Geliebter der Weisheit

Seit fast 2000 Jahren wird Jesus Christus weltweit als „Sohn Gottes" verehrt, ja, sogar angebetet und gefeiert. Um diese Vorstellung aufrechterhalten zu können meinte man, seine Mutter Maria zur biologischen Jungfrau erklären zu müssen. So wurde Jesus zum irdischen Halbwaisen, der mit einem Stiefvater aufwuchs.

Bereits mit zwölf Jahren wusste er angeblich, dass sein „richtiger" Vater Gott, „der Vater in dem Himmel" war. Die beiden großen Konfessionskirchen suggerieren bis heute die göttlich-biologische Sohnschaft Christi in ihren dogmatisch begründeten Glaubensbekenntnissen. Sie veranlassen ihre Mitglieder, Dinge zu bekennen, an die selbst TheologInnen – und wohl auch die meisten PfarrerInnen – längst nicht mehr glauben …

Bekräftigt wird dieser göttliche Status Jesu Christi auch noch mit seiner Anbetung, die in vielen Gemeinden – besonders außerhalb der großen Konfessionen – selbstverständlich ist. Um nicht in der Vater-Sohn-Dualität stecken zu bleiben, wurde als dritte Kraft die als *Heiliger Geist* vermännlichte *Ruah* hinzugefügt.

Dass das Christentum sich trotz dieses trinitarischen Gottesbildes zu den monotheistischen Religionen zählt, mag wie die göttliche Sohnschaft Christi als ein weiteres „Wunder" gelten, das den einen Schwierigkeiten bereitet, von anderen hingegen bespöttelt wird.

Längst gibt es eine Reihe von Forschungserkenntnissen, die belegen, dass sich Jesus selbst nicht als „Sohn Gottes' begriffen hat. Die ältesten Überlieferungsschichten des Neuen Testaments sprechen eine ganz andere Sprache: Sie verweisen darauf, dass Jesus sich als Sohn, bzw. als Inkarnation und/oder als Gesandten der Sophia, der Göttin der Weisheit, sah. Folglich wurde er in der frühen Christenheit als *ihr Logos* verehrt – als jenes göttliche Wort, das nach antiken Vorstellungen am Anfang der Zeiten aus dem Munde der Sophia hervorging – ... und weiterhin hervorgeht, um sich den Menschen mitzuteilen.

Es ist die Sophia, die ihren Logos am Anfang der Zeiten gebar und ihn immer wieder in diese Welt hinaussendet, damit die Menschen zu ihr zurückfinden, – zu geistigen Dimensionen einer weiblichen Erkenntnis und Weltsicht.

Hinter dieser Vorstellung verbirgt sich ein uraltes Weltbild matriarchalen Ursprungs, in dem das Weibliche Beginn und Mittelpunkt des religiösen und sozialen Lebens bildet. Während Frauen als Ursprung und Kern der Gemeinschaft die weiblichen Werte im Inneren verkörpern, werden sie nach Außen von Männern vertreten, – ein psycho-soziales Muster, dem wir auch bei Jesus begegnen: Er entdeckt bei den Frauen – und schließlich auch in sich selbst – jene weiblichen Werte, die er fortan gegenüber seinen Jüngern und der sonstigen Außenwelt vertritt, – dort, wo Frauen keine gültige Repräsentanz besaßen. Auf mythologischer Ebene kommen die weiblichen Werte – und mit ihnen das matriarchale Bewusstsein – in der Gestalt der Sophia-Chochma zum Ausdruck.

Die Lehren Jesu als Lehren der Weisheit

Bereits einige Jahrhunderte vor Jesus lässt die Weisheit in der biblischen Weisheitsliteratur ihre mahnenden Rufe erschallen und verkündet ihre lebensfreundlichen weisheitlichen Lehren, die wir später bei Jesus wieder finden.

Wenn er zum Beispiel in der Bergpredigt die Sanftmütigen und Demütigen, die Friedfertigen, Barmherzigen und die nach Gerechtigkeit Strebenden selig preist, so verweist er damit nicht nur auf typisch weibliche Haltungen mit Heilscharakter. Er knüpft mit solchen Worten auch an die Lehren der Weisheit an. Denn von ihr heißt es im Buch der Sprüche Kap.11:

„Die Weisheit ist bei den Demütigen. …
Gerechtigkeit errettet vom Tod. …
Die Gerechtigkeit der Frommen wird sie erretten,
aber die Verächter werden gefangen in ihrer Bosheit."
„Ein barmherziger Mann tut sich selber Gutes,
aber ein unbarmherziger betrübt sich und sein eigen Fleisch."

Spricht die Weisheit:
„Wo viele Worte sind, da geht's ohne Sünde nicht ab,
wer aber seine Lippen hält, ist klug" (Spr 10,19), und:
„Wer seinen Mund bewahrt, der bewahrt sein Leben;
wer aber mit seinem Maul herausfährt, der kommt in Schrecken" (Spr 13,3),
so lehrt Jesus in der Bergpredigt:
„Eure Rede sei ja, ja, nein, nein, was darüber ist, das ist vom Übel" (Mt 5,37).

Beide Male steht das gerechte und barmherzige Verhalten des Menschen im Mittelpunkt und nicht etwa ein bestimmter Glaube, der als solcher bereits Heil oder Unheil bringt, wie es in Texten des Apostel Paulus gelehrt wird. Dazu noch einmal die Weisheit:

„Die Seele, die da reichlich segnet, wird gelabt, und wer reichlich tränkt, der wird getränkt werden" (Spr 11,25).

Auch diese Vorstellung finden wir in der Bergpredigt: „Wer da gibt, dem wird gegeben." Auch sind es nach Matthäus nicht jene, die zu Jesus sagen „Herr, Herr", die in die Malchut eingehen, sondern jene, die den Willen Gottes *tun* (7,21). Wobei dieser Wille nicht etwa vorrangig in den Gesetzesvorschriften der Bibel zum Ausdruck kommt, sondern in den Gesetzen der Natur. Sie sind im Buch des Lebens aufgezeichnet, aus dem Jesus die meisten seiner Lehren bezieht.

Von diesem Gesetz, so erklärt Jesus, wird kein Jota zurückgenommen, bis es erfüllt ist, denn auch er hatte sich der Erfüllung dieses Gesetzes verschrieben. Und so weist er die Menschen an, in die Natur zu schauen. Dort nennt er die Vögel unter dem Himmel und die Lilien auf dem Felde als Zeugen für die Richtigkeit seiner Lehren. Als Sinnbilder wählt er Saatgut und Getreide, das Unkraut auf dem Felde und den Baum, der gute oder schlechte Früchte trägt, die Wolken am Himmel, die vor einem Gewitter aufziehen sowie die Sonne, die über Gerechte und Ungerechte gleichermaßen scheint. – Wir haben es hier mit eindeutigen Belegen für ein weisheitliches Denken Jesu zu tun.

Seiner Ablehnung eines einseitig männlichen Gottesbildes und des dazu gehörigen Glaubens an einen eifersüchtigen Jahwe ging die Weisheit als Gegenspielerin Jahwe vorauf – auch wenn hin und wieder einige biblische Verfasser versuchen, sie an ihn zu binden. Im Großen und Ganzen handelt es sich bei der Weisheit um eine eigenständige, Jahwe entgegengesetzte Größe.

Diese Form der Opposition zeigt sich besonders in den Gerichtsverkündigungen, derer sich beide bedienen. Anders als die Propheten dies im Namen Jahwes tun, verkündigt die Weisheit das Gottesgericht nicht etwa als schrecklich-schauriges Zerstörungsszenario, das als Folge des Jahwe-Zorns wegen der Untreue seines Volkes über das Land kommen wird, ja, sogar die ganze Erde hinwegfegen wird. Anders als die Propheten beruft sich die Weisheit auch nicht auf einen männlich-autoritären Gotteswillen, dem der Mensch zu gehorchen hat. Auch mahnt sie nicht „im Sinne von Ordnungen, denen der Mensch hörig ist, sondern im Sinne von Möglichkeiten, nach denen der Mensch in freier Wahl greifen kann, an die er sich im Interesse seiner eigenen Sicherheit anschließen kann“ (Zimmerli 195). Tut er dies nicht, so hat er lediglich die Folgen seines eigenen Verhaltens zu tragen, ohne einer „göttlichen“ Zerstörungswut ausgesetzt zu werden.

Der Grund für den von den Propheten Jahwes heraufbeschworenen „göttlichen“ Zorn liegt auffallend häufig in der Verehrung von Naturgottheiten, die in kultischen Feiern der Sonnen- oder Mondfeste sowie der Fruchtbarkeit begangen wurden.

Bei den Propheten ist der Tag des Gerichts identisch mit dem „Tag des Herrn“ oder auch dem „Tag des Zorns“. Ihre Schriften sind voll davon und ihre Verfasser stimmen darin überein, dass sie mit ihren ungemein brutalen Drohungen „die Gerechtigkeit des Herrn“ verkündigen, weil die Menschen ihm die kultische Verehrung versagten oder sich nicht an das geschriebene Gesetz hielten.

Der Mahnruf, den die Weisheit an die Menschen richtet, beinhaltet dagegen immer die Einhaltung der natürlichen Ordnungen. Kultische Fragen und andere religiöse Praktiken, die für Jahwe vorrangige Bedeutung haben, sind für sie nicht von Belang. Allein die kosmisch-natürliche Grundordnung, die die Weisheit repräsentiert, vermag dem Menschen den rechten Weg als Ausdruck eines göttlichen Willens zu weisen.

Hier ist die Natur die große Gesetzgeberin des Menschen. Nach ihr hat er sich unbedingt zu richten, wenn er nicht Schaden nehmen will: So soll sich der Faule zum Beispiel den Fleiß der Ameise zum Vorbild nehmen und von ihr lernen. Zusammen mit drei weiteren Tieren wird sie als „weiser als die Weisen“ bezeichnet (Spr 6,6 + 30,24ff).

Ein gutes Leben hat der Mensch folglich nur, wenn er sich an die Naturgesetze – die Gesetze des Lebens – hält. Denen jedoch, die ihnen zuwiderhandeln und dem Mahnruf der Weisheit nicht folgen, tritt auch sie mit einer Gerichtsverkündigung entgegen. Als auffallend daran bezeichnet Zimmerli „die seltsame Neutralität, mit der das ‚Kommen des Unheils‘ geschildert wird“ (Zimmerli 187).

Anders als Jahwe kennt die Weisheit keinen emotionsgeladenen „Tag des Zorns“, als dessen Urheber sich Gott der Herr bei den Propheten brüstet. Sie versteht weder sich selbst noch Jahwe als Urheber/in des Gerichts. Es ist vielmehr die Folge menschlicher Uneinsichtigkeit, des Nicht-Hörens auf die Weisheit. Die Menschen empfangen also lediglich die „Frucht ihres Wandels“ (Spr 1,31).

Hier steht das angekündigte Gericht in einem unmittelbaren Zusammenhang mit dem Verhaltensdefizit des Menschen, ist also dessen natürliche Folge. Bei der Weisheit besteht die „Strafe“ also „nicht in einem überraschenden persönlichen Dreinfahren … (wie man es bei Jahwe gewohnt ist), hinter dem der Mensch die verletzte Autorität erkennt, sondern in einem Ablauf des Geschehens, den der Mensch eigentlich schon hätte voraussehen können" (s. Zimmerli, Anm. 1), wenn er denn weise gewesen wäre.

Wer aber dem Ruf der Weisheit folgt, dem verheißt sie einen friedlichen Seelenzustand: „der wohnt sicher; er lebt ruhig und hat kein Unheil zu fürchten" (Spr 1,33).

Als weitere Folgeerscheinungen des Hörens auf die Weisheit nennt die Spruchsammlung unmittelbar mit dem richtigen Verhalten zusammenhängende praktisch-natürliche Merkmale wie: „Heilung wird sein deinem Leib ... und Labung deinen Gebeinen" (Spr 3,7f). „Füllen werden sich deine Speicher mit Getreide ... und deine Keltern überfließen von Most" (Spr 3,10).

Es ist nicht schwer, in diesen Verheißungen Funktionsbereiche der Großen Mutter-Göttin wiederzuerkennen. Dazu passt auch das Fehlen von autoritären Strukturen, das in der Weisheitslehre auffällt und als Beleg für ein auf den Menschen gerichtetes Interesse ist, das dieser Lehre zugrunde liegt. Es steht an vielen Stellen im Einklang mit den Lehren Jesu.

Mit der Weisheit verbinden sich weder spezifische intellektuelle Fähigkeiten des Denkens und Erkennens, noch eine bestimmte kultische oder Gesetzestreue gegenüber dem geschriebenen Wort. Auf sie zu hören bedeutet vielmehr ein bestimmtes Handeln aus der Einsicht in die wahre Natur der Dinge bzw. der menschlichen Beziehungen.

Während die Gegner Jahwes all jene sind, die ‚anderen Gottheiten nachlaufen" und „ihn vergessen", erscheint als Gegenstück zur Weisheit weder das Fremde noch das Böse, sondern die Torheit. Ihr gehören jene Menschen an, die nicht im Einklang mit der Naturordnung leben. Torheit „ist Unordnung in der Lebensmitte des Menschen, die sich zunächst in seinem Verhalten, dann allerdings auch in Unbesonnenheit und Überheblichkeit auswirkt" (Fohrer 477).

Bei genauerem Hinsehen ist leicht zu erkennen, dass viele der „Gebote Jahwes" überhaupt nicht mit der Natur in Einklang stehen. Das zeigt sich bereits in der dort zum Ausdruck gebrachten Einstellung zu Frauen, die aufgrund ihrer natürlichen Funktionen für unrein erklärt werden und sich immer wieder durch vielfache Prozeduren von dieser Unreinheit befreien müssen.

Dagegen sind WeisheitslehrerInnen der Auffassung, dass, wer eine Frau gefunden, „etwas Gutes gefunden und Wohlgefallen beim Herrn erlangt" hat (Spr18,22). Dazu gehört auch die Erkenntnis, die jeder Gefängnis- oder Schuldirektor heute bestätigen könnte: „... wo keine Frau ist, da ist Ach und Wehe" (Sirach 36,30).

Und während Propheten Frauen und Mütter als „Huren" beschimpfen, ermahnt die Weisheit den jungen Mann: „Höre, mein Sohn, auf die *Mahnung des Vaters"*, und: *„die Lehre deiner Mutter* verwirf nicht! Sie sind ein schöner Kranz auf deinem Haupte und eine Kette für deinen Hals" (Spr 1,8f).

Wer mit und in der Weisheit lebt, begreift auch, „was Recht und Gerechtigkeit ist ...; denn Weisheit zieht ein in dein Herz, Erkenntnis beglückt deine Seele. Besonnenheit wacht über dir, und Einsicht behütet dich. Sie bewahrt dich vor dem Weg des Bösen" (Spr 2,9ff).

All diese Lehren liegen vielen Aussprüchen Jesu zugrunde, so dass wir auch ihn als einen *Liebhaber der Sophia* – als Philosophen – bezeichnen könnten.

Die Weisheit als göttliche Gestalt

Neben die ethisch-weisheitlichen Lehren tritt auch die Weisheit als eine durch und durch weibliche mythische Gestalt. Von ihr lesen wir insbesondere im Buch der Weisheit, das sie auf vielfältige Weise beschreibt. Hier einige Beispiele:

> „Strahlend und unvergänglich ist die Weisheit.
> Machtvoll entfaltet sie ihre Kraft,
> von einem Ende zum andern durchwaltet sie das All.
> Und mühelos wird sie erschaut von denen, die sie lieben,
> und gefunden von denen, die sie suchen" (6,12f)

Und:

„Sie ist schöner als die Sonne
und übertrifft an prachtvoller Fülle jedes Sternbild.
Sie ist strahlender als das Licht,
denn diesem folgt die Nacht;
doch über die Weisheit siegt keine Schlechtigkeit“ (7,29f)

Und weiter:

„Die Weisheit lehrt Maß und Klugheit,
Gerechtigkeit und Tapferkeit; die Tugenden,
die im Leben der Menschen nützlicher sind als alles andere.
Sie kennt das Vergangene und errät das Kommende.
Sie versteht Rätselhaftes zu deuten.
Im voraus weiß sie Zeichen und kennt den Ausgang von
Perioden und Zeiten. (...)
Sie weiß und versteht alles;
sie wird dich in deinem Tun besonnen leiten
und dich in ihrem Lichtglanz schützen“ (8,7f +9,11).
„Denn in ihr ist jene Geistin, die verständig ist (...)
Sie ist nur eine und vermag doch alles;
ohne sich zu ändern, erneuert sie alles.
Von Geschlecht zu Geschlecht tritt sie in heilige Seelen ein
und schafft FreundInnen des Heiligen“ (7,22f +27).

Auch in der Spruchsammlung wird sie – wenn auch seltener – bildhaft beschrieben:

„Wer nach der Weisheit greift, dem ist sie ein Lebensbaum;
und wer sie festhält, ist glücklich zu preisen!
In ihrer Rechten hält sie langes Leben;
in der Linken Wohlstand und Würde.
Ihre Wege sind freundliche Wege
und auf all ihren Pfaden ist Wohlergehen.“ (Spr 3,16-18)

Auch hier tritt sie als Ruferin der Törichten auf – und das sind in der Weisheitsliteratur die Menschensöhne. Sie erhebt ihre Stimme, gibt Rat und Ermahnung und wirbt um Einsicht. Dabei appelliert sie auch an das Verlangen der Männer nach Erkenntnis (das der Frauen ist ihr gewiss) und verzweifelt an ihrem Unverstand:

„Ruft nicht die Weisheit vernehmlich?
Erhebt nicht die Einsicht ihre Stimme?
Euch, ihr Männer, gilt meine Predigt, …
o, ihr Einfältigen, lernet Klugheit,
ihr Toren, nehmt Verstand an. (…)
So erlauschet sorgsam meine Stimme!
Wohl denen, die in meinen Wegen wandeln!
Alle, die mich finden, finden das Leben,
die an mir vorübergehen, verletzen ihre Seele.
Alle, die mich hassen, lieben den Tod." (Spr 8,1+4)

Das Verletzen der eigenen Seele führt immer auch zum Verletzen der Seelen anderer.

Genau dagegen aber zieht Jesus in der Bergpredigt mit seinem „Ich aber sage euch …" zu Felde. Jesus verweist damit auf ein Grundübel des „sündigen", des patriarchal-entfremdeten Menschen, der, wenn er andere nicht tötet, sie aber doch Tag für Tag verletzt. Dieses Verletzen der Seele ist wie der Tod auf Raten, der von Generation zu Generation weitergegeben wird. Ganz allmählich tötet es das Innere des Menschen ab und verhindert so immer stärker das Heilwerden und damit die Erfahrung von Ganzheitlichkeit und Verbundenheit mit allem, was ist.

In anderen Texten – hier im Buch des Jesus Sirach – offenbart die Weisheit sich selbst als kosmische Kraft:

„Die Weisheit spricht:
Den Kreis des Himmels umschritt ich allein;
in der Tiefe des Abgrunds ging ich umher.
Über die Fluten des Meeres und über alles Land,
über alle Völker und Nationen hatte ich Macht." (Sir 14,5f)

Hier spricht sie von einer Vergangenheit, als sie noch im Bewusstsein der Menschen präsent war, was zu Zeiten der VerfasserInnen dieser Texte offenbar nicht mehr der Fall war. Und dann stellt sie sich in einem Text, der in den meisten Bibeln inzwischen in die Fußnoten ausgelagert wurde, als liebende Mutter dar:

„Ich bin die Mutter der reinen Liebe,
der Frucht der Erkenntnis und heiligen Hoffnung.
In mir ist die Gabe des Weges und der Wahrheit,
In mir ist alle Hoffnung des Lebens und der Kraft.“ (24,18)

Wenn ich zuvor von der Weisheit als Gegenspielerin Jahwes sprach, so kommt ihre diesbezügliche Opposition ganz besonders deutlich in ihrer Haltung zur Sündenfallgeschichte in Genesis 3 zum Ausdruck.

Im weisheitlichen Denken wie auch bei Jesus hat „Sünde“ nicht das Geringste mit einem „Sündenfall“ zu tun, der am Beginn der Menschheit einmal in einem ominösen Paradies stattgefunden hat, weil die Frau nach der verbotenen Frucht vom Baum der Erkenntnis griff, davon aß und auch Adam dazu „verführte“. Diesem Mythos widerspricht weisheitliches Denken vehement und setzt ihm einen anderen Mythos entgegen. Nachdem sich die Weisheit bei Jesus Sirach im Bild des Baumes vorgestellt hat, ist sie es (ähnlich der Schlange im Paradies und nach ihr Eva), die den bedürftigen Menschensöhnen ihre Früchte anbietet mit den Worten:

„Kommt zu mir, die ihr mich begehrt,
sättigt euch an meinen Früchten.
An mich zu denken ist süßer als Honig.
Mein Andenken reicht bis zu den fernsten Generationen.
Wer von mir isst, hungert immer nach mir,
und wer von mir trinkt, dürstet immer nach mir.
Wer auf mich hört, wird nicht zu Schanden,
und wer mir folgt, fällt nicht in Schuld.
Wer mich ans Licht hebt, hat ewiges Leben.‘ (Sir 24,19ff)

Ein in der Tat entlarvendes Angebot, hatte doch Jahwe im 2. Kapitel der Genesis gerade den Griff nach der Frucht vom Baum der Erkenntnis (Weisheit) unter Androhung des sofortigen Todes verboten. Aus diesem „göttlichen“ Verbot erwuchs später der christliche Gedanke der Ur- und Erbsünde der Menschheit, die auf Eva zurückgeführt wurde.

In den Weisheitstexten heißt es jedoch – wie zur Verstärkung des Widerstands gegen solche Irrlehre:

„Der Weisheit Anfang ist: Erwirb Weisheit, erwirb Einsicht!
Vergiss es nicht: Erwirb Weisheit, erwirb Einsicht, um all deinen Besitz!
Verlasse sie nicht, so bewahrt sie dich.
Behalte sie lieb, so behütet sie dich.
Halte sie hoch, so bringt sie dich hoch.“ (Spr 4,5-8)

Aber auch:

„Sage zur Weisheit: Du bist meine Schwester
und heiße die Einsicht deine Vertraute.“ (Weish 7.4)

Hier kommt noch einmal die Vorstellung zum Ausdruck, wie im matriarchalen Weltbild Bruder und Schwester die engste Mann-Frau-Beziehung darstellen und nicht etwa das spätere erotisch-sexuelle Modell, das dann zum grundlegenden Beziehungsmuster wurde.

Nun hat aber weder das Rufen der Weisheit noch ihr Mahnen, weder ihr Drohen noch ihre Verheißung die machtvollen Menschensöhne dazu bewegen können, ihrem Liebeswerben Herzen und Ohren zu öffnen. Sie zeichneten sich vielmehr aus durch mangelnde Einsicht ohne Begehren nach Erkenntnis und damit auch ohne Fähigkeit, wirklich zwischen gut und böse, richtig und falsch, sinnvollem und sinnlosem Handeln entscheiden zu können, – eine Fähigkeit, die bei ihnen bis heute auffallend gering entwickelt ist. So drängten sie die Weisheit aus der Welt und zwangen sie zum Rückzug aus der Mitte der Menschen.

Was auf Erden stirbt, aber kommt in den Himmel.

Die menschheitsgeschichtliche Erfahrung des Verschwindens weiblicher Weisheit wurde mit der Patriarchalisierung der Welt von manchen Menschen immer schmerzlicher empfunden. Genau diese Erfahrung hat sich in der biblisch-weisheitlichen Literatur niedergeschlagen, zu der auch das Buch Hiob zählt, das die Suche nach der Weisheit schildert:

> „Die Weisheit aber, wo ist sie zu finden,
> und wo ist der Ort der Einsicht?
> Kein Mensch kennt die Schicht, in der sie liegt …
> Man kann nicht Feingold für sie geben,
> und nicht Silber als Preis für sie wägen.
> Nicht wiegt sie Gold aus Ofir auf,
> kein kostbarer Karneol, kein Saphir,
> Gold und Glas stehen ihr nicht gleich,
> gegen Goldgeräte kann sie nicht eingetauscht werden,
> gar nicht zu reden von Korallen und Kristallen;
> weit über Perlen geht der Weisheit Besitz.
> Der Topas von Kusch kommt ihr nicht gleich
> und reinstes Gold wiegt sie nicht auf.
> Die Weisheit aber, wo kommt sie her,
> und wo ist der Ort der Einsicht?
> Verhüllt ist sie vor aller Lebenden Auge,
> verborgen vor den Vögeln des Himmels,
> Abgrund und Tod sagen:
> Unser Ohr vernahm von ihr nur ein Raunen …" (28,12ff)

Diese traurig-verzweifelten Worten spiegeln die Mahnungen der Weisheit aus Sprüche 8,10 wider:

> „Nehmt lieber Belehrung an als Silber, und Erkenntnis eher als köstliches Gold.
> Denn Weisheit ist wertvoller als Korallen, und alle Kleinodien wiegen sie nicht auf."

Eine Wahrheit, die im Patriarchat längst untergegangen ist, an der sich aber matriarchale Menschen bis heute ausrichten und auf die auch Jesus auf vielfältige Weise hingewiesen hat. Besonders im Gleichnis vom reichen Kornbauern (Lk 12,16-21, auf dem der mittelalterliche Stoff von Hofmannsthals Mysterienspiel „Jedermann" beruht) beschreibt Jesus einen Mann, der über seiner Anhäufung von Besitztümern seine eigene Seele vergisst. Nach dem Bau seiner letzten Scheune verstirbt er, bevor er überhaupt richtig gelebt hat.

Auch im Mythos hat das Verschwinden der Weisheit seinen Niederschlag gefunden, – und zwar in dem sogenannten Sophia-Mythos im apokryphen (außerbiblischen) Henoch-Buch (42,1f). Dort heißt es:

„Da die Weisheit keinen Platz fand,
wo sie wohnen sollte,
wurde ihr in den Himmeln eine Wohnung zuteil.
Als die Weisheit kam,
um unter den Menschenkindern Wohnung zu machen,
und keine Wohnung fand,
kehrte sie in ihren Ort zurück
und nahm unter den Engeln ihren Sitz."

Hier beschreibt der Mythos die irdische Heimatlosigkeit des weiblichen Geistprinzips, das bedeutet: der weiblichen Einsicht, Weltsicht und Erkenntnisfähigkeit, die einst in Gestalt der Weisheit wertgeschätzt und verehrt wurden.

Unter der hier beschriebenen Heimatlosigkeit leiden heutzutage insbesondere Frauen – ohne dies Leiden als solches benennen zu können.

Aber nicht nur Frauen, auch der marxistische Philosoph Max Horkheimer beklagte einst öffentlich in Übereinstimmung mit Gabriel Marcel den Untergang der Weisheit in der heutigen Lebens- und Geisteswelt. – Immerhin ließen sich noch die Dichter und Philosophen der Romantik von ihr inspirieren, während es Kirche und Theologie seit langem versäumen, der Weisheit im Christentum eine Bleibe zu bieten.

Der vorchristliche Weisheitsmythos entstand in einer Menschheitsepoche, in der das Patriarchat mit der gut geschaffenen Welt bereits nichts mehr anzufangen wusste und mit seinem Männlichkeitswahn die Göttin der Weisheit aus seiner Mitte vertrieben hatte.

Seitdem irrt sie immer wieder heimatlos auf der Erde umher, wie uns der Mythos erklärt. Und da sie keine Aufnahme bei den Menschensöhnen findet, muss sie unverrichteter Dinge in ihre himmlischen Wohnungen zurückkehren.

Mit ihrem Verschwinden aber ist das Leben so unglücklich geworden, wie wir es kennen.

Dieser traurig-resignierende Ton kehrt auch in einem gnostischen Christus-Sophia-Hymnus wieder. Er beschreibt, wie die Weisheit, die wieder einmal auf der Erde die Nähe zu den Menschenkindern suchte, ihre Orientierung verliert, auf der Erde umhergehetzt wird und in ihrer Orientierungslosigkeit nicht mehr den Aufstieg in ihre himmlische Heimat finden kann. Daraufhin wird sich Jesus in seiner prä-existenten Gestalt der Aufgabe bewusst, auf die Erde hinabzusteigen, um ihr zur Rückkehr in ihre himmlischen Wohnungen zu verhelfen.

„Und sie gleicht der scheuen Hindin (= eine weiße Hirschkuh),
die gehetzt wird auf der Erde von dem Tod,
der seine Kräfte unentwegt an ihr erprobt.
Ist sie heut im Reich des Lichtes,
morgen ist sie schon im Elend,
tief versenkt in Schmerz und Tränen.
Und im Labyrinthe irrend,
sucht vergebens sie den Ausweg.
Da sprach Jesus: ‚Schau', o Vater,
auf dies heimgesuchte Wesen,
wie es fern von deinem Hauche
kummervoll auf Erden irret,
will entflieh'n dem bitt'ren Chaos,
aber weiß nicht, wo der Aufstieg.

Ihm zum Heile sende, Vater, mich,
dass ich hernieder steige,
mit den Siegeln in den Händen,
die Äonen all durchschreite,
die Mysterien alle öffne,
Götterwesen ihm entschlei're
und das heil'gen Wegs Geheimnis
– Gnosis nenn' ich's –
ihm verkünde." (zit. Mulack, 1983, 216)

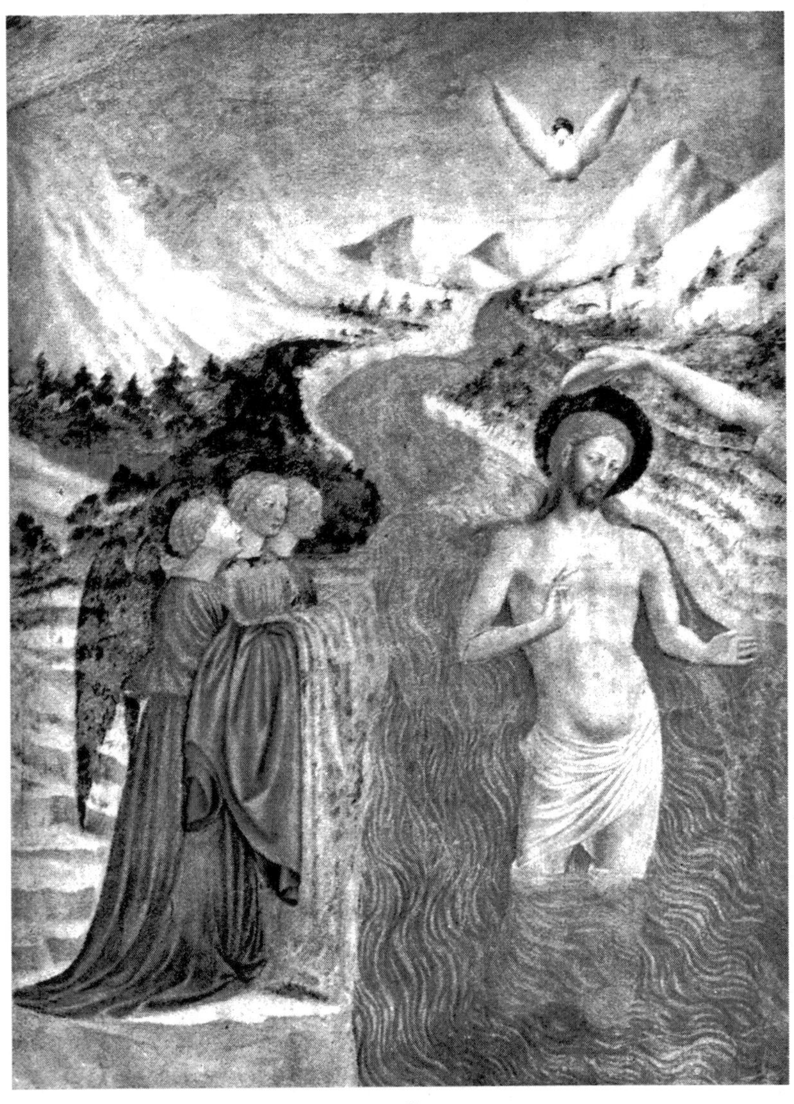

Taufe Jesu im Jordan (Maoslino, 1435). Über Jesus schwebt die Heilige Geistin in Gestalt der Taube.

Nach dieser gnostischen Vorstellung kam Jesus auf die Erde, um das Weibliche aus seiner orientierungslos herumirrenden Situation zu befreien, in die es vom lebens- und frauenfeindlichen Patriarchat gedrängt wurde. Gleichzeitig beschreibt der Text ein bestimmtes Verständnis von der Gesandtschaft Jesu, das ihn zum Diener oder Gesandten der Weisheit macht.

Ihre Bestätigung erhielt diese Gesandtschaft bei Jesu Taufe im Jordan. Schauen wir uns an, was dabei geschah:

Nachdem Johannes der Täufer Jesus in den Wassern des Jordan getauft hatte,

> „sah er die Himmel sich öffnen und die Heilige Geistin (die *Ruah)* wie eine Taube auf sich herabschweben. Und eine Stimme erscholl aus den Himmeln: ‚Du bist mein geliebter Sohn, an Dir habe ich Wohlgefallen gefunden.'" (Mk1,10f)

Theologen gehen ganz selbstverständlich davon aus, dass hier eine männliche Stimme spricht, mit der Gott Jesus als seinen Sohn „adoptiert". Man spricht daher an dieser Stelle von der sogenannten „Adoptionsformel", – eine recht naive Vorstellung, wie wir gleich sehen werden.

Gnostische Kreise sahen das anders. Ihr Hebräer-Evangelium fügt dem Markus-Text noch folgende Worte der Weisheit hinzu:

> „Mein Sohn, in allen Propheten erwartete ich dich,
> dass du kämest und ich ruhte in dir.
> Denn du bist meine Ruhe,
> der du in Ewigkeit herrschest."
> (Anm. in der Zürcher Synopse zu Mk 1)

Es gibt mehrere Anzeichen dafür, dass es sich hier bei der Ruah um die Weisheit-Sophia handelt, die beide im Symbol der Taube verehrt wurden:

Da ist zunächst die durchklingende wartende Suche nach jenem Mann, der sich der Weisheit öffnet – was die Propheten offenbar nicht taten. Der jüdische Weisheitsmythos bildet demnach die Grundlage dieser Worte.

Auch das Motiv der Ruhe (als Ziel der menschlichen Seele) verweist auf die Weisheitsgöttin, die weder im Himmel fernab von den Menschen, noch auf der Erde herumirrend ihre Ruhe finden kann.

Am eindeutigsten ist hier das Symbol der Taube, das in allen antiken Religionen des Mittelmeerraumes die Göttinnen der Liebe, der Weisheit und des Friedens repräsentiert. Sie ist das Begleittier der Venus ebenso wie der Aphrodite, der Ishtar ebenso wie der Astarte (vgl. Keel 2008, 20).

All diese Indizien verweisen eindeutig auf die Sophia, die hier zu ihrem „adoptierten Sohn" spricht und ihn als ihren Gesandten und Repräsentanten ermächtigt. Endlich hat ihre Suche ein Ende, denn nun hat sich ein Mann gefunden, der sich vor den patriarchalen Abgrund stellt und seinem Geschlecht von ihrer Existenz künden – und damit der Welt die erlösende Weisheit bringen wird.

Es gibt aber noch einen weiteren Text, in dem die verborgene Sophia in einer engen Beziehung zur Ruah steht. Ich denke dabei an den sogenannten „Prolog" des Johannes-Evangeliums. Er beginnt mit den Worten: „Im Anfang war das Wort, und das Wort war bei Gott, und Gott war das Wort ..."

Dieses göttliche Wort ist *der Logos*, als der Jesus in bestimmten Kreisen begriffen wurde. Der Verfasser knüpft mit diesem Satz an den ersten Schöpfungsbericht der Bibel an, der mit den Worten beginnt: „Im Anfang schuf Gott Himmel und Erde ..." Und dann geschieht die Schöpfung durch das göttliche Wort (= den Logos): „und Gott sprach, es werde ... und es ward."

Bevor allerdings irgendetwas gesagt und erschaffen wird, heißt es, die göttliche Ruah „schwebte" oder *„brütete"* über den *Tehom*, den Urtiefen des Meeres. Der Text enthält demnach unbestrittene Restbestände der Erinnerung an die babylonische Urgöttin *Tiamat*. Dahinter verbirgt sich eine ursprüngliche Schöpfung aus Wasser und Geist, die der Johannes-Prolog hier nicht übernimmt, sondern an anderer Stelle auf die geistige Neugeburt des Menschen anwendet (s. u.).

An dieser Stelle erkennt der Verfasser nicht die beiden weiblichen Kräfte Wasser und Geist (= *die* Ruah) als die eigentlichen Leben schaffenden Kräfte an, sondern verlegt sie in Gott und den Logos – einseitig männlich definierte Kräfte also.

Dass hier ein Prozess der Verdrängung stattgefunden hat, zeigt uns Ernst Haenchen in seinem Johannes-Kommentar. Er weist dort nach, dass der Verfasser des Prologs einen ihm bereits vorliegenden Hymnus verarbeitet und abgewandelt hat. Dieser Hymnus galt ursprünglich der Weisheit, die hier durch den Logos ersetzt wurde.

Bei dem Versuch, den ursprünglichen Text in etwa wieder herzustellen, erkennen wir nicht nur Teile des vorchristlichen Weisheitsmythos wieder, sondern auch Aspekte des matriarchalen Weltbildes.

Um beide Texte miteinander vergleichen zu können, gebe ich zunächst den Prolog aus Johannes 1 wieder und lasse dann die von mir korrigierte Fassung folgen:

„Im Anfang war das Wort,
und das Wort war bei Gott,
und Gott war das Wort.
Im Anfang war es bei Gott.
Alles ist durch das Wort geworden,
und ohne das Wort wurde nichts,
was geworden ist.
In ihm war das Leben,
und das Leben war das Licht der Menschen.
Und das Licht leuchtet in der Finsternis,
und die Finsternis hat es nicht erfasst. ....
Das wahre Licht, das jeden Menschen erleuchtet,
kam in die Welt.
Er war in der Welt,
und die Welt ist durch ihn geworden,
aber die Welt erkannte ihn nicht.
Er kam in sein Eigentum,
aber die Seinen nahmen ihn nicht auf.
Allen aber, die ihn aufnahmen,
gab er Macht, Kinder Gottes zu werden,
allen, die an seinen Namen glauben,
die nicht aus dem Blut,
nicht aus dem Willen des Fleisches,
nicht aus dem Willen des Mannes,
sondern aus Gott geboren sind.

Und das Wort ist Fleisch geworden
und hat unter uns gewohnt,
und wir sahen seine Herrlichkeit,
die Herrlichkeit des einzigen Sohnes vom Vater,
voll Gnade und Wahrheit. …
Aus seiner Fülle haben wir alle empfangen, Gnade über Gnade."

Der ursprüngliche Text aber könnte so gelautet haben:

„Im Anfang war die Weisheit,
sie war die uranfängliche Gottheit.
Alle Dinge sind durch sie geschaffen,
nichts entstand ohne sie.
In ihr war das Leben,
und das Leben war das Licht der Menschen.
Und das Licht scheint in der Finsternis,
und die Finsternis hat's nicht begriffen.
Sie war das wahrhaftige Licht,
das alle Menschen erleuchtet,
die in diese Welt kommen.
Sie war in der Welt,
und die Welt ist durch sie gemacht,
doch die Welt kannte sie nicht.
Sie kam in ihr Eigentum,
und die Ihren nahmen sie nicht auf.
Wie viele sie aber aufnahmen,
denen gab sie Macht, Kinder der Weisheit zu werden,
die der Weisheit glauben.
Und die Weisheit wurde Fleisch
und wohnte unter uns,
Und wir sahen ihre Pracht,
ihre Schöpfung als eingeborenen Sohn
voller Gnade und Wahrheit.
Von ihrer Fülle aber haben wir alle empfangen,
Gaben über Gaben." *(Mulack, 1989)*

Eine Reihe der zuvor zitierten Inhalte aus der Weisheitsliteratur lassen sich in diesem Text wiederfinden.

Es beginnt mit dem matriarchalen Weltbild, das auch hier wieder durchscheint mit der Urgöttin am Anfang vor aller Schöpfung und ihrem Sohngeliebten als späterem Repräsentanten der Natur. Wie in der Weisheitsliteratur erscheint auch hier die Weisheit als Licht, das in die Finsternis leuchtet und als „heller als die Sonne" beschrieben wird. Selbst ihre Verdrängung aus der Welt durch die mangelnde Aufnahmebereitschaft der Männer fehlt nicht. Gerade dieser Aspekt lässt sich nur auf die Sophia beziehen, nicht jedoch auf den Logos.

In patriarchalen Zusammenhängen ist das männliche Wort nur allzu präsent und beherrscht nach wie vor nicht nur die Welt, sondern erhebt auch Anspruch auf „Göttlichkeit". – Dennoch gibt es nach wie vor Menschen, die die Weisheit auch weiterhin aufnehmen und sich als ihre Kinder erweisen. Bei ihnen handelt es sich allerdings überwiegend um Töchter.

Nicht nur bis zur Unkenntlichkeit manipulierte Texte beschreiben Jesus im Neuen Testament als Träger der Weisheit. Auch Paulus weiß immerhin, dass „in Christus die Schätze der Weisheit verborgen ruhen" (Kolosser 2,3 und 1.Korinther 1,24ff).

Dessen waren sich auch die Evangelienschreiber noch bewusst: Bei Lukas kommen die Weisen aus dem Morgenland und bezeugen das Kind Jesus als den wahren Weisen. Danach heißt es von ihm, dass er erstarkte und mit Weisheit erfüllt wurde. Sein Zunehmen an Weisheit bildet auch den Rahmen der Geschichte vom 12jährigen Jesus im Tempel, in der er die Schriftgelehrten aufgrund seiner Weisheit in Erstaunen versetzt. Und bei Markus (6,2ff) fragt die Menge erstaunt: „Woher hat er diese Weisheit und Kraft?"

Matthäus (12,38) hingegen vergleicht Jesus gar mit dem legendären, fast urbildhaften Besitzer der Weisheit, mit König Salomo, – stellt Jesus ihm gegenüber jedoch als überlegen dar.

„Rechtgläubige" hatten Salomo ebenfalls wegen seiner liberalen religiösen Haltung gescholten. Sein Vergehen: Er hatte sich nicht auf das Opfern im Tempel Jahwes beschränkt, sondern auch die Göttinnen seiner ausländischen Frauen mit Opfergaben bedacht.

Daneben gibt es eine Reihe von Selbstaussagen Jesu, von denen viele zwischenzeitlich als echte Weisheitsworte anerkannt werden. Sie zeigen, wie sehr Jesus dazu übergegangen sein muss, sich mit der Weisheit, bzw. mit weisheitlichen Lehren zu identifizieren. Wenn er seinen NachfolgerInnen mit seiner entkrampften Auslegung der jüdischen Gesetze z.B. das „sanfte Joch" und die „leichte Last" verspricht, so greift er damit auf weisheitliche Symbole und Lehren zurück.

Besonders deutlich wird seine Identifizierung mit dem Weiblichen jedoch in der bekannten Klage um die „heilige" Stadt Jerusalem, in der er das folgende weibliche Bild verwendet:

> „...wie oft habe ich deine Kinder sammeln wollen,
> wie eine Henne ihre Küchlein unter ihre Flügel sammelt,
> und ihr habt nicht gewollt!" (Mt 23,37ff)

Theologen wie Felix Christ und Rudolf Bultmann führen eine Reihe von Gründen dafür an, dass die ursprüngliche Sprecherin dieser Wehklage die Weisheit ist, deren Worte Jesus hier übernimmt (vgl. Christ 138; dort auch weitere Literaturangaben).

Die Weisheit spricht hier als „ein übergeschichtliches Subjekt" (Bultmann, 1957, 120), das einen weiteren Zeitraum umfasst als das Leben Jesu.

Von besonderem Interesse aber ist das hier verwandte Bild eines schützenden weiblichen Vogels. Es verweist auf die ägyptischen Göttinnen Ma'at und Isis, die zu Zeiten Jesu miteinander verschmolzen. Auf zahlreichen Abbildungen sehen wir sie Schutz bietend mit ihren weit ausgebreiteten Flügeln.

Bereits vor ihrer Verschmelzung war die Feder das Symbol der ägyptischen Weisheitsgöttin Ma'at. Hier allerdings sahen sich Theologen vor einem Rätsel, wie zumindest einer von ihnen zugibt: „Wieweit sich mit der Weisheit als christologischem Titel Vorstellungen verbanden, die zur Zeit Jesu an der Sophia hafteten (auch an Isis! C.M.), ist schwer zu entscheiden. *Vollends bleibt offen, was die Identifikation Jesu mit der weiblichen Hauptgöttin bedeutet, die jetzt von einem Mann verkörpert wird."* (s.o. 154 – Hervorhebung von mir)

Das Faktum, dass sich Jesus offen mit der Hauptgöttin Ägyptens identifizierte, ist im traditionellen Glaubensgebäude christlicher Theologen nicht unterzubringen. Hier bedürfte es eines Paradigmenwechsels, den kaum einer will oder schafft, denn jene, die ihn versuchen, werden gnadenlos verketzert, – ein typisches Muster patriarchaler Strukturen.

Für Christ steht unbestreitbar fest, „dass ... die Wehklage über Jerusalem in allen Punkten von der Weisheitstradition herkommt (...), nach der die als Schechina (= Malchut) in Jerusalem wohnende Weisheit als Gesetz durch Boten um Israel wirbt, jedoch von den Juden abgelehnt wird, sich zurückzieht, bis sie zum Gericht als Menschensohn wiederkommt." (Christ 142f)

Wie sich zeigt, bilden die weiblich-transzendenten Dimensionen der Chochma (Weisheit), Ruah (Heilige Geistin und Malchut oder Schechina (Reich Gottes) in der mystischen jüdischen Tradition letztlich eine Einheit und werden vielfach miteinander identifiziert. Ihre Funktion besteht offenbar darin, Reste des matriarchalen Bewusstseins mit seinen lebensfördernden Werten und Einstellungen wiederzubeleben und/oder – wo sie noch vorhanden sind – zu erhalten. Und so stellen sie sich einem lebensfeindlichen patriarchalen Bewusstsein immer wieder in den Weg – ohne ihm jedoch wirklich Widerstand bieten zu können, da ihnen Herrschaftsmacht fremd ist.

Aus genau diesem Grunde erklärt Claudia von Werlhof, Professorin in Innsbruck, dass es eigentlich gar kein Patriarchat gibt, sondern nur ein heruntergekommenes Matriarchat, da auch ersteres auf der Grundlage von Mutterschaften mit weiblich-matriarchalen Werten beruht, ja, auf sie lebensnotwendig angewiesen ist. Es weigert sich nur, ihre grundlegende Bedeutung zuzugeben.

Wenn nun die Evangelisten Jesus mit der Weisheit identifizieren, so kann er sich als Mann nicht mehr mit dem vom patriarchalen Establishment geprägten religiösen Bewusstsein seiner Zeit im Einklang befunden haben. Schließlich setzte dies den Gehorsam gegenüber religiösen Normen und Gesetzen an die Spitze seiner Wertehierarchie.

Wir sahen bereits, dass Jesus Wandlungsprozesse durchlaufen hat und zu einem offenen Vertreter des matriarchalen Bewusstseins wurde, das selbst noch in der jüdischen Tradition anzutreffen war (vgl. Keel 2008).

So ist es auch durchaus stimmig, wenn diese Identifizierung Jesu mit der Weisheit letztlich darin zum Ausdruck kommt, dass sein Leben und Sterben in der Retrospektive durch die Brille des weisheitlichen Mythos betrachtet und verstanden wird. Wie die Ruah in Gestalt einer Taube bei seiner Taufe im Jordan, so senkte sich der Weisheitsmythos auf Jesus und verwandelte sich in den Christusmythos:

- Beide kamen auf die Erde, um die Menschen von ihren patriarchalen Irrtümern und den daraus erwachsenden Leiden zu befreien.
- Folglich erlitten beide das gleiche Schicksal; denn die Menschen wollten nicht auf sie hören und sie mussten in ihre himmlischen Wohnungen zurückkehren.
- Beide sind ein Symbol für die geistig-spirituelle Ebene, auf der sie nach wie vor gegenwärtig und erfahrbar sind.

Felix Christ beschreibt diese mythischen Parallelen so: „Wie die prä-existente Weisheit kommt Jesus Sophia als Menschensohn, verkehrt mit einzelnen Erwählten, ruft als Gesetz Israel zu sich, wird von der Masse (diesem Geschlecht) abgelehnt, aber von seinen Kindern gerechtfertigt" (Christ 80).

Wie Christ vermutet, „gehört die Sophia-Christologie zu den allerältesten Christologien (überhaupt). Weil sich nun aber gerade diese Christologie von den Gnostikern leicht aufnehmen ließ, wurde der Titel ‚Sophia' vielleicht vom antignostischen Urchristentum vermieden, ja systematisch ausgemerzt" (Christ 154).

So lässt sich auch erklären, „dass die für die gesamte Christologie so grundlegende Gestalt der Weisheit im Neuen Testament auf den ersten Blick keine führende Rolle zu spielen scheint. Möglich bleibt schließlich, wenn auch nicht beweisbar, dass schon Jesus selbst sich als Sophia verstand" (s.o.). Wir können nur ahnen, welche geistigen Kämpfe damals geführt wurden, – Kämpfe, die sich bis in die Abfassung der Evangelien hinein verfolgen lassen.

Eindeutig nachweisbar aber ist dagegen nicht nur die Legitimität, sondern auch die dringende Notwendigkeit, Jesus als Inkarnation längst vergessener – aus dem Bewusstsein gedrängter – weiblicher Werte zu begreifen. Spricht doch auch der zuvor korrigierte Prolog des Johannes in Vers 14 davon, dass das Wort Fleisch wurde und mitten unter uns wohnte.

Jesus wurde als dieses ursprüngliche Wort der Weisheit, als Logos, verehrt. Doch macht bereits der Verfasser des Prologs aus diesem Logos der Weisheit das Wort des göttlichen Vaters. Damit aber schneidet er den Logos von seiner eigentlich Wurzel ab.

Wer jedoch den Mythos und seine Bedeutung nicht kennt oder sie nicht wahrhaben will, wird nicht begreifen können, was hier geschah – und es folglich nicht in seine Deutungen einbeziehen. Das ist die Situation der meisten Theologen und inzwischen auch der von ihnen ausgebildeten Theologinnen. Sie haben sich daran gewöhnt, mit ihren Entmythologisierungsprogrammen dem Mythos den Garaus zu machen, statt seine Wahrheit zu erlauschen.

Die Tatsache der Verdrängung der Sophia-Christologie ist bis heute nicht ins breite Bewusstsein christlicher Theologen gelangt und folglich auch nicht ins Bewusstsein der christlichen Öffentlichkeit. In der Geschichte des Christentums vermochten sich daher matriarchal-ganzheitliche Werte auch nicht wirklich durchzusetzen. Stattdessen wurde der christliche Glaube als Stütze patriarchaler Werte und Strukturen missbraucht.

Gleichzeitig aber spüren viele Menschen, dass hier etwas nicht stimmt. Ihnen fehlt jedoch jene Analysekategorie weiblich-matriarchaler Dimensionen, die nicht in den patriarchalen Hochschulbetrieb gehört. Dieser hat folglich schon lange nichts mehr mit einer ‚Alma Mater' zu tun.

Wie wir bereits sahen, tritt neben die Weisheit in der biblischen und außerbiblischen Tradition die Ruah. Sie ist in diesem Zusammenhang bereits mehrfach zur Sprache gekommen und soll im nächsten Abschnitt noch einmal als eigenständige Größe angeschaut werden.

Jesus – Verteidiger der Ruah, der Heiligen Geistin

Wesentlich leichter als der Bezug Jesu zur Weisheitsgöttin ist jener zur Ruah nachzuweisen, der weniger überlagert ist von anderen Vorstellungen.

Während die Darstellungen der Weisheit auf bestimmte biblische Bücher beschränkt sind, durchzieht die Ruah die ganze Bibel von der ersten bis zur letzten Seite: Sie ist der Urbeginn allen Lebens und schwebt als Atem der Erde am Anfang der Schöpfung über den Wassern jener Ur-Tiefe (hebr. *tehom)*, die einst als babylonische Ur-Göttin (*tiamat)* verehrt wurde.

Die Ruah ist auch der göttliche Odem, der Leben bewirkt und Adam auf der zweiten Seite der Bibel eingehaucht wird, – ursprünglich ein Bild für den weiblichen Ursprung des Lebens.

Im Deutschen verbinden sich „Urwasser" und Atem oder Hauch des Lebens zur „Gischt", von der unser Wort Geist abgeleitet ist.

Während die Ruah (gesprochen: Ruach wie Hauch) in der Sintfluterzählung die Wasser zurücktreibt, so dass auf der Erde neues Leben möglich wird, weht sie in der Exodus-Erzählung als Ostwind die ganze Nacht und trocknet das Rote Meer aus, so dass die Menschen trockenen Fußes das Meer durchqueren und sich vor den ägyptischen Verfolgern in Sicherheit bringen können.

In beiden Erzählungen kommt der Ruah eine erlösende und befreiende Wirkung zu: Einerseits ermöglicht sie neues Leben, andererseits aber auch den Beginn einer Neuwerdung des Volkes Israel. – Diese beiden Beispiele aus einer Fülle ähnlicher Texte im Alten Testament sollen hier genügen.

Die hier zutage getretene Verbindung von Geist und Wasser kehrt auch im Neuen Testament wieder. Sie zeigt sich zuerst am Beispiel der Taufe Jesu, bei der die Ruah-Sophia „wie eine Taube" (in der Symbolik antiker Göttinnen also) über den Wassern des Jordan auf Jesus herabschwebt.

Später bedient sich auch Jesus dieser Symbolik, und zwar zunächst in dem berühmten Nachtgespräch mit dem Pharisäer Nikodemus. Er war ein Delegierten jener Gesetzestreuen, die ein Gott wohlgefälliges Leben führen wollten, indem sie ihre Zeit vorrangig damit verbrachten, alle 613 Ge- und Verbote der Tora (5 Bücher Mose) mit unzähligen Reinheitsvorschriften aufs penibelste einzuhalten.

Als Mitglied des Hohen Rates konnte es sich der Pharisäer offensichtlich nicht leisten, mit Jesus gesehen zu werden. Er macht ihm daher heimlich im Dunkel der Nacht seine Aufwartung, spricht aber nicht nur für sich, sondern auch für andere Pharisäer, die es zwar nicht wagten, sich als Anhänger Jesu zu „outen", insgeheim aber doch auf seiner Seite standen.

Nikodemus beginnt das Gespräch mit folgenden Worten: „Rabbi, wir wissen, du bist ein Lehrer, der von Gott gekommen ist; denn niemand kann die Zeichen tun, die du tust, wenn nicht Gott mit ihm ist." (Jh 3,2)

Hier begegnet Jesus einem der Männer, die sein Wirken wertschätzen und offenbar viele seiner Vorstellungen teilen. Über den Umfang dieser Übereinstimmungen macht sich Jesus jedoch keine Illusionen und kommt daher gleich zur Sache. Er verweist Nikodemus, den Pharisäer, auf das große Manko seiner Gruppe:

„... Wenn jemand nicht von neuem *geboren* wird, kann er *die Malchut* nicht sehen." (Hervorhebungen von mir)

Was fängt ein Pharisäer mit solchen Worten an, die gleich in zweifacher Weise von weiblichen Dimensionen geprägt sind?

Ein frommer Jude, der er ja war, versteht die Geburt als einen durch und durch „unreinen" Vorgang. Eine jüdische Mutter ist nach der Geburt eines Jungen 33 Tage unrein, nach der Geburt eines Mädchens jedoch doppelt so lange. In einer zweiten biblischen Tradition lag diese Frist sogar bei 40 und 80 Tagen.

Von einer geistigen Neugeburt aber scheint Nikodemus noch nie etwas gehört zu haben und assoziiert daher ganz folgerichtig:

„Wie kann ein Mensch geboren werden, wenn er alt ist? Kann er denn wieder in seiner Mutter Leib gehen und neu geboren werden?" – Die geistige Erneuerung, die Jesus meint, bringt er offensichtlich nicht mit einem „Geboren-Werden" in Verbindung.

Doch dann erklärt ihm Jesus:

> „... Es sei denn, dass jemand *geboren* werde *aus Wasser und Geist*, so kann er nicht in *die Malchut* kommen. Was vom Fleisch geboren ist, das ist Fleisch; und was vom Geist geboren ist, das ist Geist."

Mit anderen Worten: Der patriarchalisierte Blick der Pharisäer und Theologen vermag weibliche Geisteskräfte nicht wahrzunehmen, – und schon gar nicht in ihrer erlösenden Heilsbedeutung, die für Jesus inzwischen über die Maßen wichtig geworden ist. Hier also bedarf es nach seiner Erkenntnis einer so grundlegenden Erneuerung, für die Jesus das Bild der Geburt benutzt.

Einer solchen „Neugeburt" bedarf es überall dort, wo Menschen aus ihrer geistigen Ordnung und Mitte herausgefallen sind, wo das ihnen vermittelte Weltbild und Glaubensgebäude nicht mehr der natürlichen und kosmischen Wirklichkeit gerecht wird und sie daher geistig und seelisch entfremdet sind vom wahren Leben.

Und da dies überall in patriarchalen Zusammenhängen geschieht, bedarf es einer zweiten Geburt, – einer geistig-spirituellen Erneuerung, die den Menschen wieder in jene symbolische Ordnung zurückstellt, die dem natürlichen, dem wahren Leben entspricht. Auf diesem Hintergrund erklärt Jesus dem Pharisäer:

> „Wundere dich nicht darüber, dass ich dir gesagt habe: Ihr müsst erneut geboren werden. Die Geistkraft weht, wo sie will, und du hörst ihre Stimme wohl, aber du weißt nicht, woher sie kommt und wohin sie geht: So sind alle, die aus der Geistkraft geboren sind." (Vers 7b f. – Bibel in gerechter Sprache)

Jesus konfrontiert Nikodemus hier mit einer Wirklichkeit jenseits ritualisierter Gesetzesvorstellungen, mit deren Einhaltung Pharisäer einem „göttlichen" Willen zu entsprechen glaubten, damit aber dem wirklichen Leben nicht gerecht wurden.

Als weibliche Gestalt passte die Ruah nicht in das Patriarchatsschema, weil sie dessen Vorstellungen von Gott weit übersteigt. Sie ist eine innovative göttliche Kraft, die überhaupt menschliches Maß übersteigt, deren Woher und Wohin niemand kennt, und die gerade deshalb die Fähigkeit der Erneuerung in sich birgt: wie der weibliche Schoß, der Tag für Tag mit jedem Neugeborenen das Leben erneuert.

Leider ist der Pharisäer zu sehr verhaftet in seinen patriarchalen Vorstellungsmustern, die solche Bilder nicht zulassen. Ihnen wurde der Stempel der Unreinheit aufgedrückt, die nun überall dort gewittert wird, wo weibliche Dimensionen zur Sprache kommen. Nikodemus kann daher nicht begreifen, was Jesus ihm sagen will und fragt verständnislos: „Wie kann das geschehen?" Das wiederum versetzt Jesus in Erstaunen: „Du bist ein Lehrer Israels und verstehst das nicht?"

Wie soll er sich dieser Gruppe von Männern verständlich machen? Leben sie nicht in einer völlig anderen Welt? Wenn sie sich schon in den einfachsten sozialen Fragen – zum Beispiel in Frauenfragen wie der Ablehnung einer einseitigen Verurteilung der Ehebrecherin – nicht einigen können, welche Möglichkeit haben sie dann in religiösen Weltanschauungsfragen, bei denen für Jesus die weibliche Geistkraft eine tragende Rolle spielt? Alle diese Probleme stehen hinter den Worten Jesu:

> „... Ich sage dir: Wir sprechen aus, was wir wissen, und bezeugen, was wir gesehen haben, und ihr nehmt unser Zeugnis nicht an. Wenn ich euch von irdischen Dingen geredet habe und ihr nicht glaubt, wie werdet ihr dann glauben, wenn ich zu euch von himmlischen Dingen rede?" (Jh 3,12)

Hinter diesen „himmlischen Dinge" verbirgt sich nicht etwas Jenseitig-Numinoses, sondern jene weiblich-matriarchale Weisheit, die aus der Welt hinausgedrängt wurde in ihre „himmlische Wohnung", – in einen geistigen Raum, den die patriarchale Welt in die „jenseitige" Verborgenheit abgeschoben hat, in die Latenz. Aus diesem Grund bedarf es der Erneuerung des männlichen Lebens, einer Neugeburt aus Wasser und Ruah, aus genau jenen weiblichen Kräften, aus denen *alles* Leben nicht nur physisch, sondern eben auch geistig entsteht.

Eine Aufspaltung des Lebens in zwei voneinander getrennte Welten – eine physische und eine geistige – kennt das matriarchale Weltbild nicht. Sie wurde von patriarchalen Männern ersonnen, um mit der Abwertung der physischen Welt ihr Gebärdefizit zu kaschieren. Das hat zum Beispiel Erich Fromm in seinen Schriften aufgezeigt (z.B. Fromm 1978; 1994).

Auf diese Weise aber wurde die geistig-symbolische Welt automatisch auf das Männliche reduziert und somit der Wirklichkeit entfremdet. Genau *diesen* Mangel gilt es zu beheben und als Kompensation eines männlichen Gebärneids zu entlarven. Der Mann aber muss lernen, diesen natürlichen Mangel bewusst zu akzeptieren und ihn nicht etwa zu verdrängen, um ihn dann kompensieren zu müssen – wie es bis heute geschieht.

Wie aber soll ein Pharisäer all dies begreifen? Er ist noch in jener Welt des Pseudo-Geistes beheimatet, die einzig vom männlichen Intellekt hervorgebracht wurde – nicht jedoch vom wahren Leben. Solange für ihn die Einhaltung von Reinheitsvorschriften den Inbegriff des Heiligen bildet, kann es zu keiner geistigen Neugeburt kommen. Hier bedarf es der Anerkennung einer weiblichen Welt des Geistes, die in seiner Kultur dem männlichen entgegen stand. Göttlichkeit und Weiblichkeit sind im patriarchalen Weltbild zu extremen Gegensätzen verkommen. Daher wurde es für Jesus immer wichtiger, beide wieder zusammenzufügen. Denn nur so kann sich Erneuerung ereignen.

Nicht an den göttlichen Vater erinnert Jesus den Pharisäer daher, sondern an jene weiblichen Urkräfte, in denen er die einzige Möglichkeit einer Neuwerdung sieht. Und so greift er – aus matriarchaler Sicht völlig logisch – auch noch auf das Bild der Schlange zurück, als er dem Pharisäer erklärt: „So wie Mose in der Wüste die Schlange erhöht hat, so muss auch der Menschensohn erhöht werden." (V 14)

Jesus bedient sich hier des einzigen positiven Bildes der Schlange, das die Bibel kennt. Es muss sehr alt sein und konnte offensichtlich aus dem patriarchalen Kontext nie wirklich verdrängt werden. Diese „eherne Schlange", die von Mose „erhöht" wurde, übte bei der Wüstenwanderung eine enorme Faszination und Heilkraft aus, vermochte sie doch von Schlangenbissen zu heilen. Der Ort, an dem dies geschah, wird mit „Kadesch" angegeben, ein „heiliger" Ort also, an dem wohl ein Heiltempel stand, in dem Priesterinnen (üblicherweise) eine Schlangenzucht unterhielten, um mit dem Schlangengift Heilmittel herzustellen.

Fakt ist, dass diese eherne Schlange über Jahrhunderte im Tempel von Jerusalem verehrt wurde. Dann aber wollten die Jahwe-Priester deren große Beliebtheit immer weniger tolerieren, setzten sie doch ausschließlich auf den relativ neuen Gott Jahwe.

Mehrfach „reinigten" sie daher den Tempel von ihrer Gegenwart und warfen das Schlangenbildnis hinaus. Doch muss es wiederholt zurückgekehrt sein, denn immer wieder wird seine Gegenwart im Tempel von der anfänglich kleinen Gruppe der „Jahwe-allein-Bewegung" kritisiert.

Ein Mythos musste her, um die „gefährliche" Schlange mit ihrer Nähe zur weiblichen Geisteswelt endgültig unschädlich zu machen. Und so wurde mit der leidigen Eva-Geschichte behauptet, die erste Frau habe sich am Beginn der Menschheitsgeschichte von der Schlange zum Ungehorsam gegen Jahwe verführen lassen – zum großen Unheil der Menschheit. Aus diesem Grunde verfluchte Jahwe die Schlange: Auf ihrem Bauche sollte sie kriechen und Staub fressen ihr Leben lang. – Das eine tat sie schon immer, das andere tut sie bis heute nicht. Kein echter Mythos also, sondern ein sogenanntes „Ammen-Märchen", genauer gesagt eine ideologische Lüge, die herhalten musste, um Frau und Schlange gleichermaßen zu diskreditieren.

In Wirklichkeit waren Schlange und Frau jedoch nicht etwa *Verführerinnen* des Mannes gewesen, sondern seine *Führerinnen*, die ihn in die Welt des Lebens einführten, so wie dies jede Mutter bis heute mit ihrem Sohn tut. Im matriarchalen Kontext gewann die Frau dadurch eine besondere Bedeutung. Im patriarchalen Kontext wurde sie dafür erniedrigt, fordert sie damit doch ständig den Gebärneid des Mannes heraus.

Im Gespräch mit Nikodemus übergeht Jesus die von Jahwe erniedrigte Schlange und greift stattdessen auf die erhöhte Schlange zurück, von der das Buch Exodus berichtet.

Doch auch außerhalb der Bibel kennen wir die Schlange. Seit alters her ziert sie die Stirn ägyptischer PharaonInnen und wurde als goldene Kobra verehrt. Es gibt keinen antiken Kulturkreis, in dem sie nicht als ganzheitliche positive Lebenskraft, die den Tod mit einschließt, verehrt wurde. Damit nun der Pharisäer das Bild der Schlange akzeptieren kann, stellt Jesus sie in einen Zusammenhang, der auch für Nikodemus positiv besetzt ist. Wie beiläufig identifiziert sich Jesus nunmehr selbst mit der Schlange.

Auch dafür gibt es einen sinnvollen logischen Zusammenhang, wurde doch Jesus von den Menschen in erster Linie wegen seiner heilenden Kräfte verehrt, die auch von der Schlange verkörpert werden – im Äskulap-Stab übrigens bis in unsere Tage.

Daneben ist die Schlange ein Bild matriarchaler Weisheit, mit der sich auch Jesus identifizierte und sich als ein aus Wasser und Geist Neugeborener begriff, der sich einem neuen Leben im Rahmen matriarchaler Werte verschrieben hatte.

Anders als die Jahwe-Anhänger fühlte sich Jesus nicht in die Welt gesandt, um sie zu richten. Er wollte vielmehr, dass sie „durch ihn gerettet wird". (V 17) Dennoch gab er sich keiner falschen Hoffnung hin und war sich darüber im klaren, dass die Menschen sich letztlich selber richteten, wenn sie dem weisheitlichen Ruf zur Umkehr nicht folgten und seiner Botschaft von der kommenden Malchut keinen Glauben schenkten. Bis heute verharren sie lieber in patriarchaler Finsternis und folgen ihren *Verführern*, statt im Lichte der Weisheit-Ruah-Malchut als ihrer *Führerin* zu wandeln, wie es Jesus getan hat.

Mit einem Bezug auf den bereits besprochenen Prolog beendet Jesus schließlich das Gespräch: „Dies aber ist das Gericht: Das Licht ist in die Welt gekommen und die Menschen liebten die Finsternis mehr als das Licht; denn ihre Handlungen waren böse." (Vers 19)

Die richtigen und guten Handlungen vollziehen sich dagegen im Lichte der Wahrheit. Sie aber liegt jenseits patriarchaler Strukturen.

An vielen Stellen seiner Lehren und Gleichnisse macht Jesus deutlich, dass der Weg zur Ruah nur über die Wertschätzung des Weiblichen führt. Der Höhepunkt dieser Lehre liegt in einem Ausspruch

Jesu, der von den Kirchen offenbar nie wirklich verstanden wurde, obwohl er doch das Gemeinte sehr klar zum Ausdruck bringt. Durch seinen Missbrauch hat die Kirche viele Menschen in Angst und Schrecken versetzt, dabei hätte sie ihn in erster Linie auf sich selber anwenden müssen.

Schauen wir uns zunächst den Zusammenhang an, in dem dieser Ausspruch Jesu steht: Die Schriftgelehrten – Theologen und Juristen der damaligen Zeit – beschuldigen Jesus, er habe den Teufel im Leib und treibe mit dessen Gehilfen die „bösen Geister" aus. Darunter wurden damals insbesondere psycho-somatische Erkrankungen verstanden, die Jesus vielfach heilte. Nun aber erklärt er seinen Gegnern den Widerspruch, den ihr Vorwurf beinhaltet: Hätten sie Recht, würde sich Satan gegen sich selbst erheben – und das wäre sein Untergang (vgl. Mk 3,26).

Am Ende des Gespräches macht Jesus den Schriftgelehrten jedoch klar, was ihr eigentliches Problem ist: Sie verhalten sich lästerlich gegenüber der Ruah, von der er selber sich gesandt weiß und die ihn erfüllt:

> „Wahrlich ich sage euch: Alle Sünden werden den Menschenkindern vergeben, auch die Gotteslästerungen, womit sie Gott lästern; *wer aber den Heiligen Geist lästert, der hat keine Vergebung ewiglich, sondern ist schuldig des ewigen Gerichts"* (Mk 3,28).

Gerade der zweite – von mir kursiv hervorgehobene – Teil dieses Satzes soll nachfolgend gründlich erklärt werden. Dazu greife ich Inhalte aus meinem Buch über Maria Magdalena noch einmal auf. Doch zunächst noch allgemeine Hinweise:

- An keiner anderen Stelle der Evangelien unterscheidet Jesus so klar zwischen dem männlich besetzten Gott und der weiblichen Ruah.
- An keiner anderen Stelle zeigt sich Jesus so unversöhnlich wie hier.
- An keiner anderen Stelle spricht er mit einer solchen Ernsthaftigkeit von einem „ewigen Gericht". Was aber hat das zu bedeuten?

Immerhin stand im Israel der damaligen Zeit auf Gotteslästerung die Todesstrafe, die Jesus mit diesem Ausspruch einfach aufhebt. Nach seiner Meinung ist die Lästerung Gottes keineswegs ein todeswürdiges Verbrechen – und kann daher durchaus vergeben werden. Nur mit der Lästerung der Ruah steht es anders. Für sie ist *auf ewig* keine Vergebung möglich.

Selbst wenn es sich bei dieser Vorstellung um eine spätere Verschärfung handeln sollte, der das „ewig" hinzugefügt wurde (vgl. Nordsieck 2004, 179ff), so sind sich doch alle Texte, die dieses Jesus-Wort überliefern (und das sind mindestens sechs), darin einig, dass es für die Lästerung der Ruah keine Vergebung geben kann, – eine Aussage, die allem widerspricht, was Jesus ansonsten gelehrt hat. Sie verweist auf einen ihm äußerst wichtigen Zusammenhang, dem wir auch in der Religionsgeschichte weltweit begegnen:

Wo weibliche Aspekte in den Gottesvorstellungen negiert oder diffamiert werden, kommt es zu einer Verdrängung der vergebenden Kräfte. Sie werden auf diese Weise zur Unwirksamkeit verdammt, da die männlich-richtenden Kräfte immer rigoroser hervorgehoben werden.

Das zeigt sich insbesondere im Zeitalter der Frauenverbrennungen der anbrechenden Neuzeit, als die männlich-richtenden Kräfte Hunderttausende von Frauen (einige sprechen von Millionen) auf die Scheiterhaufen Europas schickten, um ihnen u. a. die kultische Verehrung von Göttinnen auszutreiben. – Zur selben Zeit wurde den Gläubigen die Vergebung gegen bare Münze verschachert.

Zahllose Legenden über Maria belegen, dass Barmherzigkeit und Vergebung ihr Metier waren – und nicht etwa Gottes oder Jesu. Folglich erscheint sie in der christlichen Kunst als bergende Schutzmantel-Madonna, die die Menschen unter ihrem weiten Umhang vor den richtenden Pfeilen Gottes schützt.

Was hätten die Menschen nur ohne sie getan? In einer patriarchalen Welt, die nach männlichen Maßgaben urteilt und richtet, werden die weiblichen vergebenden Kräfte umso wichtiger. Woher soll die Vergebung aber kommen, wenn diese Kräfte nicht mehr wertgeschätzt, sondern gelästert, verdrängt, unkenntlich gemacht und damit im Grunde genommen abgeschafft werden?

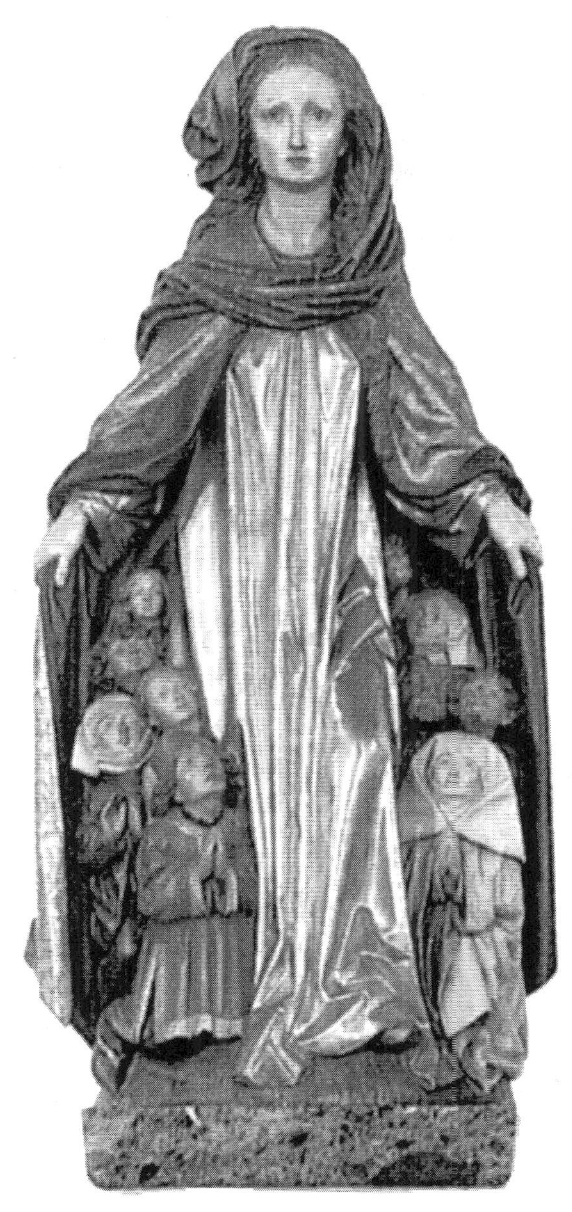

Schutzmantelmadonna (Marienaltar der Liebfrauenkirche in Ravensburg)

Genau diesen Zusammenhang legt Jesus den Schriftgelehrten mit seinen ernsten Worten dar: Die weibliche Ruah ist für ihn nicht nur eine seelische, sondern auch eine heilsrelevante Notwendigkeit. Ohne sie gibt es kein Leben. „Alle, die mich hassen, lieben den Tod", hörten wir die Weisheit zuvor sagen. Die Ruah zu lästern ist männlich-patriarchale Hybris und letztendlich lebensvernichtende Schuld.

Von Asien bis Europa gelten vergebende Kräfte bis heute als weiblich. Im esoterischen Judentum wurden sie als Schechina verehrt, im Christentum als „Muttergottes". Beiden Kulturkreisen fiel es offenbar schwer, sie in ihren männlichen Gottesbildern unterzubringen.

Im esoterischen Judentum zeigt sich diese Unfähigkeit zum Beispiel bei der Verarbeitung des babylonischen Exils, das als Strafe und Abwendung Jahwes von seinem Volk verstanden wurde. Als Ausgleich habe das Volk Zuflucht genommen zur Schechina, die als die vergebende weibliche Seite Gottes verehrt wird. Dem Mythos zufolge brachte sie es damals nicht übers Herz, das Volk im Stich zu lassen und begleitete es in ihrer liebenden Barmherzigkeit in die Gefangenschaft. Fünfzig Jahre lang blieb sie bei den Menschen, während Jahwe sich im Zorn von seinem Volk abgewandt hatte. Erst nach ihrer Rückkehr aus dem Exil kam es zu einer erneuten Vereinigung zwischen Jahwe und der Schechina.

Ganz offensichtlich war hier ein liebender barmherziger Jahwe eine Denkunmöglichkeit, sonst hätte es der Schechina wohl kaum bedurft.

Ähnlich war es im Christentum. Den frühen ChristInnen galt die Ruah als geistige Mutter Jesu. Nach ihrer Vermännlichung zum *spiritus sanctus* in der römischen Kirche sprang dann die Madonna für sie ein und übernahm ihren Aufgabenbereich.

Zahllose Legenden von Maria belegen, wie sehr Barmherzigkeit und Vergebung *ihr* Metier waren und heute noch sind – und nicht etwa Gottes. Und so erscheint sie in der christlichen Kunst auf einmal als bergende Schutzmantel-Madonna, die die Menschen unter ihrem weiten Umhang aufnimmt und sie so vor den richtenden Pfeilen Gottes schützt. – Was hätten die Menschen nur ohne sie als ihre Zuflucht getan?

Wie bereits erwähnt gewinnen gerade in einer patriarchalen Welt, in der nach männlichen Maßgaben geurteilt und gerichtet wird, die weiblichen vergebenden Kräfte an Bedeutung, werden aber gleichzeitig bekämpft. Fehlen ihre ausgleichenden Besänftigungen, so nimmt die Zwanghaftigkeit des Systems rasant zu und reines Gesetzesdenken überlagert das psycho-soziale Geschehen.

Genau diese Entwicklung zeigt sich bei uns seit Jahrzehnten. In Institutionen und Unternehmen ebenso wie im privaten Leben der Menschen hat die Bedeutung von Juristen enorm zugenommen. Sie wurden immer mehr zu den eigentlichen Entscheidungsträgern. Auch private Entscheidungen müssen immer häufiger juristisch abgesichert werden, so dass richterliche Kräfte immer weiter Aufschwung bekommen.

Interessanterweise haben gerade Frauen hier den Bereich der Mediation für sich entdeckt und stellen sich damit auf die Seite der ausgleichenden Kräften, die ihrem weiblichen Selbstverständnis offenbar weitaus stärker entsprechen. Dafür sind sie sogar bereit, den damit verbundenen Prestigeverlust gegenüber einer Anwältin oder Richterin in Kauf zu nehmen.

Für Jesus zeichnete sich dieses Problem bereits deutlich ab: Woher sollte die für die Menschen so lebensnotwendige ausgleichende Vergebung kommen, wenn die weiblichen Kräfte nicht mehr wertgeschätzt, sondern gelästert wurden, wie dies in jener Zeit der Fall war? Unter solchen Umständen konnten diese Kräfte nicht mehr in ihrer eigentlichen Bedeutung wahrgenommen werden, was ihrer Abschaffung gleichkam. Wie an vielen anderen Stellen auch, sägt sich das patriarchale System hier den Ast ab, auf dem es sitzt, weil es seine eigene Grundlage nicht mehr wahrhaben will.

Auf diesen Zusammenhang verwies Jesus bereits den Schriftgelehrten Nikodemus mit seinen äußerst ernsten Worten und seiner Forderung nach einer Neugeburt aus Wasser und Geist.

Für Jesus kommt der Ruah nicht nur eine seelisch-geistige Notwendigkeit zu, sie hat für ihn auch eine heilsrelevante Bedeutung, – ohne sie kann das Leben der Menschen nicht mehr weitergehen, denn: „Alle, die mich hassen, lieben den Tod."

Die Lästerung der Ruah ist patriarchale Hybris – die höchste Form der Überheblichkeit –, derer sich in erster Linie die patriarchalen Kirchen mit ihren männlichen Theologen schuldig gemacht haben, indem sie den Menschen die wahre Lehre Jesu vorenthielten. Das hatten sie offenbar bitter nötig. Sie vernebelten daher die recht klaren Worte Jesu, und zwar nicht nur in ihrer Bedeutung, sondern auch in ihrer Weitergabe: So wurde die Brisanz der vergebungsfähigen Gotteslästerung einfach getilgt. Und das geschah so:

Der von mir wiedergegebene Ausspruch Jesu, der diese Brisanz noch transportiert, entstammt einer älteren Fassung der Luther-Bibel aus dem Jahre 1952. In späteren Übersetzungen wird er in dieser Form jedoch nicht mehr überliefert. Ab 1955 kommen Übersetzungen auf den Markt, die nur noch von „Lästerungen" ganz allgemein sprechen, die den Menschen vergeben werden. Die „Lästerung Gottes" aber wird nunmehr unterschlagen.

Dabei stimmt die ältere Fassung der Luther-Bibel weitgehend überein mit einem noch eindeutigeren gnostischen Text, den wir in dem bis zum vorigen Jahrhundert verschollenen Thomas-Evangelium finden – möglicherweise die lange gesuchte Spruchsammlung oder Logienquelle, in der authentische Aussprüche Jesu zusammengestellt sind. In dieser Quelle spricht Jesus:

> „Wer den Vater lästern wird, dem wird man vergeben. Und wer den Sohn lästern wird, ihm wird vergeben werden. Wer aber den heiligen Geist lästern wird, ihm wird nicht vergeben werden, weder auf der Erde noch im Himmel." (Spruch 44 – Nordsieck).

So also sehen die Worte Jesu aus, die von jenen frühen ChristInnen überliefert wurden, die sich weder der Kirchenzensur unterwarfen, noch die Höherstellung der weiblichen Geistkraft als problematisch empfanden.

An ihrer Verdrängung war der traditionellen Kirche aber offenbar vorrangig gelegen. So wandte sie die Worte Jesu auch nicht auf sich selbst an als Maßstab für die eigenen Lehren, sondern bürdete sie als „Sünde wider den Heiligen Geist" bzw. als „Lästerung des Geistes" den Gläubigen auf. Diese nicht vergebbare Sünde deutete die

Kirche dann als einen „Abfall" von ihren Lehren – auch wenn diese noch so sehr von den Lehren Jesu abwichen.

Sie führte so die Menschen nicht nur ganz bewusst in die Irre, sondern versetzte sie auch in Angst und Schrecken.

Besonders für Frauen tat sich hier ein Schuld-Dilemma auf, das bis in die Gegenwart reicht (s. dazu mein Buch *... und wieder fühle ich mich schuldig*): Sie verbanden vielfach die „Sünde wider den Heiligen Geist" mit der Möglichkeit, das Abendmahl „sich selbst zum Gericht" zu essen, die Paulus in 1.Korinther11,29 beschreibt. Immer häufiger blieben sie dem Abendmahl fern, wenn ihnen Zweifel an den Lehren der Kirche kamen. Gleichzeitig aber fühlten sie sich schuldig, wenn sie das Mahl nicht einnahmen, da sie ihm auch eine Sünden vergebende Kraft zusprachen.

Der Rückkoppelungseffekt, der hier entstand zwischen dem Ausspruch Jesu und dem des Paulus, machte die Kirche unangreifbar. Sie konnte auf ihrem hohen Ross verbleiben und jene Lehren verbreiten, die ihrer Macht bekömmlich waren.

Wie anders aber wäre das Leben von Millionen von Frauen verlaufen, hätten sie um die wahre Bedeutung der Worte Jesu gewusst, die im Schutz ihrer weiblichen Werte lag. Das Patriarchat forderte ihnen diese Werte zwar ständig ab, weigerte sich aber kategorisch, sie auch als solche anzuerkennen und wertzuschätzen.

Eine Auswahl dieser weiblichen Werte als „Früchte des Heiligen Geistes" werden im Galater-Brief (5,22) benannt mit: „Liebe, Friede, Freude, Geduld, Freundlichkeit, Güte, Treue, Sanftmut und Selbstbeherrschung." Recht ähnlich stellen sich die von Jesus positiv hervorgehobenen heilsrelevanten Werte der Bergpredigt in Matthäus 5 dar.

In der christlichen Traditionsgeschichte wurden diese Werte dem Volk zwar immer wieder verkündet, – galt es doch in seinem Bezug zu den Herrschenden schon immer als „weiblich". Die sich als „Mutter" bezeichnende Kirche aber machte sich diese Werte selbst nie zu eigen und konnte ihre eigene Männlichkeit nie verleugnen. In der Mädchenerziehung spielten sie dafür eine umso stärkere Rolle und wurden damit zum Maßstab eines gelungenen Frauenlebens.

Von Männern erwartete man jedoch etwas Anderes. Für sie war die Umsetzung dieser Werte eher hinderlich, handelte es sich bei ihnen doch nun einmal um „weibliche" Werte, die damit gleichzeitig als „unmännlich" galten und eher lächerlich wirkten – auf jeden Fall für einen Mann unangemessen.

Kein Wunder, dass sie Jungen und Männern bis heute widerstreben, wenn sie nach wie vor dazu missbraucht werden, ihnen ihren Männlichkeitswert und -bonus abzuerkennen.

Allerdings bestand die Stärke matriarchaler Kulturen darin, die weiblich-mütterlichen Werte als allgemein menschliche Werte anzuerkennen und sie folglich auch die Jungen zu lehren, – für Mädchen waren sie ohnehin selbstverständlich. Aus diesem Grunde legt Jesus sie in den Evangelien ausschließlich Männern ans Herz.

Wenn Jesus jedoch erklärt, die Lästerung weiblich-vergebender Kräfte könne keine Vergebung finden, so spricht er damit nicht etwa eine Drohung in Form eines Strafgerichts aus, sondern er verweist lediglich auf jenen Zusammenhang, den kein Gott aufzulösen vermag: die ganz natürlichen Folgen, die eine mangelnde Wertschätzung dieser weiblichen Kraft nach sich zieht. Wo nämlich vergebende Kräfte keine Anerkennung finden, können sie sich auch nicht mehr in ihrer vergebenden Wirkung zeigen.

Ganz offensichtlich bedarf es nun einmal des Weiblichen, um diese Kräfte wirksam darzustellen, um mit ihrer Hilfe das auf Richten und Strafen fixierte männliche Gefüge auszubalancieren (vgl. hierzu mein Buch über die Kabbala, das demnächst erscheinen wird).

Hier also lässt sich anhand einer einzigen Aussage Jesu ein Umgang mit seiner Lehre aufzeigen, bei dem das Weibliche zunehmend verdrängt und seiner Göttlichkeit beraubt wurde, – wie es einer männlichen Glaubenspolitik zum Opfer fiel, die bis heute anhält und die Christenheit in Richtung einer weiteren globalen Patriarchalisierung drängt.

Diesen Prozess hatte Jesus aufzuhalten versucht. Doch seine Jünger hatten genau dies nie begriffen und bewegten sich weiter in die falsche Richtung. Dass sie dies nach Jesu Tod nicht nur beibehielten, sondern sogar noch verschärften, zeigte ich bereits im Fall des Petrus, – jenem Jünger, auf den sich das Papsttum bis heute beruft. Und das völlig zu Recht, denn auch der Missionsauftrag, der diese Globalisierung bewirkte, stammte nicht von Jesus. Ihn gab sich die Kirche selbst, – strebte sie doch schon früh nach einer Ausweitung ihrer Macht.

Diese Zusammenhänge machen deutlich, dass es in den ersten Jahrhunderten christlichen Glaubens noch selbstverständlich war, hinter der „Heiligen Geistin" eine weibliche göttliche Kraft, die Weisheitsgöttin, zu sehen, die mit Jesus in engster Verbindung stand.

Noch Ende des 13. Jahrhunderts gab es in Mailand eine christliche Sekte, die eine Frau als Inkarnation des Heiligen Geistes verehrte. Wie es hieß, musste er durch den Körper einer Frau neu in die Welt kommen, um die Erlösung zu vollenden. (Vgl. Muraro: 1987) Doch wie nicht anders zu erwarten, wurde diese Frau ein Opfer der Inquisition.

Heute kennen nur noch wenige Frauen und Männer die Heilige Geistin als eine weibliche Kraft.

Sophia – Ruah – Malchut-Schechina: Eine weibliche Trinität

Es hat sich längst noch nicht bei allen herumgesprochen, dass die christliche Dreifaltigkeit nicht auf Männlichkeit beschränkt ist. Für viele kam der Eklat völlig überraschend, als vor einigen Jahrzehnten in der Kirche von Urschalling bei Restaurationsarbeiten ein erstaunliches Gemälde wieder zum Vorschein kam. Seitdem hat sich diese Wahrheit in begrenztem Rahmen verbreitet. In der restaurierten Darstellung der „Heiligen Dreifaltigkeit" erstrahlte nämlich als zentrale weibliche Gestalt die Heilige Geistin, flankiert von Christus zu ihrer Rechten und Gottvater zu ihrer Linken. Beide waren ihr zugewandt, während sie selbst die BetrachterInnen anstrahlt.

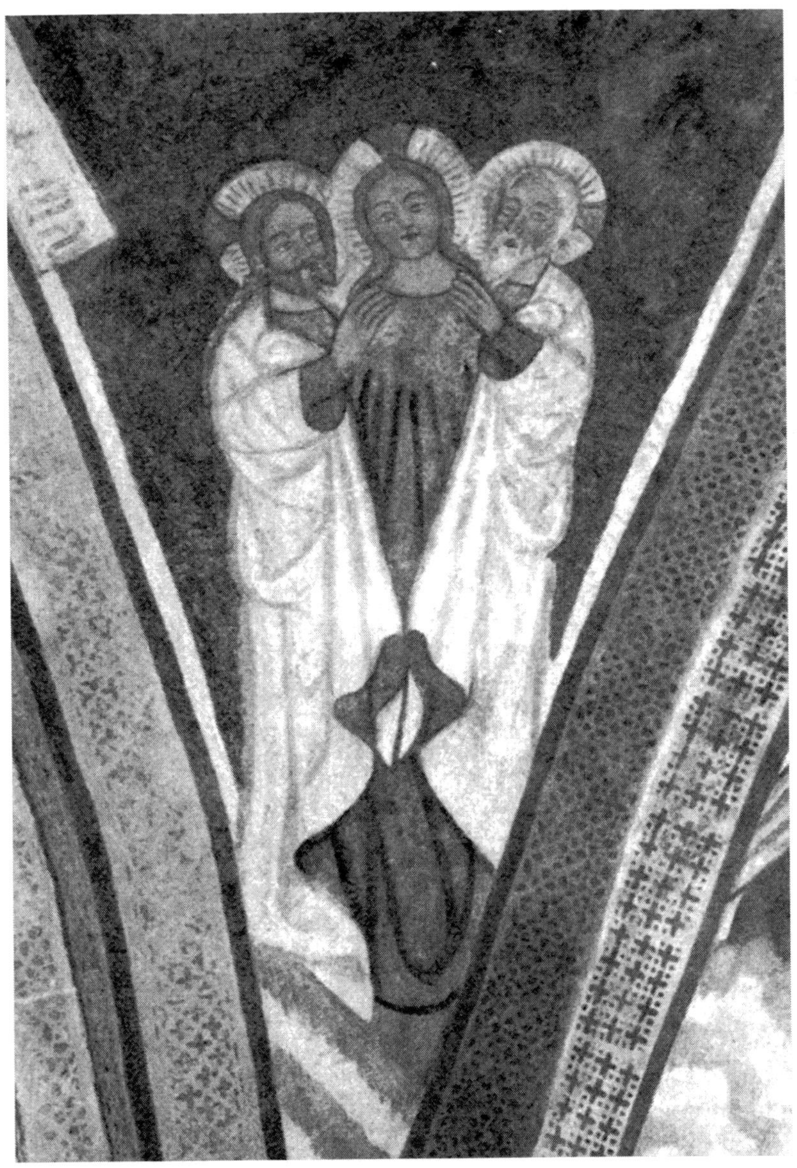

Darstellung der Heiligen Dreifaltigkeit: Gottvater und Christus, in der Mitte der Hl. Geist als Frau. (Freskenzyklus im Gewölbe der Kirche zu Urschalling/ Bayern, um 1390)

Bis dahin hatten die meisten Frauen noch nie etwas „von der Weiblichkeit des Heiligen Geistes“ vernommen, und selbst Theologinnen hatten darüber hinweggesehen, dass sie zumindest in der hebräischen Grammatik während des Studiums mit der Weiblichkeit der Ruah konfrontiert worden waren. Hier erwies sich die deutsche Grammatik als Siegerin, bis die darstellende Kunst sie eines Besseren belehrte.

Für viele Frauen wurde so die Darstellung von Urschalling zu einer Augenöffnerin. Das Bild der weiblichen Ruah im Zentrum der christlichen Trinität machte ihnen urplötzlich das Göttliche in ihrer eigenen Gestalt sichtbar.

Die Göttin als Geistin hatte also gar nichts mit ‚heidnischen“ Vorstellungen zu tun, wie ihnen immer wieder gebetsmühlenartig erklärt worden war. Sie gehörte vielmehr ins Zentrum eines ursprünglichen christlichen Glaubens, von dem sie – auch als treue Kirchgängerinnen – nie etwas erfahren hatten.

Auf einmal wurden Frauen sensibilisiert für ihre eigenen weiblichen Kräfte, die sie sich zum ersten Mal als „göttlich“ zu definieren trauten. Weiblichkeit und Göttlichkeit schlossen einander nicht mehr aus. Im Gegenteil, sie bedingten einander, wie der Vater die Mutter, die nun einmal seine Voraussetzung ist, so dass er sich förmlich über sie (und *nur* über sie) definiert, – auch wenn dies gerade in der christlichen Kirche immer wieder vergessen wurde und auch sonst dem kollektivem Bewusstsein nur selten gegenwärtig zu sein scheint.

Was ich in diesem Kapitel jedoch zu zeigen versuchte, geht weit über die Darstellung von Urschalling hinaus: Im Mittelpunkt der Botschaft Jesu steht nämlich nicht wie dort eine Trinität mit männlichem Überhang, sondern eine ausschließlich weibliche Dreifaltigkeit, eine triadische Göttin. Wir haben sie als miteinander verschmelzende Malchut, Ruah und Chochma-Sophia kennengelernt, bei denen es sich offenbar um Restbestände uralter Göttinnen-Kulturen handelt. Weder der sich als monotheistisch verstehende jüdische Glaube noch der christliche sind sie wirklich jemals losgeworden.

Es ist erstaunlich, wie ungezwungen Jesus mit diesen weiblichen Kräften umging, nachdem er sich einmal zu weiblich-matriarchalen Werten durchgerungen hatte.

Ich will mich an dieser Stelle nicht mehr damit aufhalten, diese weiblichen Kräfte dem jeweiligen Aspekt der trinitarischen Göttin zuzuordnen. Das habe ich bereits in meinem Buch *Im Anfang war die Weisheit* getan und brauche es hier nicht zu wiederholen.

Doch möchte ich abschließend einige Worte aus einem gnostischen Hymnus wiedergeben, die ich dem dortigen vierten Kapitel entnehme. Er korrespondiert mit der Botschaft Jesu, das Ende des ungerechten patriarchalen Äons sei gekommen und das neue Reich der Königin – die Malchut – sei bereits im Anbruch.

„So hört denn auf mich, ihr Kinder der Einsicht,
hört auf die Stimme der Mutter eures Erbarmens;
denn ihr seid gewürdigt worden,
das von Ewigkeit her verborgene Mysterium zu empfangen.
Ja, das Ende dieses Äons und des ungerechten Lebens
ist nahe herbeigekommen;
und es ist erschienen der Anfang des Äons des Lichtes,
in dem es kein Wanken und keine Erschütterung mehr gibt.
Und ich lade euch ein in das Licht,
das erhaben und vollkommen ist."

5

Jesu Abschied von den Frauen

In den Evangelien wird von zwei Arten des Abschieds berichtet, den Jesus von den Frauen nimmt. Der erste Abschied, den nur Lukas überliefert, gilt kurz vor Jesu Tod den Frauen von Jerusalem. Der zweite gilt jenen Frauen, die Jesus nahe standen und die daher heute vielfach als seine Jüngerinnen bezeichnet werden. Ihnen begegnet Jesus drei Tage nach seinem Tod als Auferstandener. Beiden Erzählungen wohnt eine besondere Brisanz inne, die in der Theologie keine oder nur kaum Beachtung fand.

Ich beginne mit dem Abschied des noch lebenden Jesus von den Frauen Jerusalems.

„Weint nicht über mich, weinet vielmehr über euch…“

Der letzte Weg auf Erden führt Jesus durch die Gassen von Jerusalem ans Kreuz, das ihm das dortige Establishment zugedacht hatte. Es ist die Antwort auf seine patriarchatsfeindliche Lehre und Verkündigung. Von Anfang an hat sich das Patriarchat gegen seine Widersacher – und die gab es immer – mit Mord zur Wehr gesetzt.

Hinter Jesus liegen tiefe Enttäuschungen: Seine Jünger haben ihn verraten (Judas), mehrfach wurde er von ihnen verleugnet, ja sogar verflucht (Petrus) und am Ende auch noch völlig im Stich gelassen (Jünger). Seine engsten Nachfolger, die er in sein neues Weltbild und Wertverständnis einweihen wollte, hatten sich aus dem Staub gemacht. Übriggeblieben waren die Frauen. Sie wussten, was sie an ihm hatten und standen ihm noch in seiner schwersten Stunde zur Seite.

Wehklagend begleiteten sie ihn auf seinem letzten Gang und ließen ihrem Schmerz freien Lauf – wohl wissend, was sie mit seinem Tod verloren: Den letzten matriarchalen Mann, der sich ihnen zugewandt, sich mit ihnen identifiziert hatte. Der sich nicht nur für ihre Werte und Verhaltensweisen begeistert und sie als allein zukunftsträchtig erkannt und anerkannt hatte, sondern sie darüber hinaus auch noch selbst gelebt und den Versuch gewagt hatte, sie mit viel

Mühe auch den Männern zu vermitteln. Die Frauen hatten also allen Grund zur Klage, mit der sie sich einreihten in einen schier endlosen Zug klagender Frauen, der die Jahrtausende durchzog. Es waren schon lange nicht mehr die Klagen um ihren sterbenden Heros, der als Repräsentant der Vegetation am Ende einer Fruchtbarkeitsperiode in die Tiefen der Unterwelt hinabstieg, um im Frühjahr zu neuem Leben zu erwachen. Ihr Leiden – und mit ihm ihre Trauer und ihr Klage – waren also schon recht alt, und der Mythos war ein Teil ihres Lebens geworden. Aus dem einstigen Mysterienspiel war jedoch längst bitterer Ernst geworden. Nun ging es nicht mehr um den Nachvollzug eines natürlichen Sterbens, das sich in der Natur allenthalben vollzog und in den Kreislauf des Lebens einbezogen wurde. Längst war eine lange Ahninnenfolge entstanden, in der Frauen jene Männer beklagten, die ihnen in Zeiten wachsender Patriarchalisierung zugetan blieben, die sie und ihre Werte anerkannt, sie geschützt und an andere Männer weitergegeben hatten. Immer waren diese Männer von ihrer Seite gerissen worden, – mal durch Männerkriege, aus denen sie nicht mehr zurückkehrten, – mal brutal ermordet von fremden Männerhorden, die auch nicht davor Halt machten, Frauen und Kinder zu vergewaltigen und niederzumetzeln.

Von solchen Erfahrungen künden viele Klagelieder, von denen ich nur zwei wiedergeben will. Sie stammen aus Sumer und werden von den Leiden der Großen Göttin Inanna überliefert:

> „Lass mich weinen über die Männer,
> die ihre Gattinnen verlassen mussten.
> Lass mich weinen über die Frauen,
> die aus ihrer Gatten Arm gerissen wurden.
> Lass mich weinen über das schwache Kindlein,
> das vor seiner Zeit dahingerafft ward.“ (Ungnad, 143)

Dann aber wird die Göttin selber Opfer brutaler Männergewalt, und in ihrer herzzerreißenden Klage erklingt das Jahrtausende währende Leiden der traumatisierten Frauenseele:

„Damals kam mir Verhängnis, damals (kam mir) Unglück,
ach, damals kam mir Verhängnis, damals (kam mir) Unglück.
Es war der Tag, an dem an mich das Wort Ans erging,
an dem an mich das Wort Mullils erging.
Als es zu mir in mein Haus kam,
als es auf dem ‚Weg des Berglandes' zu mir eintrat,
als es [auf dem] Schiff [...] zu mir kam,
als es [auf dem] Schiff [...] mir folgte,
als ein Me[nsch zu mir in mein Haus] eintrat,
als ein Men[sch] mit Schuhen dort eintrat,
mich mit seinen ungewaschenen Händen anfasste,
als ich aufbrechend das Schiff bestieg und [davonfuhr],
als ich mich auf dem Vorderschiff [niederließ],
als ich, die Herrin, mich auf dem Heck niederließ,
als ich schreckliche Angst ausstand.

Der Feind ist mit Schuhen an den Füßen in mein Gemach eingetreten,
der Feind hat mich mit seinen ungewaschenen Händen angefasst,
hat mich angefasst,
hat sich nicht gefürchtet,
ich habe mich gefürchtet,
der Feind hat mich angefasst, hat mich vor Furcht vergehen lassen,
vor dem Feinde habe ich mich gefürchtet,
er sich nicht vor mir,
der Feind hat mir mein Kleid abgenommen,
sein Weib damit bekleidet,
der Feind hat mir meine Edelsteine abgerissen,
seine Kinder damit behängt,
wo er steht, musste ich gehen,
nach einem Rat für mich suchte ich.
– Da habe ich mich gefürchtet.

In meinem Haus hat er mich gehetzt,
in meinem Bau mich in Schrecken gesetzt,

wie eine furchtsame Taube verbrachte ich die Zeit auf
einem Dachbalken,
wie eine (schnell)fliegende Fledermaus schlüpfte ich in
die Mauerspalten.
Wie einen Vogel hat man mich aus meinem Haus
wegfliegen lassen,
hat man mich, die Herrin, aus meiner Stadt wegfliegen
lassen.

Nachdem ich fortgegangen, nachdem ich fortgegangen,
ruft mein Haus dauernd nach mir,
nachdem ich fortgegangen, nachdem ich fortgegangen,
ruft meine Stadt dauernd nach mir, der Herrin,
nachdem ich fortgegangen, nachdem ich fortgegangen,
ruft mein Mauerwerk von Isin dauernd nach mir,
nachdem ich fortgegangen, nachdem ich fortgegangen,
ruft mein Heiligtum, der ‚Hohe Palast', dauernd nach mir,
nachdem ich fortgegangen, nachdem ich fortgegangen,
ruft mein Mauerwerk von Larak dauernd nach mir,
nachdem ich fortgegangen, nachdem ich fortgegangen,
ruft mein Giparimin dauernd nach mir.

Da sprach ich zu meinem Haus:
‚Mein Haus bist du nicht (mehr)',
da sprach ich zu meiner Stadt:
‚Meine Stadt bist du nicht (mehr).'
‚Ich will es nicht (wieder) betreten!', sagte ich zu ihm,
‚die dort (genossene) Wonne würde mich verzehren.'
‚Ich will mich dort nicht (wieder) niederlassen!',
sagte ich zu ihr,
‚die dort (genossene) Freude würde mich bedrücken."
(Falkenstein 183f)

So hallt es durch die patriarchale Unkultur, die sich im Laufe von Jahrhunderten etabliert hatte und dabei war, ihre Herrschaft immer weiter auszubauen, – eine Unkultur, die sich über die Träume, Wünsche und Bedürfnisse von Frauen und Kindern hinwegsetzte. Die Frauen zu unmündigen Wesen und zum Besitz des Mannes erklärte, sie vergewaltigte, überrollte, ihre Kompetenzen lästerte, die banalisierte und diffamierte, was ihnen heilig war.

Von dieser leidvollen Frauengeschichte muss auch Jesus einiges mitbekommen haben, – zeichnete sie sich doch auch in den heiligen Texten seines Kulturkreises ab. Sicherlich wusste er von den „Töchtern Jerusalems", die noch zu Zeiten des Propheten Ezechiel an der Schwelle zum sechsten vorchristlichen Jahrhundert an der Nordseite des Jerusalemer Tempels das Beweinen ihres Tammuz (Ez 8,14) mit dem Leben bezahlen mussten. Wie es heißt, hört der Prophet die Worte Jahwes: „Geht ... durch die Stadt und schlagt zu! Euer Auge soll kein Mitleid zeigen, und gewährt keine Schonung! Alt und Jung, Mädchen, Kinder und Frauen sollt ihr erschlagen und umbringen. ... Macht den Tempel unrein, füllet seine Höfe mit Erschlagenen!" (Ez 9,5ff) Und dann – so heißt es weiter im Text – ziehen sie tatsächlich los und tun, was Jahwe ihnen geheißen hat.

Wir können wohl mit Recht davon ausgehen, dass Jesus, der die biblischen Schriften gut kannte, auch mit diesem Text vertraut war und wusste, wie zahlreich die Anlässe waren, die Frauen zum Klagen brachten. Nur zu gut kannte er das religiöse Unrechtssystem, in dem das Göttliche vereinnahmt wurde von Mächtigen, die es den Menschen mit immer neuen Vorschriften aufoktroyierten. – Und genau darüber hatte er sich empört und zur Wehr gesetzt.

Doch nun hatte er den Kampf endgültig verloren und wurde selbst zum Gegenstand ihrer Klage. Ihnen fiel es schwer, ihn leiden und unter der Last des Kreuzes zusammenbrechen zu sehen. Nachdem seine Bewacher es jedoch einem Fremden namens Simon von Kyrene aufgebürdet hatten, konnte er sich wieder aufrichten und ein wenig durchatmen.

In seiner leidvollen Situation mit dem eigenen Tod vor Augen hatte er plötzlich etwas begriffen: Zum einen, wer seine wahren Verbündeten gewesen waren – die Frauen, in deren Dienst er sich gestellt hatte und die ihn nun auf der letzten Etappe seines Lebensweges begleiteten. Sie hatten sich nicht davon gemacht wie seine

Jünger, von denen nicht einer den Weg säumte, sondern litten mit ihm und betrauerten den Verlust seines Lebens.

Zum anderen begriff er aber auch, dass jenen, die jetzt mit ihm litten und die ihn beweinten, ein viel größeres Leiden bevorstand. Es würde das Seine bei weitem übersteigen. Sie aber würden von niemandem betrauert werden.

Und so kommt es auf seinem Weg nach Golgatha zu einer letzten öffentlichen Solidarisierung Jesu mit dem weiblichen Geschlecht. Obgleich ihm nicht nur Frauen folgen, sondern ebenso „eine große Menge des Volkes", richtet Jesus seine letzte öffentliche Rede nicht etwa an das Volk – an Frauen und Männer –, sondern nur noch an die Frauen. Zu ihnen spricht er Worte, mit denen er seine Einschätzung ihrer Lage im Patriarchat kundtut – Worte, die nur der Evangelist Lukas (23,27 -31) überliefert:

> „Jesus aber wandte sich zu ihnen um und sprach: Ihr Töchter von Jerusalem, weinet nicht über mich; weinet vielmehr über euch und eure Kinder! Denn siehe, es werden Tage kommen, wo man sagen wird: Selig sind die Unfruchtbaren und die Leiber, die nicht geboren haben, und die Brüste, die nicht gestillt haben. Dann wird man anfangen zu den Bergen zu sagen: Fallet auf uns! Denn wenn man dies am grünen Holze tut, was soll am dürren geschehen?"

Der letzte Satz hat sprichwörtlichen Charakter. So hieß es damals: „Die Gelehrten haben gesagt: Wenn Feuer die Frischen erfasst, was sollen die Trocknen machen?" (zit. Grundmann III,430). Mit anderen Worten: Wenn man ihm als Mann schon solche Leiden zufügte und ihn tötete, obwohl doch sein Geschlecht im patriarchalen System einen so viel höheren Status genoss und die Gesetze einschließlich ihrer Auslegung ihn um so vieles besser schützten als Frauen, wie viel stärker würden dann sie zu leiden haben!

An diesem Punkt seines Lebens macht sich Jesus offensichtlich keine Hoffnung oder gar Illusionen mehr, dass sich seine Lehre allmählich ausbreiten und die Gewalt überwinden würde. Vielmehr lassen seine Worte erkennen, wie sehr er spätestens in dieser Stunde des gemeinsamen Leids das patriarchale System durchschaute: Er sah eine Zeit heraufziehen, die sich als besonders schlimm für Mütter mit kleinen Kindern erweisen würde, auf die das mörderische System noch nie Rücksicht genommen hatte bei all seinen vielen Kriegen und sonstigen Unternehmungen. In seinem Zerstörungswahn würde es Frauen in Zukunft keinen Raum mehr lassen für ihr mütterliches Handeln am neuen Leben – ein Handeln, auf dem seit Jahrmillionen der Fortbestand und die Entwicklung der Menschheit beruhten.

Stattdessen würde es die Ungeheuerlichkeit vollbringen, Frauen von ihrer ureigensten und grundlegendsten Aufgabe des Gebärens und Nährens abzubringen. Sie werden dann lieber in den Tod gehen als ihren schöpferischen Auftrag zu erfüllen.

Waren Frauen noch zur Zeit Jesu unglücklich, wenn sie keine Kinder bekamen, so würde sich das in Zukunft ändern. Es würde dann jenen besser gehen, die sich nicht mehr der wachsenden Mühsal des Mutterseins unterzogen und damit aufhörten, den Fortbestand des Lebens zu sichern – und damit den Erhalt des patriarchalen Systems.

Für Jesus und die Frauen von Jerusalem wird die Stunde des gemeinsamen Leidens zur Stunde der Wahrheit. Sie zwingt Jesus, auch seine Zuversicht auf eine bessere Zukunft – und mit ihr seine frohe Botschaft – kreuzigen zu lassen und zu Grabe zu tragen. Denn wo für die Liebe, die er gemeinsam mit den Frauen gelebt und gelehrt hatte, kein Raum mehr bleibt, wo sie dermaßen mit Füßen getreten wird und die männliche Lust an der Macht der Zerstörung alles ausfüllt und mit der Liebe auch das Leben vernichtet, da würden auch die Frauen gezwungen sein, ihre weiblichen Werte und Handlungen zurückzunehmen.

In der letzten Stunde vor seiner Kreuzigung nimmt Jesus also die Trauer der Frauen um sein Leiden und Sterben zum Anlass, sie auf ihr eigenes zukünftiges Leiden – und das ihrer Kinder – hinzuweisen. Männlicher Willkür preisgegeben, wie er sie noch nie zuvor erlebt hatte, war er erwacht aus seinen Träumen von einem friedlichen Wandel der Gesellschaft. Schritt für Schritt – angefangen mit der kanaanäischen Frau – hatte er erkannt, wie mit Frauen umgegangen wurde und wie er selbst als Mann sich daran beteiligt hatte. Folglich begriff er auch, wie eng sein Leidensweg mit dem des weiblichen Geschlechts verschlungen war, nachdem er sich auf die Seite der Frauen geschlagen hatte, wohin ihm keiner seiner Jünger wirklich gefolgt war.

Theologen sind der Meinung, es handele sich bei Jesu Unheilsverkündigung um jene Katastrophe von 70 n. Chr., als römische Truppen den Tempel von Jerusalem und weite Teile der Stadt zerstörten, so dass die Bevölkerung fliehen musste. Den meisten wurde eine Rückkehr unmöglich gemacht, da der jüdische Anteil an der Jerusalemer Bevölkerung nur noch zehn Prozent betragen durfte.

Doch stellt sich die Frage, ob es Jesus hier nicht um mehr ging als den Untergang Jerusalems, ob er nicht etwas viel Grundsätzlicheres im Sinn hatte, als er den Frauen eine schlimme Zukunft voraussagte, – etwas, das über die nächsten Jahrzehnte hinaus andauern würde, da er erkannte, dass das patriarchale System immer wieder Mord und Terror hervorbringen würde in seinem Männlichkeits- und Zerstörungswahn.

Letzte Sicherheit kann es bei der Beantwortung einer solchen Frage selbstverständlich nicht geben. Doch zeigen die Jahrzehnte, Jahrhunderte und Jahrtausende nach Jesu Tod, dass jenseits der Zerstörung von Jerusalem unendliches Leiden auf Frauen wartete.

So waren es zum Beispiel Frauen, die in den ChristInnenprozessen vom 1. bis zum 4. Jahrhundert auf jede nur denkbare Weise öffentlich hingerichtet wurden. „Frauen wurden zu den Tieren verurteilt, (d.h. sie wurden in den Arenen wilden Tieren zum Fraß vorgeworfen – C. M.), mussten vor ihrem qualvollen öffentlichen Tod obszöne Szenen in Volksfesten darstellen, wurden in den Wartezellen am Zirkus vergewaltigt. Da wegen der Beliebtheit der sexuellen Askese unter Christinnen besonders viele christliche Frauen Jungfrauen waren, spielte die Vergewaltigung vor der Hinrichtung bei ihnen durchweg eine Rolle (bzw. die vorübergehende ‚Einstellung' ins Bordell vor der Hinrichtung). Jungfräulichkeit galt als Hinrichtungshindernis, wie nicht nur aus christlichen Quellen bekannt ist." (vgl. Schottroff 1990a, 184ff)

Die Beschreibungen von Frauenhinrichtungen in dieser Zeit sind so furchtbar, dass es Forscherinnen schwer fällt, darüber zu schreiben.

Die wenigsten Frauen wissen von diesen Leiden ihrer Ahninnen. Nach wie vor aber finden sich Christinnen am Karfreitag zum Gottesdienst ein, um des Todes Jesu am Kreuz zu gedenken und ihn zu betrauern. Dabei hatte er ihnen mit seinen letzten Worten vor seiner Kreuzigung etwas ganz anderes geraten: „... weinet nicht über mich; weinet vielmehr über euch und eure Kinder!" Er hatte ihnen prophezeit, dass ihr Leiden wesentlich schlimmer sein würde als das seine und sie daher Grund genug hatten, an sich selber und ihr Ergehen zu denken.

Blicken Mütter heute zurück auf ihre zweitausendjährige – noch ungeschriebene – Geschichte, so entspricht die Einschätzung Jesu durchaus dem Erleben vieler. Kaum eine Generation, die nicht durch die Tiefen bitterer Armut und Kriege – gefolgt von Flüchtlingselend, Vergewaltigungen und Hungersnöten – hindurch gemusst hätte. Doch fanden patriarchaler Frauenhass und Vernichtungswille ihren grauenhaften Höhepunkt in der „Zeit der Verzweiflung" am Beginn der Neuzeit. Jahrhunderte hindurch mussten Frauen im christlichen Abendland unaussprechliche Qualen über sich ergehen lassen. Sie waren einem ungemein erfinderischen Arsenal an Foltermethoden ausgesetzt, gegen die das Leiden Jesu in der Tat fast verblasst.

Vielleicht stünden Frauen heute in der Tat besser da, wenn sie dem Rat Jesu gefolgt wären und sich die Zeit zur Klage um ihr eigenes Geschlecht genommen hätten. Der Karfreitag wäre eine gute Gelegenheit dazu gewesen. „Karfreitag" bedeutet nämlich der Tag der Göttin Freya und der Klage (*kara* oder *chara*).

Frauen hätten damit an eine lange weibliche Tradition anknüpfen, ihr aber gleichzeitig auch eine Wende geben können. Hatten sie in vergangenen Jahrtausenden um den getöteten und verstorbenen Mann getrauert, so wurde ihnen von Jesus anheimgestellt, nicht länger um den Mann, sondern vielmehr um sich selbst und ihre Kinder zu trauern, die sie in eine frauen- und lebensfeindliche Welt entlassen mussten.

Die Widerstände gegen ein solches Ansinnen – auch von weiblicher Seite – sind bekannt:

- Frauen sollen doch mit dem Jammern aufhören und endlich ihr Leben selbst in die Hand nehmen.
- Wie schrecklich, wenn ihnen nichts anderes einfällt, als ihre Wunden zu lecken, statt sich daran zu machen, diese Welt zu ändern, und so weiter und so fort.

Hier haben Frauen den Ball aufgefangen, den Männer geworfen haben und stimmen ein in den Chor der Phrasendrescher. Sie grenzen sich damit ab von Frauen, die unter diesem System leiden und sprechen ihnen gleichzeitig das Recht auf ihre Trauer und Klage ab.

Wir wissen längst, dass sich unterdrückte Trauer in Depressionen verwandelt, bei denen der Grund des Leidens nicht mehr gewusst wird. Trauer zu beklagen, sie beim Namen zu nennen und anderen mitzuteilen hat dagegen eine durch und durch konstruktive Wirkung.

Stellen wir uns nur einmal vor, Frauen, hätten solche gemeinsamen Klagen zu einer festen Einrichtung gemacht und den Karfreitag, den Tag der Kara, in diesem Sinne auf sich selbst angewandt. Es wäre mit Sicherheit nicht bei der Klage geblieben – sie wäre nur der Anfang gewesen.

Das hat sich ganz klar in den Frauengruppen der 70er Jahre gezeigt, als Frauen zum ersten Mal zusammenkamen und sich über ihre Probleme, Sorgen und Ängste austauschten. Damals ging ein Bewusstseinsschub durch die Frauen: „Was, du auch? – Und ich dachte immer, das sei allein mein Problem."

Frauen begannen damals zum ersten Mal, die Strukturen zu erfassen, in denen sie gefangen waren, die sich wie Blei auf sie legten und sie an der Verwirklichung ihrer eigenen Vorstellungen und Wünsche hinderten.

Auch nach mehr als dreißig Jahren würde es Frauen heute noch gut tun, sich solchen Bewusstwerdungsprozessen zu unterziehen.

Sie würden beginnen, hinter ihre Depressionen und Süchte, Schuldgefühle und Ängste, Ess- und Beziehungsstörungen, emotionale und materielle Mangelsituationen zu schauen, die sich in der sozialen Außenwelt als strukturelle oder gesellschaftliche Probleme, in der Natur jedoch als sogenannte „Umweltprobleme“ widerspiegeln.

Die Worte Jesu, die er an die „Töchter von Jerusalem“ richtet, lassen erkennen, dass er wohl erst auf seinem Gang ans Kreuz die ganze Reichweite der „männischen und schöpfungsfeindlichen Ordnung“ (Sölle) voll erfasst hat. In der an sie gerichteten Botschaft fügt er seinen acht Seligpreisungen nunmehr eine neunte hinzu:

Selig sind die Unfruchtbaren ...

Wir erinnern uns: In der Bergpredigt des Matthäus (5,3ff) hatte Jesus folgende Menschen selig gepriesen:

- die sich ihrer spirituellen Armut bewusst sind,
- die Trauernden und Sanftmütigen,
- die hungern und dürsten nach Gerechtigkeit,
- die Barmherzigen,
- die reinen Herzens sind,
- die Friedfertigen,
- die um der Gerechtigkeit willen verfolgt werden.

Bevor es jemals dazu kommen konnte, dass die Sanftmütigen „das Erdreich besitzen“ werden, drängte sich Jesus eine ganz andere Vorstellung auf, die er als letzte Seligpreisung formuliert:

> „Selig sind die Unfruchtbaren und die Leiber, die nicht geboren haben, und die Brüste, die nicht gestillt haben.“

Es hat lange gedauert, bis Frauen die Bedeutung dieser Worte begriffen – auch wenn sie sie nie gehört hatten. Inzwischen beginnen sie, die darin zum Ausdruck gebrachte Erkenntnis in ihr Verhalten zu integrieren und sich dem Gebären und Nähren zu patriarchalen Bedingungen zu verweigern.

Die Folgen werden inzwischen zur Erkenntnis genommen, denn schon kündigt sich im christlichen Abendland ein demografischer Wandel an. Bei der Erforschung seiner Ursachen kommt es dann allerdings zu eigenartigen Begründungen, die wohl eher das Denken der Analysten als jenes der Frauen entlarven: Da ist von einer „Gebärfaulheit der Frau“ die Rede, von der „Schuld des Feminismus“, vom „Egoismus der Frauen“, die nur noch an Karriere, Geld und Urlaub denken.

Weitaus seltener wird dagegen die fehlende Bereitschaft der Männer (und mit ihnen von Vater Staat) zur Übernahme von Verantwortung für die Versorgung von Müttern und Kindern thematisiert.

Was jedoch gänzlich fehlt, ist die Erkenntnis, dass Frauen aus Verantwortung für das Leben eben nicht mehr in diese „männische, schöpfungsfeindliche Ordnung“ hinein gebären wollen.

Mit der Seligpreisung der Unfruchtbaren stellte Jesus vor zweitausend Jahren im Orient die Sinnfrage aus der Perspektive von Frauen, das heißt: in Bezug auf ihr Handeln in jenen patriarchalen Zusammenhängen, die weit davon entfernt sind, dem Lebens zu dienen.

Rund ein Jahrtausend danach greift die mittelalterliche Dichtung diese Frage wieder auf und bringt in einer Zeit wachsender Patriarchalisierung des Geistes die weibliche Problematik auf den Punkt: Sie legt König Artus, dem Gastgeber und Anführer der Ritter des Heiligen Grals, die Frage in den Mund: „Was will die Frau?“

Knapp ein weiteres Jahrtausend später sieht sich auch Sigmund Freud bei seiner Erforschung der weiblichen Seele vor diese Frage gestellt. Er muss ihr jedoch die Antwort schuldig bleiben – oder sträubt sich gegen die bereits vorhandene Erkenntnis. Sie war bereits in der Ritterrunde des König Artus gegenwärtig und lautete: *„Souveränität, Sire.“* – Was aber war damit gemeint?

Der Begriff der Souveränität entstammt der Zeit des Rittertums – lange bevor sich der männliche Frauenhass entlud und auf den Scheiterhaufen Europas die Feuer entzündete.

Das Wort drückte das geistig-politische Streben der führenden Männer dieser Epoche aus. Damals galt es herauszufinden, wem eigentlich Souveränität zukam. Insbesondere zwischen Kaiser- und Papsttum wurde der Kampf um das unumschränkte Herrschaftsrecht ausgetragen, das einen Herrscher zum Souverän erhob.

Selbst in der gotischen Baukunst drückt sich allenthalben die schöpferische Souveränität des Geistes über die Materie aus. Und auch bei den Gralssuchenden ging es darum herauszufinden, welcher der Ritter allen anderen überlegen war, – überlegen allerdings nicht im Sinne des Kaiser- und Papsttums mit seinem Machtstreben, sondern in geistiger Reinheit.

Hier stoßen wir auf ein Verständnis von Souveränität, das weitaus stärker im weiblichen als im männlichen Bereich beheimatet gewesen sein muss.

Interessanterweise vermochte unter den Gralsrittern nur *einer* diesem Anspruch gerecht zu werden, und zwar Parzival, der Muttersohn, der in einer weiblichen Gefühlswelt allein mit seiner Mutter am Busen der Natur aufgewachsen war und weder einen Vater noch männliches Machtgebaren kannte. Dies alles hatte die Mutter ganz bewusst von ihm ferngehalten. Erst in der späteren Begegnung mit Männern sollte er es kennenlernen – und dabei prompt seiner geistiger Reinheit – und mit ihr seines empathischen Vermögens – vorübergehend verlustig gehen.

Erst nach Erfahrungen des Siegens und Scheiterns wird er zum Auserwählten unter den Gralssuchenden, und zwar nachdem er zu seiner empathischen Haltung zurückgefunden hat und in der Lage ist, mit dem Schmerz des Fischerkönigs mitzufühlen (bei dem es sich wohl ursprünglich um eine Königin handelte).

Ohne dieses Mitgefühl hätte er dem höchsten Wert geistiger Reinheit, die ihn als Bewahrer der Souveränität des Lebens auszeichnete, nicht entsprechen können. Erst als er zu seiner ursprünglichen Haltung zurückfand, zur mütterlichen Empathie, die er – wie Jesus – in eine männliche verwandeln musste, wurde er würdig, den Heiligen Gral zu finden, – jenes Symbol des Weiblichen, das sich ihm (von Jungfrauen getragen) am Ende seines langen Weges offenbarte.

Wenn Jesus unter dem Eindruck männlicher Zerstörungsmacht die Unfruchtbaren selig pries, so legte er den Frauen damit nahe, sich dem göttlichen Schöpfungsgebot: „Seid fruchtbar und mehret euch ..." (Genesis 1,28) zu entziehen. Immerhin setzt sich das Gebot fort in jener unseligen Aufforderung: „... bevölkert die Erde, unterwerft sie euch, und herrscht über die Fische des Meeres, über die Vögel des Himmels und über alle Tiere, die sich auf dem Lande regen." (Das Wort, das hier mit „unterwerft sie euch" übersetzt wurde, kann im Hebräischen auch heißen: „vergewaltigt sie".) Diesem „göttlichen Gebot" verschrieb sich insbesondere der weiße Mann des jüdisch-christlichen Kulturraumes und trug es in die Welt.

Es wirkt aus weiblicher Perspektive jedoch schlichtweg lächerlich. „Wie könnt ihr die Fische des Meeres und die Vögel des Himmels beherrschen?," würden noch heute so manche (matriarchal denkenden und fühlenden) IndianerInnen den weißen Mann erstaunt fragen.

Doch zeigt die gegenwärtige Konfrontation mit dem Aussterben der Fische, Vögel und Pflanzen die fatale Wirkung jener „Souveränität" in den Händen von Männern, die sie von Frauen geraubt und sich ihrer zu keiner Zeit würdig erwiesen haben.

Die mittelalterliche Dichtung, die sich mit dem unaufhaltsamen Schwinden weiblichen Einflusses und der wachsenden Stärkung männlicher Selbstherrlichkeit konfrontiert sah, legte den Finger auf den wunden Punkt. Er bestand in jenem Unrecht, das wir im Zentrum des patriarchalen Weltbildes antreffen: Dem Diebstahl der nur Frauen zukommenden Souveränität, die sich aus ihrer Seinsmacht als Trägerinnen des Lebens herleitete.

Das weibliche Geschlecht, das über den längsten Zeitraum der Menschheitsgeschichte die Souveränität des Lebens garantierte, musste selbst souverän sein, um dieser Aufgabe nachkommen zu können. Folglich galt es (zumindest im Bewusstsein einiger mittelalterlicher Dichter), ihm diese Souveränität – auch Männern gegenüber – zurückzugeben. Jene nämlich hatten sich als unfähig erwiesen, die Souveränität des Lebens zu bewahren.

Wenn Frauen heutzutage verstärkt die Sinnfrage stellen, so wird sich dieser Sinn nicht länger im Willen eines Gottes offenbaren, der einst dem männlichen Geschlecht Machtbefugnisse zusprach, die sich in wachsendem Maße verheerend auf die weiblichen Lebensschöpfungen auswirken. Der männliche Wille zur Macht hat zur Genüge gezeigt, dass seine Souveränität jene der Frau ausschließt – und mit ihr die Souveränität des Lebens.

Mit der Seligpreisung der Unfruchtbaren verabschiedete sich der irdische Jesus von den Frauen. Der auferstandene Christus wird sich ebenfalls vorrangig – wenn nicht gar ausschließlich – an die Frauen wenden, wie wir im nächsten Abschnitt sehen.

Gehet hin und verkündet es meinen Brüdern ...

Wie wir sahen, waren es Frauen, denen sich Jesus vor seiner Kreuzigung als letztes zuwandte. Sie waren es auch, die ihn in den Tod begleiteten und Stunden lang unter dem Kreuz verharrten.

Hier erzählt nur der letzte Evangelist, Johannes von einem Jünger, der mit den Frauen unter dem Kreuz gestanden haben soll, – eine fromme Legende, die nichts mit der Wirklichkeit zu tun hat, die aber dennoch nicht der Symbolik entbehrt und die wir uns deswegen gleich noch genauer anschauen wollen.

Die historische Realität der Jünger in diesen letzten Stunden Jesu sah anders aus. Ihre Haltung beschreibt der protestantische Theologe Günther Bornkamm: „… nicht sie kämpfen mit Pharisäern und Schriftgelehrten, nicht sie vermögen zu heilen und zu helfen, nicht sie lehren ‚in Vollmacht'. Nirgends sind sie Jesu Bundesgenossen, wie denn auch sie nicht leiden und nicht sterben. Im Verhältnis zu ihm (und den Frauen – C.M.) sind sie die Nichtverstehenden, die Kleingläubigen und die Fliehenden. … In Gethsemane sind sie die Schlafenden …“ (Bornkamm 70f) Und davon nimmt der Theologe auch nicht den sogenannten ‚Lieblingsjünger Jesu' aus.

Die Diskrepanz zwischen Jüngern und Jüngerinnen in dieser Situation der unleugbaren Präsenz der Frauen unter dem Kreuz begründen Theologen immer wieder damit, dass es für Frauen weit weniger gefährlich gewesen sei, bei dem Gekreuzigten auszuharren. Doch haben Theologinnen zwischenzeitlich herausgefunden, dass dies so nicht stimmt. Die Römer schreckten nämlich nicht davor zurück, auch Frauen in jener Zeit öffentlich hinzurichten (vgl. Schottroff). Es war also auch für Frauen gefährlich, sich mit ihrer Gegenwart unter dem Kreuz offen zu diesem Jesus zu bekennen, was die Jünger versäumten.

Schauen wir uns aber dennoch an, was Johannes von dieser letzten Stunde vor Jesu Tod überliefert: Nach seiner Version standen vier Frauen unter dem Kreuz, darunter Maria, die Mutter Jesu, seine Tante und Maria Magdalena, dazu der Jünger, „den er lieb hatte“ (Jh 19,26). Unmittelbar vor seinem Tod führt Jesus ihn seiner Mutter als Ersatzsohn zu, indem er sich von ihr mit den Worten verabschiedet: „Frau, dies ist nun dein Sohn.“ Danach wendet er sich dem Jünger zu mit den Worten: „Das ist nun deine Mutter.“ – Wie es weiter heißt, nahm sie der Jünger von jener Stunde an zu sich.

Wenn es sich hierbei auch keineswegs um ein historisches Geschehen handelt, sondern um eine johannäische Stilisierung einer verwandtschaftlichen Verbindung zwischen einem Teil der Jünger und der Familie Jesu, so verweist der Evangelist hier dennoch mit seiner Erzählung auf wichtige Bezüge, die nicht jeder Grundlage entbehren.

Wir sollten es zunächst dahingestellt sein lassen, ob es einen Lieblingsjünger namens Johannes wirklich gab, oder ob es nicht möglicherweise Lazarus war, von dem es im Johannes-Evangelium heißt, dass ihn Jesus in besonderer Weise liebte (vgl Jh 11). Er war der Bruder der Maria von Bethanien, die die christliche Legende mit Maria Magdalena identifiziert. Wenn es sich bei ihr wirklich um Jesu Lebensgefährtin handelte, wie gnostische Texte behaupten, wäre Lazarus Jesu Schwager gewesen (s. hierzu mein Buch *Maria Magdalena*). In diesem Falle ginge es hier also auch noch um eine Verschmelzung der Familie Jesu mit jener Maria Magdalenas.

Aus einer matriarchalen Perspektive betrachtet ging es Jesus offenbar auch noch darum, am Ende seines Lebens die Beziehung von Mutter und Sohn zu bekräftigen, zumal er zu Lebzeiten die bisherige Art der Beziehung zum Vater für die Zukunft als nicht tolerierbar erklärt und folglich als überholt abgelehnt hatte (vgl. Kapitel 2).

Mit der Bestätigung der Bedeutung der Mutter-Sohn-Beziehung aber wird einerseits die matriarchale Position des Mannes als Sohn der Mutter wie andererseits auch die damit verbundene Sohnespflicht ihr gegenüber hervorgehoben: Der dienende Mann als Versorger und Beschützer der Mutter und ihrer Familie. Auf diese Weise blieben sie füreinander unverzichtbar, genau wie Mutter und Tochter, Schwester und Bruder. – Demnach wäre es auch hier um die Wiederherstellung der Werte und Strukturen einer matriarchalen Gemeinschaft gegangen.

Aus dieser Perspektive fordert Jesus den Mann auf, in seine matriarchale Rolle als Sohn zurückzukehren und sich damit von jedweder (Vater-)Macht zu verabschieden. Unmittelbar nach dieser Beziehungsstiftung scheidet Jesus aus dem Leben.

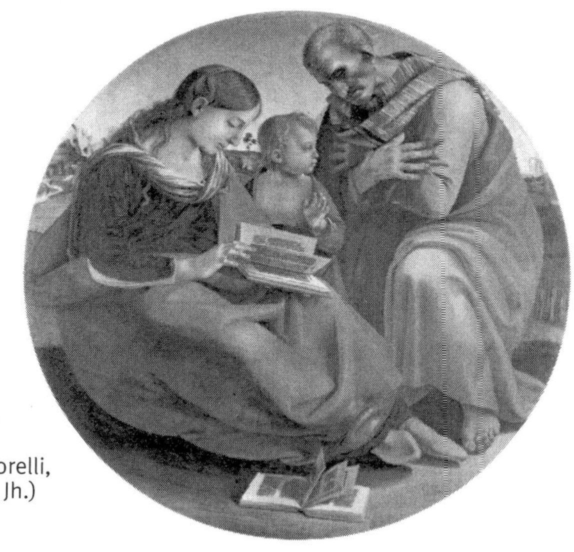

Die Heilige Familie
(Luca Signorelli, Anfang 16. Jh.)

Den endgültigen Abschied von der Erde beschreibt Johannes in einer letzten Begegnung Jesu mit Maria Magdalena, die nach dem Tode des Gekreuzigten stattfindet.

Bevor wir uns diesem Abschied zuwenden, möchte ich noch auf eine Besonderheit eingehen, die wiederum nur dieser Evangelist erwähnt: Er beschreibt, dass die römischen Soldaten nicht wie üblich, Jesu Beine brechen nach der Feststellung seines Todes, sondern ihm einen Speer in die Seite stoßen. Aus dieser Wunde soll sogleich Blut mit Wasser vermengt geflossen sein. Wichtig ist dem Evangelisten an dieser Stelle ein Verweis auf Sacharja 12,10, wo es heißt: „Sie werden sehen, den sie durchbohrt haben." Hier geht es also darum, Jesus als *den Durchbohrten* darzustellen. – Warum?

Der Evangelist knüpft damit am Ende des Lebens Jesu wieder dort an, wo er selbst mit seinem Prolog begonnen hat – beim ersten Schöpfungsbericht. Wir erinnern uns: Johannes hatte am Beginn seines Evangeliums einen Weisheits-Hymnus auf den Logos umgeschrieben, auf das (Fleisch gewordene) göttliche Wort, das in der Genesis am Beginn der Schöpfung gesprochen wird und als das der Verfasser des Prologs Jesus begriff.

In der Schöpfungsgeschichte aber, die von der gleichzeitigen Erschaffung von Frau und Mann ausgeht, werden nach dem Alttestamentler J.B. Lang hebräische Worte verwendet, die sie weniger als Menschen beschreiben, sondern mit Hilfe „ganz ausgesprochen *anatomische(r)*, um nicht zu sagen zoologische(r) Begriffe, die nur die körperlichen *Hauptgeschlechtsmerkmale* bezeichnen, die den beiden Geschlechtern eigentümlich sind." Eigentlich, so Lang weiter, müssten wir übersetzen: „‚als einen Durchstechenden und eine Durchlochte bildete er sie'! Denn ‚neqêbhâh' bezeichnet einfach das spezifisch weibliche anatomische Geschlechtsmerkmal und heißt wörtlich ‚durchlocht' … Es wird im Hebräischen ohne *jeden Unterschied* von Tieren und Menschen gebraucht.

Eigentlich ist es ein Adjektiv. Im ganzen alten Testament kommt es insgesamt nur zweiundzwanzig Mal vor, und zwar wird es davon *neunmal* vom weiblichen *Tier* und zwölfmal vom Menschenweibchen gebraucht und einmal (Deuteron.4,16) von einem weiblichen Götzenbild." (Lang 99f)

Nun verband sich aber mit dieser Benennung, die den Geschlechtsakt im Bereich des Animalischen ansiedelte, im Hinblick auf das weibliche Geschlecht (typischerweise) noch eine zusätzlich negative Bedeutung, wie die weiteren Ausführungen Langs zeigen. Für das entsprechende Verb ‚néqabh' hat sich „im Hebräischen noch eine verschlimmernde Bedeutung entwickelt, nämlich ‚schädigen, schmähen, verwünschen', und außerdem hat das Verbum in der Bibel … noch eine mehr technische Spezialbedeutung bekommen als ‚markieren, bezeichnen'." (Lang 101)

Damit wird die Aktion des Durchstechens, Durchlochens und Durchbohrens beschrieben, und wie Lang hinzufügt, hat die Vulva „eben dadurch für die primitive männliche Wertschätzung so viel von ihrem Wert verloren" (s.o.).

Der Alttestamentler beschreibt hier also einen typischen Prozess der Patriarchalisierung des weiblichen Körpers. Gilt er in matriarchalen Zusammenhängen als Ursprungsort allen Lebens als „heilig", was viele nackte Göttinnen-Figuren der sogenannten „prä"-historischen Zeit bezeugen, so verkehrt sich diese Einstellung in patriarchalen Zusammenhängen grundlegend.

Wenn nun aber der Evangelist trotz dieser recht negativen Konnotationen Wert darauf legt, Jesus als den Durchbohrten darzustellen, so geht es ihm offensichtlich darum, ihn auch mit einem weiblichen Geschlechtsmerkmal auszustatten – mit einer ‚Wunde', aus der Blut und Wasser fließt. Diese Symbolik bringt überdeutlich zum Ausdruck: Hier wurde ein Mann getötet, der sich nicht nur für Frauen einsetzte, sondern sich auch mit ihnen, ihren Werten und ihrem Leiden identifiziert hat, – der sogar bereit war, dafür alle Diffamierungen und Ausgrenzungen, ja, sogar den Tod, auf sich zu nehmen.

Immerhin sieht der katholische Theologe Georg Köpgen, die „Lösung des Christentums darin, dass sich in der Person Jesu das Männliche mit dem Weiblichen vereint. … Nur bei ihm finden wir dieses Beieinander des Männlichen und Weiblichen in ungebrochener Einheit. Schon in seinem größten Jünger Paulus ist diese Harmonie zerstört: Paulus ist ein ausgesprochen männlicher Typus." (Koepgen, 316) – Möglicherweise ist es genau dies, was der Evangelist zum Ausdruck bringen wollte und Jesus daher zum Androgyn machte. Er rückte ihn damit gleichzeitig in die Nähe der Großen Göttin, die ebenfalls in androgyner Gestalt verehrt wurde.

So beschreibt zum Beispiel Heide Göttner-Abendroth die kleinasiatische Kybele als androgyne Göttin (Göttner-Abendroth 1980, 79f). Sie genoss im ganzen römischen Reich zur Zeit Jesu größte Verehrung und wurde begeistert gefeiert. Erich Neumann hat in seinem Buch *Die große Mutter* eine Fülle von Beispielen für diesen Göttin-Typus zusammengetragen.

Wenden wir uns nunmehr dem allerletzten Abschied Jesu von den Frauen zu.

Wenn sich die Evangelisten auch nicht ganz einig darüber sind, wie viele und vor allem welche Frauen unter dem Kreuz standen – Matthäus spricht lediglich von „vielen" –, so sind sich doch alle einig darin, dass Maria Magdalena auf jedem Fall unter ihnen war. Bis zur Grablegung hatte sie nach Matthäus Jesus im Auge behalten, um zu wissen, wohin sie den Toten legen würden. Im Augenblick waren ihr die Hände gebunden. Der Sabbat hatte begonnen, und da Tote als unrein gelten, war ihre Berührung strikt verboten. Sobald der Sabbat vorbei wäre, würde sie zurückkehren und die Totensalbung vornehmen. Das war Frauensache, denn sie galten sowieso als unrein. Ein Mann darf sich damit nicht verunreinigen. Am Ostermorgen würde sie also diese typisch weibliche – da verunreinigende – Handlung an ihm vollziehen und endgültig von ihm Abschied nehmen. – Endgültig?

Wieder ist es Johannes, der als einziger von einer letzten Abschiedsszene zwischen Jesus als Auferstandenem und (seiner Lebensgefährtin?) Maria Magdalena berichtet. Während die anderen Evangelisten von mehreren Frauen ausgehen, die ihm am Ostermorgen bei der Entdeckung des leeren Grabes begegnen, macht Johannes daraus eine recht intime Szene, bei der die Liebe zwischen Maria Magdalena und Jesus förmlich spürbar wird.

Am Grab angelangt, findet Maria dort „zwei Engel in weißen Gewändern" vor, (Lukas berichtet von „zwei Männer in glänzenden

Kleidern" 24,4). Bei ihnen erkundigt sich Maria, „wo sie ihn hingelegt haben."

In diesem Augenblick steht Jesus, den sie zuerst weder bemerkt noch erkannt hatte, hinter ihr. Selbst als er sich bei ihr erkundigt: „Frau, was weinst du? Wen suchst du?", glaubt Maria, den Gärtner vor sich zu haben und fragt auch ihn, ob er wisse, wo der Leichnam Jesu hingekommen sei. Sie wolle ihn dann schon holen.

Erst als sie aus seinem Munde ihren Namen vernimmt, ein schlichtes: „Maria", erkennt sie ihn sofort. Es muss so unnachahmlich und vertraut geklungen haben, dass sie ihm mit seinem Kosenamen antwortet: „Rabbuni". Das heißt so viel wie „mein Meisterle".

In ihrer gegenseitigen Benennung muss ihre ganze Zärtlichkeit zum Ausdruck gekommen sein, denn nun bittet Jesus sie: „Rühre mich nicht an" (neuere Übersetzung: „Halte mich nicht fest"). Diese Bitte ist wohl kaum verständlich, wenn wir nicht davon ausgehen, dass Jesus mit einer Umarmung rechnete. Ansonsten wäre sie sinnlos, denn ohne eine feste Beziehung hätte wohl keine Frau einen Mann in der Öffentlichkeit berührt oder gar umarmt.

Seiner Bitte fügt Jesus folgende Begründung hinzu, „... denn ich bin noch nicht zum Vater aufgefahren. Geh aber zu meinen Brüdern und sage ihnen: Ich fahre auf zu meinem Vater und eurem Vater, zu meinem Gott und zu eurem Gott." (Jh 20,17)

Die hier angedeutete sogenannte „Himmelfahrt" ereignete sich nach Lk 24,50 „in der Nähe von Bethanien", – an jenem Ort also, an dem Maria von Bethanien, alias Maria Magdalena, mit ihrer Schwester Martha und ihrem Bruder Lazarus lebte. Bei ihnen war Jesus regelmäßig eingekehrt. Fand hier sein „letzter Abschied" statt?

Die Worte Jesu lassen eigentlich keine weiteren Erscheinungen des Auferstandenen zu. Dennoch überbieten sich neutestamentliche Verfasser mit Nachträgen zu den Evangelien und lassen diverse Begegnungen zwischen den Jüngern und dem Auferstandenen folgen. Auf diese Weise machen sie aus Ungläubigen Gläubige.

Die Evangelisten waren sich darin einig, dass die Jünger weder Maria Magdalena noch den anderen Frauen Glauben schenkten, als diese von ihren Begegnungen mit dem Auferstandenen berichteten und damit zu den „Erstzeuginnen der Auferstehung" wurden. Wie es heißt, kamen ihnen *„diese Worte … vor wie leeres Gerede, und sie glaubten ihnen nicht.*“ (Lk 24,10)

Ebenso erging es dieser Botschaft Marias in der Nachgeschichte des Markus: „Als er aber früh am ersten Tag der Woche auferstanden war, erschien er zuerst der Maria Magdalena … Diese ging hin und verkündigte es denen, die um ihn gewesen waren, welche trauerten und weinten. Und als diese hörten, dass er lebe und von ihr gesehen worden sei, *glaubten sie es nicht.*“ (Mk 16,9-11)

Dieser männliche Unglaube im Hinblick auf die Worte von Frauen entspricht patriarchaler Tradition, in der männliche Lügenhaftigkeit auf das weibliche Geschlecht projiziert wird. Vor Gericht zum Beispiel galten im Orient die Aussagen von Frauen weniger als die von Männern. Frauen benötigten immer Zeugen, wenn sie gegen einen Mann aussagten. Dass ihr Unglaube nicht mit dem Ereignis als solchem zusammenhängt, sondern mit dem Frausein der Verkünderinnen zeigt der Umstand, dass die Jünger (oder die Verfasser) nun alle möglichen Begegnungen mit dem Auferstandenen produzieren; denn wer wollte auf einen Glauben bauen, der ausschließlich auf den Erfahrungen von Frauen gründete?

Die Auferstehungsbotschaft konnte also nur Glaubwürdigkeit erlangen, wenn sie den Frauen entrissen und auf die Grundlage eines männlichen Erfahrungshorizontes gestellt wurde.

Dennoch lässt sich nicht leugnen: Die Frauen haben ursprünglich etwas erfahren, was den Jüngern fremd war und daher von ihnen mit Unglauben quittiert wurde.

Hier nun schließt sich jener Kreis, der rund dreißig Jahre zuvor mit der wundersamen Geburt eines Knaben begonnen hatte. Wundersam, weil seine Mutter bei ihrer Schwangerschaft „von keinem Manne weiß“. Der unehelich Schwangeren, von der Lukas und Matthäus berichten, war es immerhin gelungen, sich vor der Steinigung zu schützen, – der Strafe für vorehelichen Geschlechtsverkehr, zumindest für Frauen. Und da sie nicht lebensmüde war, berief sie sich auf eine Begegnung mit dem Engel Gottes, der sie ausersehen hatte, den Messias zur Welt zu bringen. So jedenfalls war es ihr von dem Engel verkündigt worden, als er ihr erklärte, die

Heilige Ruah werde über sie kommen und die Schwangerschaft bewirken.

Was immer auch damals geschehen war, – es gelang ihr mit ihrer intuitiven Begabung, sich selbst und dem Jesus-Kind das Leben zu retten. Und Joseph war ein anständiger Kerl, der sich auf die Rolle des sozialen Vaters einließ.

Dreißig Jahre später war es nun die zweite Maria, der es gelang, mit Hilfe ihrer intuitiven Begabung die matriarchale Botschaft zu retten. Für sie war Jesus in der Tat nicht gestorben und mit seiner Kreuzigung nicht alles zu Ende. Sie hatte den Kontakt zu ihm wiedergefunden – wohl wissend, dass es auch in seinem Sinne war, dass sie die mutlosen und resignierten Jünger dazu inspirierte, das von ihm Gelernte weiterzugeben. Ohne die Frauen wäre also die Botschaft Jesu von der kommenden Malchut mit Sicherheit im Sande der Zeit versickert.

In diese Richtung gehen auch die Worte des großen französischen Theologen Ernest Renan, der, wenn auch ein wenig zynisch, davon überzeugt ist:

> „Sie trug an jenem Tage die ganze Arbeit des christlichen Bewusstseins; ihr Zeugnis entschied den Glauben der Zukunft. Die Ehre der Auferstehung gehört Maria von Magdala … Ihre große frauenhafte Bekräftigung ‚Er ist auferstanden' ist die Grundlage des Glaubens der Menschheit gewesen. Weit weg, du ohnmächtige Vernunft! Wage es nicht, eine kalte Analyse an dieses Meisterwerk des Idealismus und der Liebe anzuwenden. Wenn die Weisheit darauf verzichtet, dieses arme Menschengeschlecht zu trösten, so lass die Torheit ihr Glück versuchen. Wo ist der Weise, welcher der Welt so viel Freude gegeben hat wie die besessene Maria von Magdala?" (Renan, zit. in: Heiler 99f)

Was sich hier aus ironisch-männlicher Sicht als „Torheit" darstellt, ist nichts anderes als ein weiblich-matriarchaler Erfahrungsmodus, der einen starken Kontrast bildet zu dem rationalen dualistischen

Gegensatzdenken. Das matriarchale Bewusstsein kennt keine scharfen Trennungslinien zwischen Leben und Tod. Es versteht beide als zwei Seiten einer Medaille. Zusammen bilden sie die Ganzheit des Lebens; denn Leben gibt es nun einmal nicht ohne den Tod, und dieser wiederum bedingt das Leben. Beide sind untrennbar aneinander gebunden, und so begrüßen matriarchale Menschen in Neugeborenen ihre ins Leben zurückgekehrten AhnInnen.

Zudem ist die Klage um den Geliebten und seine Auferstehung zu neuem Leben ein selbstverständlicher Bestandteil des Glaubensrepertoires antiker Frauen.

Wenn daher Maria Magdalena den Jüngern den Auferstandenen verkündigt, so ist diese Botschaft keineswegs ihre „Erfindung". In ihr konkretisiert sich vielmehr jener uralte Mythos vom sterbenden und auferstehenden Heros. Er senkte sich förmlich auf den Gesalbten der Frauen, fand in ihm zum wiederholten Male eine erneute Bestätigung.

Diese Konkretisierung wurde selbstverständlich auch noch dadurch begünstigt, dass die Verkündigung der jesuanischen Botschaft gerade für die Frauen – allen voran Maria Magdalena – von existenzieller Bedeutung war: Ihretwegen hatten sie Jesus Jahre lang nicht nur materiell, sondern auch mit ihren Erfahrungen und Erkenntnissen, mit all ihrer Liebe und Zuwendung unterstützt. Sie hatten ihn als eine Verkörperung ihrer ureigensten Wahrheiten erlebt – und die konnten nicht einfach sterben.

Auch in gnostischen Texten ist es Maria Magdalena, die die Jünger dazu bringt sich aufzumachen, und die Lehre von der Malchut zu verbreiten, statt lethargisch herumzusitzen. (Ausführliches dazu in meinem Buch *Maria Magdalena*.)

Dem amerikanischen Theologen Leonard Swidler fiel auf, dass die innige Beziehung der Frau zur Auferweckung von den Toten nicht auf die Auferstehung Jesu beschränkt ist und das Weibliche in auffallender Weise an den in den Evangelien beschriebenen Auferweckungen durch Jesus beteiligt ist.

Zusammenfassend stellt er fest: „Jesus erweckte eine Frau von den Toten (die Tochter des Jairus) und erweckte zwei andere Personen hauptsächlich auf Bitten von Frauen." (Swidler 179) Gemeint ist der Jüngling zu Nain, der einzige Sohn einer Witwe, deren Trauer um den toten Sohn Jesus zutiefst rührt und sein Erbarmen erweckt, so dass er ihr den Sohn geheilt zurückgibt (Lk 7,13ff).

Ein ähnliches Motiv finden wir auch bei der Auferweckung des Lazarus in Jh 11. (Hierzu Näheres in meinem Buch *Maria Magdalena.*) Auch hier war es das Weinen Marias um ihren verstorbenen Bruder, das Jesus zu Tränen rührte und ihn zum Handeln bewegte.

Bei dieser Gelegenheit kommt es zum ersten Mal im Neuen Testament zwischen Jesus und Marias Schwester Martha zu einem Gespräch über das Selbstverständnis Jesu, der ihr bei dieser Gelegenheit erklärt: „Ich bin die Auferstehung und das Leben" (Jh 11,25).

Die nach-österliche Botschaft der Frauen aber wurde zu *der* zentralen Botschaft schlechthin, ja, sogar zum Ausgangspunkt des christlichen Glaubens, der sich ohne diese Botschaft eben nicht verbreitet hätte. Dass sie ihren Ursprung in der weiblichen Seele hat, wird dabei allerdings zumeist übersehen. In der Gewissheit, dass der von ihnen Belehrte, Gesalbte und Geliebte den Tod überwunden hatte, schenkten die Frauen der Welt jene Botschaft, die wichtige Aspekte des matriarchalen Weltbildes enthält und ausschließlich auf ihre Initiative hin weitergegeben wurde – wenn auch mit tragischen Verfälschungen …

Was aber sollen wir uns heute vorstellen unter dieser Botschaft der Frauen? Können wir heute noch etwas anfangen mit dem Gedanken an Jesu Auferstehung?

Vier Möglichkeiten, Auferstehung zu verstehen

Bis heute gibt es kaum Klarheit darüber, was unter dem christlichen Auferstehungsglauben zu verstehen ist. Selbst unter den Verfassern der neutestamentlichen Berichte herrscht darüber keine Einigkeit. Die Vielfalt ihrer Darstellungen lässt erkennen, wie wenig sie – ebenso wie spätere Interpreten und Exegeten – das mit *Auferstehung* oder *Auferweckung* bezeichnete Ereignis „in den Griff bekommen" haben.

Nach aufmerksamer Lektüre der recht unterschiedlichen Berichte, zeichnen sich vier Möglichkeiten ab, dieses Ereignis zu verstehen:

a) Auferstehung als physisches Geschehen

Es handelt sich hierbei um eine seit Jahrzehnten äußerst beliebte Vorstellung, die Forscher sogar beflügelt, die Spuren Jesu nicht nur bis nach Indien zu verfolgen, sondern auch noch das leere Grab zu

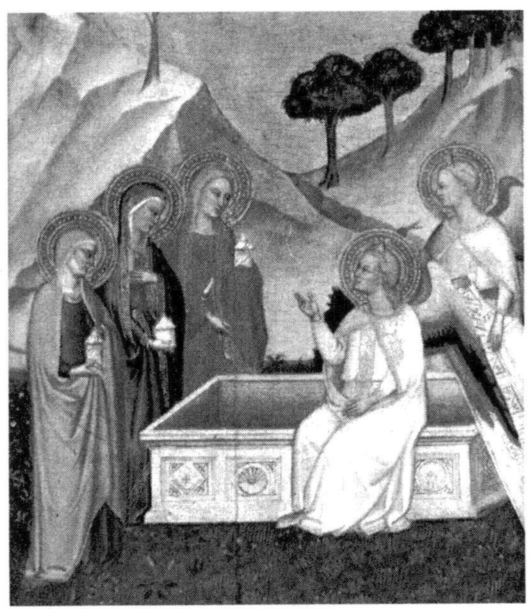

Die drei Marien am leeren Grab. Die beiden weißgekleideten Jünglinge erscheinen hier als Engel. (Andrea Orcagna, 1370)

erklären, was anders nicht möglich ist. Nur wenn Jesus nicht wirklich tot war und aus einer Art Tiefschlaf wieder erwachte, gewinnt das leere Grab an Plausibilität. In diesem Fall hätte er sich in einer Art Koma befunden, aus dem er mittels Heilkräutern ins Leben zurückgeholt wurde. Dafür spricht der Bericht des Johannes, wonach der einstige Gesprächspartner Jesu, Nikodemus, ein kleines Vermögen an Grabbeigaben gespendet hat. Wie es heißt, wurden hundert Pfund Myrrhe und Aloe mit Jesus in die Leinentücher gewickelt, die offensichtlich seiner Rückkehr ins Leben äußerst dienlich waren (Jh19, 39).

Dazu passen auch die zwei Jünglinge (Johannes nennt sie ‚Engel') in weißen Gewändern, von denen Lukas berichtet. Sie waren möglicherweise Mitglieder der bekannten Sekte der Therapeuten oder Essener, die ihm bei der Rückkehr ins Leben behilflich waren.

Wie zur Bestätigung dieser Vermutung schreibt Lukas (im Gegensatz zu Johannes, bei dem der Auferstandene eine Berührung durch Maria verweigerte), dass er sich durchaus anrühren ließ. Und zwar mit der Begründung: „… denn ein Geist hat nicht Fleisch und Bein, wie ihr seht, dass ich es habe." (Lk 24,39) Und Jesus bestätigt diese Behauptung, indem er sich einen gebratenen Fisch bringen lässt, den er vor ihren Augen verzehrt. Und so wissen die Jünger gleich von mehreren leibhaftigen Begegnungen mit dem Auferstandenen zu berichten. – Manche waren aber auch anderer Art …

b) Auferstehung als geistiges – äußeres – Geschehen

Hier ist nicht mehr vom leibhaftigen Jesus die Rede. Der Auferstandene erscheint vielmehr in einer Art Geistleib und kann durch verschlossene Türen und Wände gehen. In dieser Gestalt lässt er sich nicht berühren und nimmt auch nichts zu sich. Dennoch begegnet er den JüngerInnen in einer Weise, dass die Verfasser auch hier von einem objektiven, für alle erkennbaren Geschehen auszugehen scheinen.

c) Auferstehung als geistiges – inneres – Erleben

In diesem Fall beschreibt der Begriff ‚Auferstehung' kein objektives Ereignis, sondern vielmehr ein innerpsychisches subjektives Erleben. Grundlage hierfür sind persönliche Visionen und Auditionen einzelner Menschen, die für andere weder sichtbar noch hörbar sind.

d) Auferstehung als symbolische Erfahrung

Keine der bisher genannnten Möglichkeiten kommt für das moderne theologische Verständnis von Auferstehung in Betracht. Stattdessen steht hier das Faktum, dass Jesus bis heute in den Schriften und Seelen vieler Menschen lebendig ist und nach wie vor verkündigt und glaubend verehrt wird, im Mittelpunkt. Folglich ist Jesus in die Verkündigung hinein – ins Kerygma – „auferstanden". Auferstehung als Symbol für das Überleben der Gestalt und Verkündigung Jesu, durch die er immer wieder neu in den Seelen der Menschen auferweckt wird zu neuem Leben.

Genau darin liegt das enorme Potenzial des Auferstehungsgedankens, den Frauen in die Welt setzten. Die Jünger entdeckten dieses Potenzial erst durch die Frauen, machten daraus aber schon bald einen Machtfaktor, so dass Frauen wiederum ausgegrenzt wurden.

Darum wird es unter anderem im nächsten Kapitel gehen.

6

Die Veruntreuung der Botschaft Jesu

Was ich nicht bin, dafür werde ich gehalten,
der ich doch nicht bin, was ich für viele war,
anderes reden sie von mir, niedriges – meiner nicht würdig.
(Apokryphes Jesuswort)

Der du die weite Welt umschweifst,
Geschäftiger Geist,
Wie nah fühl ich mich dir!
Du gleichst dem Geist,
Den du begreifst.
Nicht mir!
(Goethe – Faust I)

Jesus hat nichts Schriftliches hinterlassen. Offenbar misstraute er dem toten Buchstaben. Stattdessen setzte er auf das lebendige Wort – und das war er selbst.

Bis heute lebt das gesprochene Wort durch den Menschen, der es spricht. Anders als das geschriebene Wort kommt es nicht unabhängig von dem oder der Sprechenden zu uns und ist daher besser zu verstehen; denn die Bedeutung eines Wortes steht und fällt mit dem Menschen, der es spricht. Es gestattet uns zu sehen, ob Rede und Verhalten eines Menschen im Einklang miteinander stehen und ob er authentisch ist.

Wie ich gezeigt habe, stimmten bei Jesus Reden und Handeln nicht von Anfang an überein. Das aber änderte sich und er entwickelte eine neue Lehre, die aus seinen Erfahrungen erwachsen war. Er verkündete die Göttlichkeit weiblicher Werte und begriff ihre Umsetzung als Anbruch der Malchut, in der er eine Zeit des Heils sah. Mehr und mehr war er bereit, sich an weiblichen Werten auszurichten, ohne damit seine Männlichkeit zu verleugnen. Zunehmend entsprach sein Verhalten nun auch seinen Lehren. Als einen solchen Menschen im Einklang mit sich selbst erlebten ihn seine Jünger und Förderinnen.

Mit seinem Tod schwand die Möglichkeit eines solchen direkten Zugangs. Lehren und Verhaltensweisen Jesu gingen in das Gedächtnis der Menschen ein, die um ihn waren. Die Nachwelt war nunmehr auf ihre Erinnerungen angewiesen. Je nach Bewusstseinsstand und Wahrnehmungsfähigkeit hatten sie ihn nicht alle in der gleichen Weise wahrgenommen, erkannt und verstanden. In manchem waren sie sich einig, dann wieder gab es Unterschiede in jenen Erinnerungen, die sich ihrer Seele eingebrannt hatten.

Eine schriftliche Fixierung erschien zunächst überflüssig, denn jeden Tag wurde das Hereinbrechen der Malchut – der Beginn der Heilszeit – erwartet. So hatte es Jesus verheißen, als er noch voller Hoffnung gewesen war. Doch keiner seiner Jünger hatte die letzte öffentliche Rede an die Frauen von Jerusalem mit angehört. Alle waren sie geflohen, hatten sich versteckt oder waren zu ihren Familien zurückgekehrt. So wussten sie nicht, dass er in den letzten Stunden seines irdischen Daseins alle Hoffnungen verabschiedet hatte.

Die Frauen aber, die jene erschütternde Rede gehört hatten, müssen entsetzt gewesen sein. Was wäre mit Jesus und ihrer Botschaft – die zu seiner geworden war – geschehen, wenn sie die Jünger nicht hätten veranlassen können, sie den Menschen zu verkündigen? Sollte ihre Unterstützung etwa umsonst gewesen sein? – Nein, die Frauen waren nicht bereit, der Verkündigung der Malchut einfach so den Rücken zu kehren, auch wenn Jesus selbst vor seinem Tode nicht mehr an ihre unmittelbar bevorstehende Ausbreitung geglaubt hatte. Aber seine gut verständlichen Worte und Bilder vom Anbruch der neuen Zeit hatten sich ihnen eingeprägt. In ihnen hatte Jesus das festgehalten, was den Frauen so unendlich viel bedeutete. – Es musste also weitergehen.

Nach Jesu Tod verblasste das „lebendige Wort", das Jesus selbst war, und seine Botschaft erfuhr eine persönliche Verarbeitung durch Frauen und Männer der ersten Stunde. Dabei waren es die Frauen, die die Apostel immer wieder an die Worte Jesu erinnerten – auch wenn sie oft nicht gehört wurden.

Aus dem Erinnerungsschatz aller entstand eine mündliche Überlieferung, die nur sporadisch auch schriftlich festgehalten wurde.

Mit der Zeit aber dämmerte es allen, dass die Malchut sich nicht so rasch ausbreiten würde, wie Jesus es ihnen verheißen hatte. Die schriftliche Niederlegung wurde als Notwendigkeit aber erst erkannt, als die meisten von ihnen bereits verstorben oder in alle Winde verstreut waren.

Inzwischen hatte der Apostel Paulus längst mit der Abfassung und Versendung seiner Briefe an die von ihm gegründeten kleinasiatischen Gemeinden begonnen – und damit eine gefährliche Form des Nicht-Wissens über Jesus verbreitet, die den christlichen Glauben in eine völlig falsche Richtung lenkte. Nach seiner Meinung war es überflüssig, den irdischen Jesus gekannt zu haben. Ihm genügten seine späteren Visionen und Auditionen, von deren göttlichem Ursprung er fest überzeugt war.

Andere widersprachen. So entstanden die vier Evangelien als Korrektur dessen, was Paulus verkündete.

Was die Christenheit heute als „lebendiges Wort" bewahrt, ist bereits durch viele Kanäle gelaufen und wird zum Teil aus einer männlichen Perspektive erzählt. Auch haben die Verfasser unterschiedliche Materialien verarbeitet und nicht immer die gleichen Schwerpunkte gesetzt.

Verdrängungen und Beschönigungen im Hinblick auf die Gestalt Jesu blieben nicht aus, und nach ihrer Abfassung mussten die Texte diverse Übersetzungen und Bearbeitungen über sich ergehen lassen, die bis heute anhalten. Sie alle haben eines gemeinsam: Sie gehen zu Lasten von Frauen, – was bei jeder Bearbeitung erneut zum Tragen kommt. Zumindest stellenweise lasst sich durchaus von Manipulationen reden.

Zu diesem Thema gibt es eine Reihe von Veröffentlichen. Aus ihnen greife ich den Soziologen Anton Mayer heraus auf Grund seines scharfen Blicks für das Geschlechterverhältnis in den Texten. In seinem Buch *Der zensierte Jesus* (S.226) schreibt er: „Wo immer eine Möglichkeit sich bot, wurde der bereits kanonisierte Text erneut zu Gunsten der Männer geändert." Bei einem Vergleich unterschiedlicher Übersetzungen stellt er „so kleinliche Änderungen" fest, die niemand für möglich halten würde. War in einem Text zum

Beispiel ursprünglich von „Frauen und Männern" die Rede, so erfolgte eine Änderung in „Männer und Frauen".

Es gibt eine Fülle solcher Beispiele, so dass an machen Stellen im Hinblick auf das „lebendige" Wort Jesu nicht einmal die Überlieferung desselben übrig blieb und an seine Stelle der tote Buchstabe trat.

Doch all diesen Verfremdungsprozessen zum Trotz unterscheiden sich die Evangelien dennoch auf recht wohltuende Weise von den frühesten Texten des christlichen Glaubens, die – wie gesagt – von Paulus stammen und in ihrer Wirkmacht kaum zu überbieten sind.

In den Briefen des Apostels begegnen wir einer völlig anderen Botschaft, die zwar auch „christlich" genannt wird, die jedoch mit dem Gottes- und Menschenbild Jesu und seiner entsprechenden Verkündigung nichts mehr zu tun hat. Wir werden uns diese gravierenden Unterschiede ansehen, um zu begreifen, was es mit der Veruntreuung der ursprünglichen Botschaft auf sich hat.

Dazu gehört auch die geschlechterdifferente Schieflage, die durch Paulus und seine Schule verbreitet wurde und die allem widerspricht, was Jesus wollte. Den Männern war's recht – und das erklärt wohl auch den fulminanten Erfolg der paulinischen Theologie.

Er zeigt sich bis heute darin, dass in den Kirchen weitaus häufiger Paulus-Texte zitiert und als Grundlage von Sonntagspredigten ausgewählt werden als Texte aus den Evangelien. Jesus wird so in den Hintergrund gedrängt.

Es ist jedoch ein Unterschied, ob „der gekreuzigte und auferstandene Herr" verkündigt wird oder der lebendige Jesus und seine Botschaft. Dabei wird eines deutlich: Wo Jesus in den Hintergrund treten muss, werden auch die Frauen zurückgedrängt.

Mit Paulus beherrschen die Männer mit ihren Glaubensvorstellungen wieder das Bild und die ganze Abwertung des Weiblichen beginnt von Neuem. Mit dieser Verlagerung wird die Botschaft Jesu letztlich zunichte gemacht.

Er, der für diese Botschaft in den Tod gegangen ist, starb solange vergebens, wie diese Botschaft nicht verkündet und in konkrete Verhaltens- und Lebensweisen überführt wird. Am Ende wurde auch noch sein Tod missbraucht, um einem männlichen Gottesbild zum Sieg zu verhelfen. Der zornige Gott, der ein Sühnopfer braucht, um vergeben zu können, trat wieder in den Vordergrund. So bestimmen bis heute die verdrängten Schuldgefühle eines Petrus und Paulus die Botschaft vom Gekreuzigten, der angeblich für uns Menschen dahingegeben wurde, um unsere Schuld zu sühnen, – eine irrsinnige Lehre, wie ich zeigen werde, die insbesondere Frauen auf dem Gewissen hat und ihr Schuldbewusstsein verstärkt, statt sie zu befreien.

Im Neuen Testament begegnen wir also recht unterschiedlichen Arten der Veruntreuung Jesu. Zu einer regelrechten Verfälschung seiner Botschaft aber kommt es erst bei Paulus. Aus dem einstigen Verfolger der Christenheit wurde so der Verfolger der Botschaft jenes Jesus von Nazaret, den die Evangelien leibhaftig zu beschreiben versuchen, von dem Paulus aber „dem Leibe nach" nichts wissen wollte.

Diesen Prozess der Veruntreuung möchte ich nunmehr nachzeichnen, indem ich Aussagen der Evangelisten mit jenen des Apostels Paulus vergleiche. Dabei will ich mich auf folgende drei Schwerpunktthemen beschränken:

1. die Vergebungs- und Gotteslehre,
2. die Verkündigung der Malchut,
3. die Bedeutung von Frauen.

Bevor ich mich diesen Themen im Einzelnen zuwende, möchte ich kurz beschreiben, wie es zu jener bahnbrechenden Bedeutung kam, die der ehemalige Verfolger der frühen Christenheit innerhalb von wenigen Jahrzehnten für die Verkündigung der christlichen Botschaft gewann und schließlich zum prominentesten der Apostel avancierte.

Vom Saulus zum Paulus

Wie Paulus selbst berichtet, war er von Beruf Zeltmacher und gehörte der politisch-religiösen Partei der Pharisäer an, – jener frommen Bewegung der „Abgesonderten“, die sich einem strenggläubigen Lebenswandel nach biblischen Gesetzen verschrieben hatten. Außerdem besaß er eine jahrelange Ausbildung als Schriftgelehrter. Er verkörperte demnach jenen Typus des frommen Juden, mit dem sich Jesus in den Texten der Evangelienschreiber immer wieder auseinandersetzen musste, weil sie ihm Irrlehren unterstellten, – von denen er sich jedoch immer wieder auf erfrischende Weise durch sein am Menschen ausgerichtetes Gesetzesverständnis distanzierte.

In seiner Rolle als Pharisäer haben wir es nicht mit Paulus, sondern mit Saulus zu tun. Das war sein ursprünglicher Name. Er bedeutet „der Große“. Erst nach seiner Bekehrung zum christlichen Glauben nannte er sich dann Paulus, „der Kleine“. Mit dieser Namensumwandlung dokumentierte er seine Stellung unter den Aposteln als zuletzt Angekommener, aber immerhin als Apostel.

Das Neue Testament erwähnt Saulus zum ersten Mal anlässlich der Steinigung des Christen Stephanus durch die Juden, an der sich Saulus als Vertreter der jüdischen Obrigkeit beteiligte. Darüber erfahren wir bei Lukas in der Apostelgeschichte (8,1): „Saulus aber hatte Gefallen an seinem Tode.“ Es wird allgemein davon ausgegangen, dass er sich an dieser Steinigung aktiv beteiligte. Zudem beflügelt sie ihn auch dazu, die Verfolgung der frühen ChristInnen nun selbst in die Hand zu nehmen. So lässt er sich vom Hohen Rat zum Kommissar für die Bekämpfung von ChristInnen ernennen und wird zu ihrem namhaftesten Verfolger.

Vom Jerusalemer Tempel holt er sich Dokumente, mit denen er sich in Begleitung einiger Wachen der Tempelpolizei auf den Weg nach Damaskus macht. Dorthin waren viele der ChristInnen vor den jüdischen Verfolgern geflohen. Saulus wollte sie nach Jerusalem zurückbringen, um sie dort verurteilen zu lassen.

Auf dem Weg nach Damaskus vollzieht sich jene wundersame Wandlung, die aus dem Verfolger des christlichen Glaubens dessen fanatischsten Verfechter macht und ihn damit von Grund auf verändert, wie immer wieder behauptet wird.

Lukas beschreibt in der Apostelgeschichte das Ereignis seiner Bekehrung aus der Perspektive des späteren Apostels: In einer Vision erscheint ihm Jesus und stellt ihm die eindringliche Frage: „Saul, Saul, was verfolgst du mich?“ (Er spricht ihn hier mit seinem hebräischen Namen an.) Als der Angesprochene sich nach dem Urheber dieser Worte erkundigt, erfährt er: „Ich bin Jesus, den du verfolgst.“ Danach erhält er den Auftrag: „Steh auf und geh in die Stadt; da wird man dir sagen, was du tun sollst.“ (Apg 9,4ff) Als Saulus sich erhebt, ist er blind und hilflos. So bringen ihn seine Begleiter nach Damaskus.

Dort träumt ein gewisser Hananias, ein nach Damaskus geflohener Christ, er solle in einem bestimmten Haus „nach einem Mann mit Namen Saulus von Tarsus“ fragen. Hananias ist entsetzt, hat er doch gehört, dass dieser Mann die ChristInnen verfolgt und „wie viel Böses“ er ihnen bereits angetan hat. Außerdem weiß er bereits von dessen hohepriesterlichem Auftrag, ChristInnen in Damaskus gefangenzunehmen (9,10ff).

Am Ende aber vertraut Hananias doch der Botschaft seines Traumes und tut, wie ihn dieser geheißen hat: Er sucht Saulus auf, erzählt ihm von seinem Traum und legt ihm die Hände auf. Nach dieser Berührung fällt es Saulus „wie Schuppen von den Augen“ und er kann wieder sehen. Sogleich lässt er sich taufen und bleibt einige Tage bei den ChristInnen von Damaskus.

„Und alsbald predigte er in den Synagogen von Jesus, dass dieser Gottes Sohn sei“ (Apg 9, 20). Zu einer solchen Verkündigung aber hatte Jesus selbst niemanden beauftragt. Nie hatte er den Titel „Gottes Sohn“ für sich beansprucht und sich immer nur als Menschensohn bezeichnet. Selbst das gnostische Schriftgut beschreibt den Verkündigungsauftrag Jesu mit den Worten: „Verkündet das Evangelium von der Malchut!“ (vgl. mein Buch Maria Magdalena, 89)

Aber das konnte der Sechs-Tage-Christ ja nicht wissen. Erstaunlich ist nur, dass er es auch gar nicht wissen wollte. Dass er sich als frisch Bekehrter ohne fundiertes Wissen sogleich an die öffentliche Verkündigung macht, zu der ihn niemand – weder formal noch inhaltlich – beauftragt hatte. Wie er später schreiben wird, interessiert ihn weder der Jesus „nach dem Fleische" noch dessen Lehren (vgl. 2.Kor 5,16). Ihm reicht seine Vision! Belehrungen durch andere sucht er nicht und ist darauf auch noch stolz (vgl. Gal 1,14ff), da er sich selbst von Anfang an zur Lehre berufen fühlt.

Und so wird in der Folgezeit sein Nicht-Wissen kennzeichnend für seine Verkündigung. Deren Erfolg bleibt allerdings vorerst noch aus. Weder die frühe Christenheit noch das jüdische Volk interessiert sich für seine Botschaft vom Gottessohn. So zieht er von Damaskus nach Arabien, kehrt wieder zurück und geht drei Jahre später nach Jerusalem, wo er zwei Wochen mit Petrus verbringt. Bei den Juden und Jüdinnen gescheitert, kehrt er in seine Geburtsstadt Tarsus in Kleinasien (heutige Türkei) zurück. Dort verliert sich für eine Weile seine Spur.

Dann aber taucht er wieder auf und verkündet in der hellenistischen Welt erneut seine Botschaft vom „Sohn Gottes". Hier kommt sie wesentlich besser an; denn was den Juden Blasphemie, war den Griechen eine Selbstverständlichkeit: In ihrer Vorstellungswelt waren Gottessöhne nicht ungewöhnlich. So hatten sie keine Probleme, einen weiteren hinzuzunehmen.

Worin aber bestand der sonstige Inhalt seiner Verkündigung? Was hatte er den Menschen zu sagen über diesen neuen Glauben, von dem er doch gar keine Ahnung hatte? Schließlich verfügte er nur über rudimentäre Kenntnisse aus dritter und vierter Hand.

Die Jünger waren immerhin zwischen ein und drei Jahren (die Evangelien lassen beide Zeiträume zu) mit Jesus in engstem Kontakt gewesen. Auch wenn sie ihn dennoch nicht wirklich verstanden hatten, so verfügten sie doch über wesentlich mehr Wissen als Paulus, der meinte, seine Vision reiche aus, um seinen Anspruch auf ein Apostelamt geltend machen und andere belehren zu können, – und das, obwohl er den irdischen Jesus, der gelebt und geliebt, gelehrt und gelitten hat, für bedeutungslos erklärt. Was für ihn zählt, so erklärt er immer wieder, ist der gekreuzigte und auferstandene Christus – genauer gesagt: seine Vorstellung von ihm.

Mit diesem Argument wischt er genau das vom Tisch, was die anderen Apostel ihm voraus hatten: Sie kannten Jesus in leiblicher

Gestalt, hatten ihn hautnah erlebt, waren mit ihm durch das Land gezogen und hatten seinen Worten gelauscht. Sie hatten beobachtet, wie er Menschen von ihrer Schuld befreite, sie heilte und aufrichtete, sie aber auch vor den Pharisäern und Schriftgelehrten in Schutz nahm, – vor jenen also, zu denen auch Paulus gehörte und die mit Jesus immer wieder gestritten hatten, es besser wussten als er und ihn der Irrlehre bezichtigten.

Paulus macht nun aus der Not eine Tugend, indem er den historischen Jesus für irrelevant erklärt gegenüber seinen eigenen visionären Erlebnissen. Alles Leibliche zählt für ihn nicht mehr.

Auch das jüdische Gesetz, dem er sein Leben lang die Treue gehalten hatte, erachtet er nach seiner Bekehrung für „Dreck" und lässt verlauten: „Ist jemand in Christus, so ist er eine neue Schöpfung: Das Alte ist vergangen, Neues ist geworden" (andere Übersetzung: Es ist alles neu geworden 2.Kor 5,17).

Nach dieser Philosophie zählt nicht mehr der leibliche Jesus, sondern nur noch der Auferstandene, der ihm begegnet ist. Und so erklärt er – allen fehlenden Erfahrungen zum Trotz: „Bin ich nicht Apostel? Habe ich nicht den Herrn gesehen?" (1.Kor 9,1) Was musste er sich da um den historischen Jesus und seine Lehren kümmern?

Wie der protestantische Theologe Joachim Jeremias jedoch schreibt, „ist der historische Jesus nicht *eine* Voraussetzung unter vielen" für die Verkündigung, „sondern *die eine* Voraussetzung … Nur der Menschensohn selbst und sein Wort können der Verkündigung Vollmacht geben. Niemand sonst und nichts sonst" (Jeremias 19). Doch ignoriert Jeremias den Umstand, dass gerade diese Vollmacht dem selbsternannten Apostel fehlte.

Immerhin bietet er uns einen Maßstab, den wir nun an die Verkündigung des Paulus anlegen können, um zu prüfen, ob in seiner Botschaft „der Menschensohn selbst und sein Wort" verkündigt werden.

Die Vergebungs- und Gotteslehre

Im Neuen Testament lassen sich kaum gegensätzlichere Positionen finden als jene, die Jesus und Paulus entwickelt haben im Hinblick auf ihr jeweiliges Gottesbild und ihre Vergebungslehren. Beide Themen sind aufs Engste miteinander verbunden.

So verkündet Jesus eine liebende Gottheit, die auf die Umkehr – das Umdenken – der Sünder wartet. Wer zu dieser Umkehr bereit ist, wird freudig empfangen, wie es das Gleichnis vom Verlorenen Sohn veranschaulicht.

Ganz anders Paulus: Er setzt an die Stelle einer liebenden Gottheit den gnädigen Gott, mit dessen Hilfe er bestimmte Menschen von vorneherein ausgrenzt, denn diese Gnade ist etwas Willkürliches.

Im 9. Kapitel seines Römerbriefes stoßen wir auf eine recht perfide religiöse Argumentation, die nicht das Geringste zu tun hat mit einer „neuen Schöpfung". Paulus beruft sich bei dem Entwurf seines Gottesbildes, das nicht im Entferntesten etwas mit dem Abba Jesu zu tun hat, auf Mose als Autorität: „Denn zu Mose sagte er (Gott): *Ich schenke Erbarmen, wem ich will, und ich schenke Gnade, wem ich will.* Also kommt es nicht auf das Wollen und Streben des Menschen an, sondern auf das Erbarmen Gottes" (Rö 9,15f). Das Verhalten des Menschen wird hier für bedeutungslos erklärt: Nur der Wille Gottes zählt.

Mit diesen Vorstellungen wehrt der Apostel nicht nur den Gedanken an eine vermeintliche Ungerechtigkeit Gottes ab, sondern auch den Wert menschlicher Einsicht und Wandlung, auf die es nach Jesus unbedingt ankommt. Paulus meint hier die absolute Freiheit Gottes verteidigen zu müssen, die sich von Willkür nicht unterscheidet. Dagegen erscheint der Mensch als ein Nichts.

Dem Widerspruch seiner Sicht begegnet er mit den Worten: „Wer bist du denn, dass du als Mensch mit Gott rechten willst?" Diese Worte stammen aus dem Buch Hiob und stellen dort eine recht erbärmliche abschließende Antwort auf die Frage nach Gott in einer Welt des Leidens – die sogenannte Theodizee-Frage.

Wie Paulus zu wissen meint, hat Gott selbst den Menschen zum

Guten oder zum Schlechten bestimmt. Darauf hat der Mensch weder Einfluss, noch das Recht, diese Freiheit Gottes zu kritisieren:

> *„Sagt etwa das Werk zu dem, der es geschaffen hat:* Warum hast du mich so gemacht? Ist nicht vielmehr der Töpfer Herr über den Ton? Kann er nicht aus derselben Masse ein Gefäß herstellen für Reines (bzw. zur Ehre), ein anderes für Unreines (bzw. zur Unehre)? Gott, der seinen Zorn zeigen und seine Macht erweisen wollte, hat die Gefäße des Zorns, die zur Vernichtung bestimmt sind, mit großer Langmut ertragen; und um an den Gefäßen des Erbarmens, die er zur Herrlichkeit vorherbestimmt hat, den Reichtum seiner Herrlichkeit zu erweisen, hat er uns berufen, nicht allein aus den Juden, sondern auch aus den Heiden" (Rö 9,20-24).

Hier also projiziert der Apostel seine eigene Selbstherrlichkeit auf seinen Gott. Es folgen weitere biblische Zitate zur Untermauerung, die wir uns ersparen wollen.

Paulus befindet sich immer auf der Seite seines Gottes gegen jene Menschen, die Zweifel anmelden, gehört er doch selbst zu jenen Geschöpfen, die zur Ehre geschaffen wurden und erlebt sich als einen „Auserwählten". Folglich weist er jene zurecht, die andere Vorstellungen vom christlichen Glauben haben als er und verabsolutiert die eigene Lehre: „So sich jemand dünken lässt, er sei ein Prophet oder vom Geist erfüllt, der erkenne, dass es des Herrn Gebot ist, was ich schreibe. Wer aber das nicht anerkennt, der wird auch nicht anerkannt" (1.Kor 14,37f). – Er weiß Gott auf seiner Seite. Wer will da etwas anders behaupten?

Sicher hätte er aus anderen Teilen der Bibel auch ein völlig anderes Gottesbild ableiten können. Dass er es nicht tut, sagt eine ganze Menge aus über ihn, über jene Vorstellungen, die in seiner Seele lebendig sind. Die Folgen der von ihm getroffenen Entscheidung sind verheerend, – nicht zuletzt allerdings dadurch, dass dieser höchst zwiespältige Mann zum höchsten Guru und Ratgeber der Männerkirche avancierte – auf Kosten der Menschlichkeit.

Paulus verkündet einen Gott, der offensichtlich Probleme hat mit der Vergebung von Schuld und daher ein blutiges Sühneopfer ver-

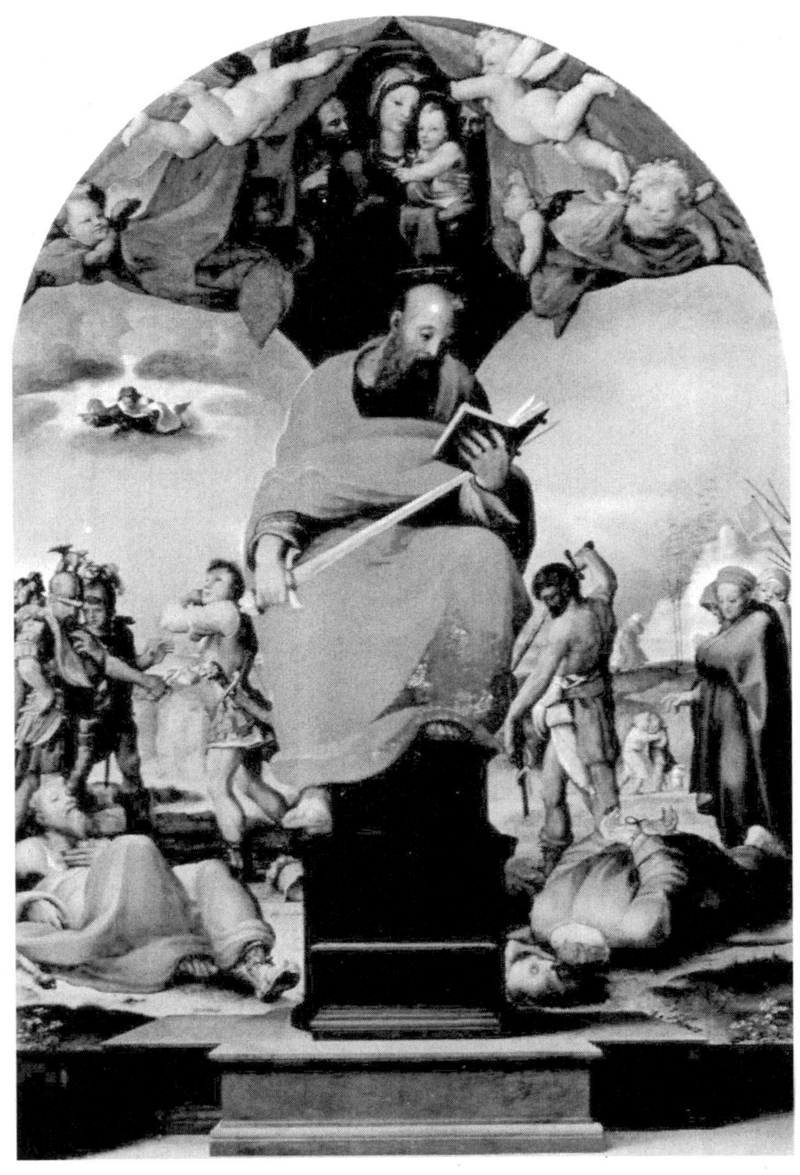

Thronender Hl. Paulus (Domenico Beccafumi, um 1515). Während Gottvater, Maria und das Jesuskind im Himmel weilen, übernimmt Paulus auf der Erde das Regiment mit dem Schwert.

langt. Er lässt seinen Sohn stellvertretend für die Menschheit kreuzigen, die eigentlich den Tod verdient hätte. Folglich lautet die „frohe" Botschaft des Apostels: „Jesus ist für unsre Sünden gestorben." Sie durchzieht seine ganze Verkündigung.

Im Römerbrief fasst er seine diesbezügliche Lehre wie folgt zusammen: Am Kreuz opferte Gott seinen Sohn für die Sünden der Menschen und bestimmte ihn dazu, „Sühne zu leisten mit seinem Blut, Sühne wirksam durch Glauben. So erweist Gott seine Gerechtigkeit durch die Vergebung der Sünden, die früher, in der Zeit seiner Geduld, begangen wurden. ... Denn wir sind der Überzeugung, dass der Mensch gerecht wird allein durch den Glauben, unabhängig von Werken des Gesetzes" (Rö 3,25ff).

Diese wenigen Sätze enthalten gleich mehrere Unzumutbarkeiten:

1. Die Behauptung, der Tod Jesu am Kreuz sei ein „göttliches" Sühne- und Sohnesopfer gewesen.
2. Folglich habe Sündenvergebung etwas mit Blutvergießen zu tun.
3. Angeblich ist es der Glaube an diese Botschaft, die den Menschen gerecht macht.

Mit keiner dieser zentralen Behauptungen kann sich der Apostel auf Jesus berufen, der seinen Tod nicht im Zusammenhang mit der Vergebung von Schuld sah.

Stattdessen entwickelte Jesus eine höchst differenzierte Vergebungslehre, die sich bis heute als höchst stimmig erweist. Ihr lassen sich fünf Voraussetzungen entnehmen, die den Menschen aktiv in den Vorgang der Vergebung einbinden.

Da ich auf sie im Zusammenhang der entsprechenden Gleichnisse bereits eingegangen bin, erinnere ich nur noch einmal kurz an sie:

1. Voraussetzung: *Schuldeinsicht* (Lk 15,17ff; (Lk 18,9ff):
   Nur wenn der Mensch seine Schuld als solche erkennt und anerkennt, kann sie auch vergeben werden.

2. Voraussetzung: *Bitte um Vergebung* (gleiche Texte):
   Wo diese Bitte vorgetragen wird, ist dem Menschen die Vergebung gewiss. Der Bitte nachzukommen stellt auch für Menschen

eine Bereicherung dar. (Jesus: Und da sollte Gott sich nicht erbarmen?)

3. Voraussetzung: *Umdenken, Umkehr, Sinneswandel* (Lk 15,17ff): Eine Bitte um Vergebung ist nur dann ernst gemeint, wenn sich das entsprechende Fehlverhalten nicht ständig wiederholt und sich auch die Einstellung ändert, die dazu geführt hat.

4. Voraussetzung: *Bereitschaft zur Vergebung* (Mt6,12-15; 18,23-35): Wer Vergebung empfangen hat, ist damit eine Verpflichtung zur Vergebung eingegangen. Für Jesus gehört das Prinzip der Gegenseitigkeit zur Grundlage des Menschseins (vgl. seine Goldene Regel: Was du von den Menschen erwartest, das tu auch ihnen.)

5. Voraussetzung: *Liebe* (Lk 7,47):
Jesus sieht einen zweifachen Zusammenhang zwischen Vergebung und Liebe. Zum einen erklärt er: „Wer viel liebt, dem wird auch viel vergeben." Wem fällt es nicht leichter, liebenden Menschen zu vergeben als lieblosen? Andererseits erklärt Jesus ebenso stimmig: „Wem wenig vergeben wird, der liebt auch wenig." Wo es Menschen an Schuldeinsicht und folglich auch am Bewusstsein eigener Vergebungsbedürftigkeit mangelt, stellt sich leicht lieblose Überheblichkeit ein.

Alle fünf Voraussetzungen sind im Beziehungsalltag eines jeden Menschen gut nachvollziehbar. Somit geht es Jesus hier – anders als Paulus – um eine Erfahrungslehre, die nicht nur keiner Opfertheologie bedarf, sondern der eine solche auch widersprechen würde.

Wo immer Menschen in den Begegnungen und Gleichnissen Jesu umkehrten, wo sie ihre Schuld einsahen und um Vergebung baten oder einfach nur gesund werden wollten, da sprach er ihnen Vergebung zu und forderte sie damit auf, an anderen ebenso zu handeln.

Und wenn die Christenheit bis heute sein Gebet nachspricht, in dem es heißt: „Und vergib uns unsere Schuld, wie auch wir vergeben unsern Schuldigern …", so erinnert er sie damit an das Prinzip der Gegenseitigkeit. Es macht keinen Sinn, um Vergebung zu bitten, ohne dazu selbst bereit zu sein.

Den Zusammenhang von rezeptiver und aktiver Vergebung veranschaulichte Jesus mit einem Gleichnis, in dem ein König einem Untertan eine Unmenge an Schulden erlässt, jener aber nicht bereit ist, dasselbe auch seinem Mitknecht zu gewähren, als dieser ihn bittet, ihm einen lächerlich geringfügigen Teil jener Schuld zu erlassen.

> „Als der König davon hört, wird er zornig und schilt den Hartherzigen: ‚Du böser Knecht, deine ganze Schuld habe ich dir erlassen, weil du mich darum gebeten hast; hättest du dich da nicht auch erbarmen sollen über deinen Mitknecht, wie ich mich über dich erbarmt habe?' Und er überantwortete ihn den Peinigern, bis er bezahlt hätte, was er ihm schuldig war. – So wird auch mein himmlischer Vater euch tun, wenn ihr nicht jeder seinem Bruder von Herzen vergebt."

Nach Jesu Vorstellung erfährt der Mensch eine enorme Vorleistung an göttlicher Vergebung, bevor er selbst anderen gegenüber dazu verpflichtet wird. Als Beschenkter, der sich der Vergebung gewiss sein kann, soll sich der Mensch die göttliche Vergebensbereitschaft zum Vorbild nehmen und selbst ein Vergebender werden – denn Schuld gehört nun einmal zum Menschsein und ist nicht etwa Anlass für göttlichen Zorn, wie Paulus meint.

Wie fremd klingt dagegen dessen Botschaft vom Kreuzestod als Voraussetzung göttlicher Vergebung. Paulus erklärt den Mord an Jesus zum *göttlichen Liebeserweis* und macht den römischen Marterpfahl damit zum göttlichen Instrument der Vergebung, zum Symbol für Erlösung und Heil. – Nein, aus solcher Lehre und Symbolik konnte der Welt kein Heil widerfahren!

In der Lehre des Paulus begegnen wir einer durch und durch Jesus fernen Sprache, mit der das Verhältnis Gott – Mensch völlig anders beschrieben wird als bei Jesus. An die Stelle von Liebe und Vergebung rückt Paulus die *Versöhnung zwischen Gott und Mensch* in den Mittelpunkt dieses Verhältnisses. Jesus kennt dagegen nur *zwischenmenschliche Versöhnung*, zu der er verfeindete Menschen

– auch mit dem Gebot der Feindesliebe – aufrief. Im Verhältnis zu Gott dagegen bedurfte es keiner Versöhnung; denn hier sah Jesus kein Feindschaftsverhältnis.

Das aber tut Paulus. Seine Theologie geht von einem „Zorn" Gottes über die Sünden der Menschen aus und setzt damit ein primäres Feindschaftsverhältnis zwischen Gott und Mensch (vgl. Römer 5,8ff) voraus, das erst einmal durch den Glauben an seine Versöhnungslehre in Ordnung gebracht werden muss.

Dahinter verbirgt sich eine äußerst patriarchale Vorstellung, die für einen erwachsenen Menschen recht kindische Züge trägt: die Erinnerung an einen zornigen Vater, der versöhnlich gestimmt werden muss durch entsprechende Gehorsamsleistungen, die auch Paulus immer wieder als „Gehorsam des Glaubens" einfordert.

Während sich bei Jesus Vergebung als ein lebendiger Prozess darstellt, der immer wieder neu in Gang gesetzt werden muss, ist die Versöhnungsvorstellung des Paulus statisch: Das einmal erbrachte Opfer gilt als *die* „Heilstat" schlechthin, an der der Mensch selbst jedoch keinen Anteil hat. Er soll nur an sie glauben.

Damit aber verpflichtet Paulus die Menschen auf den Glauben an *seine* Verkündigung, die jedoch der Botschaft Jesu in eklatanter Weise widerspricht.

Mit seiner Lehre bescherte Paulus der Christenheit eine zweitausendjährige Darstellung des Gekreuzigten als *die* Heilsfigur, durch die der lebendige Jesus und seine Lehren in den Hintergrund gedrängt wurden.

Nun ist aber die Sinngebung, die Paulus dem Tod Jesu mit seiner Lehre zuspricht, alles andere als „neu". Entstammt sie doch der alten jüdischen Opfer- und Sühnetheologie, die ihm als Pharisäer und Schriftgelehrten nur allzu vertraut war. Gerade dieser Theologie hatte Jesus vehement widersprochen, als er Viehhändler und Geldwechsler mit einer Peitsche aus dem Tempelhof jagte und ihnen vorwarf, sie würden das „Haus Gottes" entweihen, das er als stille Stätte des Gebets geheiligt wissen wollte (Mk11,15-19par.; Jh2,13-16).

Mit dieser Aktion gegen das tagtägliche blutige Gemetzel „im Auftrag Gottes" hatte Jesus im Grunde genommen die Priester gemeint und all jene, die ihre Opfervorschriften unterstützten und sich durch sie bereicherten. Das aber waren zum einen die Händler, zum anderen aber auch jene Gruppe, der auch Paulus angehört hatte. Es waren jene, die Jesus aufgrund seiner Kritik am Opferkult ans Kreuz gebracht hatten.

Wenn Paulus nun jedoch die Kreuzigung Jesu zum „göttlichen Sühneopfer“ sowie zur „erlösenden Heilstat“ hochstilisiert, nimmt er genau diese Gruppierung in Schutz und spricht sie frei von der Verurteilung und Initiierung der Ermordung Jesu.

In diesem Zusammenhang betrachtet erscheint es weniger verwunderlich, dass ausgerechnet Paulus die Vergebungslehre Jesu verwirft und sie durch seine eigene ersetzt, mit der er an der alten Sühneopfer-Vorstellung festhalten kann. Ihm geht es also nicht wirklich um etwas Neues, wie er wiederholt vorgibt.

Mit seiner Opfer-Theologie bleibt er nämlich nicht nur hinter der Vergebungslehre Jesu zurück, sondern auch hinter jener des Alten Testaments und der jüdischen Priesterschaft, die lediglich auf Tiere als Sühneopfer zurückgriff. Der Gott des Paulus aber verlangte ein Menschenopfer, um „seinen Zorn“ zu besänftigen, – eine in der Tat sado-masochistische Vorstellung, die vermutlich uralte männliche Schuldgefühle wiederspiegelt, die einst bei der Aneignung unrechtmäßiger Macht entstanden sein mögen (vgl. hierzu Josefine Schreier) und die im Unbewussten des Paulus bei seiner Machtanmaßung wieder an die Oberfläche traten und seine Lehren bestimmen. (In seiner Schrift „Totem und Tabu“ hat Sigmund Freud aufgezeigt, dass einmal verdrängte Schuldkomplexe sich jederzeit wieder reaktivieren können.)

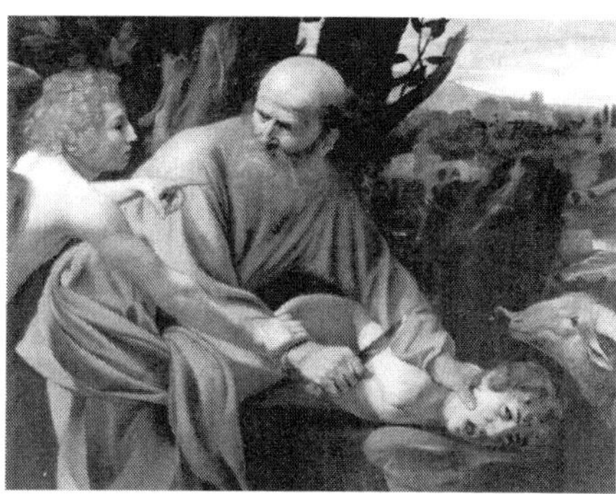

Die Opferung Isaaks (Michelangelo Caravaggio, 1594-1596). Der Gott des Alten Testaments verwirft das Menschenopfer.

Nun entsprach aber selbst nach biblischer Vorstellung das Sohnesopfer nicht wirklich einem göttlichen Willen. Schließlich wurde es in der Geschichte von Abraham und Isaak von Gott selber in ein Tieropfer verwandelt, das irgendwann an die Stelle des Sohnesopfers getreten sein muss. Paulus aber fällt selbst hinter diese Entwicklung noch zurück und beschreitet den umgekehrten Weg: Er ersetzt das zu seiner Zeit übliche Tieropfer durch das Opfer des Sohnes, das nun alle weiteren Tieropfer überflüssig machen soll.

Darin aber folgte ihm die religiöse Elite seines Landes keineswegs, – lebten doch die Priester recht gut von den Opfern, die sie den Menschen aufbürdeten. Erst 70 n. Chr. fand mit der Zerstörung des Tempels das Tieropfer ein jähes Ende – und mit ihm das Priesteramt, das nicht ohne Tempel zu existieren vermochte. [3]

Die Vorstellung aber, dass die Gläubigen „durch sein Blut gerecht gemacht sind“, vergiftet bis heute das Gottesbild und mit diesem den ganzen christlichen Glauben. Sie beflügelte Inquisitoren ebenso wie Reformatoren, die sich gleichermaßen durch seelische Härte und Grausamkeit wie durch Frauenfeindlichkeit auszeichneten.

Sie alle bedienten sich des zornigen richtenden Gottes, den Paulus in den christlichen Glauben zurückgebracht und in Verbindung mit männlichen Machtansprüchen dort etabliert hatte. Auf diese Weise wurden die Quellen der Liebe verstopft, die in Jesu Gottesbild so reichlich sprudeln, beinhaltet es doch eine göttliche Kraft, die den Menschen aus liebender Barmherzigkeit ihre Schuld immer wieder vergibt. Hier gehört Schuld zum Menschsein genau wie Liebe und Vergebensbereitschaft – und ist keineswegs Anlass zum göttlichen Zorn.

Paulus und seine Nachfolger aber zerstörten mit ihren Vorstellungen jene Vergebenskultur, die Jesus entworfen und seinen Jüngern als frohe Botschaft (= Evangelium) zur Verbreitung anvertraut hatte. Sie wurde ersetzt durch eine leib- und lebensfeindliche Lehre, die Paulus in seinem Brief an die römische Gemeinde entfaltet.

Er beschreibt darin den von ihm entworfenen Glauben unter Verwendung des Bildes der Taufe. Mit ihr seien die Gläubigen in den Tod Jesu Christi getauft worden (Rö 6,3): „Wir wurden mit ihm begraben durch die Taufe auf den Tod … unser alter Leib wurde mit gekreuzigt, damit der von der Sünde beherrschte Leib vernichtet werde und wir nicht Sklaven der Sünde bleiben. Denn wer gestorben ist, ist freigeworden von der Sünde“ (Rö 6,4-7).

Tod und Vernichtung werden hier zur Voraussetzung für die Befreiung von Schuld erklärt, – eine lebensfeindliche Lehre im Zusammenhang mit einer ebenso lebensfernen Verheißung, die keineswegs hält, was sie verspricht – nicht einmal für Paulus selbst, der sie verkündet.

Wie er nämlich eingestehen muss, findet er die hier verheißene Befreiung weder durch seine „Erwählung vom Mutterleib" an, die ihn mit Stolz erfüllt, noch durch seine Erwählung zum Apostel; weder durch seine eigene Taufe, noch durch seine Offenbarungen und seinen Glauben an die Versöhnung mit Gott durch den gekreuzigten und auferstandenen Christus.

Wie sonst wäre seine verzweifelte Klage im nachfolgenden Kapitel des Römerbriefes zu erklären, in der er darlegt:

> „... ich aber bin Fleisch, verkauft an die Sünde. Denn ich begreife mein Handeln nicht: Ich tue nicht das, was ich will, sondern das, was ich hasse. Ich weiß, dass in mir – das heißt in meinem Fleisch – nichts Gutes wohnt; das Wollen ist bei mir vorhanden, aber ich vermag das Gute nicht zu verwirklichen. Denn ich tue nicht das Gute, das ich will, sondern das Böse, das ich nicht will. Wenn ich aber das tue, was ich nicht will, dann bin nicht mehr ich es, der so handelt, sondern die in mir wohnende Sünde. ... Ich stoße also auf das Gesetz, dass in mir das Böse vorhanden ist, obwohl ich das Gute will ... Ich unglücklicher Mensch! Wer wird mich aus diesem dem Tod verfallenen Leib erretten? ... Es ergibt sich also, dass ich mit meiner Vernunft dem Gesetz Gottes diene, mit dem Fleisch aber dem Gesetz der Sünde." (Rö 7 14-21 u 24f)

In diesen Worten tritt jene „Gottesvergiftung" (Tilman Moser) zu Tage, mit der die Seelen von Abermillionen Menschen zweitausend Jahre lang hindurch infiziert wurden.

Heute sprechen wir in solchen Fällen von „ekklesiogenen" Neurosen, denen insbesondere Frauen zum Opfer fallen. Dabei handelt es sich um schwere psychische Störungen, die eindeutig aus den

Glaubensinhalten des Paulus erwachsen. Es sind jene Inhalte, die beide Kirchen bis heute mit Vorliebe verkünden.

Auffallend ist bei Paulus – ähnlich wie bei Petrus – das dissoziative Denken, mit dem er sich von seiner eigenen Schuld abspaltet: „... nicht ich, sondern die in mir wohnende Sünde ..."

Beide Apostel distanzieren sich jeweils auf ihre Weise von ihrer Schuld. Sie verdrängen sie, statt sie zu verarbeiten und für ihre Seelsorge und Verkündigung nutzbar zu machen.

Petrus vermochte nicht, sich mit dem lügnerischen Ehepaar in seiner Gemeinde zu identifizieren und auf ihre Ängste einzugehen, als die beiden ihn unbewusst mit seiner eigenen Lüge (der dreimaligen Verleugnung Jesu) konfrontierten. Ebenso wenig verarbeitete Paulus seine mörderische Schuld der ChristInnen-Verfolgung, sonst könnte er gar nicht jene aufs Schärfste verdammen, die er für „Sünder" hält, auch wenn sie in wesentlich geringerem Maße schuldig geworden sind als er.

Die Briefe des Apostels enthalten weder eine Entschuldigung an die frühe Christenheit, noch eine Wiedergutmachung an die Familien der Hinterbliebenen, die er auf dem Gewissen hat. Dagegen fällt auf, dass dort, wo er selbst offenbar nicht anders kann als seine Schuld zu erwähnen, dies auf eine recht distanzierte und abweisende Art geschieht.

Genau wie Petrus setzt auch er sich aufs hohe Ross und stößt Verfluchungen gegen andere Menschen aus – sogar wenn sie „ein anderes Evangelium verkünden" als er –, und wenn es gar die Engel wären! (Vgl. Galater 1,8f) Verflucht wird „jedermann, der nicht bleibt in alledem", was Paulus gelehrt hat (Gal 8,10). Ja, selbst „wer den Herrn nicht liebt, der sei verflucht" (1. Kor 16,22).

Hinter diesen Flüchen stoßen wir auf eine unerträgliche Besserwisserei, Überheblichkeit und Menschenverachtung – Haltungen, die der Botschaft Jesu zutiefst widersprechen. Dennoch behauptet der „Apostel des Herrn", genau dessen Botschaft zu verkünden. Er geht mit seinem Autoritätsanspruch sogar so weit zu fordern: „Wenn einer meint, Prophet zu sein oder geisterfüllt, soll er in dem, was ich euch schreibe, ein Gebot des Herrn (gemeint ist damit Jesus – C.M.) erkennen. Wer das nicht anerkennt, wird nicht anerkannt" (1.Kor 14,37f).

Wohin ihn diese Überheblichkeit im Verbund mit seiner äußerst mangelhaften Vorstellung von Vergebung und seinem Bedürfnis, andere zu Sündern zu stempeln und zu verfluchen, letztlich führt, zeigt sich in einem kurzen Kapitel seines Briefes an die Gemeinde von Korinth (1.Kor 5). Es handelt sich dabei um eine relativ abgeschlossene Handlung, so dass wir nicht länger nur auf Einzelzitate angewiesen sind, sondern uns die Reaktion des Apostels in einem konkreten Zusammenhang anschauen können.

Die Einheitsübersetzung bezeichnet die Begebenheit, um die es hier geht, als einen Fall von „Blutschande", während die Luther-Übersetzung sie als „Ausschluss der Unzüchtigen aus der Gemeinde" tituliert.

Nachfolgend werde ich den Text abschnittweise zitieren, und meine eigenen Kommentare und Erläuterungen jeweils anschließen.

> „Übrigens hört man von Unzucht unter euch, und zwar von Unzucht, wie sie nicht einmal unter den Heiden vorkommt, dass nämlich einer mit der Frau seines Vaters lebt. Und da macht ihr euch noch wichtig, statt traurig zu werden und den aus eurer Mitte zu stoßen, der so etwas getan hat."

Hier lebt ein Mann – wohl nach dem Tode seines Vaters – auch weiterhin mit seiner Stiefmutter zusammen, weil sie sich offenbar gut verstehen – vielleicht sogar lieben. Die Leute scheinen darüber zu reden und haben auch Paulus davon in Kenntnis gesetzt. Sie selbst aber scheinen nicht wirklich Anstoß zu nehmen. Wer will auch schon genau wissen, wie weit diese Beziehung wirklich geht? Und wen geht sie überhaupt etwas an außer diese beiden erwachsenen Menschen? Fest steht, dass die Gemeinde von Korinth tolerant genug ist, die beiden in Ruhe zu lassen. Doch genau dies scheint Paulus nicht zu ertragen.

> „Was mich angeht, so habe ich – leiblich zwar abwesend, geistig aber anwesend – mein Urteil über den, der sich so vergangen hat, schon jetzt gefällt, als ob ich persönlich an-

wesend wäre: Im Namen Jesu, unseres Herrn, wollen wir uns versammeln, ihr und mein Geist, und zusammen mit der Kraft Jesu, unseres Herrn, diesen Menschen dem Satan übergeben zum Verderben seines Fleisches, damit sein Geist am Tag des Herrn gerettet wird."

Paulus fällt ein Urteil in Abwesenheit der von ihm Beschuldigten, ohne sich ein eigenes Bild von ihrem Verhalten gemacht zu haben und verlässt sich ausschließlich auf das, was ihm zugetragen wurde. Er richtet zwei Menschen, ohne sie selbst angehört und ihnen eine Chance zur Verteidigung gegeben zu haben. Und das im Namen Jesu! Hatte dieser nicht zu Lebzeiten erklärt: „Ich richte niemand" und „Richtet nicht, dann werdet ihr nicht gerichtet" (Mt7,1)? Und heißt es nicht im Johannes-Evangelium: „Gott hat seinen Sohn nicht gesandt, damit er die Welt richte …" (Jh 3,17)? Solche Worte hat ein Paulus – trotz „göttlicher Offenbarungen" – offenbar nie vernommen. Er selbst allerdings verwahrte sich gerade noch recht deutlich dagegen, von den Korinthern gerichtet zu werden, als er kurz zuvor schrieb:

„Für mich ist es unwichtig, ob ich von euch oder einem menschlichen Gericht verurteilt werde. Ich selbst richte mich nicht, bin mir auch keiner Schuld bewusst, was mich deshalb noch lange nicht rechtfertigt. Mich richtet nur der Herr. Darum solltet auch ihr nicht voreilig richten, bevor der Herr kommt, der Licht ins Dunkel der Verborgenheit bringen und das Trachten der Herzen offenbar machen wird" *(1.Kor 4,3ff).*

Seine Tinte kann kaum trocken gewesen sein, als er genau das tat, was er bei anderen im Hinblick auf seine Person zu verhindern suchte. – Warum aber gesteht er dem Paar in Korinth nicht zu, was er für sich in Anspruch nimmt? Weshalb hat er das Bedürfnis, voreilig zu richten, – und dann auch noch über eine Angelegenheit, die er aus der Ferne gar nicht wirklich beurteilen kann? Und wie kann er sich erdreisten, auch noch „im Namen Jesu" zu richten, den er dazu missbraucht, „diesen Menschen dem Satan (zu) übergeben", was ihm offenbar ein tiefes Bedürfnis ist. – Sprechen hier etwa seine eigenen verdrängten Schuldgefühle?

Sein erschreckendes Ansinnen begründet Paulus damit, dass es der Rettung der Seele dienen solle, – ein Argument, dem wir später wieder begegnen werden, als Kirchenmänner rund anderthalb Jahrtausende nach Paulus die Leiber von Frauen auf den Scheiterhaufen Europas verbrennen ließen, „um ihre Seelen zu retten". (Angeblich hatten die Frauen Inzucht mit dem Teufel getrieben.)

Jesus ging es darum, die Menschen „vom Satan" zu befreien, sie zu heilen von Besessenheit und anderen Krankheiten, die mit verborgener Schuld im Zusammenhang standen. Paulus aber drängt darauf, zwei Menschen dem Satan auszuliefern und ist empört, dass die Gemeinde in Korinth in ihrer hellenistischen Toleranz diesen Fall offenbar anders beurteilt:

> „Ihr steht nicht besonders gut da, wenn ihr solches toleriert. Wisst ihr nicht, dass ein wenig Sauerteig den ganzen Teig durchsäuert? Schafft den alten Sauerteig weg, damit ihr neuer Teig seid als ungesäuertes Brot. Schließlich ist Christus als unser Passahlamm getötet worden. Lasst uns also das Fest nicht mit dem alten Sauerteig feiern, der Bosheit und Schlechtigkeit bedeutet, sondern mit den ungesäuerten Broten der Aufrichtigkeit und Wahrheit."

Welch ein Kontrast zu Jesus, der sich ebenfalls des Bildes vom Sauerteig bedient – allerdings um damit die allmähliche Ausbreitung der Malchut zu veranschaulichen. In diesem Gleichnis ist von einem Sauerteig die Rede, „den eine Frau nahm und unter drei Scheffel Mehl mengte, bis er ganz durchsäuert war ... (Mt 13,33) Der Sauerteig steht hier für jene weiblichen Werte, um deren Ausbreitung es Jesus vorrangig ging. Für Paulus symbolisiert er hingegen „Bosheit und Schlechtigkeit". Mit dieser Deutung bleibt er dem priesterlichen Denken verhaftet, wonach der Sauerteig kultische Unreinheit symbolisierte, ungesäuerte Brote dagegen bedeuteten Reinheit und standen somit für „Aufrichtigkeit und Wahrheit".

> „Ich habe euch in meinem Brief ermahnt, dass ihr nichts mit Unzüchtigen zu schaffen haben sollt."

Auch das sah Jesus anders: Von ihm hieß es, er habe mit Zöllnern und SünderInnen zu Tische gesessen. Das zeigt, dass er keine Berührungsängste hatte, wie Paulus sie hier nicht nur selbst zur Schau stellt, sondern sie auch von „seiner" Gemeinde einfordert. Nie lehrte Jesus, „Unzüchtige" auszugrenzen. Stattdessen begründet er seine Aufforderung, auch seine Feinde zu lieben, mit den Worten: „Denn der Vater im Himmel lässt seine Sonne aufgehen über Böse und Gute und lässt regnen über Gerechte und Ungerechte" (Mt 5,45). Und an anderer Stelle fordert er dazu auf, das Unkraut bis zur Ernte stehen zu lassen, statt es vorher auszureißen, da man sonst Gefahr läuft, mit ihm auch den guten Weizen auszureißen (vgl Mt 13,24f).

> „Gemeint waren damit nicht alle Unzüchtigen dieser Welt oder alle Habgierigen und Räuber und Götzendiener; sonst müsstet ihr ja aus der Welt auswandern. In Wirklichkeit meinte ich damit: Habt nichts zu schaffen mit einem, der sich Bruder nennt und dennoch Unzucht treibt, habgierig ist, Götzen verehrt, lästert, trinkt oder raubt; mit einem solchen Menschen sollt ihr nicht einmal zusammen essen."

Hier trifft sich Paulus mit Petrus, der bei der Verurteilung der vermeintlichen Habgier des Ehepaares Ananias und Saphira den Tod der beiden Menschen billigend in Kauf nahm – wenn nicht gar mit seinen harten, Furcht einflößenden Worten selbst heraufbeschwor.

> „Ich will also nicht Außenstehende richten – ihr richtet ja auch nur solche, die zu euch gehören –, die Außenstehenden wird Gott richten. *Schafft den Übeltäter weg aus eurer Mitte!" (Im Text kursiv)*

Paulus beharrt also darauf, von den Mitgliedern seiner Gemeinde in Korinth zu verlangen, dass sie gegen ein zentrales Verbot Jesu – andere zu richten – verstoßen sollen. Dennoch glaubt er in dessen

Namen zu handeln und seinen Gemeinden den „ganzen Willen Gottes" kundzutun. Welch eine wahnwitzige Vermessenheit, mit der er für seine Irrlehre auch noch die Autorität „Jesu Christi" beansprucht.

Wie aber kann Paulus auf diesem Hintergrund seine bereits zitierte Behauptung aufrechterhalten:

> „Das Evangelium, das ich verkündigt habe, stammt nicht von Menschen; ich habe es ja nicht von einem Menschen übernommen oder gelernt, sondern durch die Offenbarung Jesu Christi empfangen" (Gal 1,11f).

Wäre dem wirklich so, stünde Jesus mit sich selbst in einem dermaßen massiven Widerspruch, dass seine Lehren so überflüssig wären wie sein Leben. Und genau das behauptet Paulus mit seiner Ablehnung des leiblich-historischen Jesus ja auch. Der hätte für ihn weder zu leben noch zu lehren brauchen. Sterben musste er schon, – und auferstehen selbstverständlich auch, denn was hätte Paulus sonst verkündigen sollen?

Die hier zu Tage getretene Art des Umgangs mit Schuld fand in der institutionellen Männerkirche deshalb so viel Anklang, weil er symptomatisch ist für das männlich-patriarchale Selbst- und Menschenbild (ausführlich darüber in meinem Buch: „...und wieder fühle ich mich schuldig"), in dem Schuld kein Thema in den höheren Rängen der Macht ist. Dort kommen verantwortliche Männer nicht als Schuldige vor: Sie übernehmen die Rolle von Anklägern und Verteidigern, von Richtern und Sachverständigen – die Position von Angeklagten aber schieben sie ausschließlich Frauen und anderen Untergebenen zu.

Folglich trumpfen auch Paulus und Petrus als Ankläger und Richter auf – als Schuldige aber tauchen sie unter. Wie aber sagte doch Jesus: Wem aber wenig vergeben wird, das heißt: wer sich wenig vergeben lässt, der liebt auch wenig.

Kein Wunder also, wenn es beide in grober Weise an Verständnis und Zugewandtheit anderen gegenüber fehlen lassen. Sie selber waren offensichtlich nie bereit, sich ihr eigenes schuldhaftes Verhalten in vollem Umfang bewusst zu machen. Sonst hätten sie es für ihre eigene Reifung und Lehre nutzen können. Jesus hat genau dies ganz offenkundig getan und ist auf diese Weise zu dem von mir beschriebenen Sinneswandel gelangt.

Allem Anschein nach hat sich aber insbesondere Paulus seine Opferlehre, der Petrus folgte, so zurechtgeschustert, dass seine Schuld nicht mehr zur Sprache kommen konnte. Das zeigt der oben angeführte Text aus 1.Kor 4 ganz klar. Niemand hatte über seine Schuld zu urteilen, nur der Herr.

Und so schuf er ein Glaubensgebäude mit den dazugehörigen Vorbildern, das Menschen bis heute daran hindert, mit zwei wichtigen Aspekten ihres Lebens in konstruktiver Weise umzugehen: Mit dem Thema Schuld und Vergebung sowie mit dem Thema Tod.

Die Opfer-Sühne-Theologie des Paulus verhinderte, dass die Vergebungslehre Jesu zum festen Bestandteil eines christlichen Umgangs mit eigener und fremder Schuld werden und eine Vergebenskultur in Gang setzen konnte.

Die christliche Symbolisierung des Todes mit Hilfe eines römischen Folterwerkzeugs aber stellt den natürlichen Tod mit einer erschreckenden Gewalttat in einen unmittelbaren Zusammenhang, nachdem ihn Paulus als „der Sünde Sold“ bezeichnet hat (Rö 6,23). Der Tod als organisches Geschehen und Teil des Lebens wird hier von einem Gewaltszenario überlagert.

Um das volle Ausmaß der Pervertierung der Vorstellungen Jesu zu begreifen, sollten wir uns anschauen, wie Jesus selbst seinen Tod verstanden hat. Es gibt eine Fülle von Hinweisen, dass er ihm ganz bewusst entgegenging, wenn er ihn nicht gar gesucht oder provoziert hat – doch das wäre ein eigenes Thema.

Die Evangelien lassen klar erkennen, dass Jesus nicht nur seinen Tod, sondern auch sein Leben als einen Akt der Hingabe im Dienste an den Menschen begriffen hat. In diesem Sinne sprach er von der Hingabe seines Lebens als „Lösegeld für viele“.

Diese Formulierung wird jedoch vielfach missverstanden; denn eines steht fest: Mit einem „Freikauf von Sünde“, wie sie im Anschluss an die Sicht des Paulus gedeutet wird, hat diese Formulierung nichts zu tun. Sie steht in einem gänzlich anderen Zusammenhang und bezieht sich auf die Bitte zweier seiner Jünger: „Verleihe uns, dass wir einer zu deiner Rechten und einer zu deiner Linken sitzen dürfen in deiner Herrlichkeit!“ (Mk 10,37) Daraufhin erklärt ihnen Jesus, dass es nicht darum gehen kann, sich als Herrschende und Gewalt Ausübende zu begreifen. Er selber habe ihnen den dienenden Mann vorgelebt, folglich könne auch ihnen keine andere Position zustehen, „denn auch der Sohn des Menschen ist nicht gekommen, damit ihm gedient werde, sondern damit er diene und sein Leben gebe als Lösegeld für viele“ (Mt 20,28 + Mk 10,45).

Die letzte Hingabe seines Lebens aber wurde notwendig, als seine Lehren und sein Verhalten von Seiten des jüdischen Establishments mit einem Todesurteil bedacht wurden. In der Erfüllung seiner Lebensaufgabe war unter den damaligen religiösen Bedingungen der Tod inbegriffen. Hätte er ihn vermeiden wollen, so hätte er sich selbst untreu werden müssen.

Sein Tod ist demnach die Folge seines konsequenten Lebens im Dienst an den Menschen, – eine Hingabe, die er auch von seinen Jüngern erwartete, nachdem er sie ihnen vorgelebt hatte. Waren sie zu solcher Hingabe nicht bereit, so hätten sie sich nicht als seine Jünger bezeichnen dürfen. Der sich hingebende Mann sollte ein für allemal den herrschenden Mann ablösen und die Menschen von seinem vorherrschenden Bild befreien. Dieser Zustand hätte dem Hereinbrechen der Malchut entsprochen.

Das Gros der Jünger aber weigerte sich, dieses Vorbild Jesu umzusetzen. Und so ist der herrschende Mann *das* Grundproblem patriarchaler Strukturen geblieben. Es konnte bis heute nicht gelöst werden. Und so wird die Erde auch weiterhin unter seinen zerstörerischen Folgen zu leiden haben.

Wenn die Evangelien erzählen, Jesus habe kranken Menschen vor ihrer Heilung die Vergebung ihrer Sünden zugesprochen, so zeigt sich darin, dass er um den Zusammenhang von psychosomatischen Erkrankungen und Schuldgefühlen wusste. Mit seiner Vergebenspraxis befreite er die Menschen nicht nur von ihrer Krankheit, sondern auch von dem Irrlauben, Gott wolle blutige Sühneopfer, wie sie die Priester in seinem Namen vorschrieben.

Jesu Bild einer vergebenden Gottheit ist in dieser Hinsicht der wohl wichtigste Bestandteil seines Heil bringenden Gottesbildes, das er insbesondere den Männern vorlebte. Da er jedoch nicht bereit war, dieses Gottesbild gegen jenes der Priester einzutauschen, war er bereit die Folgen zu tragen und sein Leben genau dafür zu „opfern", denn am Ende waren es die Priester im Verbund mit der herrschenden Kaste der Sadduzäer, die das Todesurteil über ihn verhängten.

Für Jesus kam es darauf an, den Jüngern begreiflich zu machen, wofür er sein Leben hingab. „Denn ein Vorbild habe ich euch gegeben, damit auch ihr tut, wie ich euch getan habe. ... selig seid ihr, wenn ihr es tut" (Jh 13,13 + 17).

Wären seine Jünger und nach ihnen die Kirche seinem Beispiel gefolgt und die Kirche hätte ihrer ganzen Männerhierarchie ein Leben in Liebe und Hingabe an die Menschen abverlangt, statt sich mit Herrschaftsmacht und Reichtum auszustatten, so hätte sie die Menschen von vielen patriarchalen Irrtümern und Irrwegen erlösen und damit zu einer herrschaftsfreien Vergebenskultur beitragen können.

Inzwischen aber pfeifen es längst die Spatzen von allen Dächern – vorausgesetzt sie konnten überleben –, dass das gegenwärtige patriarchale System keine Zukunft hat. Kein Wunder also, wenn bei Jesus ethische und endzeitliche Lehren untrennbar miteinander verwoben sind. Nur dass die Zeiträume, in denen er seine Vorstellungen und Prognosen verankerte, zu kurz gedacht waren. Das soll in den nächsten Abschnitten deutlich werden.

Die Verkündigung der Malchut

Wenn Paulus nur wenige Aussagen über die Malchut macht und diese auch noch weit davon entfernt sind, das auszudrücken, was Jesus gelehrt hat, so erscheint mir dies symptomatisch für die männliche Unsicherheit gerade im Hinblick auf diese Lehre.

Immerhin gibt es auch in der Theologie keine Einigkeit darüber, was unter der Malchut genau zu verstehen ist. Die im Deutschen verwendeten Begriffe „Reich Gottes“, „Himmelreich“ und „Gottesherrschaft“ sind allesamt hochgradig irreführend, da patriarchal besetzt. Die Worte „Reich“ und „Herrschaft“ haben Anklänge an autoritäre, wenn nicht gar totalitäre Herrschaftsformen der jüngsten Vergangenheit. Beide suggerieren somit genau das Gegenteil von dem, was Jesus mit diesem Femininum zum Ausdruck brachte.

Dagegen lässt uns der Begriff „Himmelreich“ an eine ausschließlich jenseitige Größe denken, was genauso wenig den Vorstellungen Jesu entspricht. – Folglich ist keiner der drei Begriffe geeignet, jene weibliche Wertewelt auszudrücken, die Jesus völlig stimmig als „Malchut“ – als den Machtbereich einer Königin – bezeichnet hat, die im mystischen Judentum auch als „Matrona“ bezeichnet wird.

Nun ist aber auch die heutige theologische Sprache nicht so beschaffen, dass sie den Menschen die Bedeutung der Malchut-Lehre nahe bringen und damit dem zentralen Anliegen Jesu gerecht werden könnte.

Nehmen wir zum Beispiel den typisch theologischen Satz: „Das Reich Gottes ist gegenwärtige Wirklichkeit im Verhalten Jesu und in der Zukunft Gottes.“ Vielleicht denkt der Verfasser hier ja an genau das, was Jesus meinte, doch in seiner Ausdrucksweise wird es leider nicht deutlich.

Auch der nachfolgende Satz fördert nicht gerade das Verständnis der recht konkreten Bedeutung, die *Malchut* bei Jesus hat: „Das Reich Gottes verwirklicht sich überall dort, wo sich ein Mensch ganz bewusst dem Willen Gottes im Gehorsam unterstellt“ (zit. in: Perrin 92). Was immer der Verfasser mit diesen Worten Richtiges gemeint haben mag, seine (patriarchale) Sprache passt einfach nicht zu den (matriarchalen) Bildern und Absichten Jesu. Ihm ging es nicht um die Einhaltung von Vorschriften und Gesetzen, denen „Gehorsam“ entgegengebracht werden müsste, sondern um Veranschaulichungen von Verhaltens- und Seinsweisen, um Bilder menschlichen Selbstausdrucks, an denen jene zu erkennen sind, die dem Patriarchat bereits den Rücken gekehrt haben. Ihre „Umkehr“ bedeutet, dass sie sich der Verwirklichung jener weiblichen Weisheit zugewandt haben, die in der Geschichte der Menschheit immer wieder konkrete Formen angenommen hat und nach Jesu Meinung auch weiterhin annehmen wird.

Aus diesem Grunde spricht Claudia von Werlhof auch davon, dass es im Grunde genommen gar kein Patriarchat gibt, sondern nur ein heruntergekommenes, nicht mehr kultiviertes Matriarchat (s.S. 165). Ohne die vielen alltäglichen Umsetzungen matriarchaler Werte, die vorwiegend von Frauen geleistet werden, könnte ja auch das Patriarchat nicht existieren. Es nährt sich förmlich von dem, was es aktiv unterdrückt und verdrängt, was es erstickt und häufig sogar vernichtet.

Wenn Jesus nun die Umkehr zur Malchut fordert, so blickt er damit in die matriarchale Vergangenheit, in der diese Werte im Bewusstsein als solche verwurzelt und kollektiv wertgeschätzt wurden, was in seiner Gegenwart offenbar nicht mehr der Fall war. Spricht er jedoch von ihrer Erfahrbarkeit im Hier und Jetzt, so verankert er sie in der gelebten Gegenwart, die in die Zukunft hineinwirkt und sich dort nach seiner Auffassung und Hoffnung immer weiter ausbreiten wird.

Somit versteht Jesus die Malchut als etwas längst Gewesenes (Matriarchat). Zu ihm gilt es umzukehren, es aber auch in der Gegenwart neu zu entdecken im schöpferischen Wert mütterlich-fürsorglichen Verhaltens, das sich auch unter Männern ausbreiten soll, da es eine weibliche Dimension des Lebens darstellt, die von Jesus als allein zukunftsträchtig erkannt wurde.

Auf diesem Hintergrund beantworten sich jene Fragen eigentlich von selbst, die in der Theologie immer wieder gestellt werden: Handelt es sich bei der Malchut um

- eine innerpsychische Größe oder eine äußere Welt?
- etwas Gegenwärtiges oder etwas Zukünftiges?
- eine immanente oder eine transzendente Größe?
- etwas, das der Mensch selbst erschaffen soll, oder das ihm im Zuge endzeitlicher Erfüllung in den Schoß gelegt wird?

Selbstverständlich um alles, denn das dualistische Entweder-Oder will hier so gar nicht greifen. Es arbeitet mit Ausgrenzungen, die besonders deutlich bei Paulus zu Tage treten, die hier aber nicht angebracht sind. Das matriarchale Bewusstsein ist nun einmal eine innere Größe, die sich in der äußeren Welt niederschlägt. Es ist gegenwärtig überall dort, wo nach weiblichen Werten gehandelt wird. Hier gilt der bereits erwähnte Slogan der 70er und 80er Jahre: Die Zukunft ist weiblich – oder gar nicht. Das glaubte auch Jesus, ohne die Gegenwart aus dem Blick zu verlieren. Für ihn ist das weibliche Wertesystem eine immanente Größe, die sich innerhalb der Gesellschaft Tag für Tag verwirklicht. Solange es jedoch keine transzendente Anerkennung findet, kann es sich auch nicht in der Welt ausbreiten. Seine Transzendenz aber bezieht es daraus, dass es gelerntes Verhalten übersteigt und somit ein à priori Gegebenes jenseits menschlicher Lernprogramme und Erfindungen darstellt. Wir alle kommen mit dem Bedürfnis nach Liebe zur Welt, aber auch mit der Fähigkeit zu lieben, die sich dann ausbildet, wenn das Bedürfnis befriedigt wurde.

Bei allen Frage- und Problemstellungen, die im Hinblick auf die Malchut in der theologischen Literatur behandelt werden, fällt eines auf: Es wird nicht diskutiert, weshalb Jesu zentrale Lehre weibliche Kategorien dermaßen bevorzugt und sie in Gestalt der hebräischen Malchut oder Schechina in den Mittelpunkt seiner Lehren stellt und nicht etwa den Abba.

Fest steht, dass Jesus in vollem Einklang mit dem mystischen Judentum auch späterer Jahrhunderte weibliche Dimensionen des Daseins und Erlebens, der Erkenntnis und des Verhaltens in besonderer Weise als etwas Göttliches erfahren haben muss und diese

Erfahrung in seiner Lehre von der Malchut zum Ausdruck brachte. Das zeigen die wichtigsten Gleichnisse, die eindeutig an matriarchalen Werten ausgerichtet sind, und die ich an dieser Stelle noch einmal in Erinnerung rufen möchte. Sie enthalten ganz klar eine Verkehrung der existierenden patriarchalen Ordnung und Wertigkeiten, wie sie auch in den Seligpreisungen am Beginn der Bergpredigt des Matthäus und in der Feldrede des Lukas (6,20-6) zum Ausdruck kommen. Die Gleichnisse, an die ich in diesem Zusammenhang besonders denke, sind folgende:

- Die Letzten werden die Ersten sein (Mk 10,31; Mt 19,30 + 20,8; Lk 20,16).
- Die Erniedrigten werden erhöht (Lk 14,11 + 18,4; Mt 23,12).
- Wer sich selbst erhöht, der wird erniedrigt werden (Mt 23,12).
- Das eigentlich Wertvolle ist noch vielfach verborgen und wird noch zu Tage treten (Mt 10,26), – insbesondere dann, wenn der Mann diesen Wert auch wahrnimmt und durch sein Verhalten und seinen Einsatz seine Wertschätzung zum Ausdruck bringt, bzw. aktiv danach sucht (Schatz im Acker und Perle – Mt 13,44-46).
- Die Suche bzw. das Wiederfinden bestimmter Werte (Verlorenes Schaf, Verlorener Groschen, Verlorener Sohn Mt 18,12-14; Lk 15-10).

Mit diesen unterschiedlichen Bildern empfiehlt Jesus, sich nicht länger an die (noch) gültige (patriarchale) Werte-Ordnung zu halten, sondern sie ganz bewusst in ihr Gegenteil zu verkehren, was unweigerlich zu matriarchalen Werten und Ordnungen führt. Dieser Schritt bedarf einer bewussten Entscheidung, einer Loslösung von jenem Gewohnten, das noch der alten Ordnung angehört, wie zum Beispiel das Besitzdenken, das nirgends so ausgeprägt ist wie in patriarchalen Gesellschaften.

In diesem Zusammenhang habe ich bereits auf das Gleichnis vom reichen Kornbauer verwiesen (Lk 12,16-20), das zwar nicht zu den Malchut-Gleichnissen gehört, aber dennoch sehr schön veranschaulicht, worum es geht. Wir begegnen dem Besitzdenken im Bild eines Mannes, der sich ganz bewusst zu einer auf die Anhäufung materieller Güter reduzierten Haltung entschließt und somit die Bedürfnisse seiner Seele ignoriert. Zu ihm sagt Gott am Ende: „Du Narr! Heute Nacht wird man deine Seele von dir fordern; und wem wird dann gehören, was du angehäuft hast?" – Vergessen wir nicht, dass ein wichtiges Motiv zur Etablierung der patriarchalen Ordnung der Wunsch des Mannes war, mit seinem Namen auch seinen Besitz an seinen Sohn zu vererben.

Matriarchale Kulturen kennen keine Verfolgung materieller Ziele, die sich gegen die Bedürfnisse der Seele richten und zu deren Lasten verwirklicht werden.

Auch Frauen unternehmen heute weite Reisen, um die matriarchale Ordnung aus eigener Erfahrung kennenzulernen (Kostbare Perle). Wie sie dann später entdecken, ist sie zwar auch in ihnen gegenwärtig, aber sie ist dennoch aufs Ganze gesehen verborgen, so dass es schon einiger geistig-seelischer Anstrengungen bedarf, um sie voll ins Bewusstsein (ans Tageslicht) zu heben und ihr eine absolute Priorität zu geben (Schatz im Acker).

Wo diese matriarchalen Werte aber gar nicht im Bewusstsein verankert sind, können sie weder gelebt noch in das exegetische Repertoire von Theologen und Pastoren bei ihrem Umgang mit neutestamentlichen Texten eingehen.

Stattdessen flüchten sie gerade in Bezug auf die Lehre von der Malchut in ihre gewohnten Abstraktionen, die alles oder nichts bedeuten können. Die Seelen der Menschen, die genährt werden könnten, gehen dabei leer aus. Sie finden nicht die Nahrung, die sie brauchen und werden der Möglichkeit des Verstehens beraubt.

Genau dieser Eindruck entsteht auch bei der Lektüre der Paulus-Briefe. Suchen wir nach konkreten Inhalten in seiner Weitergabe dieser Lehre an die von ihm betreuten Gemeinden, reiht sich eine Fehlanzeige an die andere. Immerhin erfahren wir aus der Apostelgeschichte, dass Paulus in Ephesus drei Monate lang in der Synagoge lehrte und versuchte, die Menschen dort „vom Reich Gottes zu überzeugen" (Apg 19,8). Er missionierte also auch hier in einer jüdischen Gemeinde. Näheres über seine Lehre erfahren wir nicht.

In seinem Brief an die spätere christliche Gemeinde in Ephesus kommt nicht einmal das Wort *Malchut* als solches vor. Allerdings berichtet Lukas von einem Gespräch, das Paulus mit den Ältesten der Gemeinde von Ephesus hatte. Ihnen erklärte er, ihm wurde „von Jesus, dem Herrn, übertragen, das Evangelium von der Gnade Gottes zu bezeugen“ (Apg 20,24). Das klingt allerdings etwas eigenartig, denn weder im Zusammenhang mit der Lehre von der Malchut, noch an anderer Stelle spricht Jesus von der „Gnade Gottes“. So erscheint es höchst fraglich, ob es wirklich Jesus, „der Herr“ war, der Paulus zu einer solchen Verkündigung beauftragte.

Der Gott Jesu ist nämlich nicht „gnädig“, sondern liebend, freigiebig und barmherzig. Und das ist etwas ganz anderes. Der juristische Begriff der Gnade hat immer etwas mit Willkür zu tun: Ein Herrscher hat die Macht, Menschen, die bestraft wurden, zu begnadigen oder sie weiterhin im Kerker festzuhalten – wenn nicht gar sie dem Tod zu überantworten. Strafgefangene und Untergebene sind immer von der Gnade der Höhergestellten abhängig und verbleiben in dieser Hinsicht in einer letztlich passiven Rolle.

Das zeigen auch folgende Sätze, die er an besagte Epheser (2,8f) richtet: „Denn aus Gnade seid ihr selig geworden durch Glauben, und das nicht aus euch: Gottes Gabe ist es, nicht aus Werken, damit sich nicht jemand rühme.“ – Der Mensch als Marionette Gottes?

Das Gegenteil lehrt Jesus; geht er doch zum einen nicht davon aus, dass Menschen „durch ihren Glauben selig werden“, sondern durch Werke, die im Sinne des liebenden Gottes geschehen. Zum anderen befürchtet Jesus auch gar nicht, dass sich die Menschen ihrer guten Werke rühmen könnten, sondern im Gegenteil: Er geht davon aus, dass viele Menschen gar nicht um das viele Gute wissen, das sie in ihrem Leben getan haben und rechnet es ihnen hoch an (vgl. Mt 25 Vom großen Endgericht).

Doch wissen wir aus diversen Auseinandersetzungen mit den frommen Gruppen, denen Paulus angehörte, dass Jesus jene heuchlerischen Werke ablehnte, die der Zurschaustellung eigener Frömmigkeit entsprangen und nicht dem Dienst am Nächsten. Doch solche Werke scheint Paulus hier auch gar nicht zu meinen.

Wie er weiter schreibt, hat er der Gemeinde von Ephesus (oder ihren Ältesten) „das Reich verkündet“ und sich der Pflicht nicht entzogen, ihnen „den ganzen Willen Gottes zu verkünden“ (Apg 20, 27).

Welch ein Anspruch! Spricht aus diesen Worten fromme Naivität oder ein hybrides Denken? Paulinischer Größenwahn oder lediglich eine leicht übersteigerte Selbsteinschätzung, die nicht jedes Wort auf die Goldwaage legt?

Um es kurz zu machen: Während Jesus daran lag, den Menschen eine positive Verwurzelung in der Malchut immer wieder vor Augen zu führen und ihnen bildhaft zu beschreiben, geht es Paulus um ein Ausschlussverfahren. In seiner frühesten inhaltlichen Äußerung heißt es in seinem Brief an die Gemeinde von Korinth: „Wisst ihr denn nicht, dass Ungerechte das Reich Gottes nicht erben werden? Täuscht euch nicht! Weder Unzüchtige noch Götzendiener, weder Ehebrecher noch Lustknaben, noch Knabenschänder, noch Diebe, noch Habgierige, noch Trinker, keine Lästerer, keine Räuber werden das Reich Gottes erben" (1.Kor 6,9f)

Solche Aussagen muss Paulus wohl häufiger gemacht haben, denn auch in seinem Brief an die Galater schreibt er:

> „Die Werke des Fleisches sind deutlich erkennbar: Unzucht, Unsittlichkeit, ausschweifendes Leben, Götzendienst, Zauberei, Feindschaften, Streit, Eifersucht, Jähzorn, Eigennutz, Spaltungen, Parteienbildungen, Neid und Missgunst, Trink- und Essgelage und ähnliches mehr. Ich wiederhole, was ich euch schon früher gesagt habe: *Wer so etwas tut, wird das Reich Gottes nicht erben.* … Alle, die zu Christus gehören, haben das Fleisch und damit ihre Leidenschaften und Begierden gekreuzigt" (Gal 5,19-21+24).

Neben diesem dualistischen Denken ist es erstaunlich, welche Lust Paulus in seinen Briefen entfaltet, immer wieder die Sündenregister seiner Gemeinden aufzuzählen, aus denen offenbar der katholische Beichtspiegel abgeleitet wurde. Zudem entfaltet er eine eigenartige Erbschaftsfolge im Hinblick auf das Reich Gottes, das bei Paulus auffallend farb- und leblos bleibt. Auch hier zeigt sich sein Bedürfnis Menschen auszugrenzen, statt sie hinein zu nehmen, wie es Jesus durchgängig getan hat.

Noch einmal begegnen wir diesem Ausschlussverfahren im Brief an die Epheser:

„Denn das sollt ihr wissen: Kein unzüchtiger, schamloser, habgieriger Mensch – das heißt – kein Götzendiener – erhält einen Erbteil im Reich Christi und Gottes“ (Eph 5,5).

An dieser Stelle ist es unerheblich, ob Paulus diese Zeilen selbst geschrieben hat, oder ob sie von einem Schüler in seinem Auftrag geschrieben wurden, wie einige vermuten. – All diesen Negativ-Aussagen steht letztlich nur eine halbwegs positive abstrakte Beschreibung gegenüber, die der Apostel einige Jahre später in seinem Brief an die römische Christengemeinde sendet: „… das Reich Gottes ist nicht Essen und Trinken, es ist Gerechtigkeit, Friede und Freude am Heiligen Geist.“ (Rö 14,17)

Es ist das einzige Mal, dass von Paulus positive Aspekte benannt werden, die an die Malchut Jesu erinnern könnten, wenn er nicht gleichzeitig die Grundelemente des Lebens – Essen und Trinken – ausgeschlossen hätte. Gerade in ihnen sah Jesus äußerst wichtige Bestandteile der menschlichen Miteinanders in der Gemeinschaft – und folglich auch der Malchut, die er unter anderem im Bild eines großen Hochzeitsmahles beschreibt.

Von der Gegenwärtigkeit der Malchut aber, die bei Jesus immer wieder zu Tage tritt, scheint Paulus nichts zu wissen. Für ihn ist sie eine ausschließlich zukünftige religiöse Kategorie, für die der Mensch gegenwärtig nichts weiter tun kann, als sich durch „die Kreuzigung seiner Begierden und Leidenschaften“ und seine „Christuszugehörigkeit“ dafür in einem späteren Leben zu qualifizieren.

Weniger als drei Jahrzehnte nach Jesu Tod ist also schon nichts mehr übriggeblieben in den paulinischen Lehren von der zentralen Botschaft Jesu. Dennoch ist Paulus der Meinung, auch ohne sie „den ganzen Willen Gottes“ zu verkünden.

Bei Jesus verwirklicht sich die Malchut bereits im Hier und Jetzt durch sein eigenes Verhalten sowie das all jener Menschen, die er in den Seligpreisungen konkret benennt und die den „Willen Gottes“ tun, die – mit anderen Worten – matriarchale Werte umsetzen, – Menschen, die mit anderen teilen, die lieben und vergeben.

Wenn Jesus auch von der unmittelbar bevorstehenden Ausbreitung der Malchut ausging, so ist inzwischen längst klar, dass sie nicht so nahe war, wie er meinte, dass es sich hier – milde ausgedrückt – um eine Art zeitliche Komprimierung handelte, genauer gesagt um einen handfesten Irrtum seinerseits. Dies zeigt nicht nur, wie stark Jesus bis zu seinem Gang ans Kreuz eines *unter*schätzt hat: das männlich-patriarchale Beharrungsvermögen, das noch immer Mittel und Wege fand, sich an der Macht zu halten, sondern auch, wie sehr Jesus die Integrationsbereitschaft des Mannes im Hinblick auf weibliche Werte *über*schätzte. Sehr wahrscheinlich schloss er hier von sich auf andere und überforderte damit seine Nachfolger, – sein wohl fatalster Irrtum. Das wird ja bereits an den prominentesten Aposteln, Petrus und Paulus, deutlich, ganz zu schweigen von späteren Kirchenmännern.

Dennoch gibt es für uns heute keine Alternative zu dem, was Jesus gelehrt und vorgelebt hat. Denn bis heute gilt: „Die Malchut kommt nicht so, dass man es beobachten könnte. Man wird auch nicht sagen: Siehe hier! oder dort! Denn die Malchut ist in eure Hände gegeben“ (bzw. „inwendig in euch“ (Lk 17,20f – Warum die erste Übersetzung der zweiten vorzuziehen ist, ihr aber nicht widerspricht, ist nachzulesen bei Rüstow 1960).

Jesus verstand sich also nur insofern als Heilsbringer und Erlöser, wie sich seine Nachfolger an seine Vorgaben hielten, sie in ihrem Leben verwirklichten und Frauen dabei zu ihren ureigensten Werten zurückfinden bzw. sie bewahren würden.

Und so lässt sich die Botschaft Jesu komprimieren in dem Satz: Keine Heilung ohne Umkehr aus patriarchalen Geisteshaltungen. Für eine „Kreuzigung des Fleisches“ ist hier kein Raum. Auch bedarf es keiner besonderen „Christuszugehörigkeit“, wie Paulus meint. Denn wer sich anderen Menschen gegenüber liebend verhält, hat ganz selbstverständlich Teil am matriarchalen Christusbewusstsein – egal, welcher Religion er oder sie sich zugehörig weiß. Dies ist selbstverständlich ein perspektivischer Blick, der nicht andere Menschen für die eigene Religion vereinnahmen will, sondern vielmehr die Grenzen der eigenen Religion sprengt in Richtung auf das, was auch „Weltethos“ genannt werden könnte, wenn auch nicht im patriarchalen Verständnis eines Hans Küng, der an diesem Projekt arbeitet (vgl. hierzu: Mulack und Zingsem in IRICS).

Abschließend möchte ich auf eine interessante Entdeckung hinweisen, die der englische Theologe T. W. Manson in diesem Zusammenhang gemacht. Sie lässt sich nahtlos in meine eigenen Beobachtungen einer geistigen Wandlung Jesu einfügen.

Manson verweist auf verschiedene Aspekte der Malchut-Lehre, denen im öffentlichen Auftretens Jesu Wandlungscharakter zukommt: *Am Anfang* verkündete er die Malchut als eine zukünftige Größe, die noch aussteht. *In einer zweiten Phase* aber sprach er von ihr als etwas, in das der Mensch im Hier und Jetzt eintritt.

Damit wird deutlich, dass Jesus am Anfang aus einer distanzierten Position heraus Inhalte lehrte, die nicht unbedingt mit seinem Handeln im Einklang standen (vgl. die kanaanäische Frau – Kap.1). Zuerst verstand er die Malchut lediglich als eine Zukunftsvision, deren gegenwärtiges Vorhandensein er noch nicht wahrzunehmen vermochte. Erst durch verschiedene Begegnungen mit Frauen, die ihm die Augen öffneten, wurde er der grundlegenden Bedeutung weiblichen Handelns gewahr und sah darin eine gegenwärtige Manifestation der Malchut. Fortan trachtete auch er danach, sie zu verwirklichen.

Ein weiterer Aspekt, auf den Manson hinweist, liegt in unterschiedlichen Schwerpunkten, die Jesus gegenüber unterschiedlichen AdressatInnen setzt: *Der Allgemeinheit* verkündete er *das Kommen* der Malchut und verwies dabei auf ihren unmittelbar bevorstehenden Hereinbruch. Er stellte keine diesbezüglichen Forderungen an sie. – Was hätte es auch für einen Sinn gehabt, von einem schwer arbeitenden Tagelöhner „weibliches Verhalten“ einzufordern? – *Zu seinen Jüngern* hingegen sprach er vom *Eintreten* in die Malchut (Perrin 91).

Mit anderen Worten: Während er das einfache Volk verschonte mit der konkreten Umsetzung der Malchut, ermutigte er seine Jünger mit Worten aus den Seligpreisungen und bestimmten Gleichnissen zu einem Vorbildverhalten, indem sie der Welt die aktive Verwirklichung – den Eintritt in die Malchut – vor Augen führten. In dieser Hinsicht sollten sie ihr Licht nicht unter den Scheffel stellen. Sie sollten dem Volk mit ihrem dienenden Verhalten ein Vorbild sein, so wie Jesus selbst ihr Vorbild gewesen war.

Allen Menschen aber, die das „Vater Unser“ beten und damit: „Deine Malchut komme – Dein Wille geschehe“, legte er ihre Verwirklichung auf die Seele. In diesen Worten liegt so etwas wie eine sich selbst erfüllende Prophetie. Denn mit dem Gebet richten die Menschen ihren Sinn auf eine matriarchale Zukunft, die nach Jesus dem „göttlichen Willen“ entspricht und dort als Malchut, als Anwesenheit des Göttlichen in der Welt erkennbar wird, wo Hungernde gespeist und Trauernde getröstet, Nackte gekleidet und Kranke geheilt, Gefangene besucht werden und wo Menschen Frieden stiften.

Es geht dabei ganz offensichtlich um jene Handlungen, die im Patriarchat profanisiert – nicht selten auch mit Füßen getreten – werden, zumindest solange Frauen sie umsetzen, wohingegen ihnen in matriarchalen Kulturen sakrale Bedeutung zukommt.

Und wenn Jesus diese Handlungen im Gleichnis von den Schafen und den Böcken (Mt 25) als Erfüllung eines „göttlichen Willens“ beschreibt, so gibt er ihnen ihre ursprüngliche Wertigkeit zurück. Er verkehrt damit die bestehende patriarchale Werteordnung, in der nur noch die Handlungen von Männern sakralisiert werden, seien sie nun Priester oder Fußballspieler, – Tätigkeiten, denen in Wirklichkeit weder grundlegende noch zukunftsträchtige Bedeutung zukommt.

So ist auch ein großer Teil der Gottesbilder, die Jesus in seinen Gleichnissen entwirft, in subtilster Weise auf seine Lehre von der Malchut abgestimmt. So zum Beispiel die drei Gleichnisse vom Verlorenen (Schaf, Sohn, Groschen). Sie vergegenwärtigen den Menschen die immer vorhandene Liebe, von der sie tagtäglich leben. In der bewussten Wahrnehmung dieser Liebe erstarkt ihr Vertrauen in ihre Fähigkeit, sie zur Tat werden zu lassen.

In diesen Gleichnissen geht es um eine neue Erfahrung der Wertschätzung solch liebender Verhaltensweisen, die mit der Frau erniedrigt wurden, die Jesus jedoch zum „Willen Gottes“ erklärt.

Mag sich diese Lehre auch nicht nach seinen Vorstellungen in einer unmittelbaren Zukunft verwirklicht haben, so gibt es doch inzwischen Hinweise für ihre langfristige Wirksamkeit. So ist seit den 60er Jahren bekannt, dass es einer kleinen Gruppe durch bewusste Verhaltensänderungen gelingen kann, einen größeren Teil von Menschen in ihrem Umkreis zu verändern.

Hierher gehört auch die Beobachtung, dass Mädchen in der Schule auf Jungen einen äußerst positiven Einfluss haben, und das nicht nur im Hinblick auf das Sozialverhalten. Sie fördern mit ihrer simplen Gegenwart auch das Lern- und Leistungsverhalten von Jungen, was ihnen selbst allerdings nicht dienlich ist.

Hier liegt übrigens der wahre Grund für die Durchsetzung der Koedukation in den 60er und 70er Jahren – und nicht etwa in dem Bekenntnis zur Emanzipation von Mädchen. Sie wurde damit in Wirklichkeit unterlaufen (vgl. dazu mein Buch *Natürlich weiblich*). Auch die Auflösung von Jungenschulen erfolgte nicht etwa, um Mädchen durch ihre „Zulassung" gleichberechtigte Chancen zu bieten, sondern weil Lehrkräfte mit den Jungen zunehmend überfordert waren und die Mädchen als sozialer Kitt benötigt wurden.

Der Unterschied bestand darin, dass Mädchenschulen, die Jungen aufnahmen, ihren Lehrplan komplett auf sie einstellten. Das geschah in Jungenschulen, die Mädchen aufnahmen, aber nicht. Hier blieb alles beim Alten. Die Mädchen, nicht die Jungen, hatten sich anzupassen.

Schon Hildegard von Bingen lehrte vor über 800 Jahren: Alles ist mit allem verbunden. Daran besteht längst auch aus naturwissenschaftlicher Perspektive kein Zweifel mehr: Das ganze Universum ist in jedem Menschen enthalten wie auch in jedem außermenschlichen Sein. Folglich sind alle Menschen untereinander und mit allem, was ist, verbunden. Kein Mensch kann also denken und handeln, ohne dass dies einen Einfluss auf andere Menschen hätte.

Der neuzeitliche Individualismus wäre damit in der Tat widerlegt, ebenso wie der verabsolutierte (männliche) Wert der Unabhängigkeit.

Stattdessen gilt: Ist eine ‚kritische Größe' oder Menge erreicht, so kommt es zu Auswirkungen auf das Ganze, zu Quantensprüngen des Bewusstseins, zum sogenannten Paradigmenwechsel. Mit anderen Worten: Die Bewusstseinsänderung einer kleinen Gruppe, die ein klar definiertes Ziel zu Gunsten anderer Menschen hat, erreicht deren Bewusstsein – unabhängig von räumlicher Distanz. Dies wiederum führt zu erfahrbaren Auswirkungen auf andere Menschen. – Genau diesen Vorgang erklärte Jesus mit seinem Gleichnis vom Sauerteig.

Heutzutage pfeifen es die Spatzen von allen Dächern – vorausgesetzt sie konnten überleben –, dass unser gegenwärtiges patriarchales System keine Zukunft hat. Kein Wunder also, wenn bei Jesus ethische und endzeitliche Lehren untrennbar miteinander verwoben sind.

Umgang mit Frauen

Es gibt wohl kaum gegensätzlichere Äußerungen zum Thema Frauen im Neuen Testament als jene, die uns von Jesus und Paulus – einschließlich seiner Schüler – überliefert wurden.

Dabei stellt sich aber auch gleich die Frage, warum darüber so wenig geschrieben und diskutiert wird – nicht einmal in Kirche und Hochschule. Warum gehen Theologinnen und Kirchenfrauen nicht gemeinsam auf die Barrikaden und entlarven diesen für sie wohl krassesten und destruktivsten aller Widersprüche im Neuen Testament, der ja immerhin in die Frauenverbrennungen der frühen Neuzeit mündete?

Ganz im Gegenteil gibt es eine Reihe von Theologinnen – auch mit dem Anspruch, feministische Theologie zu betreiben –, die von der Frauenfreundlichkeit des Apostels ausgehen, nur weil er einige Frauennamen aufgrund ihrer Arbeit für den christlichen Glauben lobend erwähnt. Dass er aber gleichzeitig wichtige Frauen als erste Zeuginnen der Auferstehung – darunter insbesondere Maria Magdalena – gar nicht erst erwähnt und damit ihre hervorragende Bedeutung für den christlichen Glauben einfach unter den Teppich kehrt, bekommt dabei kein Gewicht.

Vielleicht erleben Verschwörungstheorien in unseren Tagen so viel Zuspruch, weil sich das ganze patriarchale System immer stärker als eine große Verschwörung darstellt, die allerdings nur recht unterschwellig operiert.

Wer zum Beispiel den Lehrbetrieb kennt, weiß, dass Theologinnen ohne ein Bekenntnis zu Paulus weder einen Lehrstuhl an einer deutschen Hochschule erhielten noch für den kirchlichen Dienst ordiniert würden, ja, selbst als Religionslehrerin mit Vokationspflicht Probleme bekämen mit Schule und Kirche. Solche Hintergründe und Rücksichtnahmen sind ein Faktum, das sich nicht einfach wegdiskutieren lässt.

Dass Theologen für die Frauenfeindlichkeit des Star-Apostels blind und von diesem Mann fasziniert sind, erstaunt dagegen weniger. Reagieren die meisten Frauen auf ihn äußerst allergisch – häufig ohne dieses näher begründen zu können –, sind die meisten Männer des christlichen Lehr- und Glaubensbetriebes von ihm begeistert. Kein Wunder, denn er bedient genau ihre patriarchalen Vorstellungs- und Wertemuster, wie ich in diesem Abschnitt zeigen werde.

Auf den ersten Blick betrachtet, gäbe es eigentlich genügend Gründe, die unsere beiden Kontrahenten Jesus und Paulus zu einer liberalen Haltung Frauen gegenüber hätten prädestinieren können. Dennoch lässt sich diese nur bei Jesus feststellen und scheint bei ihm weit über eine gewisse Liberalität hinausgegangen zu sein.

Als gläubige Juden waren beide mit demselben jüdischen Traditionsgut – mit denselben Regeln im Hinblick auf die Geschlechter – aufgewachsen. Sie waren beide mit den entsprechenden Bildern und Vorstellungsmustern biblischer Texte vertraut, die für Frauenfeindlichkeit im Judentum verantwortlich, bzw. ihr Ausdruck sind.

Die Möglichkeit einer liberalen Einstellung zu Frauen speist sich bei Paulus aus der Tatsache, dass er im Vergleich zu Jesus für damalige Verhältnisse ein „Kosmopolit" war: In Kleinasien geboren und aufgewachsen kannte er sich in griechischer Mythologie und Literatur aus, wurde daneben wohl auch in Rhetorik unterwiesen und von seinem Vater, der ihm das römische Bürgerrecht vererbte, in das biblische Schriftgut eingeführt. Da er als Kind mit Sicherheit regelmäßig die Synagoge besuchte, erhielt er auch hier zusätzliche Unterweisungen. Es wird daher allgemein angenommen, dass er neben dem Griechischen als seiner Muttersprache auch das Hebräische bzw. Aramäische beherrschte.

Als Stadtmensch und Weltenbürger kannte er sich im jüdischen Kulturraum ebenso aus wie im hellenistisch-römischen. Neben seinem Beruf als Zeltmacher (Apg 18,3) gehörte er in Jerusalem allerdings der Fraktion der Pharisäer an und war sehr wahrscheinlich auch noch als Schriftgelehrter ausgebildet. Damit ist er als Mitglied jener Gruppierungen ausgewiesen, die im Neuen Testament als Widersacher Jesu auftreten, ihm immer wieder Fallen stellen, ihn in Lehrgespräche verwickeln und dabei Datenmaterial zusammentragen, um ihn am Ende als Gotteslästerer verurteilen zu können.

Der ursprüngliche Name des Apostels, „Saulus" (hebr.: „Saul"), bezeugt seinen römischen Hintergrund, der von ihm verlangte, einen römischen Namen zu tragen. – Im übrigen war er stolz auf seine römische Staatsbürgerschaft. Er sieht die römische Herrschaft als „gottgegeben" an, und so empfiehlt er den Gläubigen: „Seid untertan der Obrigkeit; .... denn sie ist von Gott." (Römer 13,1f) – Eine fatale Forderung, deren verheerende Auswirkungen bis heute zu verfolgen sind.

Im Vergleich zu Paulus hatte Jesus kaum etwas in dieser Richtung aufzuweisen: Er kam vom Lande, aufgewachsen in einem kleinen Dorf im Norden Israels, wo er aller Wahrscheinlichkeit nach von seinem Vater als Zimmermann bzw. Baumeister ausgebildet wurde. Auch er erhielt in seinem gläubigen Elternhaus eine religiöse Erziehung und ging regelmäßig in die Synagoge. Seine Muttersprache war Aramäisch. Ob er auch im Griechischen bewandert war, ist äußerst fraglich, wenn auch nicht ganz unmöglich.

Beider sozialer Hintergrund lässt jeweils auf seine Weise gewisse Gründe für eine mögliche nicht-orthodoxe Haltung Frauen gegenüber erkennen: Bei Paulus, weil er als Weltenbürger die Verengung des städtischen Umgangs mit jüdischen Frauen durch recht emanzipierte hellenistisch-römische Vorbilder relativieren konnte. Bei

Jesus dagegen, weil in ländlichen Gegenden Israels aus verschiedenen Gründen die jüdischen Vorschriften im Hinblick auf Frauen nicht so streng eingehalten wurden wie in den Städten, wo jüdische Frauen kaum das Haus verlassen durften und einer strengen Reglementierung unterworfen waren.

Inwieweit jedoch den Eltern Jesu ein gewisser Anteil an seiner Offenheit für Frauen zukommt, kann nur gemutmaßt werden. Unterstützung findet dieser Gedanke jedoch zum einen im Magnifikat, jenem Hymnus mit erstaunlich patriarchatskritischem Tenor, den Lukas Maria in den Mund legt. In der Begegnung mit ihrer ebenfalls schwangeren Verwandten Elisabeth lässt er sie das Magnifikat anstimmen, in dem sie immerhin eine Gottheit preist, die die Herrschenden vom Thron stößt und gegen die soziale Ungerechtigkeit des patriarchalen Systems angeht ...

Zum anderen begegnen wir in Jesu Vater Joseph einem Mann, der äußerst besonnen reagiert, als er von der Schwangerschaft seiner Verlobten erfährt und selbst als Verursacher nicht in Frage kommt. Er hätte daher durchaus einen Grund gehabt, sie steinigen zu lassen, will sie aber stattdessen ohne großes Aufheben lediglich verlassen. Dann aber lässt er sich im Traum eines Besseren belehren und will die schwangere Maria nicht einfach ihrem Schicksal überlassen. Daher beschließt er, sie zu ehelichen und Verantwortung für das Kind zu übernehmen.

Hier also wird der biologische Vater bereits durch den sozialen ersetzt – eine höchst interessante Variante männlicher Verantwortungsbereitschaft, die patriarchale Strukturen weit hinter sich lässt und matriarchalen Verhältnissen recht nahe kommt.

Mit dieser Vorgeschichte hätte es eigentlich im christlichen Kulturraum nicht mehr vorkommen dürfen, dass junge Mädchen ins Wasser gehen oder sich auf andere Weise das Leben nehmen, nur weil sie unehelich schwanger wurden.

Über die Eltern des Paulus lassen sich diesbezügliche Vermutungen nicht anstellen, weil wir über seine Eltern keine Auskünfte haben, es sei denn, wir wollten Rückschlüsse aus seinem Verhalten Frauen gegenüber ziehen – was hier jedoch nicht beabsichtigt ist.

Wenn wir auch im ersten Kapitel bei Jesus ein gewisses Maß an Frauenfeindlichkeit feststellen konnten, so wurde andererseits aber auch eine deutliche „Umkehr“ erkennbar, durch die er sich Frauen zuwandte und dabei ein enormes Entwicklungspotenzial entfaltete.

Bei Paulus dagegen beschränkt sich die „Umkehr“ auf sein Verhältnis zu jenem Christus, den er imaginiert, der jedoch den irdischen Jesus – und mit ihm das weibliche Geschlecht – ausnimmt.

Mag er auch mit manchen Frauen gereist sein und sie in seinen Briefen lobend erwähnen, er selbst hält sich erklärtermaßen von ihnen fern und rät den Männern seiner Gemeinden dasselbe zu tun. Für ihn sind Frauen Objekte der Zweitrangigkeit und Bevormundung.

In den letzten beiden Abschnitten ist bereits deutlich geworden, dass das innovative Potenzial, das Paulus als „neue Schöpfung“ bezeichnet, beim Thema Frauen an keiner Stelle aktiviert wird. So unterschlägt er – wie bereits erwähnt – die Bedeutung der Frauen als erste und wichtigste nachösterliche Zeuginnen der Auferstehung (1.Kor 15,5) und ersetzt sie einfach durch „Petrus und die Zwölf“, mit deren Hilfe er eine männliche Machthierarchie innerhalb der Gemeinden begründet.

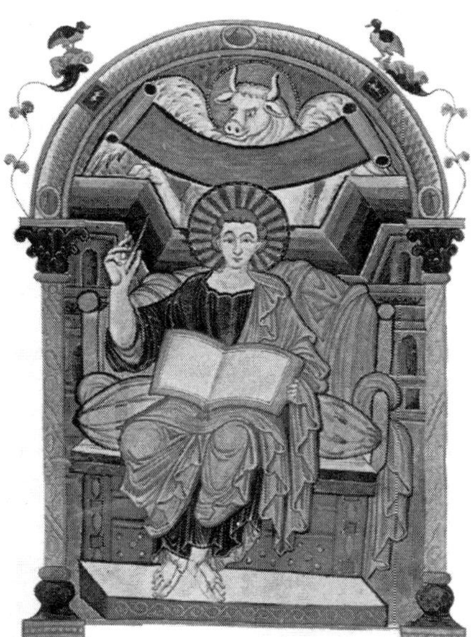

Der Evangelist Lukas (Buchmalerei, um 800). Entstanden die Evanglien als Reaktion auf die Theologie des Paulus?

Gegen dieses Vorgehen scheinen jedoch alle vier Evangelisten mit ihren jeweiligen Berichten zu protestieren. Haben sie auch keinerlei Interesse daran, die wahre Bedeutung Maria Magdalenas und ihres Frauenkreises deutlich werden zu lassen, so erhalten sie doch wenigstens ihre primäre Bedeutung für die Weitergabe des christlichen Glaubens, der sich ohne die Vorstellung von der Auferweckung Jesu nicht weiter verbreitet hätte.

Hinsichtlich der „Offenbarungen" des Apostels ist es schon erstaunlich, welche enormen Lücken sie aufweisen – aber auch, wie wenig es ihm selber in den Sinn kommt, Jesu revolutionäre Haltung zur weiblichen Ebenbürtigkeit zu übernehmen. Stattdessen folgt er als schriftgelehrter Pharisäer weiterhin den ausgetretenen Pfaden jüdisch-patriarchaler Frauenfeindlichkeit. *Wie* weit entfernt seine Vorstellungen von der „neuen Schöpfung" Jesu sind, wird nirgends so deutlich, wie in seinen Stellungnahmen zur Frau-Mann-Beziehung.

Bei diesem Thema sind wir in der glücklichen Lage, zwei Texte vorliegen zu haben, in denen Jesus und Paulus auf denselben biblischen Text zurückgreifen, um ihren jeweiligen Standpunkt zu erläutern. Auf welche Weise dies geschieht, ist äußerst aufschlussreich.

Bei dem zitierten Text handelt es sich um einen Satz aus dem Ursprungsmythos der Genesis (2,24), der den matriarchalen Anfangszustand beschreibt. Wie es dort heißt, werde ein Mann „Vater und Mutter verlassen und seinem Weibe anhangen. Und die Zwei werden ein Fleisch sein". (In patriarchalen Strukturen ist es dagegen eindeutig die Frau, die in die Sippe des Mannes einheiratet und dafür ihre Verwandtschaft verlässt.)

Schauen wir uns zunächst an, was Paulus mit diesen Worten assoziiert und wie er sie verarbeitet.

Unter der Überschrift: „Der Leib – ein Tempel des Heiligen Geistes", geht er auf den Gebrauch des Leibes ein. Das geschieht selbstverständlich aus der Perspektive des Mannes, dem er vorwirft, daraus „Hurenglieder" zu machen (1.Kor 6,15). Dann fährt er fort: „Oder wisst ihr nicht: Wer sich an die Hure hängt, der ist ein Leib mit ihr? Denn die Schrift sagt: *Die Zwei werden ein Fleisch sein."*

Während Paulus im Hinblick auf diesen Text nichts anderes in den Sinn kommt als Hurerei, vor der er nachdrücklich warnt, so geht es Jesus bei der Bezugnahme auf diesen Satz um eine Untermauerung der Heiligkeit sexueller Bande. Bevor ich darauf jedoch näher eingehe, möchte ich noch einmal bei Paulus und seinen Vorstellungen von der Frau-Mann-Beziehung verbleiben.

Seine Assoziation bringt ihn im weiteren Verlauf des Textes zu dem sehr naheliegenden Urteil: „Es ist gut für den Mann, keine Frau zu berühren“ (1.Kor7,1).

Damit bringt er sich in einen auffallenden Kontrast zu dem zitierten Ursprungsmythos, in dem Gott immerhin feststellt: „Es ist nicht gut, dass der Mann (=Adam) allein sei ... Ich will ihm eine Hilfe machen, die zu ihm passt.“ Dieser Teil des Mythos wird von dem Apostel jedoch ignoriert. Nun will aber auch er die Ehe nicht einfach abschaffen. Doch aus welchem Grunde nicht? *„Wegen der Gefahr der Unzucht* soll aber jeder seine Frau haben, und jede soll ihren Mann haben“ (V 2 – Hervorhebung von mir).

Die Ehe als Zugeständnis an das sündige Fleisch! Ein notwendiges Übel, auf das Männer besser verzichten sollten, wie auch Paulus es tut (1.Kor 7,7). Doch auch das ist mit Blick auf die meisten Männer nicht ganz unproblematisch. Die Alternative nämlich, dass der Mann dann in den Armen von Huren landet, sieht Paulus als ein noch größeres Übel an.

Die Ehe als Lebensgemeinschaft kommt ihm aber offenbar nicht in den Sinn. Sie ist für ihn nicht mehr als eine Brunstgemeinschaft (vgl. V 9). Folglich steht für ihn die eheliche Pflichterfüllung im Vordergrund, die ihn fordern lässt: Keiner solle sich dem anderen entziehen, „damit euch der Satan nicht in Versuchung führt, weil ihr euch nicht enthalten könnt“ (1.Kor 7,5).

Unzucht, Huren und satanische Versuchung – dass sind die Assoziationen, die Paulus beim Thema Frau-Mann-Beziehung in den Sinn kommen. Es sind die uralten patriarchalen Bilder, die sexuelles Begehren selbst in der Ehe noch im Bereich des Bösen verankern.

Keine Spur von Neuwerdung durch den christlichen Glauben, wie er sie doch gleichzeitig propagiert, an die er aber offenbar selbst nicht wirklich glauben kann. Seinen Verzicht auf den historischen Jesus begründet der Apostel ausgerechnet mit dieser „Neuwerdung“, die wir aber an vielen anderen Stellen bei ihm vergebens suchen. Stattdessen ist ihm daran gelegen, den bekehrten Christen das eigene, nicht nur unerotische, sondern auch lebensfeindliche Verhaltensmuster aufzudrängen.

Dazu noch einmal Anton Mayer: „Es braucht Paulus nicht vorgehalten zu werden, daß er die Geschlechtlichkeit des Menschen vom Mann aus sieht. Das entspricht nicht nur seinem ausgeprägt männlichen Naturell, das keinen erotischen Bezug zu einer Frau erkennen läßt, sondern steht auch im Einklang mit der vaterrechtlichen Kultur Israels.“ (219)

Wenden wir uns nunmehr den Berichten der Evangelien zu, die uns ganz anderes über die Konfrontation Jesu mit dem Thema Frau-Mann-Beziehungen berichten. Die Probleme, die er dabei wahrnimmt, sind völlig anderer Art.

Zwar ist auch er sich der Möglichkeit des Ehebruchs durchaus bewusst, lokalisiert diesen aber weniger im Umgang des Mannes mit „Huren“ als vielmehr in einer falschen Gesetzgebung, durch die jene „gottgewollte“ Ebenbürtigkeit verletzt wird, die Jesus für die Frau reklamiert. Sie ist für ihn so lange nicht gewährleistet, wie dem Mann allein das Recht zukommt, sich jeder Zeit von seiner Frau zu trennen. Auch ohne gerichtliche Verhandlung gestattete ihm das jüdische Gesetz, der Frau einen Scheidebrief in die Hand zu drükken, sie aufgrund von Nichtigkeiten oder auch nur Nichtgefallen einfach davonzujagen und ihre Kinder zu behalten. Die materielle, soziale und seelische Existenz der Frau war damit in den meisten Fällen ruiniert.

Bei dieser Gesetzeslage war es zur damaligen Zeit im jüdischen Kulturraum absolut revolutionär, wenn Jesus dem Mann dieses einseitige Recht auf Scheidung absprach. Begründen konnte er diese Ablehnung selbstverständlich nicht mit „Menschenrechten“ – auch nicht mit Forderungen nach Gleichberechtigung der Frau, wie sie im Rom der damaligen Zeit zum Beispiel immer wieder laut wurden. Jesus musste schon im Rahmen der religiösen Überlieferung seiner Zeit und Kultur argumentieren, wenn er von seinen Gegnern ernst genommen werden wollte. Immerhin hatten sie ihn nach seiner Meinung zu den Ehescheidungsgesetzen gefragt.

In seiner Antwort widerspricht Jesus zunächst der pharisäischen Behauptung, die Scheidungsgesetze seien von Mose (und somit Ausdruck eines „göttlichen Willens“). Stattdessen versteht Jesus sie als Teil einer „männischen“ (Sölle), einer patriarchalen Ordnung.

Als kulturell bedingtes Machwerk haben sie einen ganz anderen Ursprung:

> „Um eures Herzens Härte willen hat euch Mose diese Gesetze geschrieben; aber von Anbeginn der Schöpfung hat Gott Mann und Frau geschaffen: Darum wird ein Mann seinen Vater und seine Mutter verlassen und wird an seiner Frau hängen, und die Zwei werden ein Fleisch sein. So sind sie nun nicht mehr zwei, sondern ein Fleisch. Was nun Gott zusammengefügt hat, soll der Mensch nicht scheiden." (Mk 10,5-9)

Hier macht sich Jesus die Mühe, aus beiden Schöpfungsberichten der Genesis das Beste für die Frau herauszuholen: Er entnimmt dem Bericht aus Genesis 1 die Gleichberechtigung von Frau und Mann, da beide gleichzeitig und gleichermaßen als „Ebenbild Gottes" erschaffen wurden. Dem zweiten Bericht entnimmt er dagegen die matriarchale Ursprungsordnung, in der es noch der Mann war, der seine Herkunftsippe um einer Frau Willen verließ. Und da sie in ihrer Liebesbeziehung „ein Fleisch" werden, können sie in dieser Beziehung nicht unterschiedlich behandelt werden. Ungleiche Ehegesetze können somit nicht dem „göttlichem Willen" entsprechen.

Auf dieser argumentativen Grundlage verweigert Jesus dem Mann das einseitige Recht auf Scheidung und setzt diese sogar mit Ehebruch gleich (V 11f).

Der Evangelist Matthäus, der von Markus die Forderung nach Unauflöslichkeit der Ehe übernimmt, macht dann jedoch eine Einschränkung geltend. Ihm geht die Forderung Jesu offenkundig zu weit, und so fügt er eine Ausnahme in seinen Text ein: „Wer sich von einer Frau scheidet, *es sei denn wegen Ehebruchs*, und heiratet eine andere, bricht die Ehe" (Mt 19,9 + Mt 5,27ff – Hervorhebung von mir. (Eine solche Forderung nach Unauflöslichkeit der Ehe war zwar *damals* eine Revolution, die Männer empörte; *heute* hingegen stellt sie – gerade für Frauen – eine Unzumutbarkeit dar.)

Nun fügt der Evangelist jedoch *nur den Ehebruch der Frau* als Scheidungsgrund in den Text ein, der nicht in seiner Markus-Vorlage enthalten war, und stellt damit sofort wieder ein Ungleichgewicht her, da *vom Ehebruch des Mannes* bei ihm nicht die Rede ist. Das aber war mit Sicherheit nicht im Sinne Jesu. Dieses Vorgehen zeigt, dass bereits die Evangelisten den emanzipatorischen Geist Jesu zu neutralisieren und Teile der patriarchalen Ordnung zu retten suchten. Schließlich war Matthäus nicht der Einzige, der einen solchen Versuch unternahm. An vielen Stellen lässt sich nachweisen, wie die Evangelisten die machtvolle Rolle der Frauen auf die eine oder andere Weise herunterspielten und weit davon entfernt waren, ihre wahre Bedeutung in Leben und Lehre Jesu wiederzugeben.

Daher hat Anton Mayer durchaus Recht, wenn er schreibt: „Die Macht der Frauen auf seine Existenz träte noch klarer hervor, hätten die Evangelisten sie nicht absichtlich geschmälert" (Mayer 236). Somit fallen auch diese Texte unter die Rubrik „Tendenzliteratur", wenn auch in bedeutend geringerem Maße als dies für die Briefe des Paulus zutrifft. – Kehren wir daher noch einmal zu ihm zurück; denn das Thema „Frauen" ist mit den bisherigen Ausführungen keineswegs auch nur annähernd erschöpfend behandelt. Es beschäftigt Paulus auch noch in anderer Hinsicht.

So fordert er zum Beispiel das Schweigen von Frauen in der Gemeinde. Sie sollen im Gottesdienst den Mund halten. Dort wurden ihnen offenbar nach dem Vorbild der Synagoge Plätze fernab der Männer zugewiesen – auf der Empore oder aber im letzten Winkel des Raumes, wo sie weder sehen noch etwas verstehen konnten. Die selbstbewussten Korintherinnen fragten dann offenbar in den Gottesdienst hinein nach dem jeweiligen Geschehen, – eine Störung, die die Männer nicht hinnehmen wollten.

Für sie ergreift Paulus daher Partei und erklärt den Frauen, sie hätten im Gottesdienst zu schweigen. Nein, Ebenbürtigkeit als Ausdruck der Neuwerdung, die sich als solche auch in einer Sitzordnung niederschlägt, ist wahrlich nicht seine Sache. Und so sollen die Frauen nicht nur schweigen, sondern sich auch noch *„unterordnen*, wie auch das Gesetz es fordert. Wenn sie etwas wissen wollen, dann sollen sie zu Hause *ihre Männer fragen;* denn es gehört sich nicht für eine Frau, vor der Gemeinde zu reden" (1.Kor 14,35-36).

Während der Apostel das Gesetz ansonsten als „Dreck" erachtet (manche übersetzen seine Worte sogar mit „Kot") und er es daher an vielen Stellen seiner Briefe ablehnt, ist es dennoch gut genug, Frauen in ihre Schranken zu verweisen. Jesus stellt es dagegen in Frage, um Frauen aus der Enge dieser Schranken zu befreien.

Wenn aber Theologen, denen diese klaren Worte des Apostels inzwischen offenbar ein wenig peinlich sind, an dieser Stelle neuerdings einen Zusatz „von fremder Hand" wittern, so erscheint diese Vermutung recht fadenscheinig. An anderer Stelle wiederholt der Apostel seine diesbezüglichen Ansichten nämlich recht unmissverständlich in Epheser 5,23f:

„Denn der Mann ist das Haupt der Frau, wie auch Christus das Haupt der Gemeinde ist, die er als seinen Leib erlöst hat. Aber wie nun die Gemeinde sich Christus unterordnet, so sollen sich auch die Frauen ihren Männern unterordnen."

Mehr als tausend Jahre lang haben Theologen und Kirchenmänner gerade diese Worte des Apostels als „göttliche" Stimme vernommen und sich immer wieder auf sie berufen und Frauen zum Schweigen verdammt.

Nun sind diese vom Apostel erhobenen Forderungen einschließlich ihrer Begründung alles andere als schmeichelhaft für seinen angeblich so klaren Verstand, den Theologen ebenso rühmen wie seine angebliche Frauenfreundlichkeit:

Paulus untermauert nämlich seine Forderung nach Unterordnung der Frau unter den Mann zunächst einmal mit alten kultischen Regeln des Judentums, die der Frau den Mund verbieten und die Verhüllung ihres Hauptes im Gottesdienst vorschreiben. Diese Regeln sollen nun auch den KorintherInnen übergestülpt werden.

Nach seiner Berufung auf *das jüdische Gesetz* bedient er sich *der Natur*, um seine Forderungen zu begründen. Diese lehrt nach seiner Meinung, dass es „für den Mann eine Schande sei", beim Gebet eine Kopfbedeckung zu tragen, für die Frau dagegen „eine Ehre". Daher fordert er sie noch einmal auf, ihr Haupt zu verhüllen (1.Kor 11,5+15) und entspricht damit orientalischem Brauch, der sich bis heute im Islam erhalten hat: Mit ähnlichen Argumenten wird den

Frauen heute noch der Tschador als „Ausdruck der Würde und Emanzipation“ schmackhaft gemacht.

In Wirklichkeit aber geht es hierbei um den geilen Blick des Mannes, um seine sexuelle Reizbarkeit, für die der Frau die Verantwortung zugeschoben wird. Und so soll sie sich verhüllen, damit sie ihn, der doch das Haupt ist, nicht auf dumme Gedanken bringt.

Auch das sah Jesus völlig anders und ließ die Verantwortung beim Mann. Statt die Frau mit seinen geilen Blicken zu verfolgen, mutet Jesus ihm zu, sich lieber ein Auge auszureißen oder ein entsprechendes Glied abzuhacken (vgl. Mt 5,27-30). Eine Verantwortung der Frau kam Jesus hier nicht in den Sinn.

Und während er sich des patriarchalen Ursprungs diesbezüglicher Gesetzgebung voll und ganz im klaren war, beruft sich Paulus völlig unreflektiert als Drittes auch noch auf Gott selber, der den Mann nun einmal als „Abbild und Abglanz Gottes“ gemacht hat, „die Frau aber … (lediglich als) Abglanz des Mannes. Denn der Mann stammt nicht von der Frau, sondern die Frau vom Mann.(!) Der Mann wurde auch nicht für die Frau geschaffen, sondern die Frau für den Mann.“ Nach Gott bleiben dann nur noch die verführbaren Engel als vierte Instanz, auf die sich der Apostel beruft: „Deswegen soll die Frau *mit Rücksicht auf die Engel* das Zeichen ihrer Vollmacht auf dem Kopf tragen …“ (1. Kor 11,7-10 – Hervorhebung von mir).

Wirrer geht es nun wirklich nicht: Nacheinander bemüht der Apostel, das Gesetz, die Natur, den Mythos, Gott und die Engel, die alle als Autorität oder lediglich als Begründung seiner Forderungen herhalten müssen. Doch könnten zumindest die Natur und der Gott Jesu ihn etwas ganz anderes lehren. Was hier zutage tritt, ist die ganze Hilflosigkeit des Apostels, mit der er letztendlich Rücksichtnahme auf die Engel fordert, die für ihn eindeutig männlich sind und folglich Probleme haben mit dem schönen Haupt von Frauen. So sollen sie ihm helfen, die aufmüpfigen Korintherinnen unter den Tschador zu zwingen.

Wir sehen, wie ihm jedes Argument recht ist, so lange es der Reglementierung von Frauen dienlich erscheint. Auch wenn ihn theologische Kreise als „großen Denker“ feiern, hat ihn hier das klare Denken völlig im Stich gelassen. Seine Argumente sind weder logisch nachvollziehbar, noch entsprechen sie auch nur im Entferntesten dem Denken Jesu oder gar den Bedürfnissen von Frauen. Sie entstammen vielmehr einem patriarchalen Weltbild, in dem der Mann alle Verantwortung Frauen aufbürdet, die für ihn Menschen zweiter Klasse sind.

Dieser simplen Einsicht wird häufig mit einem Hinweis auf Galater 3,28 widersprochen, um das Faktum paulinischer Frauenfeindlichkeit nicht zugeben zu müssen.

Bei dem besagten Galater-Text handelt es sich jedoch gar nicht um Worte des Apostels, sondern um einen vor-paulinischen Taufspruch, den er hier lediglich zitiert: „Es gibt nun nicht mehr Juden und Griechen, nicht Sklaven und Freie, nicht Mann und Frau; denn ihr seid alle *einer* in Christus Jesus" (Hervorhebung von mir).

Das sind schöne Worte, die wie ein Ebenbürtigkeitscredo klingen – und ursprünglich wohl auch so gemeint waren, – ein Credo, das Paulus jedoch keineswegs teilt. Das zeigt sich nicht nur an Hand der bereits zitierten Texte, sondern kommt auch noch an anderer Stelle recht klar zum Ausdruck. Dort entlarvt er seine wahre Haltung, wenn er den Taufspruch zwar noch einmal zitiert, allerdings in gekürzter Form. In 1.Kor 12,13 schreibt er: „Denn wir sind durch einen Geist alle zu einem Leib getauft, seien wir nun Juden oder Griechen, Sklaven oder Freie, und sind alle mit einem Geist getränkt."

Dass in diesem leicht abgewandelten Text „Frauen oder Männer" fehlt, ist wohl weder mit „Zufall" noch mit „Vergesslichkeit" zu entschuldigen, sondern als ganz bewusste Ausgrenzung von Frauen aus der „neuen" christlichen Ebenbürtigkeit zu verstehen. Von ihr hielt der Apostel nämlich gar nichts. Das ist hinlänglich deutlich geworden.

Und seine Schüler haben genau dies begriffen. Sie führen seine Frauenfeindlichkeit weiter fort, wenn sie knapp einhundert Jahre nach Paulus noch einmal auf das Thema „Männer und Frauen im Gottesdienst" zurückkommen und dabei im Namen des Apostels im 1. Thimotheus-Brief 2,8-15 folgende Forderungen aufstellen: Männer sollen „ohne Zorn und Zweifel" beten. Frauen hingegen sollen in schlichter und schicklicher Kleidung im Gottesdienst erscheinen – ohne Schmuck und Haarflechten – und ihre Frömmigkeit mit guten Werken bekunden. Es folgt die bereits bekannte Aufforderung zu „Stille und Unterordnung". Und nun kommt es: „Einer Frau aber gestatte ich nicht, dass sie lehre, auch nicht dass sie über den Mann Herr sei, sondern sie sei still. Denn: Adam wurde zuerst gemacht, danach Eva. Und Adam wurde nicht verführt, die Frau aber hat sich zur Übertretung verführen lassen. Sie wird aber selig werden dadurch, dass sie Kinder zur Welt bringt, *wenn sie mit Besonnenheit im Glauben bleiben und in der Liebe und in der Heiligung*" (Hervorhebung von mir).

Der Verfasser des Briefes bedient sich hier sogar einer Lüge, um ein Ungleichgewicht zwischen Frau und Mann herzustellen und erstere einzuschüchtern; denn natürlich hat sich auch Adam „zur Übertretung verführen lassen" und wurde dafür sogar aus dem Paradies verwiesen. Doch hier wird allein der Frau die „Schuld" in die Schuhe geschoben. (Dass es sich hierbei in Wirklichkeit nicht um Schuld handelt, habe ich in meinen Büchern wiederholt dargelegt.) Zusätzlich wird der Frau aber auch noch allein die Verantwortung für die rechte religiöse Unterweisung in einen frauenfeindlichen Glaubenswirrwarr aufgebürdet. Nur wenn die Kinder nicht nur den gelernten Unsinn glauben, sondern auch noch „im Glauben" etc. bleiben, erwächst der Frau aus ihrem Kinderkriegen „Seligkeit" – was immer sie darunter zu verstehen hat.

Auch hier greifen die Verfasser auf den Ursprungsmythos zurück, um dem Mann eine soziale und moralische Vorrangstellung einzuräumen und die Frau in ein Glaubenssystem einzuspannen, das sie bevormundet und benachteiligt.

Genau dieser Ungerechtigkeit aber hatte Jesus den Kampf angesagt: Frauen zählten zu seinem engsten Kreis. Jede Form ihrer Zurücksetzung war ihm fremd. Er lehrte weder Körper-, noch Sexual- und Ehefeindlichkeit – aber auch nicht ihre Ausschließlichkeit. Weibliches Denken, Fühlen und Handeln fand nicht nur seine vollste Anerkennung, sondern dienten ihm auch als Vorbild für seine Lehren.

Dagegen lässt sich bei ihm ein ganz anderes Ungleichgewicht feststellen, das jedoch nirgends in der theologischen Literatur zur Sprache gebracht wird: Der vielfältigen Kritik, die Jesus an seinen Jüngern ebenso wie am jüdischen Establishment übte (Pharisäern, Schriftgelehrten, Hohepriestern, Ratsherren und Sadduzäern), steht keine entsprechende Kritik an Frauen gegenüber. Sie werden vielmehr in ihrem So-Sein und Handeln bestätigt, in den Seligpreisungen und Gleichnissen ebenso wie in seinen anderen Lehren, – nicht zuletzt aber auch in den Salbungsgeschichten, in denen die Männer als Widersacher auf den Plan treten.

Als eine Ausnahme könnte hier die Geschichte von Martha und ihrer Schwester Maria betrachtet werden. Jesus erteilt Martha in gewisser Weise eine Abfuhr, als sie ihre Schwester bevormunden und ihren Dienst in der Küche erzwingen will. Sie wird von Jesus dafür zwar nicht direkt kritisiert, sondern in ihrer diesbezüglichen Mühe um die Versorgung anderer anerkannt. Gleichzeitig aber bestätigt Jesus die Entscheidung Marias, die diesen Dienst zu Gunsten ihrer geistigen Teilnahme ablehnt. Dieses Gute – ihr Recht auf Selbstbestimmung – soll nicht von ihr genommen werden –, weder durch ihn noch durch ihre Schwester Martha (vgl. Lk 10,41).

Es lässt sich nicht verbergen, dass Jesus Frauen in allen vier Evangelien nicht nur als den Männern ebenbürtig behandelt, sondern sie ihnen zusätzlich auch noch als Vorbilder vor Augen führt. Darauf bin ich bereits in den vorigen Kapiteln eingegangen. Noch im Bild des großen Endgerichts sind es die weiblichen Tiere (Schafe – als RepräsentantInnen matriarchaler Werte), zu denen sich Jesus am Ende bekennt, weil sie ganz selbstverständlich all jene Tätigkeiten verrichtet haben, mit denen Frauen bis in die Gegenwart hinein ihr Leben verbringen.

Die Böcke dagegen (Sinnbilder männlich-patriarchaler Haltungen) werden aussortiert. Von ihnen will Jesus nun nichts mehr wissen (Mt 25); denn sie haben sich weder um Hungernde noch um Dürstende, weder um Nackte noch gar um Kranke oder Gefangene gekümmert. Warum sollte sich am Ende also jemand um sie kümmern? Der Mensch wird ernten, was er gesät hat. – Das ist zumindest die Deutung, die der Evangelist Matthäus der Haltung und Lehre Jesu unterlegt.

Ein weiterer wichtiger Indikator für Jesu frauenfreundliche Einstellung ist sein Umgang mit jenen Reinheitstabus, die Frauen in besonderer Weise diskriminieren. Im Zusammenhang mit dem Gleichnis von der Frau und dem Sauerteig habe ich darauf bereits hingewiesen, möchte aber an dieser Stelle noch ein weiteres konkretes Beispiel dazu anführen.

Wie bereits dargelegt, betrafen die jüdischen Reinheitsgebote vorrangig Frauen, die während ihrer Menstruation – wie auch nach einer Geburt – als unrein gelten. Bis heute sind sie in frommen jüdischen Kreisen zu aufwändigsten Prozeduren verpflichtet, da alles, was sie in dieser Zeit berühren, ebenfalls als unrein gilt und auf penibelste Weise zu reinigen ist. Es handelt sich hierbei um zum Teil recht entwürdigende Vorgänge, die alle vier Wochen wiederholt werden müssen, aber auch dann, wenn es nach der Reinigungsprozedur zu minimalen Nachblutungen kommt. (Hier lässt sich unschwer der Gebär- und Nährneid der Erfinder dieser Prozeduren erkennen, die sich damit offenbar für ihre diesbezügliche Unfähigkeit an der Frau rächen wollten.)

Drei der vier Evangelisten berichten von einer aufschlussreichen Begebenheit, die Jesu Haltung gegenüber einer menstruierenden Frau veranschaulicht: Seit zwölf Jahren litt sie schon unter andauernden Blutungen, und obwohl sie bereits ein Vermögen für Ärzte ausgegeben hatte, verschlimmerte sich ihr Zustand dennoch beständig. Als sie von Jesus hört, mischt sie sich unter eine große Menschenmenge, pirscht sich von hinten an ihn heran und berührt seine Kleidung in der Zuversicht: „Wenn ich auch nur sein Gewand berühre, werde ich geheilt." Der Evangelist fährt fort:

> „Sofort hörte die Blutung auf, und sie spürte deutlich, dass sie von ihrem Leiden geheilt war.
> Im selben Augenblick spürte Jesus, wie eine Kraft von ihm ausströmte und er wandte sich in Mitten des Gedränges um und fragte: Wer hat mein Gewand berührt? Seine Jünger sagten zu ihm: Du siehst doch, wie sich die Leute um dich drängen, und da fragst du: Wer hat mich berührt? Er aber blickte umher, um zu sehen, wer es getan hatte. Da kam die Frau, zitternd vor Furcht, weil sie wusste, was mit ihr ge-

schehen war; sie fiel vor ihm nieder und sagte ihm die ganze Wahrheit. Er aber sagte zu ihr: Meine Tochter, dein Glaube hat dir geholfen. Geh in Frieden! Du sollst von deinem Leiden geheilt sein.“ (Mk 5,28-34; Mt 14,36ff; Lk 6,56ff)

Eine anrührende Geschichte, die mir charakteristisch scheint für Jesu Umgang mit Frauen. Dabei werden besonders drei Aspekte deutlich:

Seine fehlenden Berührungsängste: Als frommer Jude hätte Jesus diese Frau dafür tadeln müssen, dass sie sich überhaupt in eine solche Menschenmenge begab, da schließlich alle Menschen, die sie dort berührte, an ihrer Unreinheit teilhatten – mit den genannten Folgen, die selbstverständlich auch für Jesus galten.

Sein Gespür für Unterschiede bei den vielfältigen Berührungen – und damit eine erstaunliche Sensibilität trotz der zahllosen Eindrücke, die in der Menge auf ihn eindrangen. Dabei teilte sich ihm die Kraft der Zuversicht dieser Frau mit, was die Evangelien von keiner Begegnung mit Männern berichten.

Seine Bestätigung der Kraft weiblichen Vertrauens als Ursache von Heilung. – Fast die gleichen bestätigenden Worte verwendet er bei der Begegnung mit der kanaanäischen Frau, deren Vertrauen der Tochter zur Gesundung verholfen hatte.

Wenn Jesus zum wiederholten Male erklärt: „Dein Glaube hat dir geholfen“, so tritt in diesem Glaubensverständnis ein tiefes Vertrauens zu Tage, das Jesus – nicht nur bei Frauen – als Ursache von Heilung hervorhebt.

Es erscheint mir hier deshalb erwähnenswert, weil es in dieser Form bei seinen Nachfolgern kaum mehr vorkommt. Sie verstehen unter „Glaube“ in erster Linie den Glauben an ihre jeweilige Lehre. Wenn der Apostel Paulus in seinen Briefen zum Beispiel immer wieder den Glauben der Menschen einfordert, dann meint er damit *einen Glauben an seine Worte, nicht jedoch an seine heilenden Kräfte.* Das ist ein gravierender Unterschied; denn erst der Glaube der Menschen verleiht seiner Botschaft – und damit ihm selbst – Bedeutung. Enthält sie aber krank machende und frauenfeindliche Inhalte, so bedeutet dieser Glaube das genaue Gegenteil von Heilung.

In späteren Jahrhunderten wird das christliche Glaubensverständnis dann weiter pervertiert, und zwar dahingehend, dass die Menschen etwas glauben sollen, „obwohl es absurd ist", wie es der Kirchenvater Tertullian von ihnen fordert.

Und während der Zeit der Hexenprozesse lautete ein häufiger Vorwurf gegenüber Frauen, sie hätten einen „minderen" (mina) Glauben als Männer und seien daher anfälliger für Satan. Die Autoren des „Hexenhammer" erklärten damit das Wort „femina". Das konnten sie aber nur, weil sie das lateinische Wort für Glauben (fides) mit „fe" falsch wiedergaben.

In dieser gedanklichen Akrobatik äußert sich der Ärger der Kirchenmänner darüber, dass sie den Frauen nicht jeden Unsinn weismachen konnten und die Frauen ihnen nicht jeden Schwachsinn abnahmen.

Zusammenfassend lässt sich nunmehr feststellen, dass die Kluft zwischen Jesus und Paulus auch beim Thema Frauen nicht zu überbrücken ist. Von Paulus zu den Hexenpogromen verläuft eine gerade Linie: Sie beginnt mit der Zweitrangigkeit, Abwertung und Bevormundung des weiblichen Geschlechts und zieht sich dann fort über die Argumentation, ein Paar müsse ausgestoßen – dem Satan übergeben – werden, um seine Seele zu retten. Diese Linie wird mit entsprechenden Forderungen und Urteilen dann von den Paulus-Nachfolgern fortgeführt.

Nichts von alledem lässt sich bei Jesus wiederfinden, verfolgt er doch das genaue Gegenteil. Ihm geht es um die Aufwertung nicht nur einzelner Frauen, sondern des Weiblichen insgesamt, und zwar auf allen Ebenen:

Auf sozialer Ebene: Hier tritt er für ihre Ebenbürtigkeit ein und protestiert gegen Scheidungsgesetze, die den Mann bevorzugen. Gleichzeitig verweigert er Männern das Recht, Frauen wegen Ehebruch zu steinigen.

Auf seelischer Ebene: Hier unterstützt er neben diversen Seelenhaltungen, die als typisch weiblich gelten und in den Seligpreisungen umfassend benannt werden, auch das weibliche Recht auf Selbstbestimmung, für das er im Streit der Martha mit ihrer Schwester Maria eintritt.

Auf physischer Ebene: Hier bestätigt er die blutflüssige Frau in ihrer Nicht-Einhaltung der Reinheitsvorschriften, die sie zum Abstand von anderen Menschen verpflichtet hätten. Auch gibt es keinerlei Forderungen von ihm, mit denen er wie Paulus die Verhüllung des weiblichen Körpers in irgendeiner Form verlangt hätte.

Auf transzendenter Ebene: Neben dem Gleichnis vom Sauerteig erzählt Jesus eine Reihe von Gleichnissen, in denen er weibliche Haltungen transzendierend auf das Göttliche überträgt.

Die drei weiblichen göttlichen Dimensionen: Malchut, Sophia, und Ruah (ursprünglich eigenständige Göttinnen) haben bei ihm sogar Vorrang vor männlichen Gottesbildern.

Im übrigen begründet Jesus seine enorme Wertschätzung des Weiblichen an keiner Stelle. Er hält sich somit auch fern von biologischen Begründungen und biologistischen Argumenten. Im Mittelpunkt stehen bei ihm ganz bestimmte geistig-seelische Haltungen und konkrete Verhaltensweisen, die für das menschliche Miteinander von grundlegendem Wert sind. Ihnen war er offensichtlich bei Frauen wesentlich häufiger begegnet als bei Männern, weshalb er sie von Letzteren besonders einforderte und sie zur „Umkehr" veranlassen wollte.

Diese „Umkehr" unterliegt einer doppelten Bedeutung: Sie meint auf individueller Ebene ein „Zurück zu den Werten der Mutter", – zu jenen Werten also, die jeder Mann als Knabe in den ersten Lebensjahren in unmittelbarer Nähe zur seiner Mutter einmal kennengelernt hat. Von denen musste er sich jedoch im Laufe seiner Vermännlichung verabschieden, da sie ihm in der Welt der Männer kein Ansehen eintrugen, sondern den männlichen „Werten" und Anforderungen sogar vielfach im Wege standen.

Auf kollektiver Ebene aber fordert Jesus damit auch ein „Zurück zu den Müttern" und damit zu den Werten jener matriarchalen Epoche der Menschheit, an die in Genesis 2 noch erinnert wird. Dies war eine Zeit, in der die Männer ihre Sippe verließen, um sich in die Sippe der Frau zu integrieren. Mütterliche Werte waren von vorrangiger Bedeutung und daher für beide Geschlechter verbindlich. Nur so konnten sie dem Einzelnen wie der Gemeinschaft als ganzer Sicherheit und Zusammenhalt verleihen.

Diese Rückkehr scheut das Patriarchat wie der besagte Teufel das Weihwasser. Nur sollte es sich dann auch nicht „christlich“ nennen und seiner „Wertschätzung“ für Jesus als vermeintlichem Begründer des Christentums in Sonntagsreden Ausdruck verleihen.

7

Umkehr und Umdenken in einer globalisierten Welt

– von Jesus zu Yunus –

Im letzten Kapitel konnten wir zwei große – vielfach gegensätzliche – Strömungen im Neuen Testament verfolgen, die bis in die Gegenwart reichen: die jesuanische Botschaft mit einer großen Nähe zu Frauen und ihren Werten, wie sie die Evangelien überliefern, und die paulinische Botschaft mit einer großen Distanz zu Frauen und ihren Werten, wie wir sie in den Paulus-Briefen vorfinden.

In dieser Hinsicht haben sich jedoch bedauerlicherweise die Worte Jesu bewahrheitet, nach denen die Letzten die Ersten sein werden, denn in den Kirchen wurde Paulus eindeutig wichtiger als Jesus. Seine Lehren haben Vorrang vor denen Jesu.

Beide Ansätze haben sich also recht ungleich fortgepflanzt – und das nicht nur hinter Kirchen- und Klostermauern. Sie haben auch das säkulare Leben dieser Welt durchdrungen. – Davon handelt der erste Teil dieses Kapitels.

Religiöse Grundlagen des globalen Kapitalismus

Vor gut einhundert Jahren setzte sich der Soziologe *Max Weber* in seinem großartigen Werk „Religion und Gesellschaft“ mit den religiösen Grundlagen wirtschaftlicher Systeme auseinander. Das Werk beginnt mit dem vielsagenden Titel: *„Die protestantische Ethik und der Geist des Kapitalismus“.* Darin stoßen wir auf genau jene Lehren des Apostels Paulus, die wir im vorigen Kapitel als der Botschaft Jesu widersprechend kennengelernt haben: die sogenannte Prädestinationslehre und die Rechtfertigungslehre.

Zur Erinnerung: In seiner „Prädestinationslehre“ geht Paulus von der „Vorherbestimmung“ oder „göttlichen Erwählung“, der sogenannten „Gnadenwahl“ aus. Danach schenkt Gott sein Erbarmen, wem er will, hat er doch die einen zum ewigen Leben bestimmt, andere dagegen zu ewiger Verdammnis. „Also kommt es nicht auf das Wollen und Streben des Menschen an, sondern auf das Erbarmen Gottes“ (Römer 9,16). – Hier spricht Paulus selbstverständlich als „Erwählter“, der sich des göttlichen Erbarmens sicher sein kann.

Mit seiner „Rechtfertigungslehre“ aber stellt er den *Glauben* an *sein* Evangelium *(der Mensch wird durch den Opfertod Jesu erlöst, durch den er vor Gott „gerechtfertigt“ ist)* in den Mittelpunkt seiner Verkündigung.

Beide Lehren haben eines gemeinsam: Sie immunisieren die Gefühle für eigene Schuld ebenso wie für jene Menschen, die zu den vermeintlich Nicht-Erwählten gehören. Als Erwählte ist ihnen auch ohne Schuldeinsicht die göttliche Vergebung so sicher wie das ewige Leben im Himmelreich.

Woher weiß der Mensch aber, ob er zu den „Erwählten“ zählt oder nicht? Im Gefolge der Reformation war dies die große Frage – und sie ist es für viele Gläubige bis heute geblieben. Es ist eine Frage, die Menschen in Angst und Schrecken zu versetzen vermag, während sie andere in ihrer arroganten Selbstgewissheit noch weiter bestärkt. – Wie wir wissen, stellte sich George W. Bush als „wiedergeborener Christ“ – genau wie Paulus – auf die Seite der Auserwählten. Oder war es Gott selbst, der ihn dort hingestellt hat? Auf jeden Fall dankt er seinem Herrn täglich dafür.

Virulent wurden die beiden Lehren des Paulus erst mit der Reformation. Martin Luther waren sie nicht einmal bekannt, bis er sich intensiv mit den Paulus-Briefen befasste. Während er dann jedoch der Meinung war, dass der Mensch wohl der göttlichen Gnade verlustig gehen, sie aber ebenso durch Buße und Glauben wiedergewinnen könne, beharrte Calvin auf der paulinischen Lehre von der „Vorherbestimmung“, an der der Mensch nichts zu ändern vermag. Diese Lehre erkannte Weber vor hundert Jahren als eine der Wurzeln jenes Berufsethos, das dem kapitalistischen System zum Sieg verhalf.

Nach dem Wegfall der Möglichkeit einer mönchischen Existenz gewann der Beruf von Männern immer mehr an Bedeutung. Für Luther spielte der Beruf anfänglich noch eine recht untergeordnete Rolle, solange er in seiner katholischen Tradition verhaftet war. Seiner Meinung nach konnte der Mensch in jedem Stand selig werden. Jeder „erlaubte“ Beruf war demnach vor Gott gleich viel wert. Das galt für den geistlichen ebenso wie für den weltlichen Stand.

Dann aber gelangte er unter dem Einfluss der Prädestinationslehre zu der Überzeugung, dass das Leben des Einzelnen vorherbestimmt sei und der Mensch sich dem Willen Gottes nicht nur in Glaubensdingen zu fügen habe. Nun wurde der Beruf für ihn zu einer „von Gott gestellten Aufgabe", der sich der Mensch nicht einfach widersetzen konnte. Er sollte daher grundsätzlich in dem Beruf und Stand bleiben, „in den ihn Gott nun einmal gestellt hat". Sein Sinnen und Trachten, sein Wünschen und Streben sollte sich in den Schranken dieses Standes einrichten und halten. Der Wunsch nach Grenzüberschreitung wurde zum „Ungehorsam" oder gar „Aufruhr" gegen Gott. Zuvor war es nur sinnlos, ihn ändern zu wollen, da der Mensch ja in jedem Stande selig werden konnte.

Um Gott zu gefallen wurde aber nun die Erfüllung innerweltlicher – und damit insbesondere beruflicher – Pflichten unabdingbar, aus denen das spezifisch protestantische Berufsethos entstand.

Luthers Lehre von dem „sich schicken" in die gegebene Lebenslage verband sich aber auch mit der wiederum von Paulus übernommenen Aufforderung zum Gehorsam gegen die Obrigkeit. Das waren zunächst noch die jeweiligen Landesfürsten.

Schon bald aber traten an ihre Stelle mit zunehmender Industrialisierung die Arbeitgeber, die sich in kürzester Zeit als „Stellvertreter Gottes auf Erden" fühlten, da sie in hohem Maße für das Gros der Bevölkerung eine Art „Obrigkeit" darstellten. Sie machten sich um ihre „göttliche Erwählung" keine Gedanken, waren sie doch von Gott so sichtbar gesegnet.

Stattdessen wurde diese Frage schon bald zu einer typischen Frage für Untergebene. Ihnen kamen in ihrem Elend schon mal Zweifel an ihrer Erwählung, an die zu glauben sie doch andererseits verpflichtet wurden. Bei allzu schwachen Anzeichen solcher Erwählung geriet der diesbezügliche Glaube leicht ins Wanken. In solchen Fällen lernten sie von ihren Pfarrern und Seelsorgern von „Anfechtungen" zu sprechen, von „Einflüsterungen des Teufels", mit denen dieser in Gestalt von Zweifeln an sie herantrat.

Dieser Umgang mit der Frage nach der Erwählung zeigte den Menschen, dass es in dieser Hinsicht wohl besser war, sich niemandem anzuvertrauen, da sie dann riskierten, mit dem Teufel im Bunde zu stehen, bzw. als diesem verfallen zu gelten.

Da im Protestantismus auch die obligatorische Beichte als Mittel gegen heftige Zweifel und Gewissensbisse verschwunden war, führte die Frage nach der Erwählung zu einem tiefen Zwiespalt – gefolgt von wachsender innerer Isolierung, die mit erneuten Ängsten und Selbsterniedrigungen einherging.

Die gesäten Zweifel aber führten zu einem immer größer werdenden Misstrauen unter den Menschen. Seelenenergien wurden den Menschen abgezogen und flossen in Glaubensfragen, die sie nicht lösen konnten.

Wenn es auch weder am Wollen noch am Bemühen des Menschen lag und die göttliche Gnade somit nicht durch gute Werke zu erlangen war, so erwiesen sich diese andererseits auch wieder als unentbehrlich im Sinne von Zeichen oder Bestätigungen für die eigene Erwählung.

Zwar vermochte der Gläubige seine „ewige Seligkeit“ nicht mit guten Werken zu „erkaufen“, konnte sich aber dennoch mit ihrer Hilfe von seiner Angst um sein Seelenheil befreien. – Gott half ja demnach jenen, die sich selber halfen.

Hier nun kam es zu einem ungeheuren Druck auf die Gläubigen, dem sie sich zunehmend auch selbst aussetzten. Auf diese Weise entstand ein hohes Maß an Selbstkontrolle, die sich im Laufe der Zeit zu einer konsequenten Methode eigener Lebensgestaltung weiter entwickelte.

Mit ihrer Hilfe gedieh das protestantisch-preußische Berufsethos prächtig. Es prägte den „Geist des Kapitalismus“ und wohnt ihm in gewisser Weise bis heute noch inne.

Es steht wohl außer Frage, wer von der Ungewissheit in Sachen Erwählung besonders profitierte, denn für den Unternehmer, der ja von Gott so offensichtlich mit materiellen Gütern gesegnet war, dürfte darüber – wie bereits erwähnt – wohl am wenigsten Ungewissheit geherrscht haben. Schon bald gehörten sie zu jenen „selbstgewissen Heiligen“, von denen Weber spricht.

Bis in die Gegenwart hinein zeigt diese protestantische „Erziehung“ und Sozialisation zu solchen „Heiligen“ ihre höchst zweifelhaften Erfolge. Sie ist das Produkt eines calvinistischen Glaubens, bei dem sich die Askese vom materiellen längst auf den geistig-seelischen Bereich verlagert hat. Der frühere spartanische Umgang mit materiellen Gütern, die immer wieder in das Unternehmen reinvestiert wurden, entspricht der heutigen geistig-seelischen Verarmung so vieler Manager, die als Repräsentanten multinationaler Konzerne allein aufgrund von Börsennotierungen und Massenentlassungen zu Ruhm gelangen.

Jene selbstgewisse Arroganz, die in dem Gedanken an die eigene Erwähltheit mitschwingt, und die auch bei Paulus vielfach auffällt, ist bis heute im kapitalistischen Unternehmertum und seiner Selbstherrlichkeit gegenüber Untergebenen spürbar. Auf sie komme ich noch zu sprechen.

Auf der anderen Seite haben wir die Schar der Arbeitnehmer, die bei Weber seinerzeit so beschrieben wurden:

> „Es ist das eine Art Menschen, die ihre Glückseligkeit ohngefähr in vier Stücke setzen:
> 1. gering, verachtet, geschmäht … zu werden …
> 2. alle Sinne, die sie nicht brauchen zum Dienst ihres Herrn, … zu vernachlässigen …
> 3. entweder nichts zu haben oder, was sie bekommen, wieder wegzugeben …
> 4. tagelöhnermäßig zu arbeiten nicht um Verdienstes, sondern um des Berufes und um der Sache des Herrn willen und ihres Nächsten … Nicht alle können und dürfen Jünger werden, sondern nur die, welche der Herr beruft“ (Weber 129, Fußn.147).

Wenn auch der moderne Kapitalismus nach Weber der religiösen Stützen längst nicht mehr bedarf, so sind diese aber dennoch bis heute seinen Ständen eingebrannt. „Auf dem Gebiet seiner höchsten Entfesselung“, in den Vereinigten Staaten zum Beispiel, „neigt das seines religiös-ethischen Sinnes entkleidete Erwerbsstreben heute dazu, sich mit rein agonalen Leidenschaften zu assoziieren, die ihm nicht selten geradezu den Charakter des Sports aufprägen“ (Weber 181).

Und so stellt sich Weber am Ende seiner Schrift die Frage, wer wohl künftig in jenem (ethischen)

> „Gehäuse wohnen wird und ob am Ende dieser ungeheuren Entwicklung ganz neue Propheten oder eine mächtige Wiedergeburt alter Gedanken und Ideale stehen werden, oder aber – wenn keins von beiden – mechanisierte Versteinerung, mit einer Art von krampfhaftem Sich-wichtig-nehmen verbrämt. Dann allerdings könnte für die *letzten Menschen* dieser (kapitalistischen C.M.) Kulturentwicklung zur Wahrheit werden: *Fachmenschen ohne Geist, Genußmenschen ohne Herz: dies Nichts bildet sich ein, eine nie vorher erreichte Stufe des Menschentums erstiegen zu haben.*" (s.o.)

Was aber bleibt, wenn das Berufsethos einstiger *Berufserfüllung* seine Beziehung „zu den höchsten geistigen Kulturwerten" verloren hat und das berufliche Tätigsein nicht mehr als „alterprobtes asketisches Mittel" zur „Erfüllung des Willens Gottes und zur Mehrung seines Ruhmes" begriffen wird, andererseits aber auch der ökonomische Zwang nicht mehr empfunden wird bei jenen, die sich in ihrer Selbstherrlichkeit auf der „höchsten Stufe des Menschentums" angekommen wähnen?

Die Entfesselung männlicher Gier

Längst ist das männliche Ego an die Stelle des männlichen Gottes getreten und sorgt sich nunmehr um den eigenen Ruhm – koste es, was es wolle.

Das veranschaulicht nichts so sehr wie die Finanz- und Wirtschaftskrise, deren Reichweite zur Zeit der Entstehung dieses Buches noch gar nicht abzusehen ist, deren Ausmaße jedoch alles bisher Dagewesene bei weitem übersteigen soll.

Ihr Zustandekommen erweist sich als symptomatisch für das marode patriarchale System männlicher Gier, das auch der Klimakatastrophe seinen Stempel aufgedrückt hat und nicht davor zurückschreckt, die Welt in einen Abgrund zu stürzen.

Der direkte Zusammenhang zwischen beiden Krisen ist wohl kaum zu leugnen. Gemeinsam ist ihnen, dass sie durch einen dezidiert männlichen Umgang mit Werten und Ressourcen verursacht wurden. Ein Umgang, der ursprünglich seine Legitimation in der monotheistischen Lehre fand, nach der nur der Schöpfer und nicht etwa die Schöpfung zu verehren sei. Im Gegenteil, die Heiligung der Mutter Erde wurde als ein zu bekämpfender primitiver heidnischer Brauch verurteilt. Der biblische Schöpfungsauftrag „Macht euch die Erde untertan …" galt hingegen als „vernünftige" Anweisung zu einem angemessenen männlichen Handeln.

Wir kennen die Auswüchse der hier angestachelten Macht- und Profitgier. Mit ihrem Motto „make money" schreckt sie nicht davor zurück, alles, aber auch alles im Namen der Globalisierung zu Geld zu machen: Die (vergifteten) Produkte der Erde ebenso wie die Erde selbst und mit ihr neuerdings die Süßwasser-Reservate sowie das von ihr hervorgebrachte genetische Erbgut. Profit- und Machtgier schreckt weder davor zurück, sich durch Organ- und Menschenraub zu bereichern, noch davor, den mütterlichen Leib zu einem Mietobjekt zu degradieren, das Männer für eine – gemessen an den eigenen Einkünften – geringe Gebühr nach Belieben mieten und vermieten können.

Wir haben uns vielleicht zu sehr daran gewöhnt, solche „unseriösen" Geschäfte als „Auswüchse des kapitalistischen Systems" zu deuten und in ihnen unrühmliche Ausnahmen zu sehen, die nichts zu tun haben mit jenen „ganz normalen Geschäften" renommierter Firmen, von deren Seriosität wir fest überzeugt sind.

Dass eine solche Grenzziehung möglicherweise an der Wirklichkeit vorbeigeht, zeichnet sich zwar schon seit längerer Zeit ab, wurde aber wohl erst mit der Finanzkrise auch einer breiteren Öffentlichkeit bewusst. Mit ihr offenbarte sich etwas, das wir erst noch zu deuten lernen müssen als eine egomane und korrupte Gier von Männern, die sich – vom christlichsten aller Kontinente kommend – längst wie eine Riesenkrake über diesen Globus ausgebreitet hat.

So wie hier der Verschwendungssucht der bislang größte Anteil an der Klimakatastrophe zukommt, so sind es auch die Unternehmer und Manager dieses Landes, die von der Finanzkrise am meisten profitierten – und wohl auch noch am Ende profitiert haben werden.

Die sozio-psychologischen Grundlagen dieses spezifisch männlichen Debakels habe ich in meinem Buch „Natürlich weiblich - Die Heimatlosigkeit der Frau im Patriarchat“ beschrieben. Sie haben eindeutig mit jenen patriarchalen Machtstrukturen zu tun, die alles Schwache und Kleine erniedrigen und demütigen – und gerade Jungen zu späteren Überkompensationen veranlassen.

Eine der Folgen dieser kindlichen Erfahrungen ist die Abwendung von jenen als „unmännlich“ definierten mütterlichen Werten, die auch als zentrale christliche Werte der Nächstenliebe und Barmherzigkeit gehandelt werden, – Werte des miteinander Teilens statt egoistischer Aneignung, die in der globalisierten Welt ihre Triumphe feiert, obwohl sie besonders zu Lasten von Müttern und Kindern geht. Weniger denn je ist eine Ausrichtung an mütterlich-weiblichem, teilend-versorgendem Verhalten mit einer globalisierten Wirtschaft in Einklang zu bringen. Forscherinnen aus den unterschiedlichsten Fachgebieten entlarven daher auch in der sich als „gleichberechtigt“ gebärdenden Gegenwart einen am männlichen Leben ausgerichteten Geschichtsentwurf. Er schlägt sich in allen Bereichen des kulturellen und wirtschaftlichen Lebens nieder und führt zu individueller Ausbeutung, kollektiver Raubwirtschaft, Militarismus und Gewalt.

An dieser Stelle vermag ich nur auf die einschlägigen fundierten Arbeiten von Vandana Shiva, Maria Mies und Claudia von Werlhof zu verweisen, die zu diesem Thema seit Jahrzehnten gründlich recherchiert haben. Sie beschreiben einhellig, wie sich in der wachsenden Globalisierung immer wieder Patriarchalisierungsprozesse zuspitzen und auch in dieser angeblich „neuen Weltordnung“ vorrangig Frauen zu Opfern werden, – und das, obwohl sie nach wie vor jene sind, die am meisten zur Erhaltung des Lebens beitragen.

So zeigt sich, dass diese „neue Weltordnung", von der immer wieder die Rede ist, aus weiblicher Perspektive lediglich eine Verdichtung der alten ist.

Doch das erkennen offenbar nur wenige, solange es nicht zu einer Aufhebung ihrer patriarchalen Verblendung und einer entsprechenden Distanzierung von der männlichen Weltordnung gekommen ist, wie wir sie bei Jesus feststellen konnten. Manchmal aber genügt auch ein Blick von Menschen, die eine andere Ordnung kennengelernt haben und der patriarchalen Welt mit Befremden begegnen. Eine von ihnen ist Sabine Kuegler, die mit dem Titel ihres jüngsten Buches forderte:

„Gebt den Frauen das Geld! – und sie werden die Welt verändern!"

Den Blick der Autorin, die als das „Dschungelkind" bekannt wurde, zeichnet genau diese Distanz zu patriarchalen Strukturen aus, da sie mit ihnen erst relativ spät in ihrem jungen Leben konfrontiert wurde. Ihre Aufforderung bedeutet nicht weniger als: Gebt den Frauen das Kommando – vor allem in wirtschaftlichen Fragen –, denn sie überwinden die Armut.

Selbst weit gereist und daher weite Teile der Welt im Blick, geht die Autorin von der Frage aus, wie den Menschen der Dritten Welt zu helfen ist, damit sie in ihrer Heimat ein würdevolles, armutsfreies Leben führen können. Und so erzählt sie in ihrem Buch – frei vom „Verdacht" als „männerfeindliche Feministin" zu schreiben – vom alltäglichen Kampf der Frauen für ein solches Leben.

Besonders am Herzen liegt ihr das Schicksal jener Flüchtlinge, über die keine Presse berichtet und deren Elend daher von der Weltöffentlichkeit unbemerkt geblieben ist. Bei ihnen handelt es sich um Flüchtlinge, die aus dem indonesischen West-Papua (Kueglers ehemaliger Heimat) vertrieben werden, weil sie der Ausbeutung von Rohstoffen im Wege stehen. Für sie ist kein Platz mehr in einer globalisierten Welt, in der reiche Männer den Ausverkauf auch noch der letzten Ressourcen vorantreiben.

Wer dabei ist, sich mit dem Elend der Welt zu befassen, stellt auch schon bald die Frage nach den Wirkungen von sogenannter „Entwicklungshilfe", in die seit Jahrzehnten pausenlos Milliardenbeträge gepumpt wird, – Beträge, die nur selten bei der Entwicklung helfen, da sie nicht bei den Armen ankommen – und schon gar nicht bei den Frauen.

Das Ergebnis ist folglich niederschmetternd. Denn nach wie vor nehmen die Leiden an gravierender Armut immer stärker zu. *Und nach wie vor ist diese Armut vor allem weiblich!* Weltweit stellen Frauen nach Angaben der UNICEF zwei Drittel der eine Milliarde zählenden Analphabeten. Und das nicht etwa, weil Frauen bildungsresistenter wären oder größere Schwierigkeiten beim Schreibenlernen hätten. Ganz im Gegenteil schneiden Mädchen weltweit im gesamten Bildungsbereich besser ab als Jungen. Nein, ihr diesbezüglicher Mangel resultiert daraus, dass patriarchale Systeme es ablehnen, auch nur minimale Beträge in ihre Bildung zu investieren.

Während Unsummen der Entwicklungsgelder in den Kanälen der Mächtigen verschwinden, deren Söhne mit Hilfe von Stipendien im Ausland „studieren" oder sich anderweitig beschäftigen können, stellen regierungsunabhängige Entwicklungshelfer fest, dass mit geringsten Summen Großartiges bewirkt werden kann – vorausgesetzt, dass das Geld in weibliche Kanäle fließt.

Anders als Männer tragen Frauen das Geld weder in Bordelle noch in Kneipen und kaufen sich dafür auch keine extravaganten Prestige-Objekte, wie die patriarchale Männerwelt es annehmen würde. Vielmehr setzen sie es mit großem Erfolg für die Sicherung des Lebensunterhalts ihrer Familie ein sowie für die Gesundheit und Bildung ihrer Kinder.

Dies gilt in ähnlichen Formen weltweit: für Frauen in unterentwickelten wie in modernen Gesellschaften, in Indien, Nepal, Afrika, Deutschland und Japan und zwar im privaten wie auch im beruflichen Leben.

Während ihres Aufenthalts in einem Flüchtlingsdorf in Papua-Neuguinea, in jener Region also, in der Sabine Kuegler aufgewachsen ist, befragte sie Männer und Frauen getrennt voneinander, was sie am dringendsten benötigten, um zu überleben.

Die Antworten, die sie zu hören bekam, bestätigen auch hier die Regel: „Frauen wollten wissen, ob ich ihnen ein paar Nähmaschinen und Stoffe besorgen könnte. In der nahe gelegenen Stadt gebe es viele Frauen, die auf dem Markt Früchte und Gemüse anboten, doch niemanden, der Kleidung verkaufte. Mit dem Gewinn wollten sie das besorgen, was sie am nötigsten brauchten: Medikamente für ihre Kinder, gesünderes Essen, Moskitonetze und Schulgeld, damit ihre Kinder sich bilden und eines Tages der Armut entfliehen könnten." Und die Männer? „Sie sprachen von Waffen, motorisierten Booten, Generatoren, Benzin und Autos." Diese Unterschiede zwischen den Geschlechtern verwundern nicht, passen sie doch selbst an diesem entlegenen Ort der Welt zu dem, was wir bereits festgestellt haben.

Die Autorin erklärt: „Gerade in armen Gesellschaften haben Männer größere Probleme, mit den Folgen der Globalisierung und dem kulturellen Wandel umzugehen, als Frauen. Deren Überlebenswille lässt sie auf äußere Veränderungen rationaler reagieren – auch deshalb, weil sie sich immer für die Kinder verantwortlich fühlen. Männer hingegen erleiden durch den drohenden Statusverlust oftmals einen Knacks und fallen als ökonomische und soziale Verantwortungsträger aus."

Auch hier also erweisen sich Frauen als die Verlässlicheren, die der gegenwärtigen Lebenswirklichkeit ins Antlitz schauen und ihr eigene Wünsche und Strebungen anpassen, statt diese wie die Männer im Ego zu verankern.

Zu Recht hält Kuegler Frauen daher für die besseren Ökonomen. Doch dafür bezieht sie Medienschelte. In einer Rezensionsnotiz in der „Frankfurter Allgemeine Zeitung" wirft ihr Melanie Mühl haarsträubende Schwarzweiß-Malerei vor, – eine „Dschungelperspektive", in der „der Mann das Böse, die Frau aber ausnahmslos das Gute verkörpert". Diese Kritik wird zwei Tage später von Hasnain Kazim in einem SPIEGEL ONLINE-Artikel mit dem Titel: „DSCHUNGEL-ÖKONOMIE – Gebt Männern kein Geld!" nachgeplappert.

An keiner Stelle aber behauptet Kuegler, was ihr jene vorwerfen. Während sie vielmehr genau hingeschaut hat und über jene Wirklichkeit berichtet, die nicht in das Weltbild ihrer Kritiker zu passen scheint, reagieren jene mit ideologisierten Denkschablonen. An patriarchale Tabus gekettet, machen sie andere nieder, die an ihnen rütteln.

Dabei sagt Kuegler nichts anderes als der Friedensnobelpreisträger des Jahres 2006, Muhammad Yunus, ein Mann aus Bangladesh, an dem sich allerdings weder Mühl noch Kazim zu vergreifen wagen.

Von Jesus zu Yunus

Er ist einer der wenigen Männer, die gelernt haben, die Welt aus weiblicher Perspektive zu verstehen und die Werthaltungen von Frauen nicht nur wertzuschätzen, sondern auf ihnen sogar ein Finanzimperium zu errichten, das er dann auch noch an die Frauen zurückgab.

Wie ich zeigen werde, hat er dabei recht ähnliche Erfahrungen gemacht wie Jesus vor zweitausend Jahren. Dabei kommt er weder aus dem jüdischen noch aus dem christlichen Lager, denn Muhammad Yunus ist Moslem, gehört also der dritten sogenannten Buchreligion an, die mit dem Patriarchat aufs engste verbunden ist. Dennoch hat er der Welt gezeigt, welche weitreichenden Folgen es haben kann, wenn die positiven Eigenschaften von Frauen bewusst wahrgenommen und in wirtschaftliches Denken integriert und umgesetzt werden.

Weltweit bekannt wurde der Inhaber der weit verzweigten Grameen-Bank allerdings erst durch die Verleihung des Friedensnobelpreises, den er 2006 für sein beeindruckendes Werk erhielt. Er bedankte sich mit folgenden denkwürdigen Worten, die in der Welt nicht wirklich zur Kenntnis genommen wurden:

> „...Was mich am meisten bewegt, sind jedoch die Anrufe, die ich täglich aus abgelegenen Dörfern in Bangladesh von

den Kreditnehmerinnen der Grameen-Bank (= Dorfbank, C.M.) erhalte, die mir nur sagen wollen, wie stolz sie auf diese Anerkennung sind. – Neun gewählte Vertreterinnen der sieben Millionen Kreditnehmerinnen und Mitglieder der Grameen-Bank haben mich nach Oslo begleitet, um den Preis entgegenzunehmen. In ihrem Namen danke ich dem Nobelpreiskomitee dafür, dass es die Grameen-Bank ausgewählt hat. Indem sie der Einrichtung dieser Frauen die bedeutendste aller Auszeichnungen verleihen, lassen Sie ihnen eine beispiellose Ehre zuteil werden. Neun stolze Frauen aus den Dörfern von Bangladesh nehmen als Nobelpreisträgerinnen an der Zeremonie teil. Damit erhält der Friedensnobelpreis eine vollkommen neue Bedeutung" (Yunus 2008, 283).

Nicht näher gekennzeichnete Angaben und Zitate entstammen einem einstündigen Interview des Schweizer Fernsehens mit Muhammad Yunus, das am 31.8.08 im Sender 3sat von 9.15 bis 10.15 Uhr ausgestrahlt wurde. Darin kam Yunus ausführlich zu Wort und berichtete von seinen einschlägigen Erfahrungen, die ihn veranlassten, sich auf Frauen als Geschäftspartnerinnen zu konzentrieren. – Dabei war *ihre Zahlungsmoral* nur *ein* Aspekt dieser Erfahrungen, denn *auch ihr Umgang mit Geld* erwies sich dem Verhalten der Männer als weit *überlegen.*

Dass er Banker wurde, verdankt Yunus folglich den Frauen, denn von Haus aus ist er Wirtschaftswissenschaftler. Als solcher wurde er später auch noch der Begründer eines weit verzweigten Netzes von Sozialunternehmungen, deren erklärtes Ziel nicht etwa die Gewinnmaximierung ist, sondern der Dienst an der Menschheit. Dass er dafür auch den Weltkonzern Danone gewinnen konnte, der heute qualitativ gute und besonders nahrhafte Joghurtprodukte für wenige Cents an die Kinder der Ärmsten der Armen abgibt, ist dem faszinierenden Erfolg seiner Arbeit zu verdanken.

Als Wirtschaftswissenschaftler kehrte er vor gut dreißig Jahren frisch ausgebildet aus den Vereinigten Staaten in seine Heimat Bangladesh zurück, um dort eine Professorenstelle an der Universität von Chittagong anzutreten. Doch dann wurde er bald darauf mit einer Hungersnot konfrontiert, die Tausende von Menschen das Leben kostete – und ihn selber aus der Bahn warf: Tagtäglich brachte er seinen Studenten Wirtschaftswissenschaften so bei, wie er sie gelernt hatte: Er erklärte ihnen das angeblich perfekte Funktionieren des freien Marktes. Nun aber musste er erleben, dass die von ihm vertretenen Wirtschaftstheorien ihnen nicht einmal helfen konnten, den Tag zu überleben.

Als ihm die Bedeutungslosigkeit der von ihm vertretenen Theorien angesichts dieses Elends bewusst wurde, verließ er die Universität, um ganz konkret etwas für die Armen zu tun. Dabei setzte er sich zum Ziel, dass sich wenigstens ein Mensch durch seine Hilfe besser fühlen sollte.

Zur Umsetzung dieses Wunsches ging er mit einigen Studenten in die umliegenden Dörfer, um durch konkrete Hilfe die Not der Menschen zu lindern. Wann immer ihm dies gelang, spürte er, wie auch er sich dabei besser fühlte. An eine dauerhafte Hilfe war auf diese Weise jedoch noch nicht zu denken. Auch hatte er noch keine Ahnung von jenen Mikrokrediten, als deren Erfinder er später gefeiert werden sollte – auch wenn er selbst sich nicht als solchen ausgibt.

In den Dörfern, in denen er half, erlebte er, dass er an der Armut der Menschen nicht wirklich etwas zu ändern vermochte, weil Wucherer die Menschen mit ihren horrenden Zinsforderungen ausnahmen. Dabei ging es um Tageskredite in Höhe von nur wenigen Dollars, die am Abend mit hundertprozentigem Zinsaufschlag zurückgezahlt werden mussten.

Das waren lächerliche Beträge. Seine „eleganten" Wirtschaftstheorien hatten immer mit Krediten in Milliarden-Höhe zu tun gehabt – und hier sollten wenige Dollar zum unüberwindlichen Problem werden? Da konnte doch etwas nicht stimmen. Wie sonst wurden Menschen, die nur äußerst geringe Summen benötigten, Tag für Tag zu Opfern von Kredithaien?

Und nun beginnt die Geschichte im Kontext dieses Buches erst wirklich interessant zu werden. Yunus machte nämlich recht ähnliche geschlechterdifferente Erfahrungen wie Jesus: In langen Gesprächen mit einer Frau namens Sufiya fand er heraus, was hier vor sich ging. Er gibt diese Erfahrung in seiner Nobelpreisrede vom 10. Dezember 2006 in Oslo mit folgenden Worten wieder:

> „Ich war entsetzt über die Entdeckung, dass eine Frau im an die Universität angrenzenden Dorf einem Geldverleiher als Gegenleistung dafür, dass er ihr weniger als einen Dollar vorstreckte, das Exklusivrecht auf den Erwerb aller von ihr erzeugten Güter zu einem von ihm festzusetzenden Preis zugestehen musste. In meinen Augen war das Sklavenarbeit“ (Yunus 2008,286).

Nachdem er erst einmal begonnen hatte, sich in die Bedürfnislage und Problemwelt der Frauen hineinzuversetzen, begann er, das System als solches in Frage zu stellen. Er wurde gewahr, dass es besonders Frauen lebensnotwendige Chancen vorenthielt. So begriff er die Ursachen der erschreckenden „weiblichen Armut“ und setzte sich zum Ziel, diesen Frauen helfen.

Wie sich zeigte, genügten insgesamt 27 Dollar, um 42 Menschen aus den Klauen der Kredithaie zu befreien. Auf die Dauer war das jedoch keine Lösung. Er wollte das Problem langfristig angehen, und ging zur Bank, um dort nach Kleinkrediten für die Armen zu fragen. Wie er jedoch erfuhr, galten sie als „nicht kreditwürdig“. Wohin er sich auch wandte, – er hörte immer dasselbe: „Sie haben keine Sicherheit und können den Kredit nicht zurückzahlen.“ Daraufhin bot er sich selbst als Bürgen an. Doch die Bank lehnte ab. So begann er, sich das Geld auf eigenen Namen von der Bank auszuleihen und es den Menschen zu geben. Die Banken waren jedoch fest davon überzeugt, dass er es nicht zurückbekommen würde. Auf diese Weise legte er seinen Grundstock als „Banker der Armen“.

War er am Anfang der Überzeugung gewesen, Banken würden Armen grundsätzlich Kredite vorenthalten, so erkannte er schon bald, dass dies auch eine Frage des Geschlechts war, denn nur Männer galten bei den Banken als kreditwürdig. Bei Nachforschungen konnte er feststellen, dass Kreditnehmerinnen bei den Banken weniger als ein Prozent ausmachten, da sie sich generell weigerten, Kredite an Frauen zu vergeben.

Genau hier wollte er also ansetzen. In seiner Bank sollten fünfzig Prozent aller Kredite an Frauen gehen. – Das war der Beginn einer Gleichstellungspolitik, die allerdings rasch wieder versandete, da sie von der Wirklichkeit eingeholt wurde. Seine diesbezügliche Absicht stieß nämlich auf größte Schwierigkeiten, mit denen er nicht gerechnet hatte: Die Frauen wollten sein Geld gar nicht. Ihnen fehlte einfach der Bezug zum Geld, das sie häufig noch nicht einmal in Händen gehabt hatten. Für sie war Geld Männersache. Fest davon überzeugt, damit nichts anfangen und es ihm auch nicht zurückzahlen zu können, lehnten sie seine Kredite rundweg ab.

Sechs Jahre benötigte Yunus, um die Frauen von seiner Idee zu überzeugen und ihnen plausibel zu machen, dass sie sehr wohl in der Lage wären, Produkte für den Markt herzustellen und damit Geld zu verdienen. Doch immer wieder scheiterte er daran, dass sie selbst ihre Fähigkeiten nicht als solche anerkannten. Alles, was sie taten, zählte für sie nicht. Und so waren sie fest davon überzeugt, dass sie nichts konnten. Folglich trauten sie sich auch nichts zu.

Doch mit seiner zwischenzeitlich gewonnenen Distanz zu patriarchalen Systemen hatte Yunus eines begriffen: „Wenn eine Frau sagt: Ich kann das nicht, dann ist das nicht ihre Stimme, sondern die Stimme der Tradition von Missachtung und Degradierung. Man hat ihr gesagt: Du bist zu nichts gut und sie hat das geglaubt. Sie hat Angst, und die müssen wir beseitigen."

Mit seinen Beobachtungen und dem daraus resultierenden geschlechterdifferenten Ansatz machte er sich daran, das Bankwesen zu revolutionieren. Mit seinen Grameen-Banken, die inzwischen seinen Kreditnehmerinnen gehören, da er längst neue Non-Profit-Sozialunternehmen gegründet hat, verfolgt er das genaue Gegenteil von dem, was Banken normalerweise tun:

- Konventionelle Banken richten sich an reiche Männer, – seine Bank richtet sich fast ausschließlich an arme Frauen, was allerdings von den meisten Journalisten, die über ihn berichten, unterschlagen wird.

- Konventionelle Banken geben denen, die viel haben, – seine Bank gibt jenen, die gar nichts haben, den Ärmsten der Armen.
- Konventionelle Banken gründen auf Misstrauen, Sicherheiten, und Verträgen. – Nichts davon gibt es in der Grameen-Bank, denn Yunus setzt auf Vertrauen. Das einzige Schriftstück, das ihm vorliegt, ist ein Beleg über die ausgezahlte Kreditsumme, die in keinem Fall mehr als 150 Dollar beträgt.
- Konventionelle Banken holen Auskünfte ein über die Zahlungsmoral ihrer Kunden in der Vergangenheit. Sie wollen Referenzen und Garantien und setzen Strafen fest für den Fall ausbleibender Rückzahlungen. – Yunus aber fragt nicht nach der Vergangenheit seiner KundInnen. Ihn interessiert nicht, was sie früher vielleicht einmal falsch gemacht haben. Ihn interessiert ihre Zukunft: Was wollen und können sie jetzt machen und was nicht? Das herauszufinden, dabei will er ihnen helfen, denn bei ihm steht das Wohlergehen der Menschen im Mittelpunkt und nicht der Profit seiner Bank.
- Konventionelle Banken verunsichern vorzugsweise junge Frauen, die sich mit Hilfe eines Kredites selbständig machen wollen und gewähren ihnen durchgängig geringere Summen als jungen Männern, denen das Dreifache an Kapital angeboten wird. Sie folgen damit den gängigen dem Patriarchat innewohnenden *ideologischen Mustern.* – Yunus vertraut vorrangig den Unternehmungen von Frauen, die er als Kreditnehmerinnen bevorzugt aufgrund von einschlägigen *Erfahrungen.* Inzwischen hat sich nämlich das Blatt gewendet: Anders als ursprünglich geplant gibt er nicht 50 Prozent seiner Kredite an Frauen, sondern 97 Prozent.

Warum ist der Anteil der Frauen so hoch? – Yunus erklärt das so: „Weil wir ihnen vertrauen, Männern hingegen nicht.“ Und er fügt hinzu: „Ich habe keine Vorurteile gegen Männer. Ich habe nur meine Erfahrungen gemacht und die haben mir gezeigt, dass die Leistungen der Frauen wie auch ihre Zahlungsmoral wesentlich besser und höher sind als die der Männer.“

Frauen zahlen ihre Raten regelmäßig zurück, Männer aber nicht. Bei ihnen lag die Rückzahlungsquote im Bereich von sechzig Prozent, bei Frauen dagegen bei über 98 Prozent. Und in jenen knapp zwei Prozent der Fälle, in denen es nicht klappte, waren die Männer Schuld daran, weil sie das Geld veruntreut oder ganz einfach versoffen hatten.

Dieser Aspekt im Werk des Nobelpreisträgers (das unterschiedliche Verhalten von Frauen und Männern) findet sich allerdings in kaum einer Rezension oder sonstiger Pressenotiz wieder. Er wird von den Medien überwiegend schlichtweg ignoriert bzw. bewusst totgeschwiegen. Will er doch so gar nicht in das ideologische Konzept einer männerdominierten „Gleichstellungspolitik" passen, mit der sich viele Menschen hinters Licht führen lassen.

Wie Yunus erkannte, profitierten Familien weitaus stärker von den Krediten, wenn sie an Frauen gezahlt wurden. Männer gaben das Geld für unsinnige Luxusgüter aus oder verprassten es mit Freunden, so dass die Familien selten etwas davon hatten.

Frauen hingegen haben nach Yunus' Erfahrung die „psychische Veranlagung", Freude zu empfinden, wenn sie andere glücklich machen können. Das sieht er als eine wunderbare Gabe an: „Frauen kochen, um andere glücklich zu machen und sind es dann selber, wenn es den anderen schmeckt." Diese „Veranlagung" drückt sich bei den Kreditnehmerinnen darin aus, dass bei ihnen zuerst die Kinder kommen, dann der Mann und Verwandte. Ihre eigenen Bedürfnisse aber stellen sie zurück, wohingegen sie bei Männern an erster Stelle stehen. – Genau wie es auch Sabine Kuegler festgestellt hatte und dafür gescholten wurde.

Eine weitere „wunderbare Fähigkeit der Frauen", die Yunus hervorhebt, ist ihr äußerst sparsamer Umgang mit Geld. So wenig sie von ihren Männern auch bekommen mögen, sie setzen alles daran, um mit dem Wenigen die Bedürfnisse der Familie abzudecken.

„Oft aber beschuldigen Männer ihre Frauen, das Geld verschwendet zu haben und schlagen und vergewaltigen sie. Daher gehen Frauen immer äußerst sparsam mit allem um und strecken alles, nur um den Mann nicht zu verärgern. Sie versuchen daher mit noch so wenig Geld auszukommen." Auf den problematischen Hintergrund ihrer „wunderbaren Fähigkeit" kann ich an dieser Stelle nicht eingehen. Er ist bekannt und wurde in der Frauenliteratur immer wieder thematisiert.

Yunus hat zumindest gelernt, dass die Familie immer davon profitiert, wenn das Geld an Frauen geht. Aus diesem Grunde gibt er die Kredite fast ausschließlich an sie und nicht mehr an Männer.

Doch auch die haben zwischenzeitlich etwas dazugelernt: Sie beginnen die Arbeit der Frauen, von der auch sie in einem hohen Maße profitieren, wertzuschätzen und den unternehmerischen Geist ihrer Frauen zu bewundern.

Yunus setzt aber nicht nur auf die unternehmerischen Fähigkeiten von Frauen, sondern nutzt auch ihren Realitäts- und Gemeinschaftssinn mit der daraus resultierenden Solidarität untereinander und sorgt dafür, dass sie Kreditgemeinschaften bilden, in denen fünf bis sechs Frauen füreinander haften. Jede prüft die Geschäftsidee der anderen, die sie dann entweder unterstützt oder verwirft. Der Kredit wird erst ausbezahlt, wenn alle Frauen dem Vorhaben der jeweils anderen zustimmen.

Dass Yunus Frauen damit auch aus ihrer patriarchalen Isolation befreit, ist für ihn nur ein Nebeneffekt, der für Frauen jedoch längst zu einem wichtigen, sie immens stärkenden Faktor geworden ist, den sie nicht mehr missen möchten. Ihr Leben erfährt durch die Gemeinschaft stiftende Praxis der Grameen-Bank eine enorme Bereicherung: Mit der Entfaltung ihrer unternehmerischen Eigenständigkeit entwickeln die Frauen ein völlig neues Selbstwertgefühl, das sie ungemein stärkt und ihnen einen Wertzuwachs vermittelt. Endlich brauchen sie sich dem Mann nicht länger unterlegen zu fühlen.

Hier also kehrt ein Hauch von Matriarchat zu den Frauen zurück: Sie finden sich zusammen und entwickeln auf der Grundlage ihrer Werte gemeinsam Ideen und interessieren sich für das, was die anderen Frauen tun. Kurz: Sie stehen füreinander ein, – dank der Geschäftsidee eines Mannes, der bereit war, sich von den Bedürfnissen und Fähigkeiten der Frauen leiten zu lassen. Ein Mann, der gelernt hat, ihre Wertvorstellungen und Stärken in sein Konzept und Verhalten einzubeziehen, und der alles daransetzt, dieses sich neu entwickelnde Gefühl weiblicher Stärke in keiner Weise zu unterminieren.

In seinen inzwischen weltweit operierenden Unternehmen wird alles getan, damit Frauen sich ernstgenommen und wichtig fühlen. So hat er zum Beispiel eine Regel eingeführt, die allen patriarchalen Praktiken zuwider läuft: „Haben wir ein Problem mit einer Kreditnehmerin, so sagen wir uns, dass sie im Recht ist, dass wir einen Fehler bei der Gestaltung oder Umsetzung unserer Maßnahmen gemacht haben müssen. Also prüfen wir uns und beheben den Fehler. Wir gestalten unsere Regeln ausgesprochen flexibel, um sie den Bedürfnissen der Kreditnehmerinnen anpassen zu können" (Yunus 2008,15f).

Aus genau diesem Grunde war es mir wichtig, diesen Mann am Ende meines Buches zu Wort kommen zu lassen. Die Parallelen zu Jesus sind in der Tat verblüffend, denn der Nobelpreisträger Yunus aktualisiert etwas, das Jesus vor 2000 Jahren begonnen hat:

- Für den Mann aus Nazareth war es das religiöse System von Gesetzen und Reinheitsgeboten, das er als unmenschlich erkannte, da es besonders Frauen die Würde raubte und sie für unrein erklärte.
- Für den Wirtschaftswissenschaftler Yunus war es das Bankensystem mit seinen Gesetzen und Vorbehalten, das besonders Frauen in unwürdigen Armuts- und Abhängigkeitsverhältnissen beließ und damit das Gleiche bewirkte. Nunmehr bestand die „Unreinheit" der Frauen darin, dass man sie für „kreditunwürdig" und „gelduntauglich" erklärte und ihre lebensnotwendige Arbeit als wertlos einstufte.

Jesus und Yunus lebten in einem System, in dem es für Männer höchst ungewöhnlich war, die Bereitschaft zu entwickeln, von Frauen zu lernen und das ihnen widerfahrene Unrecht zu durchschauen. Beide begannen jedoch, die Verkehrtheit des religiösen bzw. wirtschaftlichen Systems zu erkennen, sich auf die Seite der Frauen zu schlagen und sich auf ihre Bedürfnisse und Probleme einzulassen. In wachsendem Maße lernten beide all jene Qualitäten zu schätzen, die Frauen vor Männern auszeichnen und errichteten auf dieser Erkenntnis ein Lehrgebäude bzw. ein Wirtschaftsimperium, die sich beide über die ganze Welt ausbreiteten.

Nachdem der Mann aus Nazareth sich zu weiblichen Werten bekehrt hatte, setzte er ihnen mit seinen Seligpreisungen ein Denkmal, bestätigten sie doch überwiegend Frauen in ihrem Sosein.

Jesus wie Yunus lehnten das Bestrafen von Menschen ab, wenn es die Gesetze nicht wirklich gut mit ihnen meinen. Wandte sich Jesus gegen die gesetzlich verordnete Steinigung der Ehebrecherin, so Yunus gegen Strafen für säumige KreditkundInnen. Er verzichtet auf Anwälte zum Eintreiben von Schulden und hält Verträge, mit denen er vor Gericht gehen könnte, um sein Geld einzuklagen, für überflüssig. Weder Anwälte noch Verträge machen für ihn Sinn, da sie teurer wären als der vergebene Kredit. Außerdem widersprächen sie seinem Grundprinzip des Vertrauens, das er für das beste Mittel hält, um Vertrauen zu schaffen.

Zeigen sich traditionelle Banken skeptisch im Hinblick auf die Rückzahlung von Krediten, so erklärt er ihnen: „Wir wissen, dass sie zurückzahlen werden. Wir haben die Sicherheit in unserem guten Gefühl." Und genau damit liegt er bei den Frauen richtig.

Jesus und Yunus lehnen beide patriarchale Strukturen herrschaftlicher Macht ab. Mit seiner „Tempelreinigung" wandte sich Jesus gegen jene, die sich am religiösen Glauben der Menschen bereicherten und mit dem Verkauf von Opfertieren das „Haus Gottes" zu einer Räuberhöhle machten. Desgleichen wandte er sich gegen die zahlreichen Sabbatverbote, die Menschen bevormundeten und sie auf unerträgliche Weise in ihrer Freiheit einschränkten. Er erklärte: „Der Sabbat ist für den Menschen da und nicht der Mensch für den Sabbat."

In diese Richtung geht auch Yunus' Verweis auf die gravierenden Fehler in jenen den Menschen auferlegten Strukturen: „Die Armut liegt im System und nicht in den Menschen." So lehnt auch er Konzepte und Strukturen ab, die der Macht und Profitmaximierung dienen, sich gegen das Wohl von Frauen richten und sie letztlich daran hindern, für das Wohl nicht nur ihrer Kinder zu sorgen.

Rief Jesus daher zur Metanoia – zur Umkehr und zum Umdenken – auf, so fordert Yunus fast im Gleichklang: „Wir müssen unsere Vorstellungen überdenken."

Beide Männer haben sich selbst zuerst diesem Wandlungsprozess unterzogen, bevor sie ihn auch von anderen einforderten. Beide ließen sich vom Schicksal anderer Menschen – insbesondere Frauen – berühren und folgten dem Bedürfnis uneigennütziger Hilfeleistung. Beide wurden dafür als *„Heilsbringer"* gefeiert: Der eine in den Straßen Jerusalems, der andere in den Straßen von Bangladesh:

Von Jesus hieß es, er sei „das Licht der Welt", da er die Menschen das rechte Sehen lehrte. Die Menschen in Bangladesh nennen Yunus, „ein Licht für unsere Gesellschaft", da er ihnen zu einem menschenwürdigen Dasein verhilft. Der eine wurde vor 2000 Jahren dafür gekreuzigt – der andere erhielt dafür im Jahre 2006 den Friedensnobelpreis.

Ein Fortschritt in Sachen Menschlichkeit? Oder lediglich Augenwischerei?

Was Frauen heute brauchen

In unseren Breitengraden brauchen Frauen etwas anderes als Kleinstkredite. Doch auch hier mehren sich bewusstseinsbildende Maßnahmen, die etwas mit einer Metanoia zu tun haben. So haben zum Beispiel Frauen von Hamburg bis Passau private Bildungseinrichtungen geschaffen, die in die matriarchale Vorstellungswelt einführen und Frauen die Möglichkeit eröffnen, mit den Kräften und Fähigkeiten ihres Geschlechts in Kontakt zu kommen.

Auf ganz neue Weise werden sie sich hier eigener Potenziale bewusst, von denen sie zuvor nichts wussten, nun aber spüren, dass sie auch in ihnen schlummern. Im Sinne einer Metanoia kehren diese Frauen nunmehr patriarchalen Vorstellungsmustern den Rücken, die Frauen an den Rand drängen, ihre Würde und Werte nicht achten und ihre Arbeit nicht wertschätzen.

Dieser Wandel hat allerdings eine ganz wesentliche Voraussetzung – und das ist die „Austreibung der Männer-Herrlichkeit aus den Köpfen der Frauen", wie es Gerda Weiler (1993, 305) einst formuliert hat. Denn: „Unter den Lebewesen auf der Erde leistet sich die Menschheit als einzige den Luxus, männlichen Interessen den Vorrang zu geben, eine Sonderstellung, welche die Gattung Mensch in den Abgrund treibt" (s.o. 294).

Nur fünfzehn Jahre später finden sich immer mehr Frauen bereit, auf diesen Luxus zu verzichten. Sie beginnen, nunmehr Raum einzunehmen, den sie benötigen und der ihnen folglich zusteht. Denn nur im eigenen Raum kann es gelingen, sich selbst und die Kinder vor den destruktiven Einflüssen und Wirkungen patriarchaler Systeme zu schützen. Daher setzen immer mehr Frauen einen Schlussstrich unter das patriarchale System in ihren Köpfen und weigern sich, ihr Leben weiterhin patriarchalen Ego-Interessen zur Verfügung zu stellen. Sie hören auf, männlichen Größenwahn zum Maßstab für Menschsein gelten zu lassen, und erkennen in ihm vielmehr das, was er in Wirklichkeit ist: eine zerstörerische Perversion. Religiösen Systemen, die von ihnen einen paulinischen Untertanengeist fordern, kehren sie den Rücken, – und wenn es sein muss, auch den Vätern ihrer Kinder.

In der Hinwendung zur matriarchalen Vernunft, die keinen Vater im Zentrum der Familie kennt, um den sich alles zu drehen hat, breitet sich zweitausend Jahre nach Jesus noch einmal dessen Erkenntnis aus, dass patriarchale Vater-Beziehungen in der matriarchalen Welt der Malchut nichts zu suchen haben.

„Das patriarchale System versagt, da es keine matriarchale Vernunft besitzt", erklärte Mariam Irene Tazi-Prevé von der Universität Innsbruck auf dem Mutter-Gipfel 2008 in Karlsruhe. Als ein System der Gewalt und der kriegerischen Zerstörung weigert es sich „seit Jahrtausenden hartnäckig, zur Vernunft zu kommen." Das würde nämlich bedeuten, dass Frauen und Männer vom patriarchalen Glauben abfallen müssten. Dieser Abfall würde die politisch und sozial geforderte Trennung von der Ursprungsfamilie wieder rückgängig machen. Statt der falschen politischen und ökonomischen Familienbilder würde nunmehr „das Bild einer matriarchalen Gesellschaftsordnung als der einzig vernünftig funktionierenden in die Köpfe und Herzen der Menschen einziehen" (Bertram 33).

Das matriarchale Familienbild müsste auf dem Hintergrund unserer immensen Versorgungsprobleme ohne ideologische Scheuklappen einmal genauer untersucht und ausgewertet werden: Denn nur weil die Familienstrukturen nicht mehr stimmen und sich in einem zunehmend verheerenden Maße als kontraproduktiv auswirken, kommt es zu erschreckenden Kindstötungen und -vernachlässigungen, – zu schauerlichen Gewalthandlungen bis hin zu Tötungen und Morden, bei denen oftmals ganze Familien ausgelöscht werden. Dazu kommt eine ständig wachsende Kinder- und Jugendkriminalität. Auch die Isolation von Alten und Behinderten sowie deren Vernachlässigung gehören zu den Auswirkungen individualisierter Familienstrukturen, die keinen Rückhalt mehr bieten, da sie Mütter als Herzstück der Familie extrem schwächen.

Die daraus resultierende Einsicht, dass das Patriarchat nie vermocht hat, die matriarchale Frauensippe auch nur annähernd zu ersetzen, ist jenen von der Sache her unmöglich, die meinen, innerhalb dieses System einen sicheren Stand gefunden zu haben und von ihm profitieren. Daher können Frauen nicht auf patriarchale Hilfen warten und müssen schon selbst aktiv werden.

„Wir brauchen keinen Vater Staat, aber ein Mutterland", erklang es auf besagtem Muttergipfel, der die Bedeutung von Müttern wieder dorthin rückte, wohin sie gehört: in die Mitte der Familie. Daran werden auch noch so viele Gleichstellungsparolen nichts ändern, stehen sie doch auf tönernen Füßen und haben mit der gesellschaftlichen Wirklichkeit nicht das Geringste zu tun.

Auf der Grundlage dieser Erkenntnis entsteht ein neues Familienkonzept, das sich zwar an matriarchale Vorstellungen anlehnt, sie aber aufgrund unterschiedlicher Ausgangslagen und Familienvorstellungen nicht eins zu eins in unsere Zeit zu übertragen sucht. Die bekannte Matriarchatsforscherin Heide Göttner-Abendroth hat dieses Konzept in der ersten und zweiten Ausgabe der Zeitschrift MATRIAVAL (= matriarchale Werte) vorgestellt unter dem Titel: „Die Bildung von Matri-Clans im zuende gehenden Patriarchat geht von den Müttern aus."

In diesem Modell wird die einstige Grundlage matriarchaler Sippenverbände – die Blutsverwandtschaft über die mütterliche Linie – ersetzt durch Wahlverwandtschaften. Hier kommt geistiger Nähe eine größere Bedeutung zu als biologischer Verwandtschaft, die damit jedoch keineswegs ausgeschlossen wird.

Wichtig ist vor allem, dass *pro-soziales Verhalten* nicht länger einseitig als „weiblich" festgeschrieben wird, sondern *als Norm für alle* Verbindlichkeit gewinnt. Daraus folgt, dass die gemeinsame Fürsorge für Kinder nicht nur den Müttern obliegt, sondern eine ethische Verpflichtung für alle Clan-Mitglieder darstellt.

Ich erinnere in diesem Zusammenhang daran, dass auch Jesus solche Vorstellungen umzusetzen suchte, als er jene zu seinen Schwestern und Brüdern erklärte, die „den Willen Gottes tun" (Mt12,50) – mit ihm also eines Geistes waren. Verbarg sich doch hinter diesem göttlichen Willen bei Jesus nichts anderes, als die Verwirklichung matriarchaler Werte. Auch sein Interesse an Kindern schimmert noch in einigen der verbliebenen Texte durch und kommt im unmittelbaren Anschluss an seine Aussagen zu Ehescheidung und Ehelosigkeit zum Ausdruck, mit denen er für die Abschaffung der patriarchalen Ehe plädierte. Sie brachten seine Jünger dermaßen aus der Fassung, dass sie ihn fragten: „Wenn das die Stellung des Mannes in der Ehe ist, dann ist es nicht gut zu heiraten“ (Mt19,10).

Und als dieselben Jünger jene Mütter kaltschnäuzig abwiesen, die Jesus ihre Kinder brachten, damit er ihnen die Hände auflegen sollte, fordert er sie auf: „Lasst die Kinder zu mir kommen und hindert sie nicht daran! Denn Menschen wie ihnen gehört die Malchut“ (Mt19, 14).

Und der Evangelist Markus fügt noch hinzu: „Amen, das sage ich euch: Wer die Malchut nicht annimmt wie ein Kind, der wird nicht hineinkommen“ (Mk10,15).

Kinder dienen hier den Erwachsenen als Vorbild, – ein Unding in der damaligen Zeit! Galten sie doch genau wie Frauen als schwach und „unmännlich“ und folglich „minderwertig“. Eine Sichtweise, deren Ausläufer Mütter noch heute zu spüren bekommen (vgl. mein Buch: Der Mutterschaftsbetrug).

*

Nach zweitausend Jahren bricht in unseren Tagen etwas auf, das bis dato brachgelegen hat, – etwas, das sich völlig unabhängig von der Kenntnis der Berichte über Jesus und seine schon damals revolutionären Gedanken zu Familie und weiblichen Werten Bahn bricht. Denn weder der Moslem Yunus noch Matriarchatsforscherinnen berufen sich auf die Evangelien oder nehmen auch nur jene innere Verwandtschaft wahr, die ich hier aufzuzeigen versucht habe.

Damit aber schließt sich der Kreis, der vor zweitausend Jahren begonnen hat sich zu öffnen. Und gerade darin zeigt sich jene Verbundenheit allen Seins, auf die schon vor achthundert Jahren Hildegard von Bingen verwiesen hat mit den Worten:

Alles ist mit allem verbunden.

Anmerkungen

(1) *Seite 25:*
Wenn ich in diesem Zusammenhang auf die frauenfeindliche jüdische Tradition hinweise, der letztlich auch Jesus entstammte, so wird mir dies von mancher Seite als Antisemitismus, bzw. als Antijudaismus ausgelegt. Zu Unrecht, wie ich meine; denn dass der jüdische Glaube eindeutig von der Minderwertigkeit der Frau ausgeht, bestätigen auch jüdische Frauen zuhauf. Sie erheben sogar einen Vorwurf gegen ihre eigene Tradition, den ich niemals zu äußern wagen würde, der mir aber gerade dadurch so entlarvend erscheint: „Die Behandlung von Frauen im Judentum stellt die Unterjochung eines Volkes durch ihre eigenen Brüder dar. Ein Verlust, der numerisch betrachtet größer ist als hundert Pogrome; (Orig.: A loss numerically greater than a hundred pogroms;) weder die jüdische Literatur noch historische Texte berichten auch nur von einer Klage, von einer Träne."
(Cynthia Ozick zit. Heschel,1983, 115)
Das Buch, dem dieses Zitat entnommen wurde, vereinigt eine Fülle von Texten jüdischer Feministinnen, die von frauenfeindlichen Erfahrungen innerhalb eigener Familien und Traditionen berichten.

(2) *Seite 109:*
Alles, was sie damit am Ende jedoch erreichten, war die Zerstörung des Tempels und die Vertreibung der Juden aus Jerusalem im Jahr 70 n. Chr. Dass Rom nicht schon viel früher Truppen schickte, um den jüdischen Widerstand niederzuschlagen, grenzt fast an ein Wunder. Immerhin wurden Roms Soldaten jahrzehntelang Tag für Tag auf offener Straße getötet.

(3) *Seite 236:*
In diesem jähen Ende des Opferkultes durch die Zerstörung des Tempels sehen viele gläubige Juden heute ein Zeichen Gottes, dem die blutigen Tieropfer nicht länger zu Gefallen waren.

Bildnachweis

Seite 46
Annibale Carracci: Christus und Samaritina, 1593-94, Öl auf Leinwand, 170x225 cm, Mailand, Accademia di Brera

Seite 85
Jacopo Pontormo: Heimsuchung, Detail: Umarmung Maria und Hl. Elisabeth, im Hintergrund Anna, 1528-1529, Öl auf Holz, Carmignano, Pfarrkirche, Italien, Manierismus

Seite 118
Nicolas Poussin: Sakrament der Buße, 2. Drittel 17. Jh., Öl auf Leinwand, 117x175 cm, Edinburgh, National Gallery of Scotland, Frankreich und Italien, Barock

Seite 128
Fra Angelico: Freskenzyklus im Dominikanerkloster San Marco in Florenz, Szene: Apostelkommunion, Abendmahl, um 1437-1446, Fresko, Florenz, Museo di San Marco, Italien, Gotik, Frührenaissance

Seite 131
Duccio di Buoninsegna: Fußwaschung, 13./14. Jh., 100x53 cm, Siena, Museo dell'Opera del Duomo, Italien, Gotik

Seite 214
Andrea Orcagna (Nachfolger): Die Marien am Grabe, 1370-1371, Holz, 95x49 cm, London, National Gallery, Italien, Gotik.

Seite 230
Domenico Beccafumi: Thronender Hl. Paulus, Altargemälde, um 1515, Holz, 230x150 cm, Siena, Museo dell'Opera della Metropolitana, Italien, Manierismus

Seite 235
Michelangelo Caravaggio: Die Opferung Isaak's, 1594-1596, Öl auf Leinwand, 104x135 cm, Florenz, Galleria degli Uffizi, Italien, Barock

Seite 263
Meister der Ada-Gruppe: Evangeliar der Äbtissin Ada, Szene: Der Evangelist Lukas, um 800, Pergament, Trier, Stadtbibliothek, Frankreich und Deutschland, Karolingische Malerei.

Literaturverzeichnis

Autorinnengemeinschaft (Claudia von Werlhof, Carola Meier-Seethaler, Christa Mulack, Heide Göttner-Abendroth, Charlene Spretnak, Joan Marler, Kurz Derungs): Die Diskriminierung der Matriarchatsforschung. Eine moderne Hexenjagd, Bern 2003

Joachim Bauer: Prinzip Menschlichkeit. – Warum wir von Natur aus kooperieren, Freiburg 2006

Veronika Bennholdt-Thomson (Hg.): Juchitan – Stadt der Frauen. Vom Leben im Matriarchat, Reinbek bei Hamburg 1994

Berliner Arbeitskreis: Das Evangelium nach Philippus, Theologische Literaturzeitung 1/1959

Bibel in gerechter Sprache, Gütersloher Verlagshaus 2006

Barbara Bierach: Das herrschende Geschlecht – Warum Bosse zu Barbaren werden, München 2005

Ingrid Marie Bertram: Nicht Vater Staat sondern „Mutterland“, Matriaval Nr 4, 2008, S. 33

Ernst Bloch: Atheismus im Christentum, Frankfurt 1968

Günther Bornkamm: Die Bedeutung des historischen Jesus für den Glauben in: Die Frage nach dem historischen Jesus, Evang. Forum, Heft 2, Göttingen 1966

ders.: Das Vaterbild in Mythos und Geschichte, Stuttgart 1976

Cornelia Brunner: Die Anima als Schicksalsproblem des Mannes, in: Studien aus dem C.G.Jung-Institut Zürich 1963

Rudolf Bultmann: Die Geschichte der synoptischen Tradition, Göttingen 1957

Felix Christ, Jesus Sophia, Zürich 1970

Das Neue Testament und Frühchristliche Schriften. Vollständige Sammlung aller ältesten Schriften des Urchristentums – über setzt von Klaus Berger und Christiane Nord, Leipzig 2005

Otfried Eberz: Sophia und Logos oder die Philosphie der Wiederherstellung, Freiburg 1976

ders.: Sophia – Logos und der Widersacher, München 1978 (1957)

ders.: Vom Aufgang und Niedergang des männlichen Weltalters, München 1973

Ev. Forum: Die Frage nach dem historischen Jesus. Beiträge von Ferdinand Hahn, Wenzel Lohff, Günther Bornkamm, Göttingen 1966

Adam Falkenstein: Sumerische und akkadische Hymnen und Gebete, Stuttgart 1953

Irene Fleiss: Als alle Menschen Schwestern waren. Leben in matriarchalen Gesellschaften, Band 1, Rüsselsheim 2006

dies.: Als alle Menschen Schwestern waren. Weiblichkeit in matriarchalen Gesellschaften, Band 2, Rüsselsheim 2007

Georg Fohrer: Sophia, in: Theologisches Wörterbuch zum NT, Bd. 7, Stuttgart 1964

Estelle Frankel: Secred Therapy. Jewish Spiritual Teachings and Emotional Healings and Inner Wholeness, Shambala Publications Inc. 2004

Sigmund Freud: Totem und Tabu. Studienausgabe 1974, S. 287ff

Erich Fromm: Die Kunst zu Lieben, München 1977

ders. Liebe, Sexualität und Matriarchat. Beiträge zur Geschlechterfrage, dtv 1994 (1933) ders.: Das Undenkbare, das Unsagbare, das Unaussprechliche. In: Psychologie Heute, Nov. 1978, S. 23-31

Heiner Geißler: Was würde Jesus dazu sagen? Die politische Botschaft des Evangeliums, Reinbek 2006

Heide Göttner-Abendroth: Das Matriarchat I. Geschichte seiner Erforschung, Stuttgart 1988

dies.: Das Matriarchat II, 1. Stammesgesellschaften in Ostasien, Ozeanien, Amerika, Stuttgart 1991

dies.: Matriarchat in Südchina, Stuttgart 1998

dies. Die Bildung von Matri-Clans im zuende gehenden Patriarchat geht von den Müttern aus, in: MATRIAVAL 2007, Heft 1+2

dies./Kurt Derungs (Hg.): Matriarchate als herrschaftsfreie Gesellschaften, Bern 1997

Walter Grundmann: Theologischer Handkommentar zum Neuen Testament, Band I-III, Berlin 1974ff

Herbert Haag: Teufelsglaube, Tübingen 1974

Ernst Haenchen: Johannes-Evangelium. Ein Kommentar, Tübingen 1980

Ferdinand Hahn: s. Ev. Forum

Richard Harder: Kleine Schriften, München 1960;

Th. Hauschild/H. Staschen/R. Troschke: Hexen – Katalog zur Ausstellung Hamburg 1979,47

Friedrich Heiler: Die Frau in den Religionen der Menschheit, Berlin 1977

Hennecke/Schneemelcher: Neustamentliche Apokryphen in dt. Übersetzung, 2 Bände, Tübingen 1968 und 1971

Susannah Heschel: On Being A Jewish Feminist. A Reader, New York 1983

Werner Hörmann: Gnosis – Das Buch der verborgenen Evangelien, Augsburg 1989

Homers Werke: Ilias, Berlin, 1911

Walter Jens: Der Fall Judas, Stuttgart 1995

Joachim Jeremias: Jesus und seine Botschaft, Stuttgart 1982 (1976)

Doris F. Jonas: Der überschätzte Mann. Die Mär von der männlichen Überlegenheit, München 1981

Hans Jonas: Prinzip Verantwortung, Frankfurt 1979

Carl Gustav Jung: Gesammelte Werke, Band 11, Olten 1973

Maria Kassel: Traum, Symbol, Religion. Tiefenpsychologie und feministische Analyse, Herder 1991

Walter Kasper: Jesus der Christus – Grundriss und Aufsätze zur Christologie, Leipzig 1981

Christa Kayatz: Studien zu Proverbien 1-9, WMANT 22, Neukirchen-Vlyun 1966

Hasnain Kazim: Dschungelökonomie – Gebt Männern kein Geld!, SPIEGEL Online vom 17. Oktober 2007

Karl Kerenyi: Die antike Religion, Düsseldorf, Köln 1952,

ders.: Auf den Spuren des Mythos, München 1967

ders.: Die Mysterien von Eleusis, Rhein-Verlag 1962

Georg Köpgen: Die Gnosis des Urchristentums, Salzburg 1939

Kerstin Kohlenberg/Wolfgang Uchatus: Wo ist das Geld geblieben? DIE ZEIT vom 27.11.08 S.17-21

Charlotte Kohn-Ley; Ilse Korotin (Hg.): Der feministische Sündenfall, Antisemitische Vorurteile in der Frauenbewegung. Wien 1994

Sabine Kuegler: Gebt den Frauen das Geld – und sie werden die Welt verändern, München 2007

Erni Kutter: Der Kult der drei Jungfrauen. Eine Kraftquelle weiblicher Spiritualität neu entdeckt. München, 1997

J.B. Lang: Hat ein Gott die Welt erschaffen? Bern 1942

Renate Laut: Weibliche Züge im Gottesbild israelitisch-jüdischer Religiosität, Köln 1983

Robert Leicht: Die starke Frau am Grab. In: DIE ZEIT Nr.13 v. 23.03.2005

Johannes Leipoldt: Ein neues Evangelium? Das koptische Thomasevangelium übersetzt und besprochen in: Theologische Literaturzeitung 7/1958

Eduard Lohse: Umwelt des Neuen Testaments, Göttingen 1974

Manfred Lurker: Wörterbuch biblischer Bilder und Symbole, München 1973

T.W. Manson: The Teaching of Jesus (1931 und 1935); zit.: Perrin

Dagmar Margotsdotter-Fricke: Menstruation. Von der Ohnmacht zur Macht, Rüsselsheim 2004

Anton Mayer: Der zensierte Jesus. Soziologie des Neuen Testaments, Olten 1983

Maria Mies: Patriarchat und Kapital. Frauen in der internationalen Arbeitsteilung, Zürich '96

Jürgen Moltmann: Ich glaube an Gott den Vater – Patriarchalische oder nicht-patriarchalische Rede von Gott? in: Ev.Theologie 5, Berlin 1983

Tilman Moser: Gottesvergiftung, Frankfurt 1977

Melanie Mühl: Rezension: „Gebt den Frauen das Geld!" von Sabine Kuegler in: Frankfurter Allgemeine Zeitung vom 15.10.2007

Gerd Lüdemann/Martina Janßen: Bibel der Häretiker. Die gnostischen Schriften aus Nag Hammadi, Stuttgart 1997

Christa Mulack: Die Weiblichkeit Gottes. Matriarchale Voraussetzungen des Gottesbildes, Stuttgart 1983ff

dies.: Jesus – der Gesalbte der Frauen. Weiblichkeit als Grundlage christlicher Ehtik, Hagen 1997 (1987)

dies.: Maria – die geheime Göttin im Christentum, Schalksmühle 2006 (1985)

dies.: Im Anfang war die Weisheit. Die Wiederentdeckung eines weiblichen Gottesbildes, Schalksmühle 2004 (1988)

dies.: Natürlich weiblich – Die Heimatlosigkeit der Frau im Patriarchat, Schalksmühle 2004 (1990)

dies.: Auf den Spuren der Göttin – Eine Reise nach Catal Hüyük Rüsselsheim 1995 (erhältlich bei der Autorin)

dies.: Religion ist zu wichtig, um sie den Männern zu überlassen. Die Göttin kehrt zurück, Stuttgart 1998

dies.: Die Wurzeln weiblicher Macht. Frauen erkennen ihre Stärke, Schalksmühle 2005 dies.: Maria Magdalena. Apostelin der Apostel – Die Frau, die das All kennt, Schalksmühle 2007

dies.: Der Mutterschaftsbetrug. Vom Unwert zum Mehrwert des Mutterseins, Neuaufl. 2008

dies.: Ist das Kreuz heilsnotwendig? Hat es sündenvergebende Kraft? in: Valtink 1990

dies.: Friedensfähige Aspekte in der christlichen Überlieferung und ihre Verdrängung – Vortrag vom 10.12.2005 IRICS-Konferenz im Congress Centrum Wien vom 9.-11.12.2005 (s. www.IRICS.de)

Luisa Muraro: Vilemina u. Mayfreda. Geschichte einer feministischen Häresie, Freiburg 1987

Reinhard Nordsieck: Maria Magdalena, die Frau an Jesu Seite, Münster 2001

ders.: Das Thomasevangelium. Einleitung – Zur Frage des historischen Jesus – Kommentierung aller 114 Logien, Neukirchen-Vluyn 2004

Cynthia Ozick: s. Heschel, 1983, 114f

Elaine Pagels: Versuchung durch Erkenntnis. Die gnostischen Evangelien, Frankfurt 1981

dies.: Das Geheimnis des fünften Evangeliums. Warum die Bibel nur die halbe Wahrheit sagt, München 2004

Nurit Peled- Elhanan: Frauen in Schwarz. Vortrag in: Jerusalem, Dez. 2007

Norman Perrin: The Kingdom of God in the Teachings of Jesus, London 1975 (1963)

Guilles Quispel: Gnosis als Weltreligion, Leiden 1951

ders.: Gnosis und hellenistische Mysterienreligionen, in: Ulrich Mann (Hg.) Theologie und Religionswissenschaft, Darmstadt 1973

Paul Ricoeur: Die Vatergestalt – vom Phantasiebild zum Symbol, in: Fragen nach dem Vater, 1974

J.M Robinson: The Nag Hammadi Library (NHL), New York 1977

Alexander Rüstow: Art. zu Lk 17,20f in: Zeitschr. f. Neutest. Wissenschaft 51, 1960, S. 197-224

Christine Schaumberger, Luise Schottroff: Schuld und Macht. Studien zu einer feministischen Befreiungstheologie, München 1988

Hartmut Schmökel: Heilige Hochzeit und Hohes Lied, Wiesbaden 1956

Luise Schottroff: Befreiungserfahrungen. Studien zur Sozialgeschichte des Neuen Testaments, München 1990a

dies.: Die Kreuzigung Jesu. Feministisch-theologische Rekonstruktution der Kreuzigung Jesu und ihrer Bedeutung im frühen Christentum, in: Valtink 1990

Josefine Schreier: Göttinnen, München 1979

Vandana Shiva: Das Geschlecht des Lebens. Frauen, Ökologie und Dritte Welt, Berlin 1989

Morton Smith: Jesus the Magician, London 1978

Dorothee Sölle: Wählt das Leben, Stuttgart 1980

Mira Stare: „Jesus und die Frauen" DER INNSBRUCKER 22.10.2006

Leonard Swidler: Jesus was a Feminist, in: The Catholic World, Jan 1971, S. 177-183

Helmut Uhlig: Die große Göttin lebt. – Eine Weltreligion des Weiblichen. Gustav Lübbe Verlag, Bergisch Gladbach 1992

Arthur Ungnad: Die Religionen der Babylonier und Assyrer, Jena 1921

Eveline Valtink (Hg.): Das Kreuz mit dem Kreuz. Hofgeismarer Protokolle 273, 1990 mit Beiträgen von: Luise Schottroff, Regula Strobel, Christa Mulack, Elisabeth Moltmann-Wendel, Doris Strahm.

Angela Waiblinger: Rumpelstilzchen – Gold statt Liebe, Stuttgart 1983

Brigitte Watermann: Frauen investieren anders – Die Aktie ist männlich, Süddeutsche Zeitung vom 28.4.07

Max Weber: Die protetstantische Ethik und der Geist des Kapitalismus. in: Religion und Gesellschaft, Frankfurt 2006

Gerda Weiler: Das Matriarchat im alten Israel, Stuttgart 1990

dies.: Eros ist stärker als Gewalt. Eine feministische Anthropologie I, Frankfurt 1993

Claudia von Werlhof/Veronika Bennholdt-Thomsen, Nicholas Faraclas (Hg.): Subsistenz und Widerstand. Alternativen zur Globalisierung, Wien 2003

Winfried Wieck: Männer lassen lieben. Stuttgart 1987

Doris Wolf: Was war vor den Pharaonen? Die Entdeckung der Urmütter Ägyptens, Zürich 1994

Muhammad Yunus: Die Armut besiegen. München 2008

Herbert Ziegler/Elmar R. Gruber: Das Ur-Evangelium. Was Jesus wirklich sagte, München, 2006, 7. Aufl. (1999)

Walter Zimmerli: Zur Struktur der alttestamentlichen Weisheit, in: Zeitschr. f. atl. Wissenschaft, 1933, 177-204

Vera Zingsem: Lüge Weltethos; Die Hierarchisierung des Geschlechterverhältnisses in den Weltreligionen als prinzipielles Hindernis für eine neue Ethik – Vortrag vom 10.12.2005 IRICS-Konferenz im Congress Centrum Wien 9.-11.12.2005 (s. www.IRICS.de)

dies.: Sind die Weltreligionen friedensfähig? Ein Plädoyer für eine gerechte Religion, Stuttgart 2006

Ludwig Zscharnack: Der Dienst der Frau in den ersten Jahrhunderten der Christlichen Kirche, Göttingen 1902

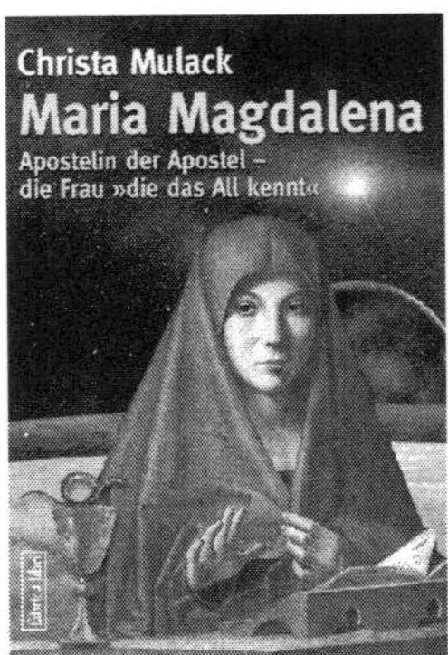

CHRISTA MULACK

Maria Magdalena

Apostelin der Apostel, die Frau »die das All kennt«

180 Seiten, zahlr. Abb., kart.
ISBN 978-3-935937-50-4, 16,- EUR

Die gnostische Maria Magdalena wurde in frühchristlichen Kreisen als Frau mit spirituellen Fähigkeiten, als Lehrerin und Priesterin, als Ermahnerin der Jünger und als Partnerin Jesu verehrt. Sie repräsentierte weibliche Göttlichkeit, höchste Weisheit und tiefste Einsicht. Gemeinsam mit Christus wurde sie zu einer göttlichen Gestalt transzendiert.

Die Autorin beleuchtet die Umstände, die nach Jesu Tod zur Verdrängung der Frauen führten und erläutert die Hintergründe gnostischen Denkens ebenso wie die esoterischen Lehren der Maria Magdalena, die sich aus dem apokryphen „Evangelium nach Maria" ergeben. Es wird erkennbar, dass diese Frauengestalt in einer alten matriarchalen Tradition steht.

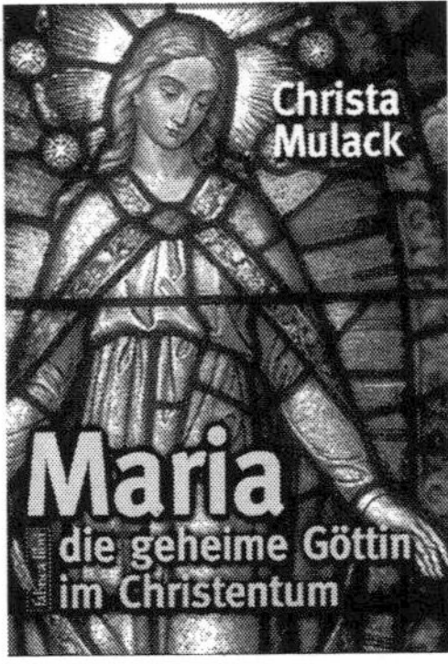

CHRISTA MULACK

Maria - die geheime Göttin im Christentum

210 S., zahlr. Abb., z.T. farbig, kart.
ISBN 978-3-935937-46-7, 16,- EUR

Aus der Bibel ist die überragende Bedeutung der Gottesmutter im Christentum nicht zu erklären, – die hingebungsvolle Frömmigkeit der Gläubigen muss sich aus anderen Quellen speisen ...

Die Autorin arbeitet in diesem Buch den religionsgeschichtlichen Hintergrund der Marienverehrung auf:

– Wie sind die Mariendogmen entstanden?

– In welchem Zusammenhang stehen die Dogmen mit der Unterdrückung von Frauen?

– Welche Botschaft hat Maria heute für uns?

Dadurch wird deutlich:

Eine neue Sicht auf Maria ist möglich und eröffnet vor allen Dingen Frauen einen Zugang zu ihrer verschütteten Religiosität.

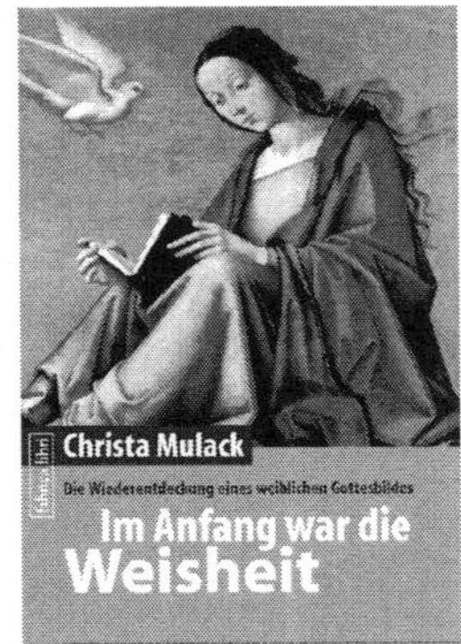

CHRISTA MULACK

Im Anfang war die Weisheit

Die Wiederentdeckung eines weiblichen Gottesbildes

120 Seiten, s/w- Abb., kart.
ISBN 978-3-935937-15-3, 11,- EUR

Das Unbehagen vieler religiös suchender Menschen am überlieferten männlichen Gottesbild führt zur Rückbesinnung auf die Weisheit, die vor langer Zeit unter vielen Namen als Göttin verehrt wurde.

Auch in der Bibel lassen sich in der Gestalt der Sophia und der Heiligen Ruah die Spuren eines solchen weiblichen Gottesbildes finden.

Christa Mulack untersucht den „Gotteskomplex" und seine Folgen und fordert dazu auf, dass Frauen die überlieferten Gottesbilder kritsch überpüfen.

Die Autorin skizziert in diesem Buch Anliegen und Wirkungen einer feministischen Theologie.

Bücher von Christa Mulack in unserem Verlag

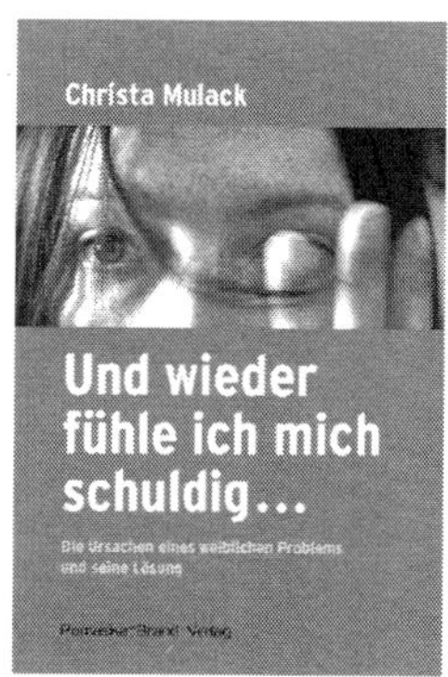

CHRISTA MULACK

Und wieder fühle ich mich schuldig...

Die Ursache eines weiblichen Problems und seine Lösung

404 Seiten, kart., 22,- EUR
ISBN 978-3-935937-58-0

Die meisten Frauen fühlen sich täglich wegen irdgendetwas schuldig, ob als Mütter oder Berufstätige, ob als Töchter oder Opfer von Gewalt, ob als Ehefrauen oder als Kinderlose, in Politik und Kirche.

Christa Mulack untersucht die mythischen und sozialen Ursprünge der Schuldzuweisung an die Frau. Sie findet die Tabuisierung männlicher Gewalt vor und deckt dagegen eine Dimension weiblicher Schuldlosigkeit auf. So ist auch der Vorwurf der Mitschuld am Patriarchat nicht länger haltbar.

Die Autorin fordert eine neue Art weiblicher Gewissensbildung und unterscheidet dabei zwischen echtem und falschem Schuldgefühl. Grundlage für diesen Prozess kann eine christliche Ethik sein.

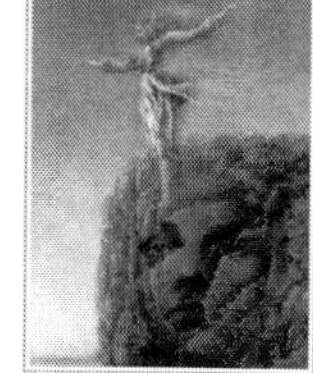

CHRISTA MULACK

Natürlich weiblich

Die Heimatlosigkeit der Frau im Patriarchat

268 Seiten, kart., 19,80 EUR
ISBN 978-3-935937-28-3

Linke Feministinnen leugnen die Geschlechterdifferenz, weil Weiblichkeit und deren biologische Basis lange Nährboden waren für die Frauendiskriminierung.

Das Leugnen der biologischen Wirklichkeit führt aber heute zu einer Selbstentfremdung der Frau, zumal die biologische Forschung der jüngsten Zeit beweist, dass das Weibliche von der Natur eindeutig bevorzugt wird und die Frau lebenstüchtiger ist als der Mann. Psychologische Untersuchungen bestätigen die biologischen Fakten.

Christa Mulack regt deshalb eine innerfeministische Diskussion über die Begriffe *Gleichberechtigung* und *Gleichwertigkeit* an, weil sie die tatsächlichen Verhältnisse eher verschleiern als verändern.

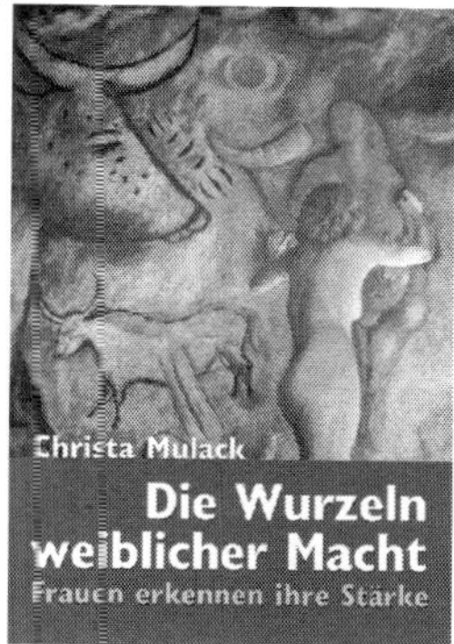

CHRISTA MULACK

Die Wurzeln weiblicher Macht

Frauen erkennen ihre Stärke

283 Seiten, kart., 22,- EUR
ISBN 978-3-935937-43-6

Frauen erkennen ihre Stärke durch Rückbesinnung auf die eigenen Wurzeln. Der Blick auf uralte Traditionen des Matriarchats schenkt ihnen Bilder machtvollen Frauseins: Die Göttin in ihren zahllosen Verkörperungen, weisheitliche Vorstellungen und die Heldinnen von Märchen und Mythen stehen für Wertvorstellungen, die sich an der Hervorbringung und dem Schutz des Lebens orientieren. Im Gegenzug werden patriarchale Mechanismen aufgedeckt, die Frauen von Kindheit an entmachten.

Die Autorin wirbt dafür, dass Frauen sich neu matriarchales Bewusstsein aneignen. Nur so, von ihren Wurzeln her, wird sich auf Dauer weibliche Stärke behaupten.

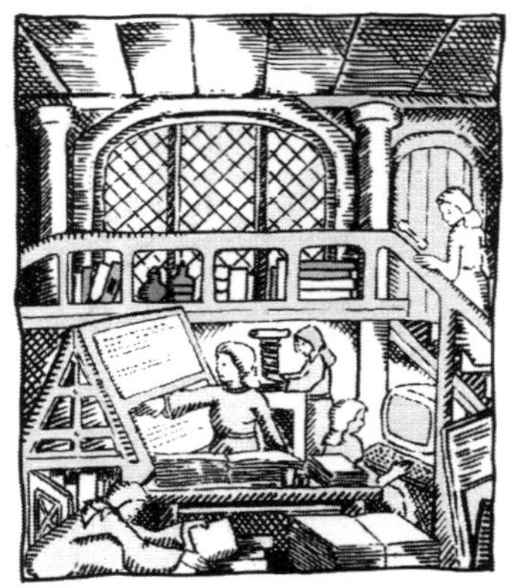

fabrica libri

RELIGION
PHILOSOPHIE
PSYCHOLOGIE
MYSTIK
ESOTERIK

12-2025